我在东汉学伤寒（上）

孙万森 ◯ 编著

仲景医案解读《伤寒论》

中国科学技术出版社
·北京·

图书在版编目（CIP）数据

我在东汉学伤寒：全两册 / 孙万森编著 . -- 北京：中国科学技术出版社，2025. 7（2025.10 重印）. -- ISBN 978-7-5236-1220-0

Ⅰ. R222.2

中国国家版本馆 CIP 数据核字第 2024C9T286 号

策划编辑 韩 翔 于 雷
责任编辑 韩 翔
文字编辑 卢兴苗
装帧设计 佳木水轩
责任印制 徐 飞

出　　版 中国科学技术出版社
发　　行 中国科学技术出版社有限公司
地　　址 北京市海淀区中关村南大街 16 号
邮　　编 100081
发行电话 010-62173865
传　　真 010-62179148
网　　址 http://www.cspbooks.com.cn

开　　本 710mm × 1000mm　1/16
字　　数 448 千字
印　　张 29.25
版　　次 2025 年 7 月第 1 版
印　　次 2025 年 10 月第 2 次印刷
印　　刷 北京博海升彩色印刷有限公司
书　　号 ISBN 978-7-5236-1220-0/R · 3411
定　　价 58.00 元

内容提要

将升岱川，非径奚也；欲诣扶桑，无舟莫适。

《伤寒论》是我国第一部理法方药完备、理论联系实际的临床著作。该书确立的辨证论治基本原则，开拓了中医临证医学的新纪元，成为后世医家诊治疾病的准绳和中医学术发展的源泉之一。学中医且希望深入堂奥者很少有不读此书的，但《伤寒论》颇不易读。其文辞古朴，辞义精奥，读之枯燥艰涩，所以徘徊不前、半途而废、知难而退者比比皆是。

笔者深知《伤寒论》对中医学子的重要性，更知其中的深文奥义甚是难懂，故萌生出将《伤寒论》中的条文与医案相结合的想法，让枯燥的条文变成生动形象的医案，读之令人身临其境，仿佛置身东汉跟随仲景悬壶济世、救死扶伤。

本书内容全面，医案翔实，具有较强的临床实用性，适合广大中医临床工作者、中医学子、中医爱好者阅读参考。

前　言

中医临床医生想要提高临床能力，学习《伤寒论》是一条有效的路径。没有学过《伤寒论》就从事中医临床，不能说不可以，但总属缺憾，因此中医临床医生大多有学习《伤寒论》的愿望和经历。但是究竟有多少人将《伤寒论》从头到尾耐心读完过呢？《伤寒论》从《辨太阳病脉证并治》读至《辨厥阴病脉证并治》，接着读至《辨阴阳易瘥后劳复病脉证并治》呢？至少，我接触的一些中医临床医师虽然学习《伤寒论》很久了，但总在“太阳病篇”徘徊，多少年还进入不到“三阴病篇”，更不知阴阳易讲的究竟是什么。

造成这种现象的原因很简单，《伤寒论》文辞古朴，辞义精奥，读之枯燥艰涩，常令学习者徘徊不前，知难而退，从而让很多人放弃了通读《伤寒论》的目标。我当年也是如此，曾看着看着就睡着了。

因此我在想，怎么样才能让临床医生对《伤寒论》产生兴趣呢？至少能通读始终。柯韵伯曾言“仲景之道，至平至易；仲景之门，人人可入”，如何让《伤寒论》中古朴的文字变成有趣的文字，从而至平至易，人人喜入？曾记得有先贤认为《伤寒论》是临床实践的总结，尤其是一部临床医案的汇集。于是，我产生了把《伤寒论》中的条文与病案结合，以案解文的想法。

2007 年下半年，我开始了这项工作，历经大半年，至 2008 年春，完成了有方证条文的古今病案解析。可是，我发现只有一百余条有对应的古今病案，还有三百余条条文甚难匹配合适的古今病案以解之，于是案解《伤寒论》的工作在此停滞。有一天，忽然想起曾读到柯雪帆教授的《疑难病证思辨录》，其中章回体的医案小说读之令人兴趣盎然。思之，为何不为没有方证的条文演绎病案。顿时精神焕发，积极行动起来。在 2008 年的整个暑期，我每天晚上用一两个小时完成若干条，近三个月时间完成了九万余字的“案解《伤寒论》”初稿，心中甚喜，于是让我的几个研究生制作成电子版本。但电子版的案解《伤寒论》翻阅起来，却读不出更多趣味，因此甚不满意，加之当时临床繁忙，此部初稿便被束之高阁了。转眼到了2018年，由于成立了名中医工作室，要带中医师承学生，为他们讲解《伤寒论》，遂又把“案解《伤寒论》”的初稿找了出来，边讲解边修改，逐步完成了二稿。2021年患大病，病情稍有稳定便于病榻之上继续修改，完成了三稿。此后越改越有兴趣，越改越觉得有必要完善此书，于是锲而不舍，边学习边修改，至今已至九稿并最终定稿。

本书案解《伤寒论》，体例亘古未有，是第一次以演绎病案方式解析《伤寒论》之书，让枯燥的《伤寒论》条文变成鲜活的病案，读之令人身临其境，仿佛置身东汉跟随仲景学习《伤寒论》。编写此书的目的是，让每一个初学《伤寒论》者，都有兴趣阅读下去，从而为进一步深入研究和应用《伤寒论》建立阶梯，打好基础。书中亦有自己对伤寒论的一点思考和点滴体会，可能不成熟亦不全面，但竭尽全力，尽力达意。

希望本书能为《伤寒论》初学者的学习略尽绵薄之力。

本书所据《伤寒论》版本为宋本《伤寒论》，书中对原文的字、词进行了规范统一，对原文中通假字、繁体字等进行了现代化处理，以便读者阅读、理解。

孙万森

于西安

目　录

辨太阳病脉证并治（上）

1. 太阳之为病，脉浮，头项强痛而恶寒。

提要：本条为太阳病提纲。

案解：案1为太阳中风案；案2为太阳伤寒案；案3为太阳温病案。

隆冬季节，仲景堂上，众弟子围坐在仲景身边。仲景边诊病，边向诸弟子讲道，这位谢家桥村病者，乃谢家老二，年及弱冠。昨日冒寒外出，至晚归家，遂感恶寒，头项僵硬疼痛，汗出，今晨来堂求诊。弟子们注意其脉，浮而缓，此为太阳病之中风证，乃感受风寒而得，但以中风为重，风者其性开泄，风邪袭人，可开泄腠理，故病者汗出；风寒束表，卫阳闭郁故恶寒；风寒侵袭太阳经脉，故头项僵硬疼痛。既为太阳中风证，治当祛风散寒、调和荣卫、解痉止痛，与桂枝加葛根汤治之。弟子遵嘱与药，午后一剂而愈。

仲景继续讲道，这位大塘坊唐婶，年四旬。寒冬于田间耕作，汗出而感寒，遂感头痛，汗收而不出，颈项僵痛而不适，恶寒甚，大清早来堂诊治。弟子们注意其脉，乃浮而紧，此为太阳病之伤寒证。盖寒性凝滞，寒伤营血，营血郁滞，运行不畅故脉浮而紧；寒闭腠理而无汗；寒束太阳经脉，经脉拘急，头项僵痛不适而恶寒。当与麻黄汤发汗解表散寒。弟子遵嘱与药，午后二剂而愈。

仲景再言，弟子们记得去岁治疗的大塘坊郭大郎，年三旬，禀赋阳热。初夏于田间劳作，初起汗出而微恶风寒，继之发热头痛，口渴多饮，来堂求诊。为师诊之，按其脉三部俱浮数，此系病者感受初夏风寒之邪，故初起有汗出微恶风寒，因禀赋阳热，风寒之邪迅速入里化热，热伤津液，故继之发热头痛，口渴多饮。此为太阳温病也，乃太阳寒水之气遇阳热之体，病从太阳迅入阳明，虽云太阳温病，实为阳明热证也，治以辛凉解表散热，为师与越婢汤加葛根，二剂而愈。盖越婢汤中麻黄辛温，以开腠理而散热，葛根辛凉助麻黄开腠理而散热，生石膏辛寒，清泄内热，诸药相伍，辛凉解表散热。

仲景总结，此三者皆为太阳病，虽有太阳中风、太阳伤寒和太阳温病之不同，但其有相同的特点，即其皆有脉浮，头项强痛而恶寒，为何？盖太阳经脉主表，外邪袭表，太阳经脉中之卫气欲抗邪出表，故脉浮；太阳经脉上额交巅会于项，经脉受邪，经气不利，故头项强痛；恶寒者，乃太阳经脉被寒邪所遏，卫气郁滞不宣所致。但其又各有特点，太阳中风感受风邪为重，故有汗出；太阳伤寒感受寒邪为重，故恶寒重且无汗，而太阳温病乃病者禀赋阳热，故虽感受风寒，但迅及化热，故初有微恶风寒，后不恶寒而口渴多饮，亦有初即不恶寒而口渴多饮者。

思考：本条为太阳病提纲证，是辨别太阳病的标准。太阳病包括太阳中风、太阳伤寒、太阳温病等。太阳病提纲证概括了太阳病的基本临床特点。“恶寒”是全身症状，“头项强痛”是局部症状，即太阳经所过的头后部连后项部位在寒邪作用下发生的寒凝紧束感；“脉浮”，表明病邪表浅，即表证。清代医家程郊倩言，“脉浮者，太阳主表，浮为阳为表故也。头项强痛者，太阳经脉行头项，邪客则触动其经脉故也。恶寒者，太阳为寒所袭，郁而不宣故也。”太阳病提纲证蕴涵了太阳病病因，“恶寒”表明感受了寒邪，寒邪是病因；又蕴涵了太阳病病机，“恶寒”表明寒邪束表，寒邪束表是病机，“头项强痛”表明寒凝经脉，寒凝经脉是病机；还蕴涵了太阳病病位，其通过“脉浮”这种太阳病的基本脉象，说明病邪表浅，即表证；更蕴涵了临床拓展病证，如寒可以出现疼痛；“脉浮”的表证，可以见于皮表疾病。

有人讲仲景不重病因，只重病证，此说误也。不讲病因，为何其著作名叫《伤寒论》，所伤之寒不是病因吗？太阳病的恶寒来自于何处？不是风寒之邪所致，又是何因？因此一部《伤寒论》，有病因病机，也有病证脉象，学习者应该全面体会理解，不可偏颇。太阳病从临床看多为感受外邪后的感冒，但并不局限于感冒，其他疾病如颈椎病、落枕，甚至强直性脊柱炎，若见脉浮者也可从太阳病辨治。

2. 太阳病，发热，汗出恶风，脉缓者，名为中风。

提要：本条为太阳病之太阳中风证的脉证。

案解：本案为太阳中风证病案。

周子冲村周寅三，年四旬余。夏月傍晚屋外乘凉，不慎感风，夜半突然发热汗出，恶风，急赴仲景堂诊治。仲景诊之，按其脉浮而缓，语诸弟子，此为太阳中风证。太阳病，发热，汗出恶风，脉缓者，名为中风。病者傍晚乘凉感风，风为阳邪，太阳经表受风邪之袭，卫阳抗邪外出，两阳相争，故见发热；风性开泄，感则腠理疏松，营阴外泄，故汗出恶风；汗出则营血虚，脉充盈不足，故脉缓。治当桂枝汤疏散风邪，调和营卫。弟子遵嘱与药，一剂而愈。

思考：本条提出了太阳中风证的脉证特点，即发热、汗出、恶风、脉缓，结合第1条太阳病提纲证，则太阳中风证的脉缓当为浮缓，此脉证为太阳中风证辨别的主要临床依据。太阳中风证临床上多有明确的受风病史。受风的类型和境况有多种，如在山中感受山风、在办公室感受空调风、在水中游泳感受水寒之风。中风的范围可以是全身，也可以是局部。全身的恶风感好辨，但局部的恶风感容易失辨。如头部恶风，经常会遇到夏季有人戴帽子；脸部恶风，由于风扇或空调直对脸部吹，导致半边脸恶风；四肢局部恶风，病者诉足面恶风，实际上也是恶风的一种；后颈恶风、背部恶风等都是局部恶风。

太阳中风在临床上比较普遍，一般为轻感冒，或者为一种体质。临床上太阳中风的另一个突出特点是夏季不喜吹空调，坐车不喜开车窗，睡觉不喜开窗户，别人减衣他加衣等。如果不用桂枝汤治疗，这种体质可能会终生存在，如果治疗了，能改善体质，但停药后有些人又会渐渐出现原症状。

3. 太阳病，或已发热，或未发热，必恶寒，体痛，呕逆，脉阴阳俱紧者，名为伤寒。

提要：本条为太阳病之太阳伤寒证脉证。

案解：案1为太阳伤寒初未发热案；案2为太阳伤寒初即发热案。

彭家湾彭老翁，年届六旬。甲子年冬季田间劳作，力乏而归，半夜突发恶寒，全身疼痛，恶心欲吐，呕逆不止，家人急邀仲景诊之。仲景携弟子出诊而至，询因查色按脉后，语弟子及病者家人。病者劳作汗出，感冬季天地之寒气，寒束太阳经脉，卫阳被郁不宣故见恶寒；寒性凝滞，太阳经脉气血运行不利，故身痛；寒邪束闭胃气，胃气不降故呕逆；其脉寸关尺三部俱浮紧，乃寒束太阳经脉，经表被束，卫阳抗邪之象，此为太阳伤寒证。经言，太阳病，或已发热，或未发热，必恶寒，体痛，呕逆，脉阴阳俱紧者，乃为伤寒。病者年老体衰，阳气先虚，复又劳作，无力抗御寒邪，故初病未见发热，但今日午时必当发热。果然，时近午时，病者发热而恶寒甚。仲景嘱与麻黄汤解表散寒，弟子遵嘱与药，一剂汗解而安。

龙洞村龙小六，年八岁。乙丑日夜卧蹬被受凉，时值初春，晨起突发恶寒发热，头项疼痛，恶心呕逆无汗，家人急送至仲景堂求诊。仲景询因查舌按脉诊罢，语诸弟子。小儿稚阳之体，遇寒则体内阳气急速发动抗寒，故发热恶寒体痛；阳气抗邪于表，故其脉三部俱浮紧；呕逆者，寒邪入胃，胃气上逆也，此乃太阳伤寒，宜麻黄汤解表散寒。弟子遵嘱配麻黄汤一剂，小儿一服汗出痛解身安。

思考：本条提出太阳伤寒证的脉证特点。太阳伤寒证先出现的症状是恶寒，体痛，呕逆。发热可因体质强弱出现有先后。体质强者，阳气抗邪有力则早发热，体质弱者，发热当稍晚出现。关于脉阴阳俱紧，浮为阳，沉为阴，寸为阳，尺为阴，即脉浮取沉取，寸关尺三部皆紧，因是表证，当浮紧为是。太阳伤寒证较太阳中风证为重，往往恶寒无汗身痛，胃虚寒者可有呕逆；肾虚寒者，可无发热，或发热轻，或发热延后。笔者针对此证，多用麻黄汤加葛根或后世的九味羌活汤加减治疗。

4. 伤寒一日，太阳受之。脉若静者，为不传。颇欲吐，若躁烦，脉数急者，为传也。

提要：本条为伤寒传变时脉证的变化。

案解：案1为伤寒气未传案；案2为伤寒气传阳明案。

长松村苌青松，年届不惑。丙寅年冬季受寒，遂发热恶寒，头项强痛，即赴仲景堂诊治。仲景诊之，按其脉浮紧不数，语诸弟子，此为太阳伤寒，脉浮紧而不数，乃伤寒初病尚未传于里。经言，伤寒一日，太阳受之，此邪在太阳，发汗解表则可。遂嘱弟子与麻黄汤一剂，服之病安。

长松村苌老伯，年五旬有余。冬季丁卯日感寒，晨起发热恶寒汗出，头痛项强，一医诊其脉浮缓而不数，施桂枝汤治之。病者持药归家，服药后，入夜发热恶寒渐甚，越日食而欲吐，烦躁而不安，急请前医再诊，前医见状惶恐，急荐仲景诊治。仲景诊之，询其平素禀赋，病者诉素来恶热，常汗出。再诊其脉，脉浮而急数。仲景询昨日之脉，前医回应之，昨日脉浮缓。仲景言，昨日脉浮缓，今日脉浮而急数，又见欲吐，躁烦，其病当内传阳明而化热，脉见浮而急数，内热之象。治当清热除烦。弟子遵嘱与白虎汤，一剂而安。

思考： 本条提出从脉的变化来观察病的传与不传。伤寒脉由浮缓、浮紧变为浮数、急数者，为病从太阳气传阳明，治疗上要变方从阳明论治，若兼太阳病，则卫气同治；若脉不变，则不传，仍治从太阳。伤寒的气传规律，《素问·热论》有言，“伤寒一日，巨阳受之，故头项痛腰脊强。二日阳明受之，阳明主肉，其脉侠鼻络于目，故身热目疼而鼻干，不得卧也。三日少阳受之，少阳主胆，其脉循胁络于耳，故胸胁痛而耳聋。三阳经络皆受其病，而未入于脏者，故可汗而已。四日太阴受之，太阴脉布胃中络于嗌，故腹满而嗌干。五日少阴受之，少阴脉贯肾络于肺，系舌本，故口燥舌干而渴。六日厥阴受之，厥阴脉循阴器而络于肝，故烦满而囊缩。”《伤寒论》继承了这一理论，同时结合临床补充了气传的脉证。本条的“躁烦”即烦躁，非阴阳离绝的躁烦。伤寒气传的体质基础是太阳体质，病者感寒而病始终在太阳经，故其必为太阳体质；感寒而很快转为阳明，则其多为阳明体质。临床上外感，辨太阳病传与不传，当脉证合参。

5. 伤寒二三日，阳明、少阳证不见者，为不传也。

提要： 本条为伤寒不传经的证候辨别。

案解： 本案为伤寒病不传案。

百丈塘村张大虎，戊辰日感寒，至今已二三日。恶寒发热，头痛项强，身痛无汗。仲景诊之，问之，口渴否？答之，无；烦躁否？答之，无；往来寒热否？答之，无；口苦咽干否？答之，无；头晕目眩否？答之，无。仲景遂语众弟子，病者患太阳伤寒已二三日，无口渴，无烦躁，不见阳明之证；无往来寒热，亦无口苦咽干，头晕目眩，不见少阳之证，虽发病二三日，但无传里之兆，病仍在太阳，未传阳明和少阳，仍可与麻黄汤解表散寒。弟子遵嘱与药，一剂汗出热除身安。

思考： 本条以证的有无确定病传与否。伤寒二日不见阳明证，三日不见少阳证为不传。表明伤寒的传与不传，不以日数为准，而以证候为准。二三日是指时间概念，非一定局限于二三日，临床上超过二三日而病不传阳明少阳者甚多。上条以脉“静”到“数急”的变化来确定伤寒的传或不传。脉证结合则更能精准确定伤寒的传与不传。本条提示辨别六经证候特点的重要性。

6. 太阳病，发热而渴，不恶寒者，为温病。若发汗已，身灼热者，名风温。风温为病，脉阴阳俱浮，自汗出，身重，多眠睡，鼻息必鼾，语言难出。若被下者，小便不利，直视失溲。若被火者，微发黄色，剧则如惊痫，时瘛疭。若火熏之，一逆尚引日，再逆促命期。

提要： 本条论太阳温病及误治后的变证。

案解： 案 1 为太阳温病案；案 2 为太阳温病误用汗法变证案；案 3 为太阳温病误用攻下法变证案；案 4 为太阳温病误用火法变证案。

丰田村冯老伯，年五旬。己巳年初夏不慎外感热邪，晨起发热微恶寒，因忙于田间劳作，未及就医。午后寒除，仍发热，出现口渴多饮，遂赴仲景堂求诊。仲景诊后，告诸弟子，此为太阳温病，非太阳伤寒。太阳温病者，乃太阳经感受温热之气，初起太阳卫气被郁，故有微恶寒，但因感邪为阳热之气，卫阳亦为阳热之气，两阳相遇，化热迅速，故微恶寒时短而去，发热持续，耗津伤液，故发热口渴多饮。太阳病，发热而渴，初微恶寒者，为温病。其治当辛凉清热为是。弟子遵嘱与越婢加葛根汤，一剂而效。

丰田村封二郎，年三旬有余。甲寅日忽发热，身无汗出，一医与麻黄汤，药后汗出，身热却如火烧般难忍，汗出身重，呼吸急促，语言不利，神昏多睡，家人急送病者于仲景堂求诊。仲景诊之，按其脉寸尺俱浮，告众弟子，此为风温。病者初病发热，身无汗出，为太阳温病，医不察，误用辛温发汗，遂使风温之热浮于外，则其脉寸尺俱浮，热充于里，故身热汗出；热伤津气故而身体沉重；热扰神明故而神昏多睡；热盛壅肺而呼吸急促，语言不利。其治当清热为是，可与大剂白虎加葛根汤。弟子取白虎加葛根汤一剂，水煎与服，半个时辰后热势稍减，再剂，热退而安。

丰田村丰三姑，年三旬。庚午日不慎感受外邪，发热口渴。一医见发热，以承气汤攻下泻热，药后小便不利，两目直视，大便失禁，家人急送入仲景堂求治。仲景诊之，告之其家人和弟子，病者发热口渴，本为太阳温病，应以辛凉甘寒来清泄温热之邪，医者却误用苦寒攻下治之，病者发热本津液不足，医者攻下则更耗津损液，津液亏虚故小便不利；攻下阴精受损，脑目不能滋养，则两目直视；攻下后大便不止而失禁。其势甚急，可试用大剂甘寒育阴之药以挽回津液。遂嘱增液汤加味与之，弟子遵嘱取玄参二两、麦冬一两、生地黄一两、石菖蒲一两，三剂而病安。

丰田村风四娘，年四旬。辛未年不慎夏月感邪，发热口渴无汗。一医误为太阳伤寒，用火攻之法治之。药后肌肤发黄，继之发作惊痫，四肢抽搐痉挛，家人惶恐，急送入仲景堂求治。仲景诊罢，语弟子们，此太阳温病误用火攻之法之变证，太阳温病本发热口渴，火攻则热盛，热盛熏肤，故见肌肤发黄；热盛蒙闭神明，故发作惊痫；热盛耗津损液，津液不足则肌肤筋脉失养，故发作四肢抽搐痉挛。如此等用火熏蒸一般的治法，一次尚可有时机救治，若二次、三次用火攻治疗，则病者命危矣，故万万不可。遂嘱弟子，与大剂甘寒育阴之增液汤合息风定惊之大定风珠加味，取玄参二两，麦冬一两，生地黄一两，生白芍一两，麻仁半两，五味子半两，生龟板、生牡蛎、炙甘草、生鳖甲各一两，阿胶半两，生鸡子黄二枚。以水六升，煮取三升，去滓，再入鸡子黄，搅令相得，分三次服。一剂四肢抽搐痉挛止，再剂惊痫安，三剂病除。

思考：本条提出太阳温病的概念，太阳温病为太阳经感受温热之邪，热盛伤津所致太阳病证。太阳温病治法应辛凉解表，不能辛温解表。太阳温病的治禁是不能发汗、不能攻下、不能火治。太阳温病误治的变证应为甘寒育阴治疗。太阳温病与阳明经热盛证比较，太阳温病是“发热而渴，不恶寒，无汗”，即无汗热不退；阳明热盛证是“身热，汗自出，不恶寒反恶热”，即汗出热不退。为什么太阳温病无汗？如果有汗，为什么有“若发汗已，身灼热者，名风温”的论述？太阳温病初起有无恶寒？仲景本条并未言有恶寒，但既言太阳温病，当属太阳病范畴，而太阳病提纲言“太阳之为病，脉浮，头项强痛而恶寒”。太阳病必恶寒，故本条“太阳病，发热而渴，不恶寒者，为温病”中的“不恶寒”是感受温热之邪，恶寒轻且持续时间很短，不足以言其证。但应明白从临床而言，太阳温病初起多有微恶寒表现，但存在时间很短，症状亦轻，不注意往往易忽略。

临床上对太阳温病的误治现象不会太多，因为现代中医临床遇到外感者，多考虑使用辛凉清解之剂，甚少应用辛温发汗之剂。但是，遇到素体阳盛者，若外感风寒，由于恶寒的短暂停留，也有误认为是太阳伤寒者，此时当留意。

7. 病有发热恶寒者，发于阳也；无热恶寒者，发于阴也。发于阳，七日愈；发于阴，六日愈。以阳数七、阴数六故也。

提要：本条为六经病阴阳属性的辨证。

案解：案 1 发热恶寒为太阳中风，无热恶寒为太阳伤寒案；案 2 发热恶寒为太阳病，无热恶寒为少阴病案。

仲景堂上，有病者二人求诊。一位叫安世民，大安村人，安家的老二，甲子日感邪，症见发热恶寒汗出，头项强痛，脉浮缓；另一位是大明村明家的老三明大亮，乙未日感邪，恶寒无汗，身痛而不发热，脉浮紧。仲景诊罢，语诸弟子，发热恶寒汗出者系太阳中风，乃感受风邪而致，太阳病，发热，汗出恶风，脉缓者，名为中风，可用桂枝汤治之。

无热恶寒者系太阳伤寒，乃感受寒邪所致，太阳病，或已发热，或未发热，必恶寒，体痛，呕逆，脉阴阳俱紧者，名为伤寒，病者虽未发热，但恶寒身痛，脉浮紧，故为太阳伤寒，可用麻黄汤治之。仲景继言，太阳中风者七日可愈，太阳伤寒者六日可愈，为何？盖因七乃火之成数，为奇数、阳数。经言，心部于表，表之阳气统于心，七日心火之气最盛，祛风邪最有力，故太阳中风七日愈；而六为水之成数，为偶数、阴数。经言，肾治于里，里之阳气统于肾，太阳与少阴相表里，六日里之阳气盛，太阳表阳之气亦盛，驱表寒最有力，故太阳伤寒六日愈。此天地之道也。

壬午日，有病者二人来仲景堂求诊。西塘村唐二生，年三旬有余，症见发热恶寒，头项强痛，脉浮缓。乌山村乌花婶，年四旬有余，症见恶寒身倦，不发热，其脉沉紧。仲景诊罢，语弟子，发热恶寒系病在太阳，乃感受风寒所致，可与桂枝汤治之；无热恶寒系病在少阴，乃素体阳虚所致，可与四逆汤治之。太阳风寒者七日可愈，少阴恶寒者六日可愈，为何？盖因七乃火之成数，为奇数、阳数。经言，心部于表，表之阳气统于心，七日心火之气最盛，其驱表邪最有力，故太阳病七日愈；六为水之成数，为偶数、阴数。经言，肾治于里，里之阳气统于肾，六日肾之阳气最盛，里阳之气盛，其驱里寒最有力，故少阴病在六日可愈。此天地之道也。

思考：本条历代争议甚大，或认为发于阳是发于阳经，发于阴是发于阴经；或认为发于阳是发于太阳，发于阴是发于少阴；或认为发于阳发于阴都是发于太阳。笔者认为各种认识皆有其理。本条作为六经病寒热阴阳的辨证方法，“热”可以辨中风，“寒”可以辨伤寒，中风一定发热，伤寒一定恶寒。“热”可以辨阳经，“寒”可以辨阴经，三阳病多有发热，太阳病发热恶寒，阳明病发热无寒，少阳病寒热往来；三阴病多有恶寒。

关于病发于阳六日愈，发于阴七日愈。伏羲河图数的阴阳生成数是北方，天一生水，地六成之；南方，天二生火，地七成之；东方，天三生水，地八成之；西方，天四生水，地九成之；中央，天五生水，地十成之。1、3、5、7、9 为阳数，2、4、6、8、10 为阴数，阳数和 25，阴数和 30，共 55，古云“天地之数五十有五”，万物之数由天地之数演化，万物有生数，万物亦有成数。所以，万物生存皆有其数也。六为阴数最小成数，七为阳数最小成数，最小的成数是自然界和人体阴阳之气周期变化的基数。天一生水，水生于冬月，冬月在农历一月，此时水寒为冰，最冷，水成于夏月，夏月在农历六月，夏日炎炎，化冰为水，故夏日水最盛；火生于春月，春月在农历二月，地热升腾，阳气升发，火成于暑月，暑月在农历七月，最热。水寒之阴气从一月历经五个月，至六月而成最盛；火热之阳气，从二月历经五个月，至七月而成最热。对应于人体，太阳病在阳数七之日愈，因此时心火之气最盛，驱太阳之邪最有力，故病愈；少阴病在阴数六之日愈，因此时肾水之气最盛，驱少阴之邪最有力，故病愈。正如尤在泾言，“夫阳受邪，必阳气充而邪乃解，阴受病者，必阴气盛而病始退，七日为阳气来复之日，六日为阴气盛满之候，故其病当愈耳。”这既是自然病程，也是天地之理，同时印证了河图数的客观存在和应用。但临床上六日及七日也可能是概数，不可拘泥。

8. 太阳病，头痛至七日以上自愈者，以行其经尽故也。若欲作再经者，针足阳明，使经不传则愈。

提要：本条为太阳病自然病程及防止传经的方法。

案解：案 1 为外感后不服药而七天自愈案；案 2 为外感后不服药而七天未愈，有传变阳明可能，针刺截断案。

马庄村马大步，年三旬，体素壮。戊子日外感风寒，发热恶寒，头项强痛，因家贫无力延医，卧床休息，糜粥自养。七日后，发热恶寒、头项强痛诸症消失，精神见爽。路遇仲景，告之。仲景云，此乃风寒之邪历太阳经尽，至第七日，再历太阳经时，自身正气胜却风寒，使风寒之邪在第二个太阳经时已尽，太阳经气逐渐恢复，此时素体强者或感风寒轻者，可以不药而复。病者额首致谢。

周庙村周大永，年五旬，素体阳盛。丙申日伤寒，发热恶寒，头项强痛，因家事耽延未就医。越七日，恶寒渐轻而发热甚，出现心烦，赴仲景堂就诊。仲景诊罢，语诸弟子，病者发病已七日，而恶寒渐轻，发热渐甚，又见心烦，此历第二个太阳经尽，欲传阳明。可针刺足阳明经之穴，截断外邪，使邪不入阳明。弟子如法针刺足三里，一个时辰，汗出热除身安。

思考：病至何经则治何经，这是仲景提出的临床法则，本条在太阳病历第二个周期欲传阳明之时针刺截断，即是如此。关于传经，六气传经有循经传，即按六经顺序传，一日太阳，二日阳明，至第六日为厥阴，第七日为又一六经周期开始；或第一至六日为病在太阳，第七至十二日为病在阳明，第十三至十八日为病在少阳等。越经传，包括表里传，如太阳传少阴；首尾传，如太阳传厥阴。临床上太阳病有不治而愈的规律，经常有轻感冒不用服药，仅多饮开水，多休息而痊愈的病例，短则一两日，长则六七日。六七日显然是太阳病的自然病程。故《素问·热论》言，“七日巨阳病衰，头痛少愈。”

临床上如果感冒七日不愈，会出现两种情况：一是病情加重，出现咽喉疼痛，咳嗽甚至肺部感染等，此时就有进入阳明经的可能，在治疗时就要用清解之药。二是太阳病不治病程可以延期，感冒持续稽留在太阳病阶段，时间可达十余日或几十日，甚至数月不止，表现为时时恶风恶寒等症，治疗仍与桂枝汤或麻黄汤。

9. 太阳病，欲解时，从巳至未上。

提要：本条为太阳病的欲解时间。

案解：本案为患伤寒在午时前后病解案。

兰庄村兰少和，年四旬。丁酉日伤寒，发热恶寒无汗，头身疼痛咳喘，病历五日未愈，赴仲景堂诊治。仲景诊其脉浮紧，谓众弟子，此系太阳伤寒，嘱用麻黄汤治之。落笔处方，又道，明日午时前后其病当解。弟子问，何以然也？仲景道，盖午时前后为巳至未时段，即九时至十四时，此时段乃太阳阳气隆盛之时，太阳伤寒之寒水之气必于阳气充盛时而易衰，寒气衰而药力再驱之，故病将愈。第二日，弟子随访病者，果然其于晨起诸症渐轻，午时许，身感清爽，热退寒除痛消身安。

思考：关于一日之内阴阳的变化，《素问·金匮真言论》言，“平旦至日中，天之阳，阳中之阳也；日中至黄昏，天之阳，阳中之阴也；合夜至鸡鸣，天之阴，阴中之阴也；鸡鸣至平旦，天之阴，阴中之阳也。”巳至未时段即巳午未时段，同平旦至日中时段重叠，故为阳中之阳时段，有利于风寒之邪的祛除。本条的太阳病欲解时对推断太阳病愈期有一定临床意义。临床上外感寒邪，在午时前后虽未痊愈，但多见病势减轻，自身感觉稍有轻松，此时或此时前治疗有助于加快治愈。但本条亦应活看，若太阳病轻，或治疗及时，或人体正气强，则病愈之期可能如此；若太阳病重，或延治或素体正气弱，或调护不当，则可能愈期有变。

10. 风家，表解而不了了者，十二日愈。

提要：本条为太阳中风表解后恢复的时间愈期。

案解：本案为太阳中风病解后恢复的时间愈期案。

大陈村陈大全，素体虚弱，不喜吹风，虽夏季常戴帽着长衣，稍不慎受风即喷嚏连连。庚戌日赴湖边游玩，感寒中风，回家即赴仲景堂求诊。仲景诊之，其脉浮缓。语诸弟子，此乃太阳中风，宜桂枝汤。病者服药一剂，热除汗止恶寒去，但仍打喷嚏，流清涕，身困不爽，似乎未痊愈，又求诊于仲景。仲景语诸弟子，病者热除汗止恶寒去，大势已定，治不可用药太过。经言，无毒治病，十去其九；无使过之，伤其正也。病者素体不喜吹风，又外感风寒，乃为风家，风家，表解而不痊愈者，当在第十二日愈。盖风寒之邪经尽之时，若一经未愈，当为再经之时，即十二日后。当下可米粥自养，静待十二日完全达愈。遂嘱病者回家静养，休作一些时日即可，果发病十二日后身体清爽而愈。

思考：本条提出素体恶风者，表解后疾病初愈的状态及愈期，提示疾病初愈人体尚未恢复至病前的状态，身体尚有不适，此时应停药自养，不可用药太过，静待时日而愈。正如《素问·五常政大论》言，“大毒治病，十去其六；常毒治病，十去其七；小毒治病，十去其八；无毒治病，十去其九。谷肉果菜，食养尽之。无使过之，伤其正也。”关于“风家”的理解，可以是太阳中风者，也可以是太阳病者，包括太阳中风和太阳伤寒，还可以指素体常患太阳病的人。至于十二日的时间，六日经尽，十二日为再经的尾期，即风家在再经的尾期愈，也可能十二日是指风家痊愈时间较长而已，并非一定为十二日。临床上常见到有人素不喜吹风扇，不喜吹空调，夏季常戴帽子、穿长衣，且易感冒，稍不注意就打喷嚏，鼻涕连连，被现代医学诊为过敏性鼻炎。这类人在外感后，其发热恶寒经治疗改善后，打喷嚏、流鼻涕常会迁延一段时间，多在十二日左右愈。

11. 病人身大热，反欲得衣者，热在皮肤，寒在骨髓也；身大寒，反不欲近衣者，寒在皮肤，热在骨髓也。

提要：本条为六经病寒热真假的辨别法则。

案解：案 1 为真寒假热证；案 2 为真热假寒证。

余店村余大仁，戊戌日伤寒。发热不退，急邀仲景诊治。仲景诊之，观其虽身大热，却厚衣重裹，拥被而卧。询其口不渴，欲饮热，望其舌淡白，苔白润，按其脉浮数，再按则无力。告之诸弟子，此为真寒假热证。病者里寒盛，故口不渴，欲饮热；里寒盛，格阳于外，故虽身大热，却厚衣重裹，拥被而卧。此为热在皮肤，寒在骨髓也。皮肤，外也，骨髓，里也。舌淡白，苔白润，脉浮数按之无力为里寒外热之象，治宜通脉四逆汤温里寒、散外热。仲景又言，凡遇发热之证，当仔细辨别寒热真假，勿被假象所迷惑。弟子取药与之，一剂病减，两剂病除。

丁桥村丁大郎，冬月己亥日伤寒。身寒发抖，肢冷肤凉。仲景诊之，观其身虽寒，却见单衣薄被，舌红苔黄燥，按其脉沉有力。甚疑，令弟子置冷热水各一杯，询病者喜饮何水？病者见水杯，拿起冷水，虽三九之天而不惧，一饮而尽，见此情，仲景告诸弟子，此为真热假寒之证，是寒在皮肤，热在骨髓也，可用白虎汤清其里热。弟子取药与之，一剂病减，两剂病除。

思考：本条中的皮肤指表浅部位，属外属表，骨髓指深层部位，属内属里。内外或表里的寒热表现与疾病的本质不一致时，就是真寒假热证或真热假寒证。临床上真寒假热证或真热假寒证常不易辨别。但把握两个关键点，多可辨别。一是病者的欲望。表现为寒，却欲寒，是为假寒；表现为寒，却欲热，是为真寒；同样，表现为热，却欲热，是为假热；表现为热，却欲寒，是为真热。即此条所言的“病人身大热，反欲得衣者，热在皮肤，寒在骨髓也；身大寒，反不欲近衣者，寒在皮肤，热在骨髓也”。二是客观证据。舌淡苔润，脉浮数，重按无力，或微细欲绝，小便清长，大便稀溏，口不渴，或口渴不多饮，或口渴欲饮热，多为真寒。反之，舌红苔燥，脉沉有力，小便短赤，大便干结，口渴，或口渴多饮，或口渴欲饮凉，多为真热。

12. 太阳中风，阳浮而阴弱，阳浮者，热自发，阴弱者，汗自出，啬啬恶寒，淅淅恶风，翕翕发热，鼻鸣干呕者，桂枝汤主之。

桂枝三两，去皮　芍药三两　炙甘草二两　生姜三两，切　大枣十二枚，擘上五味，㕮咀三味。以水七升，微火煮取三升，去滓。适寒温，服一升。服已须臾，啜热稀粥一升余，以助药力。温覆令一时许，遍身漐漐微似有汗者益佳，不可令如水流漓，病必不除。若一服汗出病瘥，停后服，不必尽剂；若不汗，更服，依前法；又不汗，后服小促其间，半日许令三服尽；若病重者，一日一夜服，周时观之，服一剂尽，病证犹在者，更作服；若汗不出，乃服至二、三剂。禁生冷、黏滑、肉面、五辛、酒酪、臭恶等物。

提要：本条为太阳中风证治。

案解：本案为太阳中风病案。

仲景堂上，仲景在讲解太阳中风证。仲景言，曾治胡村胡大平，庚子日感寒。头项强痛，恶风汗出，恶寒发热，干呕食少。为师诊之，其脉浮缓，辨为太阳中风证，与桂枝汤治疗，一剂而愈。一般情况下，太阳中风的脉是轻取见浮，重取见弱，为浮缓脉。其表现是恶风，如卒然般吸冷气的样子；恶寒，若瑟瑟发抖的样子；发热，如身上盖了层羽毛般轻浅；还有鼻塞流涕、汗出干呕等症。此为卫阳浮盛于外，故见发热；营阴失守于内，故见汗出；汗出则肌腠疏松，故恶风恶寒；风寒束闭鼻窍则鼻塞流涕；风寒束阻胃气，胃气上逆，故干呕。所与之桂枝汤，用去粗皮桂枝三两，芍药三两，生姜二两，炙甘草三两，大枣十二枚组成，其中桂枝辛甘温，《神农本草经》（简称《本经》）云其“治结气，利关节”，故具有宣散温通之性；芍药苦酸凉，《本经》云其“除血痹，破寒热，益气”，故具有益营通血痹祛热之性；生姜辛热，《本经》云其“温中，出汗，逐风湿痹，止咳逆呕逆”，故具有温中散寒，止逆之性；大枣甘温，《本经》云其“安中养脾，补少气少津液，身中不足，和百药”，故具有补虚和药之性；甘草甘平，《本经》云其“主治五脏六腑寒热邪气”，故具有补虚之性。诸药相合，桂枝甘草辛甘化阳，以助卫阳解肌；芍药甘草酸甘化阴，以助营阴敛汗；生姜助桂枝解肌逐风宣通；大枣助芍药敛营血，全方具有解肌敛汗、调和营卫之功效。具体用法是将桂枝、芍药、炙甘草捣碎，用水七升，微火煮取三升，去滓，取一升，待温度合适时服用。服药后过一会儿，喝一点热稀粥，这样可以助药力发挥作用。然后盖被使身出微汗，药效更好。但注意不可使大汗淋漓，如果大汗太久，病便不易痊愈。如果服一次出微汗病减轻，则停止服用，余下的药不要都喝完；如果服药后，不汗出，可再服一次，方法如前；如果还不汗出，可缩短间期，再服一次。若中风寒较重，可日夜服药，并不断观察病情变化。一剂药服完后，中风还未痊愈者，可再服一剂，甚至服二、三剂，直至汗出病减轻。尤要注意服药时禁食生冷、黏滑、肉面、酒、臭恶及五辛韭、蒜等蔬菜，以防影响药效。众弟子认真聆听，伏首笔记。

思考：本条提出太阳中风的方证与病机，方证即“脉浮按之弱或缓，发热，汗出，恶寒恶风，鼻鸣干呕”，病机为营卫不和，卫气强于营气，卫气迫营血外泄，故为表疏。桂枝汤是伤寒论的第一张方药，柯韵伯称其为“群方之魁”。桂枝汤由桂枝三两，芍药三两，生姜二两，炙甘草三两，大枣十二枚组成，据上海的柯雪帆教授考证，东汉时的一两为今之15.625克，一升为今之200毫升，故桂枝汤的剂量约为桂枝47克，芍药47克，生姜31克，炙甘草47克，大枣12枚组成。按仲景的用法，加水七升即1400毫升，煮取三升即600毫升，每服一升即200毫升。按煮一次溶出率为30%计，则每次服用剂量为桂枝、芍药、甘草大约7克，生姜大约4克，此量大概算小剂量了。临床上应用桂枝汤，最基础的层次是从方证入手，即凡临床证候表现为“脉浮按之弱或缓，发热汗出，恶寒恶风，鼻鸣干呕”者，皆可应用桂枝汤，此为方证对应法或汤证对应法；方证难于对应时，从病机入手，凡病具有营卫不和病机即表疏者，俱可应用桂枝汤治疗。除此之外，还可从部位应用，即方位对应，桂枝汤可以应用于全身性的发热汗出，恶寒恶风，亦可以应用于局部的汗出恶风恶寒，如头部的恶风恶寒，半身的汗出。桂枝汤临床应用十分广泛，对各系统疾病均有涉及。桂枝汤可以加味，常加益气、温阳、养血等扶正药物，如后世的人参败毒散中的人参即为益气扶正药。

13. **太阳病，头痛，发热，汗出，恶风，桂枝汤主之。**

提要：本条为桂枝汤证之一。

案解：本案为桂枝汤证案。

冯楼村冯伯，壬申年夏月贪凉，用井水冲澡，至晚感头痛，发热，汗出，恶风，邀仲景诊治。仲景诊罢，告诸弟子，病者其头痛发热恶风，颇似太阳伤寒，但其无明显恶寒。若用麻黄汤，则病者有汗出，故麻黄汤不宜。盖伤于寒则表实无汗，伤于风则表疏汗出，此为伤于风也，故头痛，发热，汗出，恶风，当为太阳中风证，宜桂枝汤治之。弟子遵嘱与药，一剂病已。

思考：本条提出桂枝汤的四个主症，即“头痛、发热、汗出、恶风”，并未言太阳中风证，提示桂枝汤只要有头痛、发热、汗出、恶风四症，即可应用桂枝汤。柯韵伯言“四症中头痛是太阳本证，头痛发热恶风与麻黄证同，本方重在汗出，汗不出者，便非桂枝证”，此说可以更好地理解此条的实质。临床上风、寒常难以分开，恶风和恶寒很多情况下只是程度的不同，不典型的太阳中风或太阳伤寒就是如此，若见有头痛、发热、汗出、恶风四症者，即可应用桂枝汤治疗。

14. **太阳病，项背强几几，反汗出恶风者，桂枝加葛根汤主之。**

葛根四两　麻黄三两，去节　芍药二两　生姜三两，切　甘草二两，炙　大枣十二枚，擘　桂枝二两，去皮

上七味，以水一斗，先煮麻黄、葛根，减二升，去上沫，纳诸药，煮取三升，去滓。温服一升。覆取微似汗，不须啜粥，余如桂枝法将息及禁忌。

提要： 本条为太阳病经输不利证治。

案解： 本案为太阳病经输不利病案。

颌庄村何江寒，丙戌日山中打猎，感受山风，遂发头痛、发热、汗出、恶风，项背拘急僵硬，急赴仲景堂诊治。仲景诊之，观其颈项俯仰受制，欲伸而不能伸，犹如短羽之鸟，伸颈欲飞不能之状，按其脉浮缓。语弟子，项背乃太阳经输所过之处，经云，“邪入于输，腰脊乃强”，强者，僵硬也，病者项背拘急僵硬不舒，颈项俯仰受制，欲伸而不能伸，如短羽之鸟，伸颈欲飞不能之状，乃邪气入于输而经气不利，病者又反汗出恶风，此为太阳中风而并见太阳经输不利证，可与桂枝加葛根汤治之。桂枝汤祛风解表，调和营卫，《本经》云葛根“主治诸痹”，痹者，阻滞不通也，葛根其藤延蔓似络，故能直入肌络之内而宣通经络之气，病者项背拘急僵硬乃颈项痹阻，桂枝加葛根汤最为适宜。弟子与药一剂，嘱以水一斗，先煮葛根，以穷药力，再纳诸药，煮取三升，温服一升，发微汗。一剂症解身安。

思考： 本条的桂枝加葛根汤，林亿提出无麻黄，从方证对应而言，本条汗出恶风，确不当用麻黄，而为桂枝汤加上葛根。从方位对应看，本方的应用部位在颈项，提示葛根对颈项拘急僵硬不适有解肌作用。本方临床上除治疗太阳中风证而以颈项僵硬为主外，还常用于颈椎病的治疗，提示颈椎病的发生往往有不断积累的风寒之邪在颈部，颈椎病是伏气病，表明内伤病多与外感病有关。

15. 太阳病，下之后，其气上冲者，可与桂枝汤，方用前法。若不上冲者，不可与之。

提要：本条为太阳病误下后气逆证治。

案解：案1为太阳病误下正气抗邪出表而气上冲案；案2为太阳病误下正气无力抗邪出表，出现心下痞满，不能用桂枝汤而用泻心汤案。

清河大庄王子奇，素体康健。壬午日不慎感寒，发热头痛，汗出恶风，数日不大便。一医见其数日不大便，用泻下药治之，病者服后自感有气从胸中上冲咽喉，甚觉难受，急赴仲景堂诊治。仲景询因查证后，告知诸弟子，病者发热头痛，汗出恶风，系太阳中风。本应与桂枝汤解表，医者却因不大便而泻下，误治也。表证岂能泻下！今误用下法，致表邪内陷，若里虚则邪留，若里不虚则正气抗邪。病者素体康健，里气不虚，故正气夹邪气上冲咽喉而欲抗邪出表，此邪欲出表而未出，邪仍在表，可用桂枝汤乘其上冲之势，驱邪出表。盖桂枝汤中桂枝，《本经》言其“主上气咳逆”，故可治气上逆，与气从胸中上冲咽喉证颇为适宜。弟子遵嘱与药，一剂病已。

清河大庄周子慧，素体虚弱，癸未日不慎感寒。发热恶寒，体痛无汗，大便难。一医见其大便难，用泻下之药与服，病者遂感心下痞硬不适，急邀仲景诊之。仲景诊罢，告知诸弟子，病者发热恶寒，体痛无汗，系太阳伤寒，本应发汗解表。医者却因病者大便难而泻下误治，因之邪气内陷，病者素体里虚，正气不能抗邪出表，邪结于心下成痞，故感心下痞硬不适，此邪已入里而不在表，故无气上冲之证。其治不可与桂枝汤解表，当与半夏泻心汤辛开苦降以开痞结。弟子遵嘱与药，一剂而安。

思考：本条提示有三。一是太阳表证误下后，若里气不虚，则抗邪出表，会出现气上冲变证，治用桂枝汤。桂枝汤既可解表，又可平气上冲。二是若误下伤其正气，里虚不能抗邪出表，则无气上冲变证，提示邪已入里，不可再用桂枝汤解表降冲，当根据所见症状随证用药，如本案成痞则与半夏泻心汤。三是提示太阳表证误下，必有他证干扰，如本案1、2中的不大便或大便难。临床可拓展应用本条，若外感后有胃脘痞满者，排除食积后，可能系多种原因在外感后没有正确解表，而用了泻下药伤及正气的结果。

16. 太阳病三日，已发汗，若吐、若下、若温针，仍不解者，此为坏病，桂枝不中与之也。观其脉证，知犯何逆，随证治之。桂枝本为解肌，若其人脉浮紧，发热，汗不出者，不可与之也。常须识此，勿令误也。

提要：本条为太阳病误治变证治疗原则及桂枝汤禁忌。

案解：案1为太阳病误吐变证及治疗；案2为太阳病误下变证及治疗；案3为太阳病误用温针变证及治疗。

南吴庄三位少年乙酉日相聚于湖中游泳，时已深秋，泳后回家无事。半夜三人先后发热恶寒，于是接踵来到村中一医处就诊。医见三人俱有发热恶寒之症，且体痛无汗，询其白天曾在湖中游泳，思乃游泳感寒，发为太阳伤寒，遂用汗法治疗，各处麻黄汤一剂，嘱回家服之。

三日后，三位少年复诊于村医处。李姓少年诉回家服药，初汗出发热退，恶寒除而身痛去，胃口开，遂食肉甚多，至晚感胸脘满闷，发热又起，持续至今。医思表邪初解未尽，贪肉食而积滞于胸脘，当吐之，遂以吐法治之。王姓少年诉回家连服汤药两剂，热退汗出，寒除身痛解，但大便干结，自病数日未解，腹满口干发热，诉其平素常汗出恶热。医思其服辛温太过，又为阳热之体，故见腹满发热，大便干结，其似为阳明热结证，遂用泻下治之。胡姓少年诉回家服药一剂，汗出热罢，寒除身痛消，其见病减，外出散步复又感寒，复发热恶寒，并腹泻腹痛，又诉其素体虚寒，常自腹泻。医思其似为太阴之证，与温针驱寒治之。用药施针罢，待诸少年归家，遂出诊他乡。

又过数日，三位少年病有变化，又至村医处复诊，等候村医不见其归，遂赴仲景堂求诊。仲景诊之，李姓少年诉药服一剂，呕吐甚多，现感心悸气短，汗出不止。仲景诊罢，语众弟子，此乃表邪未尽，而误用吐法，吐甚伤气，又发汗太过，更伤心气，此已无桂枝证，当用炙甘草汤加五味子治之。王姓少年诉回家服药一剂，大便泻下日七八次，身困乏力，不思饮食。仲景诊罢，语众弟子，此乃表邪未尽，而误用下法，泻下太过，中气下陷，宜升陷汤加葛根治之。胡姓少年诉温针后，甚舒。不料回家即感有气从小腹上冲心胸，惊恐不已。仲景诊罢，语众弟子，此乃表邪未尽，而用温针，扰动肾阳之气，阳气不守，而上冲心胸，当用桂枝加桂汤以平冲气。

弟子遵嘱与药后，仲景又语诸弟子，三位少年感寒患太阳病，初用汗法，俱有效，但因表邪初解而不尽，诸少年又不知禁忌，分别出现发热而胸脘满闷；发热而大便干结；发热而腹泻腹痛。医复用吐、下及温针治疗，出现各种变证，此时三病者已无桂枝汤证，故不宜桂枝汤。应根据是何变证，随证选择合适的方法进行治疗。桂枝汤是为解肌调和营卫而设定的处方，若此病者有发热，汗不出，身痛，脉浮紧等症状，不可应用，此类证候只能用麻黄汤发汗解表。这个道理要熟识，勿要搞错。

思考：本条提示有四。一是太阳病汗后若表邪未尽，若误用吐、下及温针治疗，会出现变证；二是正因如此，太阳病汗后若表邪未尽，当禁下、禁吐、禁温针；三是桂枝汤禁用于太阳表实证，同理，麻黄汤禁用于表虚证；四是本条提出了一个重要的辨治法则，即“观其脉证，知犯何逆，随证治之”，仲景治疗三位少年正是遵循此法则。临床上治疗表证，当注意治疗后的调护，尤其当表证未完全解除时，不可食荤、辛辣、寒凉之物，亦不可重复感寒或劳累，医者不可在调护不当，出现胸脘满闷、大便干结、腹泻腹痛时不顾及表证的存在，擅用吐、下、温针等治疗。

17. 若酒客病，不可与桂枝汤，得之则呕，以酒客不喜甘故也。

提要：本条为酒客患太阳病忌用桂枝汤及其病机。

案解：案 1 为酒客病，不可与桂枝汤案；案 2 为酒客病，与桂枝汤后呕吐案。

东连庄董二河素好饮酒。壬戌日酒后伤风，头项强痛，恶风汗出，汗多而黏，即赴仲景堂求诊。仲景诊之，望其鼻头红，舌质红，苔黄腻，按其脉浮滑，知其素好酒，有湿热之象。语弟子们，病者虽头项强痛，恶风汗出，但汗出多而黏，乃湿热之体伤风，鼻头红，舌质红，苔黄腻，脉浮滑皆为湿热之象，不可用桂枝汤解表，盖因桂枝汤甘温助湿热，与湿热相悖，酒客不宜，酒客者，素好饮酒之人也。治用葛根芩连加薏苡仁汤解表清泄湿热。弟子遵嘱与药，三剂而安。

同庄夏三郎亦素好饮酒，饮之常醉。癸亥日酒后伤风，头项强痛，汗出恶风，汗多而黏。一医诊之，其脉浮滑，与桂枝汤，服汤后恶心欲吐，急赴仲景堂求诊。仲景诊罢，语诸弟子，病者为酒客，酒客者，素好酒者是也。凡酒客多为湿热之体，其伤风后多因湿热缠绵不愈，不可用桂枝汤治之，乃因桂枝汤辛甘温助湿热，酒客不宜，若用之则呕，本病者即是如此，可用葛根芩连加半夏汤治疗。

思考：本条提示有二。一是提出酒客类湿热体质外感后禁用桂枝汤等辛甘温滋腻之药；二是若酒客外感后应用桂枝汤治疗，则会出现呕吐等症。本条中的酒客，指平素嗜酒者，其体多湿热内蕴，桂枝汤中桂枝味辛助热，甘草、大枣味甘滋腻，芍药酸苦收敛湿热，均为湿热所忌。临床上见到经常饮酒者常满脸油腻状，舌苔黄腻，甚则鼻头发红，其伤风后，全身不爽快，用辛温解表则助热，用辛凉解表则增寒，用清利湿热治疗最好。

18. **喘家，作桂枝汤加厚朴、杏子佳。**

桂枝三两，去皮　**甘草**二两，炙　**生姜**三两，切　**芍药**三两　**大枣**十二枚，擘　**厚朴**二两，炙，去皮　**杏仁**五十枚，去皮尖

上七味，以水七升，微火煮取三升，去滓。温服一升。覆取微似汗。

提要：本条为喘家感受风寒后发作的治疗。

案解：本案为喘家淋雨后发作，用桂枝汤加厚朴、杏子治疗案。

上和庄尚秉义，素有哮喘证，劳累或感受风寒哮喘即加重。辛亥日不慎淋雨，头痛恶寒，汗出恶风，呼吸不利，喘息发作，家人急送仲景堂求诊。仲景诊之，按其脉浮数。告之弟子，病者系喘家，喘家者，素有哮喘之人，喘家因风寒而发作加重者，既要解表又要宣肺降逆，可用桂枝汤加厚朴和杏子，桂枝汤解表宣解风寒；厚朴一药，苦温降气散寒，《本经》言其“主中风伤寒”；杏子一药，亦苦温降气散寒,《本经》言其“主咳逆上气”。诸方药相伍，治喘家因风寒而发作哮喘者甚宜。弟子遵嘱与药，两剂而安。

思考：本条提出喘家伤寒后的治疗方法，即既要解表，又要兼顾喘息。推而广之，任何体质伤寒后，治疗时都要兼顾标本。喘家乃伏气病，多以伏寒伏湿为主，其治要温化宿饮宿寒，宣肺降逆。有注家认为本条断句应为“喘家，作桂枝汤，加厚朴、杏子佳”，其实于仲景文法不通。本条文法和第 17 条“若酒客病，不可与桂枝汤，得之则呕，以酒客不喜甘故也”是一个文法,“喘家作”犹如“若酒客病”,“作”和“病”都是动词，即发作疾病的意思，如果断为“喘家作桂枝汤，加厚朴、杏子佳”，则第 17 条应断为“若酒客，病不可与桂枝汤，得之则呕，以酒客不喜甘故也”，显为医理不通。一个素有哮喘而未发作的人为何用桂枝汤治疗？显然，只有哮喘因寒发作了，才可用桂枝汤加味。

喘家现代多为慢性支气管炎、肺气肿、慢性阻塞性肺疾病、肺纤维化等病者。若因感寒而发作，用桂枝汤外解太阳寒水之气，加杏仁降肺气，厚朴通腑气多有效。若喘重，则须温化伏寒伏湿结滞，用桂枝瓜蒌薤白剂荡涤伏寒。笔者论治喘家，多从伏寒伏湿入手，多有效验。

19. 凡服桂枝汤吐者，其后必吐脓血也。

提要：本条为误用桂枝汤后变证。

案解：案1为胃脘素有内热，外感后误用桂枝汤导致呕吐，甚或呕吐脓血案；案2为肺素有内热，外感后误用桂枝汤导致呕吐，甚或呕吐脓血案。

冯堂村冯大林，素有胃疾，时感胃脘隐痛，食辛辣之品隐痛加重。己未日不慎感受风寒，发热恶寒，汗出恶风。一医用桂枝汤，药后呕吐，医者不知所措，荐病者赴仲景堂诊治。仲景诊罢，语众弟子，病者胃脘素有不适而时隐痛，食辛辣之品隐痛加重，此乃胃脘素有郁热火毒之故。病者复感风寒，发热恶寒，汗出恶风，当为太阳中风，桂枝汤似为合拍，但医用桂枝汤却出现呕吐，为何？盖因桂枝汤辛温解表，用之虽可解表，却更增胃脘火毒，火毒聚而上逆，故发呕吐。若必用其解表散寒，当与泻心汤合而加减用之。弟子遵嘱与桂枝汤合半夏泻心汤，一剂而呕吐止，再剂而安。仲景又言，凡服桂枝汤吐者，其后必吐脓血也，当防之。一月后病者突感胃脘不适，恶心呕吐，吐出脓血，甚惧，急邀仲景诊之。仲景告知，此应经言也，病者胃脘素有郁火，积久而为脓血，饮食不忌则诱其吐脓血。治可用大剂泻心汤加味调之，弟子遵嘱与药，数剂而安。

冯堂村冯大山，素有咳喘，时感胸胁隐痛，时吐脓痰。戊午日感风寒，汗出恶风，自服药物不效。一医用桂枝汤，服后呕吐，急邀仲景诊之。仲景诊后，语众弟子，病者肺素有郁热火毒，桂枝汤辛温助热，用之则火毒壅于肺而呕吐，可用泻心汤合桂枝汤加减。并告知，凡服桂枝汤吐者，其后必吐脓血也，当防之。三月后其人突感胸闷不适，咳喘呕吐，吐出脓血，甚惧，急邀仲景诊之。仲景告知，此肺素有郁热火毒，积而为脓血，经言验也。可用泻心汤加薏苡仁、苇茎调之，数剂而安。

思考：本条提示有二。一是凡服桂枝汤出现呕吐的，以后会发生吐脓血后遗症；二是素体内热者禁用桂枝汤。二是一的必然推测结果。本条与第 17 条“若酒客病，不可与桂枝汤，得之则呕，以酒客不喜甘故也”合看，皆为素体有蕴热火毒或湿热火毒者。对于服桂枝汤呕吐、吐脓当看病之轻重，内蕴热之轻重，内蕴热重、病重者可吐脓血。本条所述病症可见于胃溃疡、肺脓肿、肺气肿、支气管扩张等具有蕴热体质者。

20. 太阳病，发汗，遂漏不止，其人恶风，小便难，四肢微急，难以屈伸者，桂枝加附子汤主之。

桂枝三两，去皮　**芍药**三两　**甘草**三两，炙　**生姜**三两，切　**大枣**十二枚，擘　**附子**一枚，炮，去皮，破八片

上六味，以水七升，煮取三升，去滓。温服一升。本云：桂枝汤，今加附子，将息如前法。

提要：本条为太阳病过汗致阳虚津液不固变证证治。

案解：本案为太阳伤寒过汗变证案。

大石碑村石大图，丙戌年冬月劳作感寒，患太阳伤寒。发热恶寒，身痛无汗。一医诊之，按其脉浮紧，用麻黄汤发汗，药后发热恶寒除，身痛去而汗出不止，虽不恶寒但恶风，小便少，四肢微有拘急，屈伸不利。急邀仲景诊之，仲景询因查色按脉。告知众弟子，此本为太阳伤寒，医者发其汗，本为正治，但发汗太过，令汗出不止，汗多伤阳，阳气不

能卫外而固，故汗出不止；汗出淋漓，腠理不闭，恶寒虽去却仍恶风；汗多伤阳亦伤阴，阴阳俱伤，筋脉不得温煦濡养，故四肢微有拘急，屈伸不利；阴伤而津液乏，阳损而膀胱气化不行，故有小便少。治当用桂枝汤加附子复阳固表，阳复汗止则病必除。盖桂枝汤调和营卫，附子温经复阳，正如《本经》言其“主风寒咳逆邪气，温中”。弟子遵嘱取药与之，一服而汗减，再服而病安。

思考：本条提示有二。一是太阳病发汗解表，不可大汗淋漓，否则会阴阳两伤，出现变证；二是提出桂枝加附子汤方证，即发汗不止，恶风，小便难，四肢拘急难以屈伸。关于“恶风”，有人认为是阳虚恶风，有人认为是发汗后表证未解恶风，其说皆有可能。笔者理解为恶风乃因汗出不止，腠理难以闭合，持续开泄所致。临床上治疗外感过汗的情况，既见于使用辛温解表的麻黄剂，也见于使用阿司匹林、酚麻美敏混悬液者。笔者曾治我院一手术室职工，因疲劳而汗出不止，恶风寒，辨为卫阳虚不固之漏汗，与桂枝加附子汤，三剂而效。

21. **太阳病，下之后，脉促，胸满者，桂枝去芍药汤主之。**

桂枝三两，去皮　**甘草**二两，炙　**生姜**三两，切　**大枣**十二枚，擘

上四味，以水七升，煮取三升，去滓。温服一升。本云：桂枝汤，今去芍药，将息如前法。

提要：本条为太阳病误下心阳受损证治。

案解：本案为太阳病误下心阳受损案。

钦田村田一明，年三旬有余。丁亥日淋雨感寒，发热头痛，恶寒无汗。一医诊之，询知数日未解大便，思为阳明病，用泻下药治之。一剂而大便通，诸表证亦除。病者甚喜间，忽感胸闷心悸，急赴仲景堂求治。仲景诊之，按其脉促，告知众弟子，病者本为太阳病，当解表散寒，医

却因数日未解大便，误为阳明病，用下法治之。下后表寒内陷胸中，寒伤少阴心阳，致胸闷心悸不止；表寒内陷心胸，心阳奋力抗邪，气血鼓动，而力有不逮，故脉促。促者，一鼓不及，再鼓之，故急促也，但三鼓力乏，当有时一止之象。救治之法可用桂枝汤去酸甘之芍药，则桂枝合甘草，辛甘化阳，大枣、生姜助之，可温振心阳，心阳复，则鼓动血脉有力，则脉不促而和缓。弟子依法施药，二剂而愈。

思考：本条提示有二。一是太阳病误下可致心阳受损；二是提出桂枝去芍药汤方证，主症是脉促，胸满。此条脉促，为急促之意，但由于心阳被伤，向外抗邪之力受遏不展，力有不逮，故可有脉来数，时一止而复来者之象。从现代医学理解，脉促为代偿每次的心脏泵血减少。仲景治胸满不用芍药，盖芍药苦酸微寒，有收敛益阴之功，故于心阳虚者为忌。临床上应用桂枝去芍药汤，从方证言表现为脉促、胸满者即可应用；从病机言，凡心阳虚者皆可应用；从病位言，该方应用于心胸部疾病。仲景认为在胸满时忌用酸收的芍药，类推五味子、乌梅、山萸肉等味酸之药在心悸胸闷，尤其胸闷时也要谨慎使用。

22. 若微寒者，桂枝去芍药加附子汤主之。

桂枝三两，去皮　**甘草**二两，炙　**生姜**三两，切　**大枣**十二枚，擘　**附子**一枚，炮，去皮，破八片

上五味，以水七升，煮取三升，去滓。温服一升，本云：桂枝汤，今去芍药，加附子，将息如前法。

提要：本条为太阳病误下损伤心阳重证证治。

案解：案1为太阳病误下，阳虚而脉微案；案2为太阳病误下，表证未解而脉微案。

东薛桥村薛丙之，辛卯日临窗凭风感风寒而患太阳病。发热头痛，

恶寒无汗。一医诊之，知病者数日大便未行，即与攻下治之，一剂而大便通，越日汗出热退头痛除，恶寒亦去。不料午后忽发心悸胸满，身寒肢冷，急邀仲景诊之。仲景细询病者，知其素乃阳虚畏寒，一有风吹草动即外感，按其脉微。告诸弟子，此太阳病而误用攻下法治之，致寒邪先内陷少阴心，寒遏心阳，出现心悸胸满；更因素有阳虚，寒邪复内陷少阴肾，肾阳虚而出现身寒肢冷。脉微者，当为心肾阳虚之象。治当用桂枝去芍药加附子汤，盖附子辛甘大热，俱补火助阳、散寒止痛之功，故《本经》言其“温中，主风寒、寒湿”，桂枝去芍药汤温心阳，加附子，心肾之阳同温，于误下后心悸胸满、脉微身寒者最为适合。弟子遵嘱施药，一剂症减，二剂病安。

东薛桥村董三虎，壬辰日湖中打鱼，感风寒而患太阳病。发热头痛，恶寒无汗，数日大便难。一医诊之，见病者大便难，与攻下之药，药后大便通，汗出热退头痛除，身仍恶寒，傍晚忽发胸满心悸，急赴仲景堂求治。仲景诊之，按其脉微弱，告诸弟子，病者本太阳病，而医者误下，下后表邪未尽，故身仍恶寒；误下而寒邪内陷少阴心，寒遏心阳，故心胸满悸；脉微者，当为寒邪内陷少阴肾，肾阳亦损。治当用桂枝去芍药加附子汤治之，盖《本经》云附子“温中，主风寒、寒湿”，故有补火助阳、散寒止痛之功，于误下后少阴心肾阳损而表证未尽最为适合。弟子遵嘱施药，一剂症减，二剂病安。

思考：本条接上条，皆为太阳病误下所致。本条“若微寒者”系宋本载，金本为“若微恶寒者”。前者解为脉微而寒，为禀赋虚寒，误下后邪易陷少阴肾，故加附子；后者解为脉微而恶寒，误下后表证未解，加附子则祛风寒，二者皆通。有人认为附子温阳，前者为是，后者为非，不知《本经》言附子“主风寒”，亦有解表之功。临证时应用桂枝去芍药加附子汤要关注其素体禀赋，对素体阳虚者，若治外感要时时顾护阳气。

23. 太阳病，得之八九日，如疟状，发热恶寒，热多寒少，其人不呕，清便欲自可，一日二三度发。脉微缓者，为欲愈也。脉微而恶寒者，此阴阳俱虚，不可更发汗、更下、更吐也；面色反有热色者，未欲解也，以其不能得小汗出，身必痒，宜桂枝麻黄各半汤。

桂枝一两十六铢，去皮　芍药　生姜切　甘草炙　麻黄去节，各一两　大枣四枚，擘　杏仁二十四枚，汤浸，去皮尖及两仁者

上七味，以水五升，先煮麻黄一二沸，去上沫，纳诸药，煮取一升八合，去滓，温服六合。本云：桂枝汤三合，麻黄汤三合，并为六合，顿服。将息如上法。

提要：本条为太阳病久不愈的三种转归及治疗。

案解：案1为太阳病八九日后，其脉微缓，病将向愈案；案2为太阳病八九日后，其脉微而身寒，病传少阴案；案3为太阳病八九日后，其颜面潮红，发热身痒，热郁而不汗出，用桂枝麻黄各半汤治疗案。

秦营村秦午阳，壬午日患太阳伤寒。病延八九日不愈，发热恶寒，热多寒少，每日二三次如疟疾般发作，诸医不效，赴仲景堂求诊。仲景诊之，问其无呕吐，二便如常，按其脉微缓。告诸弟子，太阳病八九日而发热恶寒，热多寒少，每日二三次如疟疾般发作，此邪气微也，为何？盖太阳病八九日而仍发热恶寒，则表明太阳表证仍在，因邪微故未传里；此时热多寒少，每日二三次如疟疾般发作，乃正气较强可日数次发动驱邪。寒热发作多者，正气抗邪强，寒热发作少者，正气抗邪弱，故寒热间日发者，邪气深也，日一发者，邪气复常也，日再发者，邪气浅也，如若日二三发者，邪必微也。现邪微而不呕，知病未传少阳，盖少阳则喜呕也；大便不干，知病未传阳明，盖阳明则大便燥结干也；而脉微缓，已无病初之浮紧，此如经言脉“大者邪至，小者平”，意即邪甚则脉大，邪少则脉微，现脉微缓，乃外邪去正气将复之象，病将向愈，

可不与药，将息即可。数日后，病者果愈。

秦营村秦晋友，壬午日亦患太阳伤寒。家贫无力延医治疗，在家静养。仲景听闻巡医弟子诉说后，赴病者家里诊治。病者见仲景至，甚喜。诉已病八九日，每日发热恶寒，但热多寒少，发作二三次，今日只感全身恶寒，并无发热。仲景询他证，诉不呕，二便如常，诊其脉微。告众弟子，病者前有发热恶寒，热多寒少，发作二三次如疟疾般，但不呕，显见未传少阳；大便不干，病亦未传阳明，现身只恶寒而不发热，而脉微，此乃表里俱虚也。盖恶寒为表虚寒，脉微为里虚寒，乃邪传少阴，少阴不可用汗法、下法和吐法，宜用四逆汤温阳散寒。弟子遵嘱与药，两剂后病去身安。

秦营村秦之晋，乙巳日患太阳伤寒。病延八九日，发热恶寒，热多寒少，每日二三次如疟疾般发作，发作时颜面潮红，身痒汗少，二便如常，多医不效，赴仲景堂求诊。仲景诊罢，告诸弟子，病者病延八九日，发热恶寒，热多寒少，每日二三次如疟疾般发作，发作时颜面潮红，乃阳气怫郁在表，不得汗出，汗不出则郁热不除也；身痒汗少则为邪气微不得外散而游动于皮肤所致。可与桂枝汤合麻黄汤，各取其半量，小发其汗则可。盖其病不得汗出，非桂枝所宜，而邪气微，又非麻黄所可发，故与桂枝麻黄各半汤，不使药太过，以伤其正，如此汗出郁热解则病即解。弟子如法施药，一剂微汗出而愈。

思考：本条提示有二。一是提出太阳病迁延八九日，有自愈，仍停留在太阳阶段而热郁肌肤及病传少阴三种转归和治疗。本条言太阳病，得之八九日时的脉为微缓或微，当知太阳病初得时脉必浮紧，历经八九日，邪气渐解，故脉由浮紧而变为微缓或微。病历八九日，面有热色，为阳气怫郁在表，非为阳衰阴寒内盛，虚阳外浮之象。二是提出桂枝麻黄各半汤方证，即发热恶寒，热多寒少，面赤身痒。本方为小汗之方，林亿注中言“二汤各取三分之一”，从方中药物剂量而言，大致如此。临床上太阳病会因其体质不同而有不同的转归。身强者，虽太阳病久，亦可不药而愈；身弱，太阳病久则传入少阴，肾阳虚衰，则须温阳散寒；身平，则可热郁肌肤，则须发小汗治之。二十余年前，我曾治一病者，女，年五旬有余，诉病历数月，身痒起疹，询之汗少，既恶风寒又恶热，思之，试小汗法，随与桂枝麻黄各半汤加黄芩，三剂病减，五剂而愈。

24. 太阳病，初服桂枝汤，反烦不解者，先刺风池、风府，却与桂枝汤则愈。

提要：本条为太阳病服桂枝汤出现烦热变证的治疗。

案解：本案为太阳中风服桂枝汤烦热不解案。

何营村何卜子，甲午日感受风寒，发热，汗出，恶风。一医诊之，其脉浮缓，用桂枝汤，病者煮药三升，服药一升，药后烦热不适，诸症依然，邀仲景诊之。仲景询其无口渴，不躁仅烦热。告诸弟子，病者发热，汗出，恶风，脉缓，确为太阳中风，医者用桂枝汤亦合证，为何药一服即感烦热？盖此为邪气重，而一服之药力轻，正气驱邪，只能与敌交争，无力驱之外出，邪不出郁而不解，故烦热不适。如何辨别？盖病者虽烦热，但不躁，亦无口渴，此为邪未入里化热，仍在太阳之表，致太阳经气不利，郁滞不宣。治可先针刺风池、风府两穴，以泄太阳经气之邪，再与桂枝汤则效力大增，病可愈矣。弟子如法施针与药，一针、再剂即愈。

思考：本条提示有二。一是太阳病，初服桂枝汤，反烦不解，既可因病重药轻，亦可因服药不如法，还可因风邪不仅在卫表，亦伏入太阳经脉。至于针刺风池、风府两穴目的在于疏利太阳经气。二是提出太阳病针药配合治疗的方法，此对后世针药并用治疗疾病有重要指导意义。

25. 服桂枝汤，大汗出，脉洪大者，与桂枝汤，如前法。若形似疟，一日再发者，汗出必解，宜桂枝二麻黄一汤。

桂枝一两十七铢，去皮　芍药一两六铢　麻黄十六铢，去节　生姜一两六铢，切　杏仁十六个，去皮尖　甘草一两二铢，炙　大枣五枚，擘

上七味，以水五升，先煮麻黄一二沸，去上沫，纳诸药，煮取二升，去滓。温服一升，日再服。本云：桂枝汤二分，麻黄汤一分，合为二升，分再取。今合为一方，将息如前法。

提要：本条为服用桂枝汤不得法出现变证的治疗。

案解：案1为太阳病服桂枝汤致大汗治疗案；案2为太阳病服桂枝汤致形似疟，一日再发治疗案。

田里村田大山，癸未日患太阳中风，发热头痛，恶风汗出，脉浮缓。一医与桂枝汤，病者为求速效，一次服三升，又厚被裹之，半个时辰后大汗淋漓，病者惶恐，医见此，急荐仲景诊治。仲景询之不口渴，按脉则洪大。语众弟子，病者患太阳中风服桂枝汤，本为正治，但其一次服三升，乃将三次量一次服之，未按法取微汗，却覆厚被，致大汗淋漓，大汗伤津，津伤则阳气浮盛于外，故见脉洪大。但虽有大汗伤津，病者却口不渴，不多饮，非阳明病也，乃病仍在表，桂枝汤证未罢，仍当与之，乘其势更发其汗，但不可过服大汗，取微汗即可。弟子嘱病者服用桂枝汤方法，病者依法一服，发微汗而解。

田里村田三元，甲申日病太阳中风，发热头痛，汗出恶风。一医诊之，脉见浮缓，与桂枝汤，病者为求速效，愈病心切，服之过量，致大汗淋漓，恶寒发热，一日发作两次，状如疟疾，病者甚惶恐，医荐仲景诊治。仲景诊罢，告知诸弟子，病者本为太阳中风，服桂枝汤不得法而大汗淋漓，复又恶寒发热，一日发作两次，状如疟疾，此为汗出而复受风邪，皮腠复闭，卫阳之气奋起驱邪，病机为热郁于表不得泄，故出现寒热一日发作两次，虽状如疟疾而又非疟疾，乃为表证未解。但表证甚轻，不得再峻烈解表，宜取九分之二麻黄汤剂量，九分之二桂枝汤剂量，

合而用之，名为桂枝二麻黄一汤，较之桂枝麻黄各半汤更小发其汗。弟子颔首，遵嘱施药，病者一服即解。

思考：本条提示即使太阳病服桂枝汤对证，也可能出现变证。原因可能是病者属阳明或少阳体质，或者桂枝汤用量过大，或者服桂枝汤后调护不得法，或者病者同时服用某种可能增强桂枝汤疗效的药物甚至食物等。本条“服桂枝汤，大汗出，脉洪大者，与桂枝汤”，学习时甚是疑惑，脉洪大如何用桂枝汤，要明白仲景此时当以证辨别桂枝汤，非以脉定之，即服桂枝汤后仍有桂枝汤证，脉虽洪大，但无阳明证。另外，“若形似疟，一日再发者，汗出必解，宜桂枝二麻黄一汤”，其所述之证即发热恶寒不是持续发作，而是一日再发，提示表邪轻微，故用小汗法解表。临床上见外感服解表药后大汗淋漓者，病多不解，此时病者会不知所措，是继续服药？还是换药再服？如按仲景案中所述，若大汗淋漓，脉见洪大，可继续应用桂枝汤类方；若出现恶寒发热，一日再发者，当要小其量桂枝汤和麻黄汤，虽然未必精确如仲景用量，但要师其意用之，方可见效。

26. 服桂枝汤，大汗出后，大烦渴不解，脉洪大者，白虎加人参汤主之。

知母六两　石膏一斤，碎，绵裹　甘草二两，炙　粳米六合　人参三两

上五味，以水一斗，煮米熟，汤成，去滓。温服一升，日三服。

提要：本条为太阳病误发汗病传阳明证治。

案解：案1为太阳中风服桂枝汤过量，调护不得法，病传阳明案；案2为病者素体阳旺，服用桂枝汤后，速化为热，病传阳明案；案3为太阳温病误用桂枝汤，导致大汗口渴多饮案。

韩堂村韩二垒，年三旬。乙未日病太阳中风，一医与桂枝汤，病者自恃身壮，为求速效，二剂叠一剂过量服药，药后将息调护不周，致大汗淋漓，烦渴多饮，饮后渴不解，急赴仲景堂诊治。仲景诊之，询其病况，诉大汗，烦渴多饮，饮后渴不解，不恶寒，按其脉洪大。语诸弟子，病者本为太阳中风，医用桂枝汤确为对证，但病者为求速效而过量服药，又不知调护方法，药后大汗淋漓，心烦口渴多饮，且饮后口渴不解，脉洪大而不恶寒。此乃大汗伤津，太阳中风已解而病传阳明，表里俱热而阴伤。宜白虎加人参汤益气生津清热。盖白虎加人参汤中石膏辛寒清热，《本经》言其“主口干舌燥不能息”；知母苦寒清热，《本经》言其“主消渴热中”；人参甘微苦而温，益气生津，《本经》言其可“主补五脏”；甘草甘平，补中调和，《本经》言其“主五脏六腑寒热邪气”；粳米甘平，益气和胃生津。诸药配伍，于证甚合。弟子遵嘱与药，病者三剂而愈。

韩堂村韩大牛，素体阳旺。甲辰日不慎外感，病太阳中风。一医与桂枝汤，药后大汗淋漓，烦渴多饮，饮后渴不解，急赴仲景堂诊治。仲景询因按脉后语诸弟子，病者素体阳旺，服用辛温之桂枝汤，速化为热，故药后大汗淋漓，心烦口渴多饮，且饮后口渴不解，脉洪大，此乃大汗伤津，病传阳明，表里俱热而阴伤。宜白虎加人参汤益气生津清热，一日三服即可。弟子遵嘱与药，病者三剂而愈。

韩堂村韩婶，夏日不慎外感，发热而微恶寒。一医辨为太阳中风，与桂枝汤，药后大汗淋漓，烦渴多饮，饮后仍渴，医见证变，促病者急赴仲景堂诊治。仲景诊后语诸弟子，病者夏日外感，发热而微恶寒，乃太阳风温病也。医者不识，见有微恶寒，辨为太阳中风，此误也。服用辛温之桂枝汤，两阳相合，故有病者药后大汗淋漓，心烦口渴多饮，且饮后口渴不解，脉洪大等症。现表里俱热而阴伤，宜用白虎加人参汤益气生津清热。弟子遵嘱与药，病者三剂而愈。

思考：本条提出太阳病病传阳明的主症，即白虎加人参汤方证“大汗，脉洪大，大烦渴不解”。本条当与上条相比较看，上条服桂枝汤，大汗出，脉洪大，但不烦渴，故病仍在表，仍可与桂枝汤；本条服桂枝汤，大汗出，脉洪大，大烦渴不解，为病传阳明，表里有热，不可与桂枝汤，可与白虎加人参汤生津止渴，和表散热。临床上白虎加人参汤主治阳明经热证，此证可见于肺炎、糖尿病、乙型脑炎、流行性脑脊髓膜炎、白血病、再生障碍性贫血、中暑等病，因此，这些病证有应用白虎加人参汤的机会。

27. 太阳病，发热恶寒，热多寒少。脉微弱者，此无阳也，不可发汗。宜桂枝二越婢一汤。

桂枝去皮　**芍药**　**麻黄**　**甘草**炙，各十八铢　**大枣**四枚，擘　**生姜**一两二铢，切　**石膏**二十四铢，碎，绵裹

上七味，以水五升，煮麻黄一二沸，去上沫，纳诸药，煮取二升，去滓。温服一升。本云：当裁为越婢汤、桂枝汤，合之，饮一升。今合为一方，桂枝汤二分，越婢汤一分。

提要：本条为太阳病轻证或太阳病迁延不愈证治。

案解：案 1 为太阳伤寒经发汗治疗后出现热多寒少，不可再发汗案；案 2 为太阳伤寒发汗后表解而里虚寒，不可再发汗，宜用温里治疗案。

元明寺村元仁义，乙丑日不慎感寒，发热恶寒，头痛身痛。一医诊之，按其脉浮紧，询其汗否？病者答无汗，医遂与麻黄汤，药后汗出而恶寒减，头身痛除，却仍发热，遂赴仲景堂求治。仲景询其症，发热恶寒，但发热重恶寒轻，口渴心烦但不重。语诸弟子，病者患太阳伤寒，经用麻黄汤解表，汗出而恶寒减，头身痛除，却仍发热，此寒邪去而未尽。仍见发热恶寒，但热多寒少，又添口渴心烦，此表寒里热，表寒郁而未全解，里热郁而不全出。其治当调和营卫，发越郁热，不可强发其汗，宜桂枝二越婢一汤微发其汗而清里热。该方由桂枝汤与越婢汤合而为之，而越婢汤则由麻黄二两、炙甘草二两、生姜三两、石膏半斤、大枣十五枚组成，取其八分之一与桂枝汤四分之一合为此方，其中石膏辛寒清热，加于方中，微发汗兼清热。弟子遵嘱施药，一剂而安。

元明寺村元中行，素体虚弱。丙寅日伤寒，发热恶寒无汗，头痛身痛，赴仲景堂诊治。仲景诊之，按其脉浮紧，与麻黄汤服之，药后汗出寒去热退，因事耽误未再服药，三日后复恶寒，再赴仲景堂求诊。仲景观其病已三日，初服麻黄汤一剂，汗出寒去热退，因事停药，三日后复又恶寒，但无发热，按其脉微弱。语诸弟子，病者本患太阳伤寒，初与麻黄汤，诸症去，停药未服，恶寒又起，但无发热，脉无浮紧，而见微弱。表证当有发热恶寒，此无发热仅见恶寒，更脉见微弱，此非表证而为里虚寒也，其治不可再发其汗，当温其里，宜四逆加人参汤。弟子依法施药，一剂而脉起，再剂而安。

思考：本条断句有人将“宜桂枝二越婢一汤”提至“热多寒少”后，为“太阳病，发热恶寒，热多寒少，宜桂枝二越婢一汤。脉微弱者，此无阳也，不可发汗”，甚是。本条提示两点。一是太阳表郁轻证主症或桂枝二越婢一汤主症是发热恶寒，热多寒少，其治法是微汗清热；二是太阳病阳气虚弱者禁忌发汗。本条有注家认为“脉微弱者，此无阳也，不可发汗”中脉微弱提示阳气虚弱，故不可发汗；亦有认为脉微弱是脉没有太阳病脉那么浮紧了，是表阳郁滞减轻的表现，故不可发汗。与同是太阳表郁轻证的第23条对比，发现第23条中“脉微而恶寒者，此阴阳俱虚，不可更发汗、更下、更吐也”与本条“脉微弱者，此无阳也，不可发汗”几乎一样，由此可知本条此句乃为太阳病治疗若呈现阳气虚弱状态的发汗禁忌警示。临床上桂枝二越婢一汤发越郁热，实为表里双解，与大青龙汤类似，但大青龙汤证表郁重里热亦重。

28. 服桂枝汤，或下之，仍头项强痛，翕翕发热，无汗，心下满微痛，小便不利者，桂枝去桂加茯苓白术汤主之。

芍药三两　甘草二两，炙　生姜切　白术　茯苓各三两　大枣十二枚，擘

上六味，以水八升，煮取三升，去滓。温服一升。小便利则愈。本云：桂枝汤，今去桂枝，加茯苓、白术。

提要：本条为水饮留滞太阳经腑，致太阳经腑同病证治。

案解：案1为水饮阻滞太阳经腑，太阳经腑同病兼表案；案2为水饮阻滞太阳经腑，太阳经腑同病无表案。

张庄张三郎，素身重饮盛。丙戌日感寒，忽发头项强痛，发热无汗。一医治之，思病者头项强痛，发热无汗，似可用麻黄汤，但身又不痛，若用桂枝汤，则又无汗。又思，桂枝汤虽治有汗，但总为解表之剂，用桂枝汤似较麻黄汤更为稳妥，于是与桂枝汤。孰知药后病者仍头项强痛，发热无汗，又添心下满微痛。再思，心下满微痛，当是胃肠之气不畅，当下之以利气机。复用泻下药治之，药后病者大便甚多，但仍感头项强痛，发热无汗，心下满闷微痛不去，再增小便不利，惶恐间邀仲景诊之。仲景询其素乃身重饮盛，又观其舌苔腻，按其脉沉滑。告医及弟子，病者素体水饮为盛，感邪后邪与水饮搏结交织，缠绵一体，结于太阳经表故头项强痛，发热无汗。若仅用桂枝汤解表，则表邪难脱水饮而去，却又扰动水饮阻滞胃脘，故表证不解，又增心下满闷微痛，复用下法，表邪内结扰动水饮潴留于膀胱而增小便不利。更应注意的是，水饮被扰，留滞于太阳经，则太阳经脉不利，故仍头项强痛，翕翕发热，此已为似表非表之证，乃为太阳经腑同病而兼表。夫水饮兼表者，不可攻表，必治其饮而后表可解。可用桂枝去桂加茯苓白术汤，利水逐饮，饮去则心下满痛除，而表邪无所依附则自解。盖本方中芍药苦酸而凉，《本经》言其“利小便，益气”；茯苓甘淡平，《本经》言其主“心下结痛，利小便”；白术苦甘温，《本经》言其“主风寒湿痹，除热消食”，亦有利小便之功。诸药配伍，利小便，除内饮，去心下满痛，甚合病者诸症。弟子遵嘱与桂枝去桂加茯苓白术汤，一剂而小便利，病遂愈。

张庄张显之，素体饮盛。戊申日田间劳作，汗出饮水增多，越日晨起感疲倦，忽发头项强痛，发热无汗，心下满微痛，小便不利。一医治之，思病者头项强痛，发热无汗，似可用麻黄汤，但身又不痛；若用桂枝汤，则又无汗。又思，桂枝汤虽治有汗，但总为解表之剂，用桂枝汤似较麻黄汤更为稳妥，于是与桂枝汤。孰知药后病者仍头项强痛，发热无汗，心下满微痛，小便不利。再思，心下满微痛，小便不利，当是胃肠之气不畅，当下之以利气机。复用泻下药治之，药后病者大便甚多，但仍感头项强痛，发热无汗，心下满闷微痛，小便不利，无奈只得邀仲景诊之。仲景询其好恶，知素身重饮盛，常有小便不利，又观其舌苔腻，按其脉沉滑。语医及弟子，病者素体水饮为盛，但水饮并未显而为患，劳作后体力亏乏，复又饮水增多，内外之水饮相合，气化不及，水饮搏结于太阳经输，则头项强痛；水饮郁于卫表，故发热无汗；水饮滞于胃脘，故心下满闷微痛；水饮留滞膀胱，故小便不利。观头项强痛，发热无汗之证确易误为太阳表证，但因非为太阳表证，故而用桂枝汤解表无效。心下满微痛，小便不利非阳明可下之证，故复用下法，证亦不解，此诸症实为素体饮盛，劳作耗气，内外饮相合，气化不及，水饮留滞太阳经腑而为病，故汗下皆为误治。幸未有变证出现，而诸症依然，再治则不宜更用汗下之法，可用桂枝去桂加茯苓白术汤，利水舒郁，通利太阳经腑之气，方可有效。弟子遵嘱与桂枝去桂加茯苓白术汤，一剂而小便利，病遂愈。

思考：本条提出水饮留滞太阳经腑同病时，以治水气为主的治疗方法。提示水饮留滞太阳经腑，病似太阳，亦似阳明，易从太阳阳明误诊误治，但不是太阳，亦不是阳明，乃为水饮停滞兼表为患。本条历代认识不一，有人认为是表证兼水饮；有人认为是水饮为患，无表证；有人认为既非表证，亦非饮停，而是邪阻三焦，脾胃之气不能行于营卫经络。本条可以这样理解，一是病经汗、下“仍头项强痛，翕翕发热，无汗，心下满微痛，小便不利”，说明不是表证，若有表证，其病当解，病不解则是水饮为患；二是病经汗、下“仍头项强痛，翕翕发热，无汗，心下满微痛，小便不利”，无变证，说明表邪与水饮搏结难解，只有去表邪依附的水饮，水饮去则表邪自解。临床上常遇到外感病者辨证不误，用药却效不佳，病者出现上中下三焦皆有不适的证候，如上焦的头项强痛，中焦的胃脘痞满疼痛，下焦的小便不利，令医者不知如何辨证。如果关注此案，留心病者平素的水饮体质，使用本方，则诸症可解。

29. 伤寒脉浮，自汗出，小便数，心烦，微恶寒，脚挛急，反与桂枝，欲攻其表，此误也。得之便厥，咽中干，烦躁，吐逆者，作甘草干姜汤与之，以复其阳。若厥愈足温者，更作芍药甘草汤与之，其脚即伸。若胃气不和，谵语者，少与调胃承气汤。若重发汗，复加烧针者，四逆汤主之。

甘草干姜汤方

甘草四两，炙　干姜二两

上二味，以水三升，煮取一升五合，去滓。分温再服。

芍药甘草汤方

芍药四两　甘草四两，炙

上二味，以水三升，煮取一升五合，去滓。分温再服之。

调胃承气汤方

大黄四两，去皮，清酒洗　甘草一两，炙　芒硝半升

上三味，以水三升，煮取一升，去滓。纳芒硝，更上火微煮令沸，少少温服之。

四逆汤方

甘草二两，炙　干姜一两半　附子一枚，生用，去皮，破八片

上四味，以水三升，煮取一升二合，去滓。分温再服，强人可大附子一枚，干姜三两。

提要：本条为虚人伤寒误治的各种变证及救治方法。

案解：案 1 为虚人伤寒误汗致阴阳两虚变证案；案 2 为虚人伤寒误汗致病传阳明案；案 3 为虚人伤寒误汗病传少阴案。

王林堂村王婆，年六旬有余。丁卯日感寒，自汗出，微感恶寒，小

便频数，心烦，足肢拘挛不适。一医治之，按其脉浮，又见自汗出，微感恶寒，意为太阳中风，用桂枝汤解其表。不料药后四肢厥冷，咽喉干燥，烦躁不安，气逆呕吐，医者不知何故，急邀仲景诊之。仲景询之，素体如何？病者答，素常易外感，稍有不慎即感不适，多有自汗出，小便频数，心烦而微恶寒，足肢常拘挛抽搐。仲景语诸弟子，此为虚人复感外寒，病者素体阴阳两虚，阳虚则不能摄阴，故常自汗出而小便频数；阴血不足则心神失养，故有心烦不安；阴血不足，津液匮乏，筋脉失滋，则足肢拘挛抽搐。复外感寒邪则其脉浮，微恶寒。其治当扶阳解表，宜用桂枝加附子汤，但医不知病者之素虚，却用桂枝汤解表，桂枝汤辛温，用之汗出，里阳更虚，故见阳虚之四肢厥冷，里阴更伤，故见阴虚之咽喉干燥，阴阳俱虚，故见阳烦阴躁之不安，胃气不和之呕逆，此为误治。当急以甘草干姜汤复其阳，再与芍药甘草汤复其阴。盖甘草干姜汤中炙甘草甘平，与辛热之炮干姜相伍，辛甘化阳，可复其阳。弟子遵嘱施药留观，一剂而厥冷去阳回足肢温，呕逆大减，仅见其足肢仍拘束不伸。又嘱弟子与芍药甘草汤，再复其阴，盖本汤中芍药苦酸，与甘平之甘草相伍，酸甘化阴，可复其阴。弟子施药一剂病者其脚即伸。仲景治后言道，此证易误为太阳表证，因易见到脉浮、自汗和微恶寒之类太阳病证，却易忽视心烦、小便频数和脚挛急之内伤之证，而恰恰此内伤三证才是阴阳两虚的辨别点，弟子们临证当慎辨之。

仲景又道，昔年曾治青石沟村刘婶，素体阳盛。伤寒后脉浮，自汗，微恶寒，小便数，心烦，脚挛急。被医用桂枝汤误治，出现胃气不和，胃中燥热，数日不大便，腹胀满，神志模糊，语言错乱。此为汗出太过，阴液大伤，病传阳明，阳明热实内结，遂与少量调胃承气汤，通其腑而和胃气，大便即畅，其病遂愈。盖调胃承气汤可缓下阳明胃肠热结，胃肠热结去则胃气和而谵语除。后又治永安村邓老伯，年高阳虚，亦患上诸症，被反复发汗，且用烧针迫汗，阳气大伤，肾阳虚衰而病入少阴，出现四肢厥冷之症，用四逆汤回阳救逆，与甘草二两、干姜一两半、附子一枚，加水三升，煮一升二合，分温再服。药后病者四肢厥冷回而愈。总之，凡素虚之人外感，当辨其何虚何实，辨证用药，当不致有误治之变。

思考：本条提出了虚人伤寒误汗后的各种变证及救治方法。脉浮，自汗，微恶寒临床上多辨为太阳病，但病者还有小便数，脚挛急，心烦等症，综合而看，体虚之人外感可以有以上诸症。本条究竟为虚人外感还是纯粹的阴阳两虚？基于本条起始“伤寒脉浮”四个字，虚人外感的可能性大，但也不排除阴阳两虚，即两种可能都有。作者以虚人外感解之。如果是阴阳两虚，则提出了阴阳两虚的隐形表现，经常自汗，吃饭、喝水、稍微活动即容易汗出；微微恶寒，在恶寒上表现的不是那么严重，但确比一般人怕冷；小便数，小便次数多，白天晚上都多，小便不痛，这些表现是阳虚的症状。而脚挛急，即小腿抽筋，加上心烦，应该是阴虚血不足的表现。

临床上有虚人外感，如应用解表剂，不管西药还是中药大发其汗，致身寒足冷的甚多，尤其儿童多见。另外，临床上若见病者既有四肢厥冷，又有咽中干而烦躁，在应用甘草干姜汤时可能会犹豫，或会加清咽之品。也有不典型的阳虚病者，主要表现为微恶寒、自汗和小便数。年轻人多见于慢性前列腺炎，以尿频为突出表现；老年人见于前列腺肥大或增生。这说明前列腺疾病如果没有尿痛，均可认为是阳虚。而不典型的阴血虚主要表现为心烦、腿拘挛抽筋，现代医学认为是缺钙，中医学认为是阴血虚。

30. 问曰：证象阳旦，按法治之而增剧，厥逆，咽中干，两胫拘急而谵语。师曰：言夜半手足当温，两脚当伸。后如师言，何以知此？答曰：寸口脉浮而大，浮为风，大为虚，风则生微热，虚则两胫挛，病形象桂枝，因加附子参其间，增桂令汗出，附子温经，亡阳故也。厥逆，咽中干，烦躁，阳明内结，谵语，烦乱，更饮甘草干姜汤。夜半阳气还，两足当热，胫尚微拘急，重与芍药甘草汤，尔乃胫伸。以承气汤微溏，则止其谵语，故知病可愈。

提要：本条进一步解释虚人外感误治后的变证病机。

案解：本案为虚人外感后用桂枝汤发汗致阴阳两虚的病机变化。

回龙村龙治水，年四旬有余。壬寅日伤寒，自汗出，小便频数，心烦，微恶寒，脚挛急。一医按其脉浮而大，意为桂枝证，与桂枝汤服之，药后诸症未减反剧，出现四肢厥冷，咽喉干燥，两小腿拘挛不能伸展，延之数日，渐有神志模糊，说话不能自主等症，急邀仲景诊之。

仲景询证按脉后，语弟子及病者家人，病况无虑。可与病者先服甘草干姜汤，到半夜，待其厥冷的手足转温，再服芍药甘草汤，然后两小腿就会伸展。弟子遵嘱与药，到了半夜，病者果如仲景所言，四肢转温，再服芍药甘草汤后，凌晨时双小腿伸展。弟子问仲景师，何以知病者会如此呢？仲景言，病者的脉浮大，浮为风邪，大为阳虚阴亏，有风邪故发生微热，阳虚阴亏筋脉无以滋养则两小腿部挛急。病者的表现好似桂枝证，实际上是阳虚液亏，故正确的治疗是用桂枝汤加附子以温复阳气，他医却用桂枝汤且加重桂枝的用量，药过于辛温才导致病者汗出过多而亡阳，使阳虚更甚，故出现四肢厥冷，咽喉干燥，烦躁不安。其治应先用甘草干姜汤复其阳，待到半夜，阳气来复，两腿转热，若病者两小腿还有拘急，再服用芍药甘草汤复其阴液，小腿部拘急就可完全伸展。但弟子们当注意，病者前误用桂枝汤，后又服甘草干姜汤，尽管也服用了芍药甘草汤，却出现腹满、便秘、谵语烦乱等症，似有阳明燥热内结，此时治疗可服调胃承气汤使大便微微溏稀，谵语就会慢慢停止，神志逐渐清楚，这时就知道病痊愈了。弟子遵嘱与调胃承气汤，小量服之，病者大便微溏，果然越日谵语渐除，身安病愈。

思考：本条进一步解释上条。其中“厥逆，咽中干，烦躁，阳明内结，谵语，烦乱”句，将阴阳两虚之“厥逆，咽中干，烦躁”与阳明证“阳明内结，谵语，烦乱”放在一起，可能的解释是，阳虚不能运，阴虚津液亏，故阴阳两虚之便秘好似阳明内结，用甘草干姜汤及芍药甘草汤后，胫拘急已复，但便结未通，故谵语烦乱未除，再用调胃承气汤缓下热结通腑而除之。

辨太阳病脉证并治（中）

31. **太阳病，项背强几几，无汗，恶风，葛根汤主之。**

葛根四两　**麻黄**三两，去节　**桂枝**二两，去皮　**生姜**三两，切　**甘草**二两，炙　**芍药**二两　**大枣**十二枚，擘

上七味，以水一斗，先煮麻黄、葛根，减二升，去白沫，纳诸药，煮取三升，去滓。温服一升。覆取微似汗，余如桂枝法将息及禁忌，诸汤皆仿此。

提要：本条为太阳经输痹阻证治。

案解：本案为太阳经输痹阻案。

花马营村花沐虹，春月感受风寒。恶风身不爽，项背部强直拘急不舒。仲景诊之，询其汗否？病者言无汗。按其脉浮紧。告知诸弟子，此为风寒之邪外袭足太阳膀胱经。盖足太阳膀胱经，起于目内眦，上额交巅，入脑下项，挟脊抵腰，络肾属膀胱，主行人体之背，项背部乃足太阳膀胱经所过之处。风寒侵袭，致太阳经输痹阻不通，故见项背部强直拘急不舒；风寒束表故无汗恶风，无汗者，表实也，故此为伤寒太阳经脉痹阻表实之证。治宜葛根汤解肌发表。盖葛根汤为桂枝汤加麻黄、葛根，麻黄辛苦温，《本经》言其“主中风伤寒头痛，除寒热”，具有发汗出表之功；葛根甘凉，《本经》言其“主诸痹”，具有舒解太阳经输之力。诸药合用，解太阳经输痹阻不利，发汗散寒。弟子依法施药两剂，两日而愈。

思考：本条提出了太阳经输不利痹阻证治，即葛根汤方证，以葛根汤主治太阳经脉痹阻不利之项背强几几，无汗，恶风证。为什么颈项易感风寒之邪呢？传统认识是颈项为足太阳膀胱经通行之处，故太阳经受邪，颈项易感。但更深层次的解释应该是具有太阳体质者易感太阳寒水之气，此处的风与寒为同一个概念，即太阳寒水之气。类推，只有阳明体质易感阳明燥金之气，少阳体质易感少阳相火之气，太阴体质易感太阴湿土之气，少阴体质易感少阴君火之气，厥阴体质易感厥阴风木之气。此皆为从外感言，若从内伤或六气传变而言，则六经体质俱可感受六气。临床上对何为中风、何为伤寒，可用有汗无汗来区分。有汗为中风，无汗为伤寒。在仲景笔下，有时中风、伤寒不分，但可从有汗无汗来区分。葛根汤可以应用于感冒见项背部强直拘急不舒、无汗恶风者，亦可应用于颈椎病、落枕等见项背部强直拘急不舒、无汗恶风者。

32. 太阳与阳明合病者，必自下利，葛根汤主之。

提要：本条为太阳阳明合病下利证治。

案解：本案为太阳阳明合病下利案。

小河陈村陈大益，年三旬。庚申日外感风寒，头项强痛，发热恶寒，复又汗出下利，急赴仲景堂诊治。仲景诊之，告诸弟子，此为太阳与阳明合病，乃太阳之表与阳明之表同时受邪，太阳经感受太阳寒水之邪，风寒束表，故头项强痛、恶寒发热，而阳明经表亦同时感受风寒外邪，风寒之气内传阳明大肠，大肠泌别清浊不行故下利，是以两经同时感受外邪，故称太阳阳明合病。病者外有头项强痛、恶寒发热，内有下利，治用葛根汤解肌和里，升阳止泻。弟子与药，一剂而愈。

思考：本条提出太阳阳明合病的概念，即太阳阳明两经同时受邪为太阳阳明合病。如成无己所言“伤寒有合病，有并病，本太阳病不解，并于阳明者，谓之并病；二经俱受邪，相合病者，谓之合病，合病者，邪气甚也”。太阳阳明合病表现为两经的症状，太阳受邪则外有表寒，阳明受邪则内有下利，治疗是两经同治，即解表和里，用葛根汤。本条未提太阳的发热恶寒，在于突出阳明的下利。关于“必自下利”中的“必”，为或然词，当解为如果，可能；“自”，当解为下利来自于本方证的风寒，而非误治所致。基于此解，本条的太阳阳明合病，即太阳阳明二经感受风寒之邪，太阳经感受风寒之邪表现为发热头痛、恶寒发热，阳明经感受风寒之邪表现为下利，即下利是阳明风寒引致之证，故其本在风寒，故不治下利治风寒，风寒解则利止，此为治病必求于本的体现。此条要注意和太阴下利的区别，太阴下利是虚寒下利，无表寒。

临床上此证多称为胃肠型感冒，治疗不可用清解之剂银翘解毒丸、连花清瘟胶囊或抗生素等，否则不仅表寒不解，下利不除，反而还会更加严重。正确治疗经方用葛根汤，后世用荆防败毒散、藿香正气丸等。曾治一病者，坐车后颈受风寒，当时后颈感觉凉飕飕，极不舒服，第二天出现腹泻两次，用治疗外感头痛的川芎茶调丸合复方黄连素片而效，此亦为表里同治案例。

33. 太阳与阳明合病，不下利，但呕者，葛根加半夏汤主之。

葛根四两　**麻黄**三两，去节　**甘草**二两，炙　**芍药**二两　**桂枝**二两，去皮　**生姜**二两，切　**半夏**半斤，洗　**大枣**十二枚，擘

上八味，以水一斗，先煮葛根、麻黄，减二升，去白沫，纳诸药，煮取三升，去滓。温服一升。覆取微似汗。

提要：本条为太阳阳明合病胃气上逆证治。

案解：本案为太阳阳明合病胃气上逆案。

上曹村曹二冬，年二旬。丙子日夜出受寒，次日晨起感头项强痛，发热恶寒无汗，进餐时呕恶不止，赴仲景堂求诊。仲景诊之，询其大便

正常，按其脉浮紧。谓弟子，此为太阳阳明合病，乃太阳与阳明两经同时感受太阳寒水之邪，太阳寒水之邪犯太阳之表则头项强痛，发热恶寒无汗；太阳寒水之邪直中阳明胃腑，胃气受寒水之气袭击而上逆，故发呕恶。治当与葛根加半夏汤，解肌和里，降逆止呕。弟子遵嘱施药，二剂而愈。

思考：本条虽为太阳阳明合病，但突出阳明呕的主症，并未有太阳的主症。其病因是太阳阳明两经感受风寒，病机是风寒束太阳之表，同时风寒直中阳明胃腑，治法是散寒解表治其本，降逆止呕治其标，故用葛根加半夏汤。本条虽未有太阳的主症，但治方用葛根加半夏汤，其葛根汤治太阳阳明，半夏专治阳明，因此案中当一定有外感的发热恶寒诸症。

34. 太阳病，桂枝证，医反下之，利遂不止。脉促者，表未解也。喘而汗出者，葛根黄芩黄连汤主之。

葛根半斤　甘草二两，炙　黄芩三两　黄连三两

上四味，以水八升，先煮葛根，减二升，纳诸药，煮取二升，去滓。分温再服。

提要：本条为太阳病误下致表里同病证治。

案解：案 1 为太阳病误下致表证不解下利案；案 2 为太阳病误下致表里俱热下利案。

下里村夏天阁，乙未日患太阳病，头痛发热，恶风自汗。一医诊之，按其脉浮缓，询其大便，答素有大便难，已二日未解大便。遂用硝黄等药下之，一服后，病者下利不止，发热不解，心里惶恐，急赴仲景堂诊治。仲景按其脉数急，谓诸弟子，病者初为太阳病，医为大便难所惑，而用下法治之，下后表邪不解，表郁化热，故脉数急；下后利不止，乃表寒内陷阳明大肠。此为太阳阳明并病，为太阳病未罢，阳明病又起也。

治当解表为先，表解则利止，宜桂枝加葛根汤，桂枝汤解表，葛根甘辛平,《本经》言其可“起阴气”，故俱升阳除热止利之功，全方于表证未解而脉数急之下利甚宜。弟子依法施药，二剂而愈。

下里村刘士坤，丙申日患太阳病，头痛发热，恶风自汗。一医诊之，按其脉浮缓，询其大便，答素有大便秘结，此次病已三日未解大便。遂用硝黄下之，药后病者下利不止，气喘而汗出，心里惶恐，急邀仲景诊之。仲景按其脉数急，谓诸弟子，病者初为太阳病，而医为便秘所惑，用下法治之，下后表热不解而内陷，热邪入肺则喘，热邪蒸发津液则汗出，热邪内陷大肠则成下利不止之证，脉数急者乃正气奋力抗邪出表之兆，系太阳寒水之本寒已去，而标热未解也。治可用葛根芩连汤表里双解，解表清热、升阳止利，其中葛根需用八两并先煮，方可达除热解表升阳之效。弟子依法施药，二剂而愈。

思考：本条提示有二。一是提出太阳病误下致表证不解下利，前段“太阳病，桂枝证，医反下之，利遂不止，脉促者，表未解也”即是，此为寒利，仲景未出方药，以证论之，当用桂枝加葛根汤；二是提出泻下使邪热入肺下肠致汗出而喘下利，后段“喘而汗出者，葛根黄芩黄连汤主之”即是，此为表里俱热，仲景用葛根芩连汤治疗。本条与第32条比较，第32条葛根汤方证是太阳阳明两经同时感受风寒之邪，下利而无汗，故用葛根汤发汗解表、散寒止利，本条之寒利是太阳病误下，风寒病传阳明而下利，为太阳阳明并病，故用桂枝加葛根汤，若成表里俱热之热利，则用葛根芩连汤。注家亦有将本条分两段读，前段“太阳病，桂枝证，医反下之，利遂不止。脉促者，表未解也”，其下利为表未解之下利，可用桂枝汤或桂枝加葛根汤治疗；后段“喘而汗出者，葛根黄芩黄连汤主之”为表里俱热，邪热入肺下肠致汗出而喘下利，用葛根芩连汤治疗。亦有将本条读为一体，其下利为表里俱热之下利，用葛根芩连汤治疗。从临床实际言，二者俱有可能。

现代临床治疗外感，常用辛凉解表，过用则致泻，与用攻下法无异。如果病者素体虚寒，多出现虚寒下利，可用桂枝加葛根汤治疗；如果病者素体阳热，多出现热利、汗出而喘证，可用葛根芩连汤治疗。

35. **太阳病，头痛，发热，身疼，腰痛，骨节疼痛，恶风，无汗而喘者，麻黄汤主之。**

麻黄三两，去节　**桂枝**二两，去皮　**甘草**一两，炙　**杏仁**七十个，去皮尖

上四味，以水九升，先煮麻黄，减二升，去上沫，纳诸药，煮取二升半，去滓。温服八合。覆取微似汗，不须啜粥，余如桂枝法将息。

提要：本条为太阳伤寒证治。

案解：本案为太阳伤寒案。

湖营村张婶，冬季外出，不慎感寒。回家即发头痛、身痛、腰痛、全身骨节疼痛，发热，恶风，无汗，咳嗽喘息，晨起急赴仲景堂诊治。仲景询因问证，再按其脉浮紧。谓诸弟子，此为太阳伤寒。盖太阳主一身之表，病者冬月外出感寒，风寒外束太阳经，太阳表之阳气闭郁不伸，故一身尽痛；足太阳经脉循头下项，挟脊抵腰，故头痛、腰痛。经言，阳气者，精则养神，柔则养筋，太阳主筋所生病，诸筋者皆属于节，故骨节疼痛；风寒伤卫，卫阳闭郁，故恶风无汗；肺主皮毛，表闭无汗，肺失宣降，则见咳嗽喘息；寒邪束表，卫阳奋力与风寒抗争，故发热。其治当与麻黄汤发汗解表散寒，方中麻黄辛苦温为君药,《本经》言其“主中风、伤寒头痛，发表出汗，止咳逆上气，除寒热，利关节”，具有发汗解表之性；桂枝辛甘温佐麻黄以散寒，为臣药,《本经》言其“治结气，利关节”，具有宣散温通之性；杏仁苦温为佐药,《本经》言其“主咳逆上气雷鸣，喉痹，下气”，具有散肺中风寒之性；甘草甘平为使药,《本经》言其“主治五脏六腑寒热邪气”，能补脾安中解毒和药之性。诸药合方，可解表散寒、宣肺平喘，正合太阳伤寒证。弟子遵嘱与药，一剂而汗出，痛解热除身安。

思考： 本条为太阳伤寒证，即麻黄汤方证，主症是“头痛，发热，身疼，腰痛，骨节疼痛，恶风，无汗而喘”，传统称之为“麻黄八症”，包括四个全身性症状“发热、恶风、身疼、无汗”，四个局部性症状“头痛、腰痛、骨节疼痛、喘”，这些症状在临床上可以同时出现，也可以个别症状组合出现，如头痛无汗恶风，身疼无汗恶风，腰痛无汗恶风，骨节疼痛无汗恶风，发热无汗恶风，皆可应用麻黄汤治疗。本条当与第3条“太阳病，或已发热，或未发热，必恶寒，体痛，呕逆，脉阴阳俱紧者，名为伤寒”合看，两条均是太阳伤寒的条文，合起来则太阳伤寒证的主症为“恶风，恶寒，头痛，发热，身疼，腰痛，骨节疼痛，无汗而喘，呕逆，脉阴阳俱紧”，为太阳伤寒十证一脉，临床应用则更完善。麻黄汤方证的病因是风寒，病机是风寒束表，营血凝滞。笔者临床上曾治一六旬余老妪，常感咽喉部拘紧，身痛，用麻黄汤，服后半夜汗出，心跳加快剧烈，天明诸痛症若失。

36. 太阳与阳明合病，喘而胸满者，不可下，宜麻黄汤。

提要： 本条为太阳阳明合病喘而胸满的证治。

案解： 本案为太阳阳明合病喘而胸满案。

上和庄何中平，年五旬有余，素体阳盛。甲辰日感寒，发热恶寒，身痛无汗，喘咳胸闷，大便难，急赴仲景堂求诊。仲景诊之，询其是否腹满，病者答否。仲景谓诸弟子，此为太阳阳明合病，为太阳阳明两经同时感受寒邪，太阳经受邪，则恶寒、身痛、无汗；肺主皮毛，寒邪束太阳之表，表闭无汗，肺气失宣，则见咳喘而胸满。经言，阳明经多气多血，气血旺盛。阳明经感邪，邪入阳明最易化热，病者素体又阳盛，阳明有热故大便难，但虽阳明感邪大便难，因无腹满，阳明里实未成，故不可泻下。治仍当解太阳表邪，治以麻黄汤，解表散寒，宣肺平喘。弟子依法施药，一剂而喘平胸满除，大便通。

思考：本条疑惑之处在于既为太阳阳明合病，却只有“喘而胸满”的太阳证，没有对辨证有意义的太阳伤寒证，更没有阳明证，从辨证而言，太阳伤寒的发热恶寒，身痛无汗等症，阳明的大便难等症都应该有。有说胸满为阳明，如果从肺与大肠相表里看，其说似有道理。理解本条应与第32条“太阳与阳明合病者，必自下利，葛根汤主之”，第33条“太阳与阳明合病，不下利，但呕者，葛根加半夏汤主之”对照，三条皆为太阳阳明合病，第32条强调的是阳明下利，第33条强调的是阳明呕，本条强调的是太阳的喘而胸满。但不管强调的是太阳证还是阳明证，从治疗的方药看，都着重于治太阳。临床上外感后，有喘而胸满者多为急性气管炎，慢性气管炎急性发作等，早期治疗可用麻黄汤或麻黄汤加味。

37. 太阳病，十日已去，脉浮细而嗜卧者，外已解也。设胸满胁痛者，与小柴胡汤，脉但浮者，与麻黄汤。

小柴胡汤方

柴胡半斤　**黄芩**　**人参**　**甘草**炙　**生姜**切，各三两　**大枣**十二枚，擘　**半夏**半升，洗

上七味，以水一斗二升，煮取六升，去滓。再煎取三升。温服一升，日三服。

提要：本条为太阳病病久后的三种转归。

案解：案1为太阳病愈转归；案2为太阳病病传少阳转归；案3为太阳病历十余日不解，仍可用麻黄汤治疗转归。

大路陈村刘姓商贾，丁酉日患太阳病。头项强痛，发热恶寒无汗，在仲景堂就诊。仲景诊之，按其脉浮紧，与麻黄汤治之，诸症渐解。历十余日，又至仲景堂复诊。仲景按其脉，浮而细，询其症，乏力嗜睡。仲景语弟子们，病者患太阳病，病历十余日，脉由浮紧转为浮细，脉象趋于和缓，邪气已去，病未传里而解，正气待复；嗜睡者，邪去正安，

正气将复之象。无须服药，将息则可。三日后，病者如常营生。

大路陈村张姓儒生，戊戌日患太阳病。病初感头项强痛，发热，恶寒。一医治之，历十余日，热除寒解，但感胸部满闷，胁痛不适，赴仲景堂求诊。仲景询症后，谓诸弟子，病者患太阳伤寒，病历十余日，现胸部满闷，胁痛不适，乃为太阳表邪已罢，病传少阳经，致少阳枢机不利。盖胸胁为少阳经脉循行之地，故胸部满闷，胁痛不适为少阳证也。治可与小柴胡汤舒解少阳之邪，枢转少阳气机。弟子遵嘱与药，二剂而胸闷胁痛除。

大路陈村毛姓乡绅，已亥日患太阳伤寒。头项强痛，身重而发热恶寒。一医按其脉浮紧，与解表药治之，病历十余日，诸症不除，急赴仲景堂诊治。仲景诊之，按其脉浮而不紧，谓诸弟子，此太阳伤寒，病虽经治十日，脉浮虽不紧，但太阳诸症仍在，病未传变，仍可与麻黄汤，可小剂少少与之。弟子与药，一剂而症除。

思考：本条提示有三。一是太阳病解而正气未复，当静养；二是太阳病未解，太阳脉仍在者，按太阳病治疗；三是太阳病已罢，病传少阳，按少阳病治疗。仲景对太阳病已解，正气未复的辨别突出脉的浮细，症的嗜睡，这实际上是太阳病解后正需静养的表现。对于太阳病多日未解，太阳诸症仍在，但应该不是很重，因脉只浮不紧，寒已去之象，此时虽可用麻黄汤，但应小剂量应用；而太阳病传少阳，突出胸满胁痛，有鉴别意义。临床上外感历十余日仍有太阳病表现者，亦不在少数，如有外感十余日，甚至几十日的，但仍恶寒发热，头身疼痛紧束，也可与麻黄汤治疗。

38. 太阳中风，脉浮紧，发热恶寒，身疼痛，不汗出而烦躁者，大青龙汤主之。若脉微弱，汗出恶风者，不可服之。服之则厥逆，筋惕肉瞤，此为逆也。

大青龙汤方

麻黄六两，去节　桂枝二两，去皮　甘草二两，炙　杏仁四十枚，去皮尖　生姜三两，切　大枣十枚，擘　石膏如鸡子大，碎

上七味，以水九升，先煮麻黄，减二升，去上沫，纳诸药，煮取三升，去滓。温服一升。取微似汗。汗出多者，温粉粉之。一服汗者，停后服。若复服，汗多亡阳，遂虚，恶风烦躁，不得眠也。

提要：本条为太阳表寒里热烦躁证治及大青龙汤禁忌。

案解：案1为病者素体阳热，感寒后而发外寒里热之烦躁证案；案2为病者素体虚弱，感寒后发汗太过，使用温粉止汗案；案3为病者感寒后因脉微弱误用大青龙汤发汗，导致汗出阳损的阳虚厥冷证案。

英南村南宫秀，年三旬，体素阳盛，不易外感。辛卯日劳作淋雨，自恃身强，在雨中待立太久，晚间发热恶寒，身疼痛，无汗而烦躁不安，急赴仲景堂诊治。仲景询因后，按其脉浮紧。语诸弟子，病者素体身强阳盛，淋雨久而感寒重，寒邪束表，故有恶寒、身痛、无汗；汗不得出，阳气闭郁化热，故有发热而烦躁不安。此为伤寒之外寒内热证，治可与大青龙汤解外寒、清内热。大青龙汤由麻黄六两、桂枝二两、炙甘草二两、生姜三两、杏仁四十枚、大枣十枚及鸡子大石膏一枚组成，其中麻黄达六两，非此量不足以发汗解表开郁，但亦要防过汗之亡阳，服药后取微汗，一服汗出者，停后服。弟子遵嘱施药一服，并留观病者身有微汗出，诸症除，方允病者归家。

英南村南宫秀其弟南宫英，年二旬七八，体素弱。因劳作感寒，遂发热恶寒，身痛无汗而烦躁不安，急赴仲景堂求诊。仲景按脉其浮紧，谓诸弟子，病者身体素虚，感寒后寒邪束表，汗不得出，热郁不解，故见烦躁。可与大青龙汤解表寒清里热，并留诊细观其药后之变。弟子依法施药，观病者服药后，汗出甚多，告知仲景。仲景语弟子道，病者体

虚，故药后汗出甚多，用温粉粉于其身则可止汗。温粉者，以川芎、白芷、藁本三者等份，筛细粉，加入米粉中，粉身。并告知，凡服此方，一服汗出者，则停服，若再服，则汗出多易亡阳，并致恶风烦躁且不得眠睡，戒之。弟子依法用温粉涂于病者身体，汗减身渐安。

英南村南明仁，庚寅日感寒，发热恶风，汗出身痛而烦躁。一医诊之，按其脉微弱，言病者虽有汗出，但汗出不畅，故发热烦躁，此必有内热郁滞，当用大青龙汤解表清里。与大青龙汤服之，药后汗出甚多，继之四肢厥冷，筋肉跳动，医者及病者皆惶恐万分，急赴仲景堂求诊。仲景诊之，观其脉案，见载其脉微弱。谓诸弟子，此本为太阳中风证，但脉微弱，阳气本虚，本当桂枝加附子汤调和营卫、固表止汗，却因烦躁而误用大青龙汤，大青龙汤发越阳气，致汗出亡阳为患，阳亡不能固摄，故见汗出更多，阳亡不能温煦，故四肢厥冷，筋肉跳动。此当急用真武汤回阳救逆。弟子遵嘱，与附子二枚、白术二两、白芍三两、茯苓三两、生姜三两，急煮一服而稍安，再服而身安病除。

思考：本条为太阳病外寒内热之大青龙汤方证。其主症为“脉浮紧，发热恶寒，身疼痛，不汗出而烦躁者”，病因是风寒袭表，病机为外寒束表，内热郁闭。本方证临床上可见于素体阳热而感寒者，也可见于素体虚弱感寒者，但必感寒重，病久不愈。本条为表寒里热之实证，当为伤寒重证，但条中却言“太阳中风”，不言太阳伤寒，刘渡舟先生认为，太阳中风当指风寒之邪言，非指中风一证，可从。大青龙汤临床用于治疗太阳伤寒重证、流行性感冒、流行性脑脊髓膜炎、流行性乙型脑炎、皮肤疾病、急性肾炎水肿等见发热恶寒、烦躁者。大青龙汤方中麻黄用量是仲景麻黄类方剂中最大的，达六两，按一两为15.625克计算，达94克，石膏用量如鸡子大，约30克，麻黄与石膏的比例大约为3∶1，此与现代临床上本方用石膏远远大于麻黄量恰恰相反，值得思考。临床上可根据具体病情用药，不局限于仲景的用药剂量。

39. 伤寒脉浮缓，身不疼，但重，乍有轻时，无少阴证者，大青龙汤发之。

提要：本条为大青龙汤方证变证。

案解：本案为大青龙汤治疗身重案。

大宋庄宋人杰，渔户，常年湖中打鱼。辛巳日伤寒，发热恶寒，身不痛但沉重，时见轻，动作迟缓，无汗而烦躁。一医诊之，按其脉浮缓，心中疑虑，此似为表寒里热证，但脉不浮紧而浮缓，身不痛而重，何以如此？遂荐病者赴仲景堂求诊。仲景询其症，答之，身沉重不痛无汗，时有燥热，精神尚可，四肢不厥冷，诊其脉浮缓。谓弟子，身不疼痛但时有沉重感而无汗，乃水饮之邪郁于肌表；水饮变动则沉重时有见轻；水饮郁于肌表而表闭，内热不得宣泄，故时有燥热；脉浮缓而不沉微，且无精神不振，四肢不厥冷，此非少阴虚寒证，乃大青龙汤方证之变证。其治当发汗解表，宣散湿邪，兼清郁热，与大青龙汤发之。病者遵医服药，一服汗出而症减，再剂而愈。仲景言，常年湖中打鱼，身感水湿难免，其症可能再发，当常服小剂温阳散寒之四逆汤，病者遵嘱带药而去。

思考：本条提出了大青龙汤方证的一个变证，即“身不痛，但重，乍有轻时，无少阴证”，实际上为水饮郁于肌表的风寒证，水饮郁于肌表可以出现郁热之象，但临床未必一定出现，故仲景在本条中没有提内热烦躁。本方拓展了大青龙汤的临床应用。临床上哪些状况会出现脉浮缓，身不痛，但重，乍有轻时的表现呢？淋雨后，游泳后，久处潮湿环境后，久吹风扇或空调后等可以出现；甲状腺功能减退症者，各种水肿者等，亦会有这样的临床表现。如果排除少阴虚寒，即可使用大青龙汤以发汗化饮。但有麻黄应用禁忌者，如高龄、高血压、心脏疾病者，应慎用。

40. 伤寒表不解，心下有水气，干呕，发热而咳，或渴，或利，或噎，或小便不利、少腹满，或喘者，小青龙汤主之。

麻黄去节　芍药　细辛　干姜　甘草炙　桂枝去皮，各三两　五味子半升　半夏半升

上八味，以水一升，先煮麻黄，减二升，去上沫，纳诸药，煮取三升，去滓。温服一升。若渴，去半夏，加瓜蒌根三两；若微利，去麻黄，加荛花，如一鸡子，熬令赤色；若噎者，去麻黄，加附子一枚，炮；若小便不利，少腹满者，去麻黄，加茯苓四两；若喘，去麻黄，加杏仁半升，去皮尖。且荛花不治利，麻黄主喘，今此语反之，疑非仲景意。

提要：本条为伤寒外寒内饮证证治。

案解：案 1 为伤寒外寒内饮干呕发热而咳案；案 2 为伤寒外寒内饮干呕口渴案；案 3 为伤寒外寒内饮干呕下利案；案 4 为伤寒外寒内饮干呕胸中噎塞案；案 5 为伤寒外寒内饮干呕，咳而小便不利，少腹满案；案 6 为伤寒外寒内饮干呕而喘案。

明皇村黄大磊，乙酉日伤寒，初头痛身痛，发热恶寒无汗，经治诸症不解，却增咳嗽气喘，夜间尤剧，多日不愈，伴胃脘胀满，纳食减少，时有干呕，多医治之无效，遂赴仲景堂求诊。仲景询症诊脉后，谓诸弟子，此乃伤寒外寒内饮证。病者外感风寒，经治风寒诸症未解，引动胃脘伏饮，水饮阻滞中焦，胃脘胀满，纳食减少；胃气上逆而干呕，水饮犯肺故咳嗽气喘，表不解故仍发热恶寒。治宜小青龙汤解表化饮，盖小青龙汤药用麻黄、芍药、细辛、干姜、炙甘草、桂枝各三两，五味子、半夏各半升，以水一斗，先煮麻黄，减二升，去上沫，再纳诸药，煮取三升，温服一升，不效再服。方中麻黄发汗平喘利水，桂枝、芍药和营卫以助麻黄解表，细辛辛温，《本经》言其“主咳逆，风湿痹痛”，有散寒行水之功；干姜辛热，《本经》言其“主胸满咳逆上气，温中，逐风湿痹”，有温中散寒化饮之功；半夏辛温，《本经》言其“主伤寒寒热，咳逆”，有

化饮止寒咳之功；五味子酸温,《本经》言其“主益气，咳逆上气”，此四药温化寒饮而止咳，五味子更有收敛肺气之性，以防细辛、干姜、半夏辛散太过，甘草补中益气，调和诸药。全方配伍，温化有力，散敛有制，于本病证甚合。弟子遵嘱与药，病者一剂三服而诸症除。

明皇村黄大磊其弟黄大石，同日伤寒。初发热头痛，恶寒无汗，经治诸症不解，干呕口渴，但饮而不多，同赴仲景堂求诊。仲景询症诊脉后，谓此亦为伤寒外寒内饮证，乃外感风寒未解，引动胃脘伏匿水饮，水饮阻逆胃气，胃气上逆故干呕，水饮不化则口渴，因非阳明之渴，故口渴但饮不多。治宜小青龙汤去半夏之燥，加瓜蒌根之润，盖瓜蒌根者，天花粉是也，可生津止渴,《本经》言其“主消渴，身热，烦满，大热”，此加减方可解表化饮润燥。弟子遵嘱与药，二剂而诸症除。

明皇村白水寒伤寒多日，头痛发热，恶寒无汗不解，时发干呕、下利溏稀，多医治之无果，赴仲景堂求诊。仲景诊罢，谓诸弟子，此乃伤寒外寒内饮证。外寒故头痛发热，恶寒无汗不解，内饮伏于胃脘，阻滞中焦，胃气上逆故干呕；水饮入肠故下利溏稀。治宜小青龙汤去麻黄，加荛花，荛花者，辛苦寒，利水之药，利小便以实大便,《本经》言其“下十二水，利水道”，因其有毒，当干炒至色赤，以减其毒。弟子遵嘱与药，二剂而诸症除。

东连庄董婶，壬辰年冬月伤寒多日不解，胃脘不适，时发干呕，胸闷不舒，噎塞不通，多医治之无效，赴仲景堂求诊。仲景诊罢，谓诸弟子，此乃外寒内饮证，外寒不解，水饮内伏，水饮伏于胃脘，阻滞中焦，则胃气上逆而干呕；水气上逆于胸，则发胸闷不舒、噎塞不通。治宜用小青龙汤去麻黄，加炮附子，温阳解表化饮。弟子遵嘱与药，二剂而诸症除。

东连庄董婶之女，辛卯年秋月伤寒多日未解，胃脘不适，时发干呕，小便不利，少腹胀满，多医治之无效，赴仲景堂求诊。仲景诊罢，谓此乃伤寒外寒内饮证。伤寒外寒多日不解，水饮内伏于胃脘，胃气上逆而干呕；水饮滞于下焦不化则小便不利，少腹胀满。治宜小青龙汤去麻黄，加茯苓,《本经》言其“利小便”，全方解表散寒化饮利水。病者服药二剂而诸症除。

东连庄董伯，癸巳年秋月伤寒多日未解，胃脘不适，时发干呕而喘，多医治之无效，赴仲景堂求诊。仲景诊后，谓此乃伤寒外寒内饮证，外寒多日不解，内饮伏于胃脘，胃气上逆而干呕；水气射肺，肺气闭郁故喘。治宜小青龙汤去麻黄，加杏仁，解表化饮利肺。病者服药二剂而诸症除。

思考：本条为伤寒外寒内饮的小青龙汤方证。主症是“伤寒表不解，心下有水气，干呕，发热而咳”，“或渴，或利，或噎，或小便不利，少腹满，或喘者”为或见证，病因是风寒外感，病机是外寒内饮。外寒内饮证，多见于素体水寒之饮伏匿于内之人。外寒引动内寒，水寒之饮变动不居，随体流动，可以犯于肺，犯于胃，滞于胸，下趋大肠，留于膀胱而引起各种变证。但最明显、最主要的证候是气喘咳嗽，其他兼证或轻或重或有或无，往往被忽略。临床上经常见到咳嗽十余日或数月者，只是干咳，并无咳清稀痰，经用小青龙汤治疗会很快见效。此系寒饮太重，难于气化，故并不见咳清稀痰，但可伴口渴。有些病者会出现胸中噎塞之感，但这种噎塞之感多是伴随在剧咳中，因为剧咳时，往往有气息憋闷感，也就是胸中的噎塞感，下利或小便不利等部分病者会出现此症状。曾治一病者，干咳三十余年，遇冷加重，并无痰饮，诉三十余年前游泳时感寒而致，遂用小青龙汤，一周而效，两周基本不咳。此例说明伤寒的方式多样，包括气候寒冷、淋雨、游泳，甚至空调等，也未必见发热恶寒，可能起病即是咳嗽咳痰或咳嗽无痰。

41. 伤寒，心下有水气，咳而微喘，发热不渴。服汤已，渴者，此寒去欲解也。小青龙汤主之。

提要：本条补充小青龙汤证及该证治疗后的向愈病机。

案解：本案为小青龙汤咳而微喘，发热不渴转归欲解案。

余庄村余王儒，患伤寒数日，发热而口淡不渴，咳嗽微喘，痰液清稀，赴仲景堂求诊。仲景诊罢，语诸弟子，此为伤寒外寒内饮证。病者发热而口淡不渴，乃外有寒，内有心下停饮，水饮变动犯肺，故咳嗽微喘，咳痰清稀。其治当解表寒化内饮，小青龙汤主之。病者服药一剂，热退咳减喘平，但口渴。仲景言，此水饮得化，寒去胃阳得以舒展之象，口渴为小青龙汤辛燥之由也，非热盛津伤，为病将愈之兆也，不需再药。越日，病者果愈。

思考：本条为小青龙汤又一方证。主症是“咳而微喘，发热不渴”。病因是伤于风寒，病机是外寒里饮。如何解释“咳而微喘，发热不渴”为外寒内饮证呢？一般情况下，发热当消灼津液，但本条发热是太阳外感发热，非阳明里热，太阳外感发热不足以化饮，水饮不化故不渴，所以此发热不会引起口渴。上一条则为水饮不化之口渴，水饮不化，无流动之水饮润泽故口渴，因此水饮不化有口渴和不渴两种趋向。临床上凭“咳而微喘，发热不渴”能否应用小青龙汤？显然可以，但在具体辨证过程中，我们还须辨别其是“伤寒，心下有水气”。辨伤寒易，如有感受风寒的病史，有发热恶寒，头痛无汗等症即可；但辨别心下有水气较难，心下即胃脘，胃脘有水气，则痰液清稀，呕吐清水，吸冷气咳喘加重等，也有表现为干咳无痰，但有不渴者，亦可辨别确定为心下有水气。

42. 太阳病，外证未解，脉浮弱者，当以汗解，宜桂枝汤。

提要：本条为太阳中风浮弱脉的治法方药。

案解：本案为太阳中风脉浮弱案。

中庄村乔大成，甲子日患太阳病，经治多日不愈，遂赴仲景堂求诊。仲景询其症，仍发热恶寒，头痛汗出，诊其脉浮而弱。语诸弟子，症见发热恶寒，头痛汗出，太阳中风也，脉浮而弱，乃卫强营弱之表虚也。病者虽患太阳中风多日，但外证未解，仍宜用桂枝汤治之。若脉浮紧则为表实之证，不可与桂枝汤。弟子与桂枝汤，病者服药后，喝热稀粥一碗并覆被，半个时辰后，身出微汗，病豁然而解。

思考：太阳中风证脉可为“缓”，见于第2条“太阳病，发热，汗出恶风，脉缓者，名为中风”，脉可为“浮脉”，见于第12条“太阳中风，阳浮而阴弱，阳浮者，热自发，阴弱者，汗自出，啬啬恶寒，淅淅恶风，翕翕发热，鼻鸣干呕者，桂枝汤主之”，此条太阳中风的脉为“浮弱脉”，因此，太阳中风的脉可浮缓或浮弱，与太阳伤寒的浮紧脉对比，其特点可知。

43. 太阳病，下之微喘者，表未解故也，桂枝加厚朴杏子汤主之。

提要：本条为太阳病误下致喘证治。

案解：本案为太阳病误下致喘案。

蔡桥村蔡永社，乙丑日田间劳作，不慎感风，头痛发热，汗出恶风。就诊于村医，医询其大便数日不解，遂用泻下之药，药后大便通畅，头痛发热，汗出恶风减，却增微喘，急赴仲景堂诊治。仲景诊之，告诸弟子，此本太阳病，却因大便不解而误下，于是太阳寒水之气内搏于肺，欲内陷而肺之阳气上逆抗邪，内陷不得故见微喘，既然内陷不得，故而表未解。盖下后若大喘，则为里之阳气大虚，表邪传里，阳气欲脱；若下后微喘，则为里气上逆抗邪，邪不能传里，仍在表也，治可与桂枝加厚朴杏子汤。盖桂枝汤本为解表，厚朴苦降温散，《本经》言其“主中风，伤寒，寒热”，杏仁苦降甘润温散，主咳逆上气。诸药合用，解表降气止喘，甚合本病。弟子遵嘱与药，一剂而表解喘止。

思考：本条太阳病因某种原因而误下，如案中的因大便不解而误下，误下后出现变证肺喘，因此病因是误下，病机是表寒搏于肺，肺气上逆，治疗用桂枝加厚朴杏子汤。与第 18 条“喘家，作桂枝汤加厚朴、杏子佳”比较，二者之喘均与外感有关，但第 18 条是太阳外感引动宿喘，此条则是太阳病误下而致。本条从太阳病变证强调太阳病禁下的法则，但临床上往往出现太阳病用下法，理由如病者便秘、腹满，此时有些医者认为便秘、腹满是一个突出的急待解决的问题，可能会不顾太阳表证存在而用下法，结果出现变证。辨疑点是其他太阳证如发热恶寒下后是否还存在？仲景未言，从临床上看，当为发热恶寒减轻。

44. 太阳病，外证未解，不可下也，下之为逆。欲解外者，宜桂枝汤。

提要：本条为太阳病治疗原则与禁忌。

案解：本案为太阳病误下外证未解治疗案。

康赵庄康大伟，隆冬季外出感寒，头痛发热，恶寒汗出。在家自服药物数日，诸症未解，又添胃脘痞满，大便不通，求医治之。一医见其大便不通，用泻下药与之，药后胃脘痞满益甚，头痛发热、恶寒汗出益剧，急赴仲景堂诊之。仲景询其症，仍恶寒汗出，发热头痛，按其脉浮弱。谓诸弟子，病者患太阳病，头痛发热，恶寒汗出，虽胃脘痞满，大便不通，但外证未解不可下，下之则表证不解易内陷，更易致里气虚，又添痞满。其治当顺表邪欲出之势而为之，解表为先，宜桂枝汤。弟子依法施药，一剂表证解，再剂加枳实、白术服之痞满除，诸症安。

思考：本条提出了太阳病表证未解禁下的治疗原则。即使有当下之证，如表证未解，亦不可下，而宜先解外，再下之。表证解表治疗是顺势而为，下之是逆势而为。之所以欲解外者用桂枝汤，不用麻黄汤，是因为麻黄汤发汗太甚，不如桂枝汤温和。临床上某些医生使用中成药治疗外感，不辨证，不分寒热，俱用清热解毒类中成药，导致恶寒发热益甚，更伤脾胃，又增痞满，大便变为溏稀，此与下法无异，当戒之。

45. 太阳病，先发汗不解，而复下之，脉浮者不愈。浮为在外，而反下之，故令不愈。今脉浮，故在外，当须解外则愈。宜桂枝汤。

提要：本条为太阳病汗下后外证不解脉浮的治法方药。

案解：本案为太阳病汗下后外证不解脉浮案。

大湖村胡阿秀，年三旬有余，肥而身重。己未日山中受风寒，至家饱食而卧，晨起头痛发热，恶寒汗出。一医诊之，按其脉浮，谓此为太阳中风，用发汗之药，一服而汗出，头痛发热未解，又增大便难。医疑病者昨晚饱食停滞，药不对证。改用承气汤攻下，头痛发热仍不除，急邀仲景诊之。仲景诊其脉浮，告诸弟子，病者初病太阳中风，其脉浮，经发汗而病不解。医不察，疑病为饱食所致而下之，幸而下后病者正气未损，邪未内陷，无结胸、下利证出现，其脉仍见浮，表明邪仍在表，治当依“太阳病，外证未解，当须解其外则愈”的原则，与桂枝汤解其外。弟子遵嘱与桂枝汤一剂，并服热稀粥以助药力，得汗而解。有弟子问道，前医初治亦是解外，何以不效？仲景道，前医初治发汗解外，确属对证，而诸症不解，盖病者素肥胖，而药剂小不敌病，又因药后不着热粥，调护不当，故汗出不彻，外证仍在。

思考：本条强调了浮脉对太阳病辨证的重要性，同时指出表证不解仍可解表，但不宜用峻猛之麻黄汤，而要用桂枝汤，此和上条同理。至于为何太阳病经汗而不效，可能与病者体质、外邪强弱、用药剂量及药后调护等因素有关。而误下后仍在表证阶段，未成坏病，也与这些因素有关。

46. 太阳病，脉浮紧，无汗，发热，身疼痛，八九日不解，表证仍在，此当发其汗。服药已微除，其人发烦目瞑，剧者必衄，衄乃解。所以然者，阳气重故也。麻黄汤主之。

提要：本条为太阳伤寒稽留不解证治及服麻黄汤出现鼻衄现象的病机。

案解：案1为太阳伤寒八九日后表证仍在，发其汗后导致的心烦目闭状态；案2为太阳伤寒八九日后表证仍在，发其汗后导致的鼻衄状态；案3为太阳伤寒八九日后表证仍在，发其汗后导致的既有心烦目闭，又有鼻衄的状态。

铁匠庄铁石磊，庚午日患太阳病，发热无汗，身疼痛。一医诊之，其脉浮紧，治以麻黄汤，药后八九日诸症仍不除，遂赴仲景堂求诊。仲景察其症，发热无汗，身疼痛，按其脉浮紧。谓诸弟子，病者虽病八九日，但伤寒表证仍在，仍可用麻黄汤发汗解表除寒。弟子依法施药留观，病者服药一剂，身微有汗出，但心烦不宁，目闭不欲睁，弟子来告仲景。仲景言，病者感受太阳寒水之气八九日，寒邪束表不解，阳气郁闭不得出，服药后正气得药力所助，奋力驱邪，正邪交争，阳气欲伸而不得，寒邪欲出而不畅，交争之间致人心烦；又郁阳出而不得，内迫伤及营血，血伤则目不得滋养故发目瞑，此乃伤寒欲愈之兆，无须再服药，病者可留观半日。半日许，病者心烦、目闭等症俱除而愈。

铁匠庄村铁林木，辛未日伤寒，发热无汗，身疼痛。一医诊之，其脉浮紧，治以麻黄汤，药后八九日伤寒仍不解，遂赴仲景堂求诊。仲景察其症，发热无汗，身疼痛，按其脉浮紧。谓诸弟子，病虽八九日，但伤寒表证仍在，仍可用麻黄汤发汗解表除寒。病者留观，弟子依法施药，服药一剂，突发鼻衄，衄后，诸症皆除。仲景告诸弟子，病者伤寒八九日不解，寒邪束表愈剧，阳气郁闭愈重，阳郁不得从汗出，则从鼻衄出而解，为何？盖肺合皮毛，肺又开窍于鼻，皮毛与鼻经肺而相通。太阳表证，从汗解为常，若阳郁太甚，汗解不得，则郁热必寻他道，鼻即经肺与皮毛相通，则郁热经肺冲击于鼻窍，而麻黄汤辛温发越阳气，服后其辛温之性更助阳郁之气，于是鼻窍血络溃破，衄血而出，热亦随衄而解。

铁匠庄村铁二蛋，壬申日感寒，发热无汗，身疼痛。一医诊之，其脉浮紧，治以麻黄汤，药后八九日伤寒仍不除，遂赴仲景堂求诊。仲景察其症，发热无汗，身疼痛，按其脉浮紧。谓诸弟子，病虽八九日，但表证仍在，仍可用麻黄汤发汗解表除寒。病者留观，弟子依法施药，服药一剂，诸症减轻，却心烦、目闭，突发鼻衄，衄后一个时辰，热除诸症皆除。仲景言，此乃病者阳气内郁太过，内迫营血，而服麻黄汤可发越阳气，服后更助阳气内郁，郁甚则从鼻衄而发，故寒邪不从汗解而从衄解之。

思考：本条提示有二。一是提出了太阳伤寒八九日不解仍处于太阳伤寒阶段，仍可与麻黄汤发汗；二是提出在用麻黄汤治疗时由于外邪郁闭较久，阳气则郁闭较重，出现心烦目瞑，剧者必衄血的现象。实际上心烦目瞑、鼻衄是外感病排解外邪的一个出路或方法，遇此心里要有定力。笔者遇到不少小儿感冒发热，家长与药自服多日不效，无奈去医院后，医生按常规嘱抽血化验血常规，然后开药，回家后往往还未服药，发热已退，这里的抽血类似于鼻衄，实际上是排解外邪的一个出路，类同于中医的放血疗法。

47. 太阳病，脉浮紧，发热，身无汗，自衄者，愈。

提要：本条为太阳伤寒自衄而病愈之转归。

案解：本案为太阳病自衄而解案。

王河村王小堂，庚子日伤寒，发热恶寒，身痛无汗。因耽于商贾之事未及服药。数日后从仲景堂门前路过，遂入求诊。仲景按其脉浮紧，询其症发热无汗，正想施药，突见病者鼻衄血而出。即语诸弟子，不必用药，此太阳寒水之邪郁闭于体，病者阳气受郁，不能从汗解，必从肺寻鼻窍而出，郁热冲击鼻络，鼻络营血受伤，故见鼻衄，衄血出，郁热随其而解，无须服药。果然，病者鼻衄留观一个时辰后，热除病解。

思考：本条与上条病机基本相同，进一步说明太阳伤寒可以通过鼻衄而自愈，不同的是上条服用过麻黄汤，本条未服麻黄汤。提示太阳伤寒出现鼻衄可能是病情延治或误治的结果，也警示太阳伤寒当发汗且要及早发汗，否则，寒邪束表既久，阳气内郁重，必急切寻找出路，鼻衄是天然的出路，但鼻衄并不是正常排出外邪的方法或出路。临床上放血疗法与本条的机制类同，中医的放血疗法广泛应用于高热、昏迷，甚至中风、高血压等的治疗。

48. 二阳并病，太阳初得病时，发其汗，汗先出不彻，因转属阳明，续自微汗出，不恶寒。若太阳病证不罢者，不可下，下之为逆，如此可小发汗。设面色缘缘正赤者，阳气怫郁在表，当解之、熏之。若发汗不彻，不足言，阳气怫郁不得越，当汗不汗，其人躁烦，不知痛处，乍在腹中，乍在四肢，按之不可得，其人短气但坐，以汗出不彻故也，更发汗则愈。何以知汗出不彻？以脉涩故知也。

提要：本条为二阳并病的病因病机、病证表现、治疗禁忌及太阳病发汗不彻的三种转归及治疗原则。

案解：案 1 为外感风寒，治疗时发汗不畅，微汗而不恶寒，出现太阳阳明并病案；案 2 为外感风寒，治疗时发汗不畅，微汗而不恶寒，面色红赤，出现太阳阳明并病案；案 3 为外感风寒，治疗时发汗不畅，微汗而不恶寒，躁烦，痛乍在腹中，乍在四肢，按之又不知痛处，短气不能平卧，太阳阳明并病案。

永丰庄丰五叔，素体虚弱。戊午日不慎感寒，头痛身痛，发热恶寒无汗。一医治之，按其脉浮紧，辨为太阳伤寒，考虑病者体弱，以轻剂发汗，药后虽汗但少，头痛身痛减，发热恶寒除而身见微汗出，身甚不爽快，遂赴仲景堂诊之。仲景按其脉浮而数，询其症，病者头痛身痛减而未尽，身有微汗，不恶寒。谓诸弟子，此乃太阳阳明并病。何为并病？并病者，一经病未罢他经病又起，此病者为太阳病未罢，而转涉阳明病。因何太阳病未罢？盖因太阳病发汗不彻也。病者患太阳伤寒，发汗不彻，头痛身痛虽减但仍有疼痛，脉见浮而数，此为太阳病未罢；身有微汗出，不恶寒，则为阳明病初起。病者虽有阳明病变，但太阳病未罢，而阳明病未深，不见腹满腹痛，大便热结，故不可泻下，若泻下则为误治。可微发其汗治之，宜用桂枝二麻黄一汤微发其汗，弟子如法施药，一剂而汗出彻，病除身安。

永丰庄丰五婶，已未日不慎感风寒，头痛身痛，发热恶寒无汗。一医与发汗治之，考虑病者为妇人，以轻剂发汗，药后汗虽出但不彻，发热恶寒除，头痛身痛去，身见微汗而面色红赤，心甚惶恐，遂赴仲景堂求诊。仲景询其症，身有微汗，不恶寒而面色赤，按其脉浮大。谓诸弟子，此乃太阳阳明并病，病者发汗不彻，太阳之证未罢，热郁颜面，此为阳气怫郁在表，怫郁者，郁结也，故面色红赤；阳明之证又起，故不恶寒身见微汗。其治当解表发汗，或以熏蒸发汗，正如经言“设面色缘缘正赤者，阳气怫郁在表，当解之、熏之”。可用小汗法解之，与葛根汤既清解阳明经热，又解太阳表邪。弟子依法施药一剂，病者汗出周身，病除身安。

白坡村白三儿，辛酉日不慎感风寒，头痛身痛，发热恶寒无汗。一医与发汗治之，药后汗出不周身，似出非出，烦躁，时感腹痛，时感四肢痛，揉按又不知痛在何处，气短心慌，端坐而难以平卧，医不知所以，急邀仲景诊之。仲景诊其脉涩，按之有力。谓诸弟子及医，此本太阳病，发汗不彻，表邪不得宣解，内郁化热，故烦躁；表邪内郁肌腠而四肢痛，内郁少阴心则气短心慌，内郁太阴脾则腹中痛。何以知发汗不彻，除诸种不适可明证外，尤其脉涩滞却按之有力，乃示病者为营卫不畅，发汗不彻之象，非血虚之象也。其治再发其汗则可，用桂枝二越婢一汤，弟子与药，汗出而病除。

思考：本条提出了二阳并病的概念，二阳并病即太阳病未罢，阳明病又起，为太阳病向阳明病传变中的一种过渡状态。提示当太阳病发汗不彻时会出现阳气怫郁在表的面色赤，阳气怫郁不得越的“其人躁烦，不知痛处，乍在腹中，乍在四肢，按之不可得，其人短气但坐”的病变，并提出了再发其汗的治法。导致太阳阳明并病的病机是发汗不彻，但病因是什么，为何会出现治疗中的发汗不彻？或为医者虑病者体质强弱而用药太轻，或为病者自己虑体弱而自行减量，如案1、案2所示，总之是病重药轻所致。

49. 脉浮数者，法当汗出而愈。若下之，身重心悸者，不可发汗，当自汗出乃解。所以然者，尺中脉微，此里虚。须表里实，津液自和，便自汗而愈。

提要：本条为太阳病误下损伤心阳证治。

案解：本案为太阳病误下心阳受损案。

史坡村史大花，素体虚弱。己丑日患太阳伤寒，发热恶寒，头痛身痛。一医诊之，询其饮食二便，答，饮食减，数日未得大便，按其脉浮数。思其发热乃大便未解所致，遂用硝、黄泻下其热。一剂病者发热退，大便通，头身痛减，但增身重，又添心悸不宁，医不知所措，邀仲景诊之。仲景按其脉尺脉微弱，谓其道，病者初病脉浮数，发热恶寒，头痛身痛，乃为太阳伤寒表证，虽有数日不大便，但病为在表未在里，宜汗而禁下，尔用硝、黄泻下，损伤少阴心阳，心阳不振，则心悸不宁；心阳不振，阳气不运，则病者身重。其尺脉弱，显属少阴心阳不足。病者表证虽未解，但尺脉微弱，阳虚不可再汗，可温养里气以待自汗出而复。遂用桂枝加附子汤一剂，病者自汗微出，诸症除。仲景语弟子道，此病若身重心悸轻者，亦可不药，稍待几日，饮食自养，待表里营卫充实，津液足则自汗，自汗出则可病愈。

思考：本条提示有三。一是太阳病误下可损伤心阳，出现心悸身重尺脉微弱等症；二是出现心阳损伤后，尽管表证未解，亦不可再发汗，以免再虚其里；三是“不可发汗，当自汗出乃解”不可理解为不用治疗，等待自汗出，而要理解为重者温养阳气，轻者静养待里气复，自汗出而表解。另外，关于表证而下之，必有可下之证，如腹胀便秘；表证误下致里阳虚，多有素体虚弱。因此，对于表证辨别要仔细，不可被其他兼证所迷惑。浮数之脉可能就有心悸的基础，如按常法解表后，寒除热退，则不会发生心悸，若误治而用下法，导致津液丢失而匮乏，营血不足，则会发生心悸，而津液丢失，阳气耗损，则会身重而尺脉弱。临床上应用本条，应灵活，即当外感而治疗后，出现身重乏力、心悸不宁时，不可再发汗，这里的治疗包括泻下，亦包括用清热解毒治疗风寒外感等，总之，外感不能泻下应作为一个法则来遵守。

50. 脉浮紧者，法当身疼痛，宜以汗解之。假令尺中迟者，不可发汗。何以知然？以荣气不足，血少故也。

提要：本条乃虚人伤寒治疗禁忌及病机。

案解：案 1 为伤寒的正治；案 2 为虚人伤寒证治。

侯寨村侯二郎，戊子日山中狩猎，伤于寒，发热恶寒，身痛无汗，即赴仲景堂诊之。仲景按其脉浮紧，语诸弟子，此乃太阳伤寒，寒邪束表故恶寒无汗，无汗则阳气郁滞，不得宣泄故发热；寒邪凝滞经脉，故身痛，脉浮紧。其正治之法当发汗解表，麻黄汤主之，弟子与药，一剂而愈。

侯寨村侯儒生，素体虚弱。壬戌日伤于寒，发热恶寒，身痛无汗。

仲景一弟子诊之，其脉浮而无力，尺部迟而弱，欲用麻黄汤解表发汗，又虑尺脉迟弱，遂请教老师，仲景听罢病况，言道，病者发热恶寒，身痛无汗，显为伤寒，脉虽浮但无力，而其尺脉迟弱，此乃血虚而荣气不足，不可发汗，可用小建中汤建其中，待尺脉迟弱之象改善，方可发汗。弟子遵师言，留观病者，与病者小建中汤，三剂后病者尺脉起，再与麻黄汤一剂，汗出而愈。

思考：案 1 解“脉浮紧者，法当身疼痛，宜以汗解之”，即太阳伤寒用麻黄汤发汗治疗为正治之法。案 2 解“假令尺中迟者，不可发汗”，尺脉迟，不仅有迟而不数之意，亦有微弱无力之意。外感病者，脉象至关重要。一般而言，外感风寒，其脉多见浮紧，但若素体虚弱，其尺脉有可能迟缓，则不可发汗。此种情况可见于产妇、流产妇、经血素多或平素血虚者，因此，表证而尺脉迟缓者，先养营血，再解表为正治法。

51. 脉浮者，病在表，可发汗，宜麻黄汤。

提要：本条讲浮脉主表及治法方药。

案解：本案为太阳病脉浮紧可发汗案。

姜老庄姜斌文，甲申日病伤寒，头痛身痛，恶寒无汗。仲景诊之，脉浮而紧，谓诸弟子，浮为轻手即得，可候皮肤之气，故浮脉主表，紧为绷急弹指，状如牵绳转索，如寒束缚包裹，故紧脉主寒主痛。病者头痛身痛，恶寒无汗，乃寒邪束表。经言，其在皮者，汗而发之，其病在表，可发汗治之，宜用麻黄汤。弟子遵嘱与药，一服而症除。

思考：本条提出太阳病浮脉主表及浮脉要发汗的临床治则。此条可对比第 37 条“太阳病，十日已去，脉浮细而嗜卧者，外已解也。设胸满胁痛者，与小柴胡汤，脉但浮者，与麻黄汤”，只提浮脉，不提浮紧或浮缓，或为举例，或为概括，具体应用到麻黄汤，脉当浮紧。临床上，若脉见浮，欲用麻黄汤，当无汗或少汗。因此，浮脉主表，治宜发汗，但要辨别临床症状，是有汗无汗，恶寒恶热等；若论脉，浮紧发汗宜麻黄汤；浮缓发汗宜桂枝汤。但浮脉发汗是治疗的大原则。

52. 脉浮而数者，可发汗，宜麻黄汤。

提要：本条为太阳病脉浮而数治法方药。

案解：本案为太阳伤寒脉浮而数案。

仲景堂里，仲景边诊病边向弟子讲解。仲景言，脉浮主表，若浮中带数，当脉证合参，方可辨别。若脉浮数，症见发热恶寒，头痛身痛无汗者，则为太阳伤寒。经言“诸脉浮数，当发热而洒淅恶寒”“脉浮而数，浮为风，数为虚，风为热，虚为寒，风虚相搏，则洒淅恶寒也”。如治向寨村向云天，甲辰日感寒，发热恶寒无汗。为师诊之，其脉浮数，浮为太阳寒水之气在表，数为本虚之体奋力抗邪，乃为太阳寒水之气本寒与太阳标热相互搏结之象，外寒愈盛，标热愈盛，脉愈浮数，尤其病者有感寒之因，亦有感寒后发热恶寒无汗之症，故此为太阳伤寒，其治可发其汗，宜用麻黄汤，一剂而病者汗出，寒解热退。

思考：本条提出浮而数脉可用麻黄汤发汗。脉浮数用麻黄汤，当应有太阳伤寒病证，如《伤寒论·辨脉法》所言“诸脉浮数，当发热而洒淅恶寒”“脉浮而数，浮为风，数为虚，风为热，虚为寒，风虚相搏，则洒淅恶寒也”，可互参理解。若无麻黄证，而是风温之证，则断不可用麻黄汤。临床上见浮数脉，当寻找太阳诸症的痕迹，若存在太阳诸症，则进一步辨别可否应用麻黄汤或桂枝汤；若仅凭浮数脉而应用麻黄汤发汗治疗显然是武断的。

53. **病常自汗出者，此为荣气和，荣气和者，外不谐，以卫气不共荣气谐和故尔。以荣行脉中，卫行脉外。复发其汗，荣卫和则愈，宜桂枝汤。**

提要：本条为荣卫不和自汗证治。

案解：本案为荣卫不和自汗案。

大宋庄宋大有，素常自汗出，甚则安静时亦汗出不断，已达数年。延医诊之，多用收涩止汗之药，然服之无效，邻里荐其赴仲景堂求治。仲景诊之，询知病者除自汗外，无恶风发热诸症，按其脉弱，乃与桂枝汤，三剂而愈。仲景告诸弟子，汗为荣血所化，常自汗出者，其脉中荣血必充盈和盛有余，而脉外之卫气则匮乏不足，不足之卫气难于与荣血谐合，故有余之荣血则常自泄，此为荣气和而卫气不和，即荣气不虚而卫气虚，荣气与卫气不相和也。治之当扶助卫气，以与荣血相谐和，用桂枝汤复发其汗，损荣阴扶卫阳以使荣卫谐和。弟子们认真聆听，笔记。

思考：本条提出荣卫不和的概念，指出荣卫不和的病机是卫弱荣强，荣卫二者不相谐和。同时，指出治疗荣卫不和的法则是复发其汗，用桂枝汤，提示桂枝汤具有发汗而止汗的作用。桂枝汤治疗的自汗证，可以理解为阳气不足的自汗证。临床上自汗证常见，若排除气虚、阴虚和阳明自汗，可用桂枝汤治疗。

54. **病人脏无他病，时发热，自汗出，而不愈者，此卫气不和也。先其时发汗则愈。宜桂枝汤。**

提要：本条为卫气不和时发热自汗证治。

案解：本案为卫气不和时发热自汗案。

南吴庄吴儒之，体素健。时发热，自汗出，常在午后发作，发作时不咳喘，无下利，食纳睡眠皆如常。诸医用益阴固涩、清热固涩诸法治之无效。壬辰日赴仲景堂求诊。仲景诊后，谓诸弟子，病者不咳喘，无下利，食纳、睡眠皆无异常，此为脏无他病，其午后发热既非阴虚内热，又非阳明燥结等里证，非里证则为表病，乃表之卫气不和也，表病之卫气不和用益阴固涩、清热固涩诸药自然无效。经言，卫气者，所以温分肉，充皮肤，肥腠理，司开阖者也。卫气不和，开阖失司，应开不开则郁，郁则发热；应阖不阖则漏，漏则自汗。其治可于发汗前服桂枝汤，扶助卫气与荣血谐和，如此不使汗汗相加，致自汗淋漓。弟子与药，病者清晨服药，于午时将要汗出时观之，汗出无多，又一剂，病愈。

思考：本条提示有三。一是卫气不和即表气虚，表现为时发热而自汗出；二是提出在发热自汗前服药的方法是中医时间医学的内涵之一；三是桂枝汤可调和营卫之气，由于本条和上条皆为卫气虚，故在此桂枝汤调和营卫的作用是助卫气与营气谐和。临床应用本条当注意排除发热自汗的其他因素，如是否阴虚，是否阳明燥结。排除后方可以卫气不和论治。卫气不和对应现代医学即为免疫功能低下，容易感冒。

55. 伤寒脉浮紧，不发汗，因致衄者，麻黄汤主之。

提要：本条为太阳伤寒失汗致衄证治。

案解：案 1 为太阳伤寒失汗出现鼻衄，但鼻衄后表证未解，仍需麻黄汤治疗；案 2 为太阳伤寒未用麻黄汤治疗，却用桂枝汤误治而出现鼻衄，但鼻衄后表证未解，仍需麻黄汤治疗。

李岗村李铁虎，庚子日患太阳伤寒，发热恶寒，头痛身痛无汗。因操劳生计，未及就医，二日后忽发鼻衄，急赴仲景堂求诊。仲景诊其脉浮紧，询其症发热恶寒，头痛身痛无汗。谓诸弟子，此太阳伤寒，应与发汗，但病者延治，未发汗，太阳寒水之标热郁结在表，不从皮毛汗解，而内迫肺窍，故致鼻衄。鼻衄乃郁热之出路也，鼻衄血出，热本当随其而解，但病者鼻衄后，仍恶寒发热，头痛身痛无汗，脉仍浮紧，此太阳伤寒未解也。观病者鼻衄之血量少，此为小衄，麻黄汤发汗无忌。弟子依法与麻黄汤，一剂而愈。

李岗村李冬梅，素体虚弱。甲寅日感寒，发热恶寒，头痛身痛无汗。一医诊之，其脉浮紧，思其素体虚弱，麻黄汤发汗过于峻猛，遂与桂枝汤服之，药后仍发热恶寒，头痛身痛无汗，忽发鼻衄，急邀仲景诊之。仲景按其脉浮紧，谓诸弟子，病者伤寒初脉浮紧，本应麻黄汤发其汗，却与桂枝汤解表，药后仍发热恶寒，头痛身痛无汗，表未解也。而表热郁结，内迫肺窍，郁热欲从衄血而解，故忽发鼻衄。鼻衄后脉仍浮紧，鼻衄量少，滴不成流，太阳伤寒仍不解，治应再与麻黄汤发汗解表。弟子遂与麻黄汤，一剂汗出而愈。

思考：本条提出太阳伤寒失治出现鼻衄后，太阳伤寒诸症不解，仍可用麻黄汤发汗治疗的临床原则。太阳伤寒失治，包括延治如本案1，亦包括误治如本案2。本条与第46条“太阳病，脉浮紧，无汗，发热，身疼痛，八九日不解，表证仍在，此当发其汗。服药已微除，其人发烦目瞑，剧者必衄，衄乃解。所以然者，阳气重故也。麻黄汤主之”，第47条“太阳病，脉浮紧，发热，身无汗，自衄者，愈”的太阳伤寒致鼻衄的病机一致，但结果有异，第46、47条是太阳伤寒致鼻衄后太阳病解，而本条是太阳伤寒致鼻衄后太阳病未解，仍需用麻黄汤解表。临床上外感发热致鼻衄后，表证不解的病者，多为发热恶寒较重者，仲景法则是用麻黄汤解之，后世可用荆防败毒散、九味羌活丸等。

56. **伤寒不大便六七日，头痛有热者，与承气汤。其小便清者，知不在里，仍在表也，当须发汗。若头痛者，必衄，宜桂枝汤。**

提要：本条为太阳病六七日传阳明与不传阳明的证治。

案解：案1为伤寒六七日，太阳病传阳明治疗案；案2为伤寒六七日，太阳病仍稽留于太阳经治疗案；案3为伤寒六七日，太阳病不从汗解，从鼻衄而解案。

宁庄村宁佳晨，辛酉日伤寒。病历六七日见头痛发热，不大便，小便黄赤，赴仲景堂求治。仲景诊之，询其发热于何时？答，每午后发热；腹胀满疼痛否？答，初无腹胀满疼痛，近三日时感腹胀满疼痛，又按其脉沉弦有力。谓诸弟子，病者病伤寒历六七日午后潮热，腹胀满疼痛，不大便，乃太阳表邪已入阳明之里而成实；阳明热盛，里热熏蒸清阳，故头痛发热；其小便黄赤，脉沉弦有力，皆为阳明热盛之证。治当与承气汤泻热通便，弟子与药一剂而大便通，头痛除发热解。

宁庄村宁亦臣，戊午日伤寒。病历六七日不大便，头痛发热，小便清长，赴仲景堂求治。仲景诊之，询其发热时间？答，持续发热；腹胀满疼痛否？答，病发以来无腹胀满疼痛。按其脉浮缓。谓诸弟子，病者虽伤寒六七日发热头痛，不大便，但无潮热，腹胀满疼痛，其太阳表邪仍稽留在表，故头痛发热；太阳表邪未传于里，里无热结故小便清长；小便清长，津液不走大肠，大肠津液不足故不大便。经言，小便数者，大便必硬，此即是也。治宜桂枝汤发汗解表，弟子依法施药，一剂病除。

宁庄村宁石头，己未日伤寒，病六七日不大便，头痛发热。仲景诊之，询其症，言发热而无汗出，头痛剧；按其脉浮紧。谓诸弟子，伤寒六七日不大便，头痛发热，但无汗，头痛剧，脉仍见浮紧，乃太阳表邪未解，阳郁太甚，郁热上蒸清阳所致。如再延治，其郁热必循他路而出。正言间，忽见病者发作鼻衄，仲景言，果然，病者郁热出路乃鼻衄也，鼻为肺窍，肺主皮毛，郁热不从汗解，则从肺窍鼻络衄血而解。留观半日，若热退头痛去，可不用药。半日后，弟子来告，病者热退头痛已去，仲景嘱回家食养，大便不日即通。

思考：本条属倒装文法，可将“若头痛者必衄”调整到最后，即“伤寒不大便六七日，头痛有热者，与承气汤。其小便清者，知不在里，仍在表也，当须发汗，宜桂枝汤。若头痛者必衄”。本条提示太阳伤寒六七日后，可能病传阳明，如案1，也可能不传阳明，病仍在太阳，如案2。其辨别要点在于大便和小便，若不大便而小便黄赤，则为病传阳明；若不大便而小便清长，则为未传阳明。仲景未言阳明的小便黄赤，但与太阳病的小便清长对应，知阳明的小便当为黄赤。一般而言，临床伤寒六七日后，多传阳明；对素体虚寒者，伤寒六七日后，可不传阳明，而是继续稽留太阳经，或传少阴经；此时可从小便的黄赤或清长辨别是否传变。

57. 伤寒发汗已解，半日许复烦，脉浮数者，可更发汗，宜桂枝汤。

提要：本条为太阳伤寒汗解后又病复的证治。

案解：案1为伤寒汗解后，余邪未尽而病复案；案2为伤寒汗解后，调护不周，复感外邪致病复案。

上曹村曹子建，戊辰日伤寒，发热头痛，恶寒无汗。一医与麻黄汤治之，病者一服汗出病解，身凉脉静，身体轻快。不料半日后复感烦热，头痛恶寒。医诊其脉浮数，不知如何处治，邀仲景诊之。仲景诊其脉浮数，谓诸弟子及医，伤寒发汗已解，半日许复烦热，头痛恶寒，乃余邪未尽，复又作祟。治可再发其汗，但其腠理已开，不宜麻黄汤峻汗之法，宜桂枝汤调荣卫以解其表。弟子依法与桂枝汤一剂，病者微汗而热退烦除。

上曹村曹子建之弟，亦同日伤寒，发热头痛，恶寒无汗。医亦与麻黄汤发其汗，其弟一服汗出病除，身凉脉静，身体轻快。病者见病愈，进食油腻饮食，又临窗受风，午后又感发热恶寒，头痛烦躁。赴仲景堂求诊。仲景诊其脉浮数，谓诸弟子，伤寒发汗已解，半日许复烦热，头痛恶寒，脉浮数者，乃汗后不忌油腻，又复感外邪，调护不周所致。其治可再发其汗，但不宜麻黄汤之峻猛，宜桂枝汤调荣卫复解其表，与桂枝汤一剂，病者微汗而病除。

思考：本条提示有二。一是太阳伤寒汗解后有可能复发，其表现是半日许复烦，脉浮数，至于头痛恶寒等症亦应有之；二是太阳病复发后治疗原则是可更发汗，但不用麻黄汤而用桂枝汤。太阳病复发的原因有多种，如案 1 的余邪未尽，案 2 的调护不周。对于本条中的“复烦”，历代注家有不同解释。《说文》火部释“烦”为“热头痛”，因此，烦当解释为烦热、头痛等，“复烦”即又出现太阳伤寒的发热头痛恶寒诸症。临床常遇到外感后经治疗汗出热退，但半日后又复发热的病例，正确治疗是用桂枝汤再发汗，若用时方，可考虑荆防败毒散或参苏饮等。

58. 凡病，若发汗、若吐、若下、若亡血、亡津液，阴阳自和者，必自愈。

提要：本条为凡太阳病达到自愈的方法和病机。

案解：案 1 为太阳伤寒汗后身倦乏力，口渴多饮，糜粥自养而自复案；案 2 为太阳中风汗下后身倦乏力，与桂枝汤加黄芪、当归而自复案；案 3 为饱食后感寒经汗吐治疗胃气受损，与粳米人参汤而自复案。

大庄村庄嘉之，年五旬。丙午日冒雨感寒，发热头痛，恶寒无汗身痛。一医诊之，其脉浮紧，用麻黄汤发其汗，汗出而诸症除，但身倦乏力，口渴多饮，邀仲景诊之。仲景观病者表证已解，虽身倦乏力，口渴多饮，但精神尚可，脉见和缓。谓诸弟子，太阳表证汗后，津血耗损，故有身倦乏力而口渴多饮，不必与药，糜粥自养，静卧数日，待其阴阳自我调和则必自复。弟子遂嘱病者糜粥调养，数日后无药而神气清爽。

庄嘉之妹庄悦之，年四旬有余。丁未日山中受风，头项强痛，汗出恶风，数日不大便。一医诊之，按其脉浮缓，见其数日不大便，遂用承气汤泻下，药后大便溏稀，诸表证未解而身困倦怠。医又与发汗之剂，药后汗出不止，身更疲惫，甚惶恐，邀仲景诊之。仲景询其身倦乏力，不恶风，头不痛，按脉见沉弱。谓诸弟子，病者身倦乏力，乃太阳中风因不大便而误下，又因表证未解而过汗，二者俱伤津液，虽可待其阴阳自和而复，但其泻下而又发汗，身体虚弱，不宜自然等待阴阳自和，需服温养之药调之促其早达阴阳自和。遂用桂枝汤加黄芪、当归，三服而安。

庄嘉之堂妹庄欣之，三旬有余。饱食后随庄嘉之一同淋雨感寒，发热头痛，无汗身痛。一医诊之，其脉浮紧，与发汗，汗出而头痛身痛减，发热似除。但胃脘饱胀，又与吐剂，吐后食减，呃逆不断，急邀仲景诊之。仲景观病者精神尚可，表证已解，唯纳食减。谓诸弟子道，病者经吐剂治疗，伤其胃气，故纳少呃逆，可与益胃降逆之剂调之。遂嘱与粳米人参汤与服，数日后呃逆除纳增身安。

思考：本条提出了疾病自愈的病机即阴阳自和。凡病要自愈，须达到阴阳自和，而发汗、涌吐及泻下诸法是达到疾病阴阳自和的治疗方法，但汗吐下之后疾病若未达到阴阳自和，只需调养达到阴阳自和，如案1即是。也可以是通过药物调养达到阴阳自和的状态，如案2、案3即是。此说明疾病在治疗过程中，有一个气血津液向“和”的状态转化，气血津液向“和”的状态转化反映了机体表里、营卫“和”的状态，即机体阴阳自和的状态，机体阴阳自和了，病就自愈了。病的阴阳自和是一个过程，也是一个状态，更是疾病治疗的目标。临床上外感疾病经治疗，表解后出现身倦乏力或纳食减少或口渴多饮者，表明并未达到阴阳自和，当视其轻重，或待其自复，或酌加益气养血，和调脾胃之剂，如桂枝汤加味、生脉饮、补中益气丸、香砂六君丸，促其阴阳自和。

59. **大下之后，复发汗，小便不利者，亡津液故也。勿治之，得小便利，必自愈。**

提要：本条为太阳伤寒误治亡津致小便不利自愈的病机。

案解：本案为太阳伤寒误治亡津致小便不利自愈案。

大屯村张屠户，己巳日病伤寒，发热头痛，恶寒无汗，数日不大便。一医诊之，见其数日不大便，又发热，以为阳明证，与承气汤下之，药后胸部闷满不适，发热不退，头痛不除。又谓其太阳伤寒，与麻黄汤发汗，药后诸症俱失，但小便短少不利，急请仲景诊治。仲景诊罢，谓诸弟子，病者本为太阳伤寒，当先发汗解表，却因数日不大便而先泻下治疗，病不除，又发汗，药后汗出表解，却小便不利，此为泻下并发汗、津液失之过多之故。故虽有小便不利，不可再利小便而伤津液，可用米粥调养，津液恢复则小便即通利，阴阳自和而自愈。病者回家米粥调养半日，小便利而愈。

思考：本条提示太阳病下、汗可以亡津液，虽表证已解，但可能出现小便不利，这是阴阳未和的表现，此时禁忌利小便，需待其小便利而阴阳自和。仲景虽讲不需用药，但需生活调理如米粥调养以复津液，促使小便通利，小便利是阴阳自和而自愈的表现。临床上治疗外感不当，导致小便不利的常见，轻者无以为病，重者或伴小便涩痛则当留心，可让其米粥自养。但有时会遇到病者自诉小便常涩痛，医者当询其之前是否有外感，可用养阴之药解除小便涩痛。

60. **下之后，复发汗，必振寒，脉微细。所以然者，以内外俱虚故也。**

提要：本条为太阳病误下又复发汗导致表里阳气俱虚脉证及病机。

案解：本案为太阳病误下又复汗导致表里阳气俱虚案。

方庄村方世仁，素大便难。戊申日伤寒，发热头痛，恶寒无汗，不大便数日。一医诊之，思发热头痛，又不大便数日，乃阳明证，用泻下之药通其便。然便通后表证不除，又复发汗，汗后而头痛除，却出现振栗恶寒，心甚惶恐，急邀仲景诊之。仲景诊其脉微细，谓伤寒表证而下之，乃为误治。下之津液伤而阴液不足，脉失灌溉充盈，故脉细；又复发汗，阳气随汗而泄则表阳虚，体失温煦，故见振栗恶寒而脉微。盖微者，脉微弱而无力，主阳气虚；细者，脉细小如丝，主阴液少，此因下、汗而致。治可用姜附扶阳，人参益阴，四逆加人参汤与之。弟子遵嘱与药，一剂而恶寒除，再剂而脉和病愈。

思考：本条提示太阳病泻下、发汗可致内外俱虚，表现为振寒、脉微细。本条与上一条比较，皆为汗下所致，但彼为亡津液，阴液耗损，此为阴阳俱虚，何以为此？或与汗下的程度、病者的体质等有关。现代临床针对外感会反复应用清热解毒法治疗，出现大便溏稀，恶寒之症，大便溏稀则伤阴液，恶寒则阳气已伤，治疗可用四逆加人参汤加减。

61. 下之后，复发汗，昼日烦躁不得眠，夜而安静，不呕，不渴，无表证，脉沉微，身无大热者，干姜附子汤主之。

干姜一两　附子一枚，生用，去皮，破八片

上二味，以水三升，煮取一升，去滓，顿服。

提要：本条为太阳病误下又复发汗致阳虚阴盛烦躁证治。

案解：本案为太阳病误下又复发汗致阳虚阴盛烦躁案。

豫南冬季，白庄村后生白子鸣，年二旬，己酉日衣着不周外出而伤寒。头痛发热，恶寒无汗，不大便数日。一医见其不大便数日，又有发热，虑其为阳明证，用泻下药治之，大便通而发热不除，仍恶寒无汗。又用麻黄汤发汗，汗出而恶寒除，大热已去，头痛愈，入夜睡眠甚安，但白日却心烦躁扰不宁，难以安卧，急请仲景诊之。

仲景询之，呕否？答之不呕；渴否？答之不渴；头痛恶寒否？答之否；发热否？答之身无大热，但时有微热感；睡眠何如？答之昼日烦躁不得眠，夜而安静。仲景按其脉沉微不显，语诸弟子，病者既不呕，也不渴，则知非少阳证和阳明证，头痛恶寒等表证亦除，更知无太阳证，至于昼日烦躁不得眠，夜而安静，乃下之致其里虚，汗之致其表虚，此为表里俱虚之阳虚阴盛，白日尚有天阳相助人体之弱阳，能与盛阴抗争，故见烦躁不得眠；晚上天阴用事，弱阳无力与盛阴相抗衡，故见夜而安静。尤其是身大热已去，仅有微热感，不足以使其烦躁，故其烦躁为阳虚阴盛，虚阳外扰所致。病者其脉沉而微，亦示阳气大虚也。诸弟子当注意，此烦躁须与三阳病之烦躁鉴别，太阳病之烦躁为不汗出而烦躁或反烦不解，阳明病之烦躁为大烦渴不解，少阳病之烦躁为心烦喜呕。此烦躁可用干姜附子汤回阳抑阴。该方由干姜、附子组成，干姜辛温，温中补土，附子辛热，回阳救逆，急温少阴，二药配伍，直入少阴，扶阳抑阴，且附子生用，其力峻猛。诸药加水二升，煮取一升，一次顿服，药力集中，求其速效。弟子遵其言，一剂而烦躁除，再剂而安。

思考：本条提示误下又汗可致阳气耗损，出现阳虚阴盛烦躁证，即干姜附子汤方证，方证内涵是“昼日烦躁不得眠，夜而安静，不呕不渴，无表证，身无大热，脉沉微”。本方证提出了一种辨证方法，即主症辨证加排除辨证，主症辨证即抓住主症“昼日烦躁不得眠，夜而安静，脉沉微”，排除辨证即排除“不呕不渴，无表证，身无大热”。干姜附子汤具回阳救逆之功，临床应用于脏器衰竭而表现为阳虚阴盛证者。

62. 发汗后，身疼痛，脉沉迟者，桂枝加芍药生姜各一两人参三两新加汤主之。

桂枝三两，去皮　芍药四两　甘草二两，炙　人参三两　大枣十二枚，擘　生姜四两

上六味，以水一斗二升，煮取三升，去滓。温服一升。本云：桂枝汤，今加芍药、生姜、人参。

提要：本条为虚人伤寒汗后致营气不足身痛证治。

案解：案1为虚人伤寒汗后表邪未尽而营血不足身痛案；案2为虚人伤寒汗后表邪已尽营血不足身痛案；案3为虚人产后伤寒汗后营血不足身痛案。

榆树庄余大郎，素体虚寒。壬戌日湖中打鱼感寒，头痛身痛，恶寒无汗。一医用麻黄汤发其汗，汗后恶寒除，但仍头痛，且身痛剧，急赴仲景堂诊治。仲景诊其脉沉而迟，谓诸弟子，病者为太阳伤寒，发汗后仍头痛，表邪未尽也，而身痛剧者，不惟表邪未尽，而营血亦虚也。病者素体虚寒，发汗后营血受损，筋脉失养，故发汗后，身痛不减反剧。其脉沉迟者，乃为营血虚，不能充盈脉道之象。治当桂枝汤以解未尽之邪，增加芍药剂量，再加人参共益营血之不足，再加生姜剂量以散寒。故方名为桂枝加芍药生姜各一两人参三两新加汤。弟子遵嘱与药，二剂而身痛除，脉复病愈。

榆树庄于则仁，素体虚寒。癸亥日外出感寒，头痛身痛，恶寒无汗。一医用麻黄汤发其汗，汗后恶寒除，但身痛剧，急邀仲景诊之。仲景诊其脉沉而迟，谓诸弟子及医，病者为太阳伤寒，发汗当身痛减，但因其素体虚寒，发汗后营血受损，筋脉失养，故发汗后，身痛不减反剧，此表解而营血虚也；其脉沉迟，乃为营血虚，不能充盈脉道之象。治当温养营血，与桂枝加芍药生姜各一两人参三两新加汤，二剂而身痛除，脉复病愈。

榆树庄于家英，丁未日产后感寒，头痛身痛，恶寒无汗。一医用麻黄汤发汗，汗后恶寒除，但仍身疼痛，急邀仲景诊之。仲景按其脉沉而迟，谓诸弟子，病者产后本营血不足，虽感寒亦不能过汗，过发其汗致营血更虚，营血虚四肢筋脉失养故身疼痛不减。脉沉为里阳虚，脉迟为血虚，当温养营血为治，可与桂枝加芍药生姜各一两人参三两新加汤。弟子遵嘱与药，果五剂而身痛除、脉起而安。

思考：本条提出虚人伤寒发汗可导致营血虚而筋脉失养证，提示虚人伤寒当谨慎发汗。虚人伤寒发汗导致营血虚而筋脉失养证可有多种不同情况，有伤寒汗后表邪未尽而营血不足身疼痛，如案1，有虚人伤寒汗后表邪已尽营血不足身疼痛，如案2，亦有虚人产后营血不足伤寒汗后身疼痛，如案3。至于表邪尽与未尽，可从身疼痛来鉴别。本条身疼痛当与麻黄汤身疼痛、大青龙汤身疼痛鉴别。本条身疼痛是汗后营血不足，脉见沉迟；麻黄汤身疼痛是寒邪束表，脉当浮紧；大青龙汤身疼痛亦是寒邪束表而内热烦躁，临床当仔细辨别。笔者在临床上经常遇到产后受风者，全身疼痛，恶风恶寒，脉多沉细而迟，多用此方合当归四逆汤加减治之有良效。

63. 发汗后，不可更行桂枝汤。汗出而喘，无大热者，可与麻黄杏仁甘草石膏汤。

麻黄四两，去节　杏仁五十个，去皮尖　甘草二两，炙　石膏半斤，碎，绵裹

上四味，以水七升，煮麻黄，减二升，去上沫，纳诸药，煮取二升，去滓。温服一升。本云：黄耳杯。

提要：本条为太阳伤寒汗后邪热壅肺致喘证治。

案解：本案为太阳伤寒汗后邪热壅肺致喘案。

刘庄刘大胜，壬寅日患伤寒，发热恶寒无汗，头身疼痛。一医用麻黄汤发汗，汗出寒去，大热已退，头身疼痛除，忽发气喘，汗出不止，急赴仲景堂求诊。仲景询其身热否，答不热，咳痰否，答咳痰黄稠，按其脉数。遂谓诸弟子，此乃太阳伤寒汗后邪热壅肺之证。太阳伤寒而发汗，表热已除，故病者身无大热；表热虽除，但汗后邪热内陷壅肺，致肺失宣降，故气喘。肺合皮毛，肺热熏蒸津液从皮毛外泄，故有汗出。邪热壅肺，故咳痰黄稠，脉数者，肺热之象。治不可再用桂枝汤辛温助热，可用麻黄杏仁甘草石膏汤清解肺热。方中麻黄辛苦温，《本经》言其“去邪热气，主咳逆上气”，有宣肺平喘之功；杏仁苦温，《本经》言其“主咳逆上气雷鸣，下气”，有止咳平喘之功；石膏辛甘寒，《本经》言其“主中风寒热，主惊喘”，有清热镇静平喘之功；甘草甘平，《本经》言其“主五脏六腑寒热邪气”，可调和诸药而止咳。四药配伍，甚合本病病机。弟子遵嘱与药，两剂喘停汗除。

思考：本条“不可更行桂枝汤”句当移至最后，“发汗后，汗出而喘，无大热者，可与麻黄杏仁甘草石膏汤。不可更行桂枝汤”则更为通顺。本条提出太阳伤寒汗后不当或延治可病传于肺为邪热壅肺证，提示要注意防止太阳伤寒表证的传变。本条中的“无大热”，多理解为体表无大热，即外无大热。此条当与第 43 条“太阳病，下之微喘者，表未解故也，桂枝加厚朴杏子汤主之”鉴别，本条为表热内陷壅肺，气闭而喘，第 43 条为表寒入肺，表未解气逆而喘。临床上外感经发汗治疗后，若喘咳不止、痰盛胸闷，往往提示上呼吸道感染已发展为肺部感染，麻黄杏仁甘草石膏汤是治疗的效方。本方临床多用于治疗支气管炎、支气管哮喘、肺部感染、鼻炎、鼻窦炎、遗尿等。

64. 发汗过多，其人叉手自冒心，心下悸，欲得按者，桂枝甘草汤主之。

桂枝四两，去皮　**甘草**二两，炙

上二味，以水三升，煮取一升，去滓，顿服。

提要：本条为太阳病过汗伤及心阳致心悸证治。

案解：本案为太阳病过汗伤及心阳致心悸案。

下里村姜英剑，年五旬。癸亥日伤寒，发热恶寒，身痛无汗。一医与麻黄汤发汗，为求速效，病者将两次药液一次服之，药后汗出淋漓不断，心悸不宁，胸闷不适，急赴仲景堂求诊。仲景诊之，观病者双手交叉覆按于胸部，询之，自感心悸不宁，胸闷不适，双手覆按于胸则稍感踏实。谓诸弟子，病者伤寒，服药过量，致发汗过多，《素问·宣明五气论》言“五脏化液，心为汗”，汗多则心阳随汗而耗，心失阳气护卫，而现心悸不宁，胸闷不适等症。心阳虚则喜双手覆按于胸护之。治当急温心阳，可与桂枝四两，甘草二两。桂枝辛温，《本经》言其“补中益气”，可温补心阳之气；甘草甘平，《本经》言其“主五脏六腑，倍气力”，可增益心气。二药辛甘合化助阳，大剂顿服，可急复心阳。弟子遵嘱，与病者药，服之须臾，病者心悸减，胸闷解。仲景又谓此方为急救心阳之方，只可顿服，不宜多服。善后再与炙甘草汤阴阳调和，益气养血，通阳复脉。弟子遵嘱与药回家服之。

思考：本条提示有三。一是提出心阳虚的病因之一，即发汗太过；二是提出心阳虚的望诊特点，即其人叉手自冒心；三是提出心阳虚的证治，即心下悸欲得按，治以桂枝甘草汤。曾治一病者，女，以内伤骨髓疾病住院治疗，不慎又复感冒发热恶寒，服发汗剂，汗出热退寒解，早晨查房时见其双手交叉覆压于胸部，问之，答服药后汗出多，心慌不安，手压则舒，遂想起仲景讲的本条，思读仲景书真如医者看病，形象历历在目。

65. 发汗后，其人脐下悸者，欲作奔豚，茯苓桂枝甘草大枣汤主之。

茯苓半斤　桂枝四两，去皮　甘草二两，炙　大枣十五枚，擘

上四味，以甘澜水一斗，先煮茯苓，减二升，纳诸药，煮取三升，去滓。温服一升，日三服。

作甘澜水法：取水二升，置大盆内，以杓扬之，水上有珠子五六千颗相逐，取用之。

提要：本条为太阳伤寒汗后心阳受损，肾水上逆欲作奔豚证治。

案解：本案为太阳伤寒汗后心阳受损，肾水上逆欲作奔豚案。

司庄村司卫国，年四旬有余，素体虚寒。甲戌日伤寒，医用麻黄汤发汗，一剂汗出寒解，心中甚欣慰。午后与家人闲话，突觉肚脐下跳动不止，甚是惊恐，急往仲景堂求诊。仲景诊之，询其病状后，谓诸弟子，病者伤寒而发汗，是为正治，但其素体虚寒，阳气本不足，汗后心阳更易受损。盖心属火，肾属水，心火足，则下蛰伏于肾，使肾水不寒，能如常蒸腾气化，水气上升以济心火，使心火不亢，达水火交泰。现心阳受损，肾阳欲救心阳，遂挟水气上逆，欲作奔豚而上冲心胸，故脐下悸动。其治可用桂枝、甘草温心阳，茯苓、大枣安肾气，伐水邪，培中土。又嘱，煮药时用甘澜水，可用水二斗，置大盆内，以杓扬之，水上有珠子五六千颗相逐，然后取用之，此即为甘澜水，因水珠随杓动之，故其水活力大，阳气盛，不助水邪，而助药力。弟子遵嘱即与茯苓桂枝甘草大枣汤，一剂病者脐下悸动息，再剂而心安病除。

思考：本条提出太阳伤寒发汗后，导致心阳虚欲作奔豚的茯苓桂枝甘草大枣汤方证，其病机是心阳受损，肾水上逆，主症是脐下悸动。本条是欲作奔豚，非已作奔豚。茯苓桂枝甘草大枣汤中茯苓半斤，桂枝四两，甘草二两，大枣十五枚，茯苓与桂枝二者比例为2∶1，重用茯苓，

合化桂枝则化气行水除悸，桂枝合甘草辛甘化阳，以助心阳，大枣合甘草，补土制水。全方主以利水，辅以通阳化气补中，共奏除悸之功。临床上本条典型者不难辨别，但不典型者辨别须仔细。曾治一病者，诉一憋尿则胃动悸不安，初诊未察，认为系肝郁之证，与柴胡剂，小效而病终未除，后又多次来诊诉之，忽悟乃心阳受损、水气上凌之证，与本方合五苓散加滑石而大效，稳定半年未复发，后又反复，仍与上方而效。

66. 发汗后，腹胀满者，厚朴生姜半夏甘草人参汤主之。

厚朴半斤，炙，去皮　**生姜**半斤，切　**半夏**半升，洗　**甘草**二两，炙　**人参**一两

上五味，以水一斗，煮取三升，去滓。温服一升，日三服。

提要：本条为太阳伤寒汗后脾虚腹胀证治。

案解：本案为太阳伤寒汗后脾虚腹胀案。

大宋庄宋仁义，年六旬，素体脾虚。己丑日患伤寒，医用发汗法，汗后寒解，却感腹胀满，昼夜不减，时手按揉之，赴仲景堂求治。仲景诊之，按其腹胀满不痛。谓诸弟子，病者伤寒而用汗法为正治，但其素体脾虚，发汗后，阳气随汗而泄，脾气虚弱，不能运化水湿，致水湿留结，阻滞气机，气机壅塞，故见腹胀满。按之腹不痛，非燥屎内结之胀满，此为虚实夹杂，虚为脾阳虚，实为气滞湿郁，实多虚少，治宜用厚朴生姜半夏甘草人参汤，重用苦温之厚朴半斤行气滞，辛温之生姜半斤散水湿，苦温之半夏半升燥湿浊，轻用甘草二两、人参一两轻补脾虚，方可有效。弟子遵嘱与药，二剂而腹胀满除。

思考：本条提示太阳伤寒发汗后可病传于脾致腹胀满，此为太阳病传太阴，致太阴脾气虚，运化无力，故水湿停滞，阻滞气机而腹胀满，

其为实多虚少。此证素体脾虚者外感后可出现，或由于药伤脾胃，或由于过汗伤及脾津致脾虚腹胀者不少见。早年曾治一男子，二旬余，诉经常感冒，终日腹胀，用行气药治疗多日，效不著。思之，当时没有意识到脾虚腹胀可能与感冒解表的治疗有关，也与没有处理好补脾药与行气药的剂量比例有关。现在治疗腹胀满，多用此法，小剂量补气，大剂量行气，陈皮、枳实、槟榔、木香、厚朴初剂量20克，效不著者，加至30～40克，多有效验。唯厚朴因有肾毒性，故当短期应用。

67. 伤寒，若吐、若下后，心下逆满，气上冲胸，起则头眩，脉沉紧，发汗则动经，身为振振摇者，茯苓桂枝白术甘草汤主之。

茯苓四两　**桂枝**三两，去皮　**白术**　**甘草**各二两，炙

上四味，以水六升，煮取三升，去滓。分温三服。

提要：本条乃太阳伤寒误吐误下出现脾阳虚变证证治。

案解：案1为太阳伤寒误吐又汗致脾阳虚变证案；案2为太阳伤寒误下又汗致脾阳虚变证案。

栗盘村栗慧之，丁未日饱食后伤寒，发热恶寒无汗，头痛身痛，胸膈满闷。一医诊其脉浮紧，因见胸膈满闷，遂用涌吐之药，药后胸膈满闷未解，又感胃脘痞满，时有气上冲胸膈之感，起立时头目眩晕。医再诊其脉沉紧，知用药之误，又用发汗之药，服后病者则感身体颤动摇摆不止，站立不稳，急赴仲景堂求诊。仲景诊之，谓诸弟子，病者本病伤寒，应解表，却因饱食后，胸膈满闷而用吐法治疗，吐后脾阳受损，水液不能正常输布，停于胃脘则痞满，水饮上逆则有气上冲胸之感，水饮阻滞清阳不得上升，故起则头目眩晕。又复发汗，汗后经脉虚空，水饮浸渍而不居，故发肢体颤动摇摆不止，站立不稳。其治可用茯苓桂枝白术甘草汤温化水饮。弟子遵嘱与药，一剂而症减，再剂而病除。

栗盘村栗民荣，丙午日伤寒，发热恶寒，身痛无汗，大便数日不解。一医诊之，按其脉浮紧，见病者大便数日不解，遂用泻下之药。药后病者感胃脘痞满不适，似有气上冲胸膈，站立时头目眩晕。再按其脉沉紧，医知其药误，又用麻黄汤发汗，服后汗出身痛已去，却发身体震颤摇摆，站立不稳，急邀仲景诊治。仲景诊罢，谓众弟子，病者病伤寒，应先发汗，却因数日不大便而误下，下之损伤脾阳，脾运化失职，水饮停聚，上凌心胸，故感胃脘痞满不适，似有气上冲胸膈；水饮上犯清阳，清阳被蒙，故站立时头目眩晕。脉沉紧，沉为在里，紧则为寒，乃为水饮阴寒之象也。又复发汗，津液受损，筋脉不润，又水饮浸渍，变动不居，则身肢动摇不定。其治可用茯苓桂枝白术甘草汤温化水饮。弟子与药，一剂症减，再剂病除。

思考：本条提出太阳伤寒误吐误下复汗损伤脾阳变证的治疗，即茯苓桂枝白术甘草汤方证，其主症为“心下逆满，气上冲胸，起则头眩，脉沉紧，身为振振摇者”。病因为误吐或误下复发汗，病机为脾虚饮停气逆。本条争议之处在于“身为振振摇”是否与“心下逆满，气上冲胸，起则头眩，脉沉紧”为一体？有注家认为是一体的，有注家认为不是一体的，认为本条是倒装文法，茯苓桂枝白术甘草汤当在“脉沉紧”之后，“身为振振摇”一症病机为肾阳不足，非茯苓桂枝白术甘草汤所能治。如果是这样，为何不用真武汤？有注家认为其病机为水旺土湿而风木郁动，苓术泄水，桂枝疏木，甘草补中。笔者认为诸症为一体，乃脾阳虚饮停气逆，即水旺土湿而风木郁动。临床上外感因治疗不当，多可出现胃脘胀满、胸膈满闷、眩晕及肢体震颤，当结合舌脉、二便诸表现来辨别是否为茯苓桂枝白术甘草汤适应证。现代医学认为本方可治疗由于水液代谢失调导致的消化系统疾病、呼吸系统疾病、心脏疾病、眩晕等。

68. 发汗病不解，反恶寒者，虚故也，芍药甘草附子汤主之。

芍药　甘草炙，各三两　附子一枚，炮，去皮，破八片

上三味，以水五升，煮一升五合，去滓。分温三服。疑非仲景方。

提要：本条为太阳伤寒汗后营卫两虚证治。

案解：本案为太阳伤寒汗后营卫两虚案。

大周庄村周湘农，癸卯日伤寒，发热恶寒，身痛无汗。一医用麻黄汤发汗。药后汗出甚多，而恶寒更剧，医不知所以，邀仲景诊之。仲景诊其脉细弱，谓医及诸弟子，病者初发热恶寒，身痛无汗，医与发汗，发汗后汗出发热退，身痛解，而恶寒不去更重，此乃表证已除，而病未解。恶寒更甚，乃发汗过多，伤其阳气，阳虚不能卫外，故反恶寒，此为里寒，非风寒在表之寒。发汗津液亦伤，故本证为营卫俱虚。其治可补营护卫，芍药甘草附子汤主之，以芍药、甘草补营血，附子、甘草补卫阳。弟子取药一剂，用水五升，煮至一升五合，去药渣，分三次每两个时辰温服，病者从晨八时留观至午后六时，恶寒已除，余一服回家再服。

思考：芍药甘草附子汤有一个主症，即“恶寒”，一个病机，即“虚故也”。仲景没有言病机“虚故也”的虚是何处虚，从本条分析，主症“恶寒”的产生是在发汗后，一般需要发汗的病证是表证，发汗损失了营血，随着营血的损失，卫阳也有所耗损，故出现了发汗后的变证“恶寒”，表证本有恶寒，发汗后如果表证的恶寒不去，一般要继续发汗，仲景没有继续发汗，而是用芍药甘草附子汤治疗，以方测证，芍药、甘草是和营血的，附子是固卫阳的，仲景未言固卫阳，后人根据是发汗引起的恶寒，认为是固卫阳的，所以芍药甘草附子汤是治疗营卫俱虚的“虚”。本条与太阳表证的恶寒比较，太阳表证恶寒当伴有发热头痛，无汗或汗出，本条的恶寒则无，以此可以辨别表证恶寒与虚证恶寒的不同。笔者对太阳伤寒经发汗治疗常有仍恶寒者，多用生脉饮合附子理中丸同服亦有效，有时不用附子，用桂枝汤加鹿角霜服之，亦效。

69. **发汗，若下之，病仍不解，烦躁者，茯苓四逆汤主之。**

茯苓四两　**人参**一两　**附子**一枚，生用，去皮，破八片　**甘草**二两，炙　**干姜**一两半

上五味，以水五升，煮取三升，去滓。温服七合，日三服。

提要：本条为太阳伤寒过汗或误下致阴阳两虚证治。

案解：案 1 为太阳伤寒过汗致阴阳两虚烦躁案；案 2 为太阳伤寒误下致阴阳两虚烦躁案；案 3 为太阳伤寒过汗复误下致阴阳两虚烦躁案。

前曹村曹江昆，素有里饮。丙子日病伤寒，一医用麻黄汤发汗，汗出淋漓，遂感心悸烦躁，昼夜不宁，医请仲景诊治。仲景诊之，按其脉微，谓医道，发汗而病仍不解。何病不解？心悸烦躁不解也。心悸烦躁者，阴阳两虚也，为何？盖太阳伤寒发汗本为正治，但汗出淋漓，则为太过，太过则阴液脱失，阳气随损，故为阴阳俱虚。阴虚则烦，阳虚则躁，故病者感烦躁不宁。而汗为心之液，心失所养，故心悸；阴阳两虚故脉亦见微。其治可与茯苓四逆汤温阳利水复阴，方中独重茯苓四两为君，利水化饮除悸。医遵嘱与药，一剂而安。

前曹村曹大海，乙巳日病伤寒。因大便难，一医用泻下之药，服后下利，遂发烦躁，昼夜不宁，医急请教仲景。仲景谓，太阳伤寒若下之，病仍不解而烦躁者，阴阳两虚也，为何？盖太阳伤寒本当汗解，却因大便难而误用泻下，下之而伤津，津伤而阳气随虚，阴阳两虚，故见烦躁不宁；泻下阳损不固，故下利不止，治当温阳利水复阴，茯苓四逆汤主之。医遵嘱与药，一剂而安。

前曹村曹湖水，甲辰日病伤寒，大便难。一医用承气汤泻下，下后

病不解，复发汗，药后汗出不止，遂心悸烦躁，昼夜不宁，医急请教仲景。仲景谓，太阳伤寒发汗，若下之，病仍不解而烦躁者，阴阳两虚也。盖泻下复过汗，津液大伤而阳气随虚，故见心悸烦躁。治当温阳利水复阴，宜用茯苓四逆汤。弟子取茯苓四两，人参一两，生附子一枚，去皮并破八片，炙甘草二两，干姜一两半，共五味药，以水五升，煮取三升，去渣，每次温服七合，每日三服。医遵嘱，如法煮药，一服，烦躁稍安，二服烦躁大安，三服诸症痊愈。

思考：茯苓四逆汤的主症仲景只提了一个，即“烦躁”，该烦躁之因，有发汗，有泻下，或汗下俱有，病机阳虚阴虚，更有水饮。发汗或泻下可导致阴阳俱虚，若病者素体有里饮，则可印证由水饮所致，但仲景未明言，不过从方剂组成言，茯苓重用至四两，可推测体内有水饮，《本经》言茯苓“主胸胁逆气，忧恚惊恐，心下结痛，寒热烦满咳逆，口焦舌干，利小便”，故其既可利水化饮，又可除惊邪恐悸，对水饮致惊悸烦躁最为合适，更用四逆加人参汤温阳复阴，治疗阴阳两虚所致烦躁。案中脉微，当为阴阳两虚之脉，仲景未言，但病者应具有此脉。临床上不管是外感辛温过汗或外感误用辛凉清解，而导致腹泻损伤阴阳，皆可出现烦躁，但多为轻症，可不药而愈。重者当为水液代谢失调，处于失水状态，现代医学认为失水状态，有效血容量不足，主要临床表现是烦躁，严重时可以出现休克，中医可用茯苓四逆汤治疗。

70. 发汗后，恶寒者，虚故也。不恶寒，但热者，实也。当和胃气，与调胃承气汤。

芒硝半升　甘草二两，炙　大黄四两，去皮，清酒洗

上三味，以水三升，煮取一升，去滓，纳芒硝，更煮两沸。顿服。

提要：本条为太阳伤寒发汗后虚实两种不同证候变证的比较及证治。

案解：案 1 为素体阳虚者伤寒过汗致阳气更虚案；案 2 为素体阳热者伤寒过汗病如阳明案。

后曹村曹大智年六旬，素体虚弱。冬季晚上凭窗临风，晨起发热头痛，恶寒无汗，即赴仲景堂诊治。仲景诊罢，用麻黄汤发汗，汗后病者发热退，头痛去，但仍恶寒。仲景再询之，知其体素多虚，语诸弟子，太阳伤寒，发汗后，热退痛去，乃伤寒已解，本应不恶寒，现仍恶寒者，非伤寒恶寒也，虚故也。盖病者素体虚弱，发汗易虚，故此虚为汗后营卫俱虚之象，可用芍药甘草附子汤固营血护卫阳。弟子与药，一剂而恶寒减，三剂恶寒除。

后曹村曹大都年三旬，素体阳盛。夏月病伤寒，发热恶寒无汗，头痛身痛，赴仲景堂诊治。仲景用麻黄汤发汗，汗后恶寒去，头痛身痛除，仍发热。再请仲景诊之，按其脉洪数，细询平素之冷热喜好，知其平素多恶热阳盛，为阳热禀赋。现仍发热，乃太阳病罢，表邪内传阳明，阳明里热炽盛，燥热成实，当和解胃肠之气，与调胃承气汤和胃泻热。弟子与药，一剂而热除身安。

思考：本条提出了不同体质伤寒用发汗治疗后的不同结局。素体虚弱，若伤寒发汗后可能会出现恶寒，这与第 68 条“发汗病不解，反恶寒者，虚故也，芍药甘草附子汤主之”病机、治疗一致。而素体阳热发汗后可能会出现不恶寒但热，病入阳明成燥的情况，用调胃承气汤治疗。临床上外感治疗后有出现恶寒的，也有出现不恶寒但热或便秘的，此为不同体质外感治疗后的不同转归。

71. **太阳病，发汗后，大汗出，胃中干，烦躁不得眠，欲得饮水者，少少与饮之，令胃气和则愈。若脉浮，小便不利，微热消渴者，五苓散主之。**

猪苓十八铢，去皮　**泽泻**一两六铢　**白术**十八铢　**茯苓**十八铢　**桂枝**半两，去皮

上五味，捣为散，以白饮和，服方寸匕，日三服。多饮暖水，汗出愈，如法将息。

提要：本条为太阳病汗后津伤及太阳蓄水证治。

案解：案1为太阳伤寒大汗致胃津匮乏而烦躁案；案2为太阳伤寒大汗多饮致太阳膀胱蓄水证治。

陈庄陈炎之，壬戌日伤于寒，发热恶寒，头痛身痛。一医诊其脉浮紧，用麻黄汤，药后大汗，诸症俱解。但口干欲饮水，烦躁难入眠，即赴仲景堂求诊。仲景诊之，按其脉不浮不沉。谓诸弟子，病者本太阳伤寒，药后表证已解，但因大汗伤液，致胃津匮乏，故口干欲饮。脉不浮，表证已解之象，不沉，非里热也。经言，胃不和则卧不安，阳明胃经上通心脉，胃津乏故见烦躁不眠。此过汗伤津，俗称胃中干也，非里热伤津，胃中干而欲饮，此缺水也。可令病者少量饮水，津液渐充，则胃中干得润，胃气渐和，口渴烦躁不得眠则愈。但不可大量恣饮，因胃气尚弱，恣饮可致蓄水，反致水液不化，小便不利。弟子遵嘱令病者饮少量水，一个时辰后诸症缓解，两个时辰而愈。

陈庄陈寒之，甲子日伤于寒，恶寒发热，头痛无汗。医诊其脉浮紧，用麻黄汤发汗，药后大汗出，恶寒去，头痛解。但口渴多饮，小便不利，微热，再诊其脉浮而不紧，不知所以，邀仲景诊之。仲景询症诊脉，语医道，太阳伤寒发汗，当遍身漐漐微似有汗，不可令如水淋漓，而此病者药后大汗出，乃发汗不当，表证解而未尽，故微热脉浮；太阳寒水之气入太阳之里，何为太阳之里？太阳之里者，膀胱腑也。寒邪内入膀胱，膀胱不温，气化乏力，津液既不能上布，又不能下行，故上为

口渴多饮，下为小便不利。盖小便不利而口渴欲饮，此为膀胱蓄水也，温阳利水则愈。故治当用五苓散温阳化气利水，五苓散当每服方寸匕，日三服，方寸匕者，一寸见方的器具。弟子遵嘱与药，一服症减，三服病愈。

思考： 本条关于太阳伤寒发汗后的两种结果，一是表解而由于汗伤津液引起轻度口渴欲饮，处理方法是少少饮水；二是表解未尽，表邪入太阳之腑，出现小便不利，微热消渴的五苓散证。本条重点是五苓散证，即太阳蓄水证，主症是小便不利、消渴。五苓散为表里双解之方，外用桂枝解表，内用茯苓、猪苓、泽泻、白术行水，桂枝又可通阳化气，助四药行水，全方有通阳化气行水之功。临床上五苓散广泛应用于水滞之证，不管水滞在身体何处，伴有小便不利、消渴者，俱可以五苓散为主加减而效。

72. 发汗已，脉浮数，烦渴者，五苓散主之。

提要： 本条进一步补充太阳蓄水脉证。

案解： 本案为太阳蓄水案。

瞿庄瞿麦草，年四旬有余。甲申日感寒，医用麻黄汤发汗，汗后烦渴，小便不利，赴仲景堂求诊。仲景询其热乎？答，微热；小便何如？答，小便不利，再按其脉浮数。谓诸弟子道，此太阳伤寒发汗，表解而未尽，太阳寒水之标热本寒俱入太阳膀胱腑，寒热与水互结，膀胱腑气受缚，气化不行，水蓄膀胱，不能上承，故心烦口渴；水蓄膀胱，不能下行，故小便不利。既表解而未尽，寒热与水互结，故脉浮数。治可与五苓散通阳化气行水，弟子遵嘱与药，一剂而减，再剂而愈。

思考： 本条补充太阳蓄水脉证。第 71 条的太阳蓄水脉证是“若脉浮，小便不利，微热消渴者，五苓散主之”，综合两条，则太阳蓄水脉证为“脉浮或浮数，小便不利，微热，消渴或烦渴”，此脉证当一同出现方可辨别太阳蓄水，若仅为微热、消渴或烦渴，则可能是阳明证。五苓散证的烦渴如何与白虎汤的烦渴相鉴别呢？五苓散证的脉证是烦渴，饮水频但不多，脉浮数，舌苔白滑，小便不利，微热，而白虎汤证的脉证是烦渴，饮水频而多，脉洪大，舌苔黄燥，小便利，大汗，大热。典型的白虎汤证易辨别，而五苓散证须仔细辨别。另外，传统认为五苓散病机是水热互结，若是如此，其热当可温膀胱，促其气化，之所以口渴，小便不利，笔者认为当是太阳寒水之气标热本寒俱入膀胱腑与水互结，因有热，故脉可见浮数，因有寒，故膀胱气化不行，这样解释似更合理。

曾治一赵姓糖尿病者，男，五旬余，口渴多饮，小便不多，舌体大，淡暗，苔薄白、润，脉已无记忆，用五苓散，一周口渴多饮改善。

73. 伤寒，汗出而渴者，五苓散主之。不渴者，茯苓甘草汤主之。

茯苓二两　桂枝二两　甘草一两，炙　生姜三两，切

上四味，以水四升，煮取二升，去滓，分温三服。

提要：本条为太阳蓄水证与胃脘停饮证证治鉴别。

案解：案 1 为太阳蓄水五苓散证案；案 2 为胃脘停饮茯苓甘草汤证案。

新庄辛大刚，乙酉日病太阳伤寒。发热恶寒，身痛无汗，仲景与麻黄汤发其汗，汗后口渴，小便不利，其脉浮数。仲景谓诸弟子，此汗后表邪由太阳经内入太阳膀胱腑，膀胱腑气受缚，气化不行，水蓄不能上承故口渴，水蓄不能下行故小便不利，此为五苓散证，可与五苓散温阳化气行水，弟子遵嘱与药，病者一剂而愈。

新庄辛二刚，素体有内饮。壬申日感寒，患太阳伤寒，发热恶寒，身痛无汗。仲景诊之，按其脉浮紧，用麻黄汤与服之，药后汗出，心下悸，但不烦，不渴，小便利，再按其脉浮数。仲景谓诸弟子，病者素有内饮，发汗后胃阳随汗而泄，胃阳不足，不能蒸化水谷，水饮停于胃脘，心下者胃也，饮动故心下悸。表邪已解，未内陷膀胱腑，膀胱气化无碍，故口不渴而小便利，治当用茯苓甘草汤温胃通阳散水。方中茯苓、桂枝各二两，炙甘草一两，而生姜用至三两，意在化水饮。弟子遵嘱与药，病者二剂而病安。

思考：本条提出汗后口渴与否可辨别太阳蓄水证与胃脘停饮证，虽然突出口渴与否，但五苓散的脉浮数，小便不利一定存在，茯苓甘草汤的心下悸（见第356条）也一定存在。另外，本条与第66条比较，第66条“发汗后，腹胀满者，厚朴生姜半夏甘草人参汤主之”为汗后脾气虚，导致寒湿痰浊停滞胃脘，实多虚少，故厚朴生姜半夏甘草人参汤以行滞化湿为主，补益脾气为辅。本条茯苓甘草汤是汗后胃阳不足，水饮停滞，故温胃化饮，温胃即是化饮，化饮即是温胃，桂枝、生姜可温胃，亦可化饮；茯苓、甘草化饮，亦可温胃。临床上多见病者诉饮水稍多则胃脘胀满，或胃脘有震水音或水鸣声者，当是胃阳不足，水饮停滞胃脘，常用茯苓甘草汤加味治疗获效。

74. **中风发热，六七日不解而烦，有表里证，渴欲饮水，水入则吐者，名曰水逆。五苓散主之。**

提要：本条为太阳蓄水水逆证证治。

案解：本案为太阳蓄水水逆案。

沈桥村沈三郎，丁酉日患太阳中风，发热恶寒汗出，因事耽未治。历六七天未愈，又添心烦，小便不利，渴欲饮水，水入即吐，急赴仲景堂诊治。仲景诊之，按其脉浮数。谓诸弟子，此为太阳蓄水水逆证，乃太阳中风历六七日未解，太阳寒水之气内入膀胱腑，致膀胱水气不化，津液不能上承，故烦而渴欲饮水；膀胱水蓄不化，故小便不利；膀胱水蓄上迫于胃，胃气不降，故水入即吐，此为水逆。浮数之脉，乃表证未解之太阳蓄水之脉也。治当温阳化气利水，五苓散主之，弟子遵嘱与药，病者一剂症减，二剂而病除。

思考：本条提出水逆证治，是由于太阳中风未经发汗过多引起，非如上数条由发汗过多引起。此水逆证为太阳蓄水重证，水蓄重故上逆犯胃，胃气不降故水入即吐。病者之浮数之脉乃第72条所述的太阳蓄水之脉，为表证未解，内有饮邪不化，阳气奋力欲化之象，故脉不仅浮，亦兼数。临床上神经性呕吐有应用五苓散的机会，如果再有小便不利，或大便溏稀，则证据更充分。

75. 未持脉时，病人叉手自冒心。师因教试，令咳而不咳者，此必两耳聋无闻也。所以然者，以重发汗，虚故如此。发汗后，饮水多必喘，以水灌之亦喘。

提要：本条为太阳病发汗致心肾阳虚及多饮致喘之病机。

案解：案1为太阳病发汗太过耳聋案；案2为太阳病发汗后口渴饮水太多突发心悸气喘案；案3为太阳病汗后洗浴受风心悸气喘案。

仲景堂上，仲景在诊病。忽见病者两手交叉覆按于胸部，便让病者试咳几声，观其有何不适，可是病者毫无反应。遂问其家人，病者何村？家人说，病者为常老庄村人，常家老二，年五旬。因感寒，村中一医与发汗治疗，药后大汗而表解，但时感心悸耳鸣，故来求诊。仲景听罢，谓诸弟子，刚询病者不答，此必是两耳已聋，听闻不到，为何会如此呢？盖因伤寒发汗后，汗出太过，致心肾阳气虚衰，心阳虚，故病者两手交叉覆按于胸部以护其心阳；肾阳虚，故其耳无所闻也。盖心肾俱通气于耳，心肾阳气虚衰，耳无阳气滋养，故两耳聋无闻也。弟子再试问病者，亦不答，乃确信耳聋也。仲景又言，此治当温补心肾阳气，桂枝甘草加附子汤主之。弟子与药留观后，五剂耳有所闻。

仲景继续诊病。病者来自西杨庄村，名杨明山，数日前伤于寒。医与发汗，表解但口渴，遂饮水甚多，突感心悸气喘，急来求诊。仲景听罢弟子介绍病情，谓此乃大汗后，津液匮乏，致口渴饮水，饮多则停蓄胃脘，水饮凌心故心悸，水饮上迫于肺故气喘。故伤寒汗后不可大量饮水，当少少与之，待其津复，若饮多则会如此。仲景又言，伤寒汗后，不仅不能饮多，亦不可马上洗浴，如早洗浴，水寒之气从皮毛侵入，肺合皮毛，则肺气闭郁，也可致喘。曾治另一西杨庄村人，感寒汗后，浑身汗黏腻，即入浴桶，正洗间，忽发心悸气喘，家人急邀诊治，以五苓散温阳化气行水，心悸气喘渐安，继服一剂喘平身安。此亦可与五苓散温阳化气行水，弟子与药，一剂则悸除喘平。

思考：本条有三层意思。一是太阳病过汗可致心肾阳虚，出现心悸、耳聋等症；二是通过望诊“其人叉手自冒心”，问诊“令咳而不咳者”相结合，推断病者有心阳虚；三是汗后调护不当如饮水多，或洗浴再受寒导致心悸气喘诸症。其意义在于提示治疗伤寒不能过汗，汗后调护不能早早大量饮水及入浴等。临床应用本条，要善于将望诊和问诊相结合，心阳虚者叉手自冒心是形象的望诊描述，临床有诊断价值，而两耳聋无所闻，则要判断是否为心阳虚，因为少阳中风后亦可出现耳无所闻。有些人感染新型冠状病毒后不待完全病愈即洗浴，遗留咳嗽气喘，或心悸失眠，或病复等，与此条类似。

76. 发汗后，水药不得入口为逆。若更发汗，必吐下不止。发汗吐下后，虚烦不得眠，若剧者，必反复颠倒，心中懊侬，栀子豉汤主之。若少气者，栀子甘草豉汤主之；若呕者，栀子生姜豉汤主之。

栀子豉汤方

栀子十四个，擘　香豉四合，绵裹

上二味，以水四升，先煮栀子，得二升半，纳豉，煮取一升半，去滓。分为二服，温进一服。得吐者，止后服。

栀子甘草豉汤方

栀子十四个，擘　甘草二两，炙　香豉四合，绵裹

上三味，以水四升，先煮栀子、甘草，取二升半，纳豉，煮取一升半，去滓。分二服，温进一服。得吐者，止后服。

栀子生姜豉汤方

栀子十四个，擘　生姜五两　香豉四合，绵裹

上三味，以水四升，先煮栀子、生姜，取二升半，纳豉，煮取一升半，去滓。分二服，温进一服。得吐者，止后取。

提要：本条为太阳病汗后发生吐逆及热扰胸膈证治。

案解：案 1 为太阳伤寒汗后再服药时水逆案；案 2 为太阳伤寒汗后再汗导致的吐下及心烦不得眠案；案 3 为伤寒汗后再汗导致的吐下及心烦不得眠又气虚案；案 4 为伤寒汗后再汗导致的呕吐剧烈案。

黄赵村黄志仁，素体胃寒。甲申日病伤寒，头痛身痛骨节痛，发热恶寒无汗。一医用麻黄汤，药后表未解却呕吐。医见表证未解，再剂服之，药入口复又呕吐，并见下利，甚惶恐。急赴仲景堂求诊，仲景诊罢。谓诸弟子，病者胃素虚寒，感寒发汗虽为正治，但发汗则阳气随之外越，胃阳更受其损而更虚，伏饮乘虚上逆，再饮水药入口即被阻逆而吐，此虽表证解而未尽，亦不可再行发汗。医不识，又再发其汗，胃阳更虚，

上不能化饮则饮逆而吐，下不能摄阴则下利不止。此治当用五苓散温阳化饮散寒，弟子遵嘱与药，一剂而解。

仲景又语诸弟子，太阳伤寒若经发汗、吐下后多有变证出现。如发汗吐下后，出现虚烦不得眠，剧者睡眠时反复颠倒，心中懊侬，此为太阳伤寒汗吐下后，表邪乘虚客于心胸，扰于胸膈，此类病者平素多有心胸郁热之症。曾治黄赵村黄三郎，素多心胸郁热。戊戌年夏日感寒，发热恶寒无汗。一医用麻黄汤，药后汗出而表不解，又复发汗。越日，心烦不得眠，辗转反侧，心中郁闷烦乱。为师诊之，辨其为太阳伤寒汗后，表邪乘虚客于心胸，扰于胸膈所致，与栀子豉汤服之，一剂而烦止心安。盖栀子豉汤方用栀子清热除烦，香豉宣解郁热，两药合用，正合热扰胸膈病机，故一剂而效。

又曾治小党庄党四妹，己亥日患伤寒，一医与发汗，药后微汗出而表不解。医又用吐泻之法，病者心烦不安，夜不得眠，少气胸闷，急来仲景堂求诊。为师诊后，辨为太阳伤寒误治，虚热客于胸膈，故心烦不安，夜不得眠，尤其汗吐下伤气耗津，出现少气胸闷等症。为师在栀子豉汤中加甘草二两以补中气，病者一剂烦减，再剂气复。与党四妹同来的小党庄党红艳，病状相同，前医治疗亦同，但心烦不安，夜不得眠中却时发呕吐，此乃郁热上逆。为师与栀子生姜豉汤，即在栀子豉汤中加生姜五两，清热除烦止呕，一剂而病除。

思考：胃虚吐逆和热扰胸膈诸症都是由太阳病发汗引起的变证，其与体质相关。若素体胃气虚寒，则易出现汗后胃虚吐逆证，而热扰胸膈诸症的体质当与平素多有心胸内热郁滞有关。案 1 解“发汗后，水药不得入口为逆”，为胃虚吐逆证案；案 2 解“若更发汗，必吐下不止。发汗吐下后，虚烦不得眠，若剧者，必反复颠倒，心中懊侬，栀子豉汤主之”；案 3 解“若少气者，栀子甘草豉汤主之”；案 4 解“若呕者，栀子生姜豉汤主之”，后三案皆为热扰胸膈案。临床上栀子豉汤类方可用于治疗热扰胸膈的失眠、呃逆、食管炎、吐血等。

77. 发汗，若下之，而烦热胸中窒者，栀子豉汤主之。

提要：本条为太阳伤寒汗下后热郁胸膈烦热胸中窒证治。

案解：案1为伤寒汗后，热郁于胸膈烦热胸闷案；案2为伤寒泻下后，热郁于胸膈烦热胸闷案。

大宋庄宋大雷，甲戌日病伤寒。一医发汗治之，汗后心中烦热，胸中痞闷，遂赴仲景堂诊治。仲景诊罢，谓诸弟子，此为伤寒汗后，太阳寒水之标热下陷胸膈，热郁不得宣泄，故见心中烦热，胸中痞闷。宜用栀子豉汤清宣郁热。弟子遵嘱与药，二剂而病除。

大宋庄宋佳之，己卯日病伤寒。发热恶寒，身痛无汗，大便数日不解。一医思大便数日不解而发热，当为阳明之热，遂用泻下之药。药后病者心中烦热，胸中痞闷，急赴仲景堂诊之。仲景诊罢，谓弟子们，此乃太阳寒水之标热误下而陷胸膈，热壅胸膈，故烦热而胸中痞闷，宜栀子豉汤清宣郁热，二剂而病除。

思考：本条热郁胸膈可以出现烦热胸闷诸症，较上条虚烦不得眠，心中懊侬为重，本条与上条合看，则栀子豉汤方证主症为“虚烦不得眠，烦热胸中窒”。“窒”，阻塞不通之意。热郁胸膈之胸闷当与血脉瘀阻之胸闷辨别，热郁胸膈之胸闷见于外感后，血脉瘀阻之胸闷为慢性过程，多由情志不畅，膏粱厚味或劳累后诱发，临床不难鉴别。

78. 伤寒五六日，大下之后，身热不去，心中结痛者，未欲解也。栀子豉汤主之。

提要：本条为太阳伤寒误下后热郁胸膈身热胸痛证治。

案解：本案为太阳伤寒误下致热郁胸膈身热胸痛案。

桃园村陶鸿燕，癸丑日患伤寒，五六日不大便。医见其不大便，与泻下之药治之，药后大便通，但身热不去，心胸结痛，急赴仲景堂诊之。仲景询症后，谓诸弟子，此为伤寒误用泻下之药，致热郁胸膈所致。郁热蒸于外，故身热不去；郁热扰于胸膈，心胸气机不畅，故心中结痛。但伤寒之所以会误下，乃因其不大便数日干扰其用药。此证既为热郁胸膈不去，仍当栀子豉汤清宣郁热。弟子与药，二剂而病除。

思考：本条进一步论述栀子豉汤方证，又提出两个主症，即“身热，心中结痛”，此心中结痛乃郁热阻滞心胸气机所致，与有形之邪积滞引起的心中结痛不同。

临床上外感后表证已退，但身热而心口处窒闷疼痛可以是功能性的，仅仅是无形之热郁陷胸膈，也可以是器质性的，为无形之热引发宿疾如食管炎、胃炎、胆囊炎发作疼痛，临床上当留意辨别。

79. 伤寒下后，心烦腹满，卧起不安者，栀子厚朴汤主之。

栀子十四个，擘　**厚朴**四两，炙，去皮　**枳实**四枚，水浸，炙令黄

上三味，以水三升半，煮取一升半，去滓。分二服，温进一服。得吐者，止后服。

提要：本条为太阳伤寒下后热郁胸腹证治。

案解：本案为太阳伤寒下后热郁胸腹案。

梁刚村梁老六，庚辰日患伤寒，发热恶寒无汗，不大便数日。一医用泻下之药治之，大便通却腹胀满，心烦而坐卧不宁，急赴仲景堂诊之。仲景诊后，谓诸弟子，伤寒而用泻下治疗，系不大便误导。泻下致太阳寒水之标热内陷，郁于胸膈，故见心烦；郁于大腹，则腹满，卧起不安。治可用栀子厚朴汤清热除烦，理气除满。弟子遵嘱与药，二剂病除。

思考：本条提出的栀子厚朴汤方证，主症是“心烦，腹满，卧起不安”，病因是伤寒误下，病机是邪热郁于胸腹。临床上外感若素体阳热，大便素秘者，治疗多用清热解毒法，此类似于苦寒泻下，经此治疗多可出现心烦、腹满、卧起不安诸症，可用栀子厚朴汤清热除烦，理气除满。

80. 伤寒，医以丸药大下之，身热不去，微烦者，栀子干姜汤主之。

栀子十四个，擘　干姜二两

上二味，以水三升半，煮取一升半，去滓。分二服，温进一服，得吐者，止后服。

提要：本条为伤寒下后胸膈郁热而中焦虚寒证治。

案解：本案为伤寒下后胸膈郁热而中焦虚寒案。

余岗村余小六，有便秘宿疾。丁丑日外感冬寒，发热恶寒，身痛无汗，不大便数日。一医治之，见病者数日不大便，即以丸药大下之，药后便溏，发热不除，心中微烦，遂赴仲景堂求诊。仲景诊后，谓诸弟子，病者本为太阳伤寒，本应解表，医因不大便数日而误用丸药大下之，丸药乃峻猛之泻药，大下致邪热内陷，入于胸膈，故发热不除，心中微烦；大下损伤中阳，故便溏。治宜栀子干姜汤清热除烦，温中止利。弟子与药，二剂而病除。

思考：本条提示太阳伤寒大下可导致郁热与中寒并存的寒热错杂证，可用栀子干姜汤寒热并用治疗。以方测证，栀子干姜汤的主症除发热、微烦外，当有中焦虚寒的不喜凉饮食或下利。

81. 凡用栀子汤，病人旧微溏者，不可与服之。

提要：本条为素体脾胃虚寒不可服栀子汤类药禁忌。

案解：本案为素体脾胃虚寒者服栀子汤出现变证案。

云观庄云世中，素脾胃虚寒，稍有不慎即下利。丙辰日饱食后感寒，发热恶寒，胸腹胀满。医见胸腹胀满，用泻下药治之，药后腹泻下利，心烦不眠。医又用栀子豉汤清热除烦，药后腹泻加重不止，急赴仲景堂求诊。仲景询其平素大便，答，素易便溏。仲景谓诸弟子，凡用栀子汤，病者旧微溏者，不可与服之。盖病者旧有微溏，为脾胃阳气素虚，而栀子汤类方药，其性苦寒，于脾胃阳气虚者不宜，若确需应用，当用栀子干姜汤，既可清热除烦，又可温脾胃止下利。弟子遵嘱与栀子干姜汤，一剂病除，并嘱平素可常服理中汤为是。

思考：本条提示栀子汤类方药具有苦寒伤脾致泻的不良反应，对于脾胃阳气素虚者禁服。比较第 76 至 80 条，这 5 条为栀子汤类方证。第 76 条“发汗后，水药不得入口为逆。若更发汗，必吐下不止。发汗吐下后，虚烦不得眠，若剧者，必反复颠倒，心中懊侬，栀子豉汤主之。若少气者，栀子甘草豉汤主之；若呕者，栀子生姜豉汤主之”，第 77 条“发汗，若下之，而烦热胸中窒者，栀子豉汤主之”，第 78 条“伤寒五六日，大下之后，身热不去，心中结痛者，未欲解也。栀子豉汤主之”，第 79 条“伤寒下后，心烦腹满，卧起不安者，栀子厚朴汤主之”，第 80 条“伤寒，医以丸药大下之，身热不去，微烦者，栀子干姜汤主之”。其病因为汗、下或吐，病机为太阳寒水之气标热内陷胸膈、胸腹，热郁胸膈、胸腹；出现种种热郁变证，如虚烦不得眠，反复颠倒，心中懊侬，胸中窒，心中结痛，腹满，卧起不安，下利，或伴少气，或伴呕等。从病机言，病已初入阳明之胃肠，故柯韵伯将其列入阳明病方，指出“阳明病之有栀豉汤，犹太阳之有桂枝汤，既可以驱邪，又可以救误，上焦得通，津液得下，胃气因和耳”。临床上若脾胃虚寒不宜服栀子豉汤类苦寒之剂，但又有热郁胸膈者，可配伍温里之干姜、小茴香、肉桂等药。

82. 太阳病发汗，汗出不解，其人仍发热，心下悸，头眩，身瞤动，振振欲擗地者，真武汤主之。

茯苓　芍药　生姜切，各三两　**白术**二两　**附子**一枚，炮，去皮，破八片

上五味，以水八升，煮取三升，去滓。温服七合，日三服。

提要：本条为太阳伤寒发汗太过致阳虚水气内动证治。

案解：本案为太阳伤寒发汗太过致阳虚水气内动案。

南张营村张有鑫，禀赋虚寒。乙丑日患太阳伤寒，发热恶寒，身痛无汗。一医用麻黄汤发汗，药后汗出淋漓，身痛减而仍发热，心下悸动，头晕目眩，筋肉跳动，振颤欲跌倒，甚惶恐，急赴仲景堂诊治。仲景询其症后，谓诸弟子，病者素体虚寒，患太阳伤寒又发汗太过，发汗未解太阳之邪，反动少阴之气。少阴之气，阳气也。汗多阳失，心阳失，肾水乘之，故心下悸；肾阳失，不能制水，水气内动，上犯清阳则头眩；水浸经脉故筋肉跳动，振颤欲跌倒。此为表里同病，表未解而里虚寒，可先治其里，里和则表亦随解，治宜真武汤温阳利水。盖真武汤由茯苓、芍药、生姜各三两，白术二两，炮附子一枚组成。方中茯苓、芍药，《本经》言“可利小便，行水气”；白术，《本经》言“可主风寒湿痹”；生姜，《本经》言“可通神明”，为师经验其性味辛温，既可解表散寒，又可发散水气；附子，《本经》言“主风寒寒湿”，为师经验，其可温阳气散寒湿。诸药配伍，可温阳解表，散寒行水，正合本病。弟子遵嘱与药，二剂而病除。

思考：本条提示有二。一是太阳病发汗不解，可以出现少阴阳虚的

表里同病，但应与体质有关；二是治疗少阴阳虚的表里同病应先治其里，里和则表亦解，方用真武汤。本条为真武汤第一个方证，其第二个方证见第316条。本条中“身瞤动，振振欲擗地者”与第38条“太阳中风，脉浮紧，发热恶寒，身疼痛，不汗出而烦躁者，大青龙汤主之。若脉微弱，汗出恶风者，不可服之。服之则厥逆，筋惕肉瞤，此为逆也”中的“若脉微弱，汗出恶风者，不可服之。服之则厥逆，筋惕肉瞤，此为逆也”及第67条“伤寒若吐、若下后，心下逆满，气上冲胸，起则头眩，脉沉紧，发汗则动经，身为振振摇者，茯苓桂枝白术甘草汤主之”比较，病因病机是一致的，皆为误汗致阳虚水气内动，可对照学习。不过第38条是或然证，未出方治；第67条证轻，治脾为主；本条证重，脾肾共治。临床上真武汤运用于心肾阳虚的水气病，现代医学的眩晕、水肿、心力衰竭、肾衰竭属心肾阳虚者都有可能运用真武汤。

83. 咽喉干燥者，不可发汗。

提要：本条为阴虚津少咽喉干燥不可发汗治禁。

案解：案1乃感受风燥致咽喉干燥案；案2为感受风寒，但历数日而化热之咽喉干燥疼痛案。

仲景堂内，仲景正在诊病。王林堂村王六郎告知，素有咽喉干燥。昨日登高受风，身有发热，微恶寒，身无汗。弟子听罢，欲书麻黄汤。仲景谓弟子，咽喉干燥者，虽有感受风邪，不可发汗。看弟子疑惑表情，仲景言，病者素体咽喉干燥，此为津液不足之象。盖咽喉为诸阴经汇聚之所，足太阴脾经挟咽喉，足少阴肾经循咽喉，足厥阴肝经循咽喉之后，三阴精血虚少，不能上滋咽喉，故使咽喉津液虚少。故咽喉干燥，即使感邪，亦不可用麻黄剂辛温发汗，只宜辛凉清润之剂，可与桔梗汤加味。弟子与药，一剂热除、咽喉干燥减，再剂咽喉润泽而愈。

王林堂村另一病者王五郎，诉外感风寒，发热恶寒，已历数日，未及诊治。现发热而微恶寒，咽干而痛。弟子诊其脉浮数，欲用麻黄汤发汗，仲景禁之，谓弟子，伤寒已历数日，寒已化热，烁伤津液，故仅微恶寒，而咽干痛。不可辛温发汗，可用辛凉清解法，宜桔梗加石膏汤，弟子与药，一剂而安。

思考：本条提出咽喉干燥禁辛温发汗的临床治禁法则。一般而言，咽喉干燥者为少阳体质，或少阴阴虚体质，易化火成燥，故禁发汗。但咽喉干燥为什么要发汗呢？一定是在咽喉干燥的基础上感受了外邪，因此误治就在所难免。临床上咽喉干燥疼痛，可见于慢性咽喉炎，若感受风寒应注意问诊，不可轻易辛温发汗。

84. 淋家，不可发汗，汗出必便血。

提要：本条为淋家不可发汗治禁。

案解：案 1 为素患淋证而感风寒；案 2 为素有淋证，急性发作加重案。

邱庄村邱老妪，素患淋证，常以小便淋沥疼痛在仲景堂求诊。丙戌日感寒，又赴仲景堂求诊，弟子见病者发热恶寒，欲用麻黄汤汗之，仲景禁之。谓弟子道，病者素患淋证，乃为淋家，淋家多肾阴不足而膀胱有热，虽有表证，亦不可辛温发汗，若误发汗则必耗津动血，邪热迫血妄行而出现尿血。治可辛凉解表通淋，猪苓加葛根汤，猪苓汤清热通淋，葛根辛凉解表，甚合本病病机。弟子与药，一剂而安。

邱庄村邱老伯，素患淋证。辛巳日因劳累忽然加重，发热恶寒，腰痛，尿急频数疼痛。一医诊之，以为太阳伤寒，用麻黄汤发汗，汗出突见尿血，惶恐急赴仲景堂求诊。仲景诊罢，谓诸弟子，病者为淋家，淋家多肾阴虚而有热，不可辛温发汗，发汗不仅耗伤阴津，重者亦可热迫血行而必见尿血。淋家忽然加重，出现发热恶寒、腰痛、尿急频数疼痛等症，此非感邪，乃淋证因劳累，正气虚而急性发作也，治宜用凉血清热养阴之猪苓汤。弟子与药，二剂而愈。

思考：本条提出淋家不可辛温发汗的禁忌，临床上有淋家因感受风寒而淋证加重，如案1；亦有淋家因劳累而急性发作，如案2，临床当仔细辨别。淋家从中医言多具有肾虚膀胱热的病机，不宜辛温药，而宜辛凉通淋之剂。现代医学认为淋家多为泌尿系感染，若急性发作，可出现恶寒发热，易误为太阳伤寒而误发汗。但也有慢性膀胱炎、慢性肾盂肾炎而感寒者，辛温发汗药亦当忌。

85. 疮家，虽身疼痛，不可发汗，汗出则痓。

提要：本条为疮家不可发汗治禁及发汗变证。

案解：案1为素患疮疡而感受风寒误用发汗治疗案；案2为素患疮疡，加重而发热误为外感而欲发汗误治案。

大叶岗村叶大洪，患疮疡久不愈。甲寅日忽感风寒，身痛无汗。一医用麻黄汤发汗。越日，四肢拘急强直，急赴仲景堂诊之。仲景诊罢，谓诸弟子，患疮疡之人久不愈者，营血虚少，虽感表邪身痛无汗，亦不可发汗，发汗必更耗伤营血，血虚必使筋脉失养而致拘急强直。其治可用瓜蒌桂枝汤合四物汤，养营血、解拘挛。弟子与药，三剂而安。

大叶岗村叶二洪，乃叶大洪之弟，亦素患疮疡不愈。乙卯日疮疡加重，流脓血，身痛发热。一医诊之，见其发热，欲用麻黄汤发汗，病者疑之，遂赴仲景堂求诊。仲景诊罢，谓诸弟子，病者疮疡流脓血，虽身疼痛发热，但非表证，乃疮疡郁久发热，营血亏虚之象，不可发汗，若发汗汗出，则营血更虚，必致筋脉强急，此为当医者戒。可用四物加石膏汤养血清热，弟子与药，两剂而发热身痛除。

思考： 本条提示有二。一是疮家感受风寒后，由于素体营血不足，发汗会更伤营血，出现变证，故不可发汗；二是疮家因各种缘由加重后，会有发热恶寒的表现，此时易误为感受风寒，故更不可发汗。疮家外感后不可发汗，治当以养血为先，兼以解肌。临床上疮家，现代医学指疮疡、溃疡、痈肿等，可有兼外感或疮疡活动出现发热身痛诸症，易误治，临床当注意。

86. 衄家，不可发汗，汗出必额上陷，脉急紧，直视不能眴，不得眠。

提要： 本条为衄家不可发汗治禁及发汗变证。

案解： 案 1 为鼻衄者感外邪不可发汗案；案 2 为鼻衄者感外邪发汗变证救治案。

张堂村张大宝，年五旬有余，素有鼻衄之疾，食辛辣过量则发作。戊午日在湖边打鱼感寒，晚回家即发热恶寒，身痛无汗，晨起诸症不减，赴仲景堂诊治。仲景诊之，询其病由，再按其脉浮数。谓诸弟子，病者素有鼻衄之疾，复又感外邪，虽发热恶寒，身痛无汗，但不可辛温发汗。盖鼻衄之人，营血本虚，发汗亦可伤及营血，正如经言“夺血者无汗，夺汗者无血”，故治不可发汗。治当养血兼辛凉解表，可与四物汤加葛根、石膏。弟子遵嘱与药，一剂而解。

张堂村张宝仁，素患鼻衄，尤在春夏多发。丙辰日感外邪，发热恶寒无汗。一医与麻黄汤发汗，药后汗出甚多，忽见额旁血脉下陷，筋脉拘急，眼珠不动，两目直视，不得眠睡，医惶恐，急带病者赴仲景堂诊治。仲景诊之，谓医及弟子，病者素有鼻衄，乃为衄家，衄家本有血虚，若感外邪不可辛温发汗，若发汗，则营血更亏，营血亏则经脉空虚，血不足以濡养筋脉，则见额上血脉下陷而筋脉拘急。诸脉者皆属于目，筋脉拘急，故目瞪不能转睛，亦不得眠。其治可与四物加黄芪葛根汤益气养血兼辛凉清解。弟子遵嘱与之，一剂而效。

思考： 衄家不可发汗乃因衄家素有血虚，若强发其汗，则可能出现变证。本条与第55条“伤寒脉浮紧，不发汗，因致衄者，麻黄汤主之”比较，本条衄家为血虚，故禁发汗。第55条为表闭郁热迫血而衄，二者病机不同，治疗亦异。鼻衄者禁辛温发汗，但可养血清热辛凉解表，否则鼻衄外感如何解除？

87. 亡血家，不可发汗，发汗则寒栗而振。

提要： 本条为亡血家不可发汗治禁及发汗变证。

案解： 本案为亡血家不可发汗治禁及发汗变证案。

李营村李佳欣，素有失血之疾。丁酉日外感，一医用麻黄汤发汗，汗后身发寒战，病者惶恐，急邀仲景诊之。仲景诊后，谓病者及诸弟子，素有失血之人，其阴血必虚，阳气亦弱，若感外邪而发汗，则阴血更伤，阳无所依而失，阳失则虚，虚则卫外不固，故发寒栗振战。其治可与芍药甘草附子汤温阳护营。弟子遵嘱与药，一剂病除。

思考： 素有失血者禁发汗乃因其气血俱虚，若强发汗可引起身发寒栗振战等变证。失血之病如鼻衄、消化道出血、痔疮便血、咯血，均在禁汗之列。另外，也提示献血者若外感，亦当禁汗。

88. 汗家，重发汗，必恍惚心乱，小便已阴疼，与禹余粮丸。

提要： 本条为素体汗多发汗后的变证证治。

案解： 本案为素体汗多发汗后的变证治疗案。

李营村李三娃，素多汗。戊辰日感寒，一医用麻黄汤发汗，越日，汗出心神恍惚，烦乱不宁，小便后尿道疼痛不适，遂赴仲景堂诊治。仲景诊罢，谓弟子，汗家本阴血虚少，感外邪再发汗，则阴血更虚。汗为心之液，汗出则心血虚，心神失养，故必恍惚心乱；心与小肠相表里，心液伤则心火移于小肠，小肠热故小便已阴痛，故汗家感外邪禁发汗。而此病者已发汗，出现诸变证，治宜禹余粮丸。盖本方中之禹余粮，味甘寒，主咳逆，寒热烦满，可敛阴固涩止汗，汗止阴复则诸症解，弟子与药，一剂病除。

思考：汗家外感不能发汗，若强发其汗，则出现恍惚心乱，小便后尿道疼痛诸变证，仲景用禹余粮丸治疗。本方未见其他药物，单从禹余粮而言，有敛阴固涩止汗之功效，通过止汗而复阴，使诸变证渐复。汗家是一种体质或禀赋，或见于太阳中风，如第2、12条，有汗出恶风，自不能发汗，当用桂枝汤调和营卫；或见于卫弱营强，如第53、54条，卫不护营而汗自出；或见于阳明经证，如第182条，有身热汗自出，更不能发汗，当用白虎汤。仲景的汗家指的是哪一种？似乎几种皆有可能。外感发汗治疗后出现心神恍惚不定或小便后尿道疼痛，一般持续时间较短，不可认为是神经衰弱或尿路感染。

89. 病人有寒，复发汗，胃中冷，必吐蛔。

提要：本条为阳虚中寒感邪发汗变证。

案解：本案为阳虚中寒感邪发汗变证案。

上和庄和连平，素胃中虚寒，不喜食冷。乙巳日外感风寒，恶寒发热，身痛无汗。一医用麻黄汤发汗，汗后胃中冷痛不适。越日，突然呕吐，吐物杂有蛔虫，急赴仲景堂诊治。仲景诊之，语众弟子，病者素体胃寒，虽有外感，如再发汗，必使阳气随汗外越，中阳更虚，脾胃升降失常，胃气上逆，必致吐逆，甚则呕吐，内如有蛔虫，当吐蛔，应戒之。若治阳虚中寒感邪，当用桂枝加人参汤温中解表，但今已成变证，当用理中加乌梅汤温中止蛔。弟子遵嘱与药，病者下蛔虫甚多，三日而安。

思考：阳虚中寒是先天禀赋，在此基础上感寒，治疗时当顾护中阳，不可径用发汗。现代临床中阳虚中寒外感较少会遇到辛温发汗导致的呕逆，却常见到应用清热解毒药物导致的中阳虚寒呕逆，因为现代不管是西医，还是中医，对于外感者，甚少考虑体质，多用清热解毒药物而伤中阳。

90. 本发汗，而复下之，此为逆也；若先发汗，治不为逆。本先下之，而反汗之，为逆；若先下之，治不为逆。

提要：本条为表里同病汗下先后的治疗法则。

案解：案1为表里证俱而表证急，应先表后里，却先里后表误治案；案2为表里证俱而里证急，应先里后表，却先表后里误治案。

大马庄马炎之，丙午日伤寒，发热恶寒，身痛无汗，已病数日，大便不解，但无所苦。医见大便难，不思病者有表证在身甚急，理应与麻黄汤发汗，却与承气汤泻下，药后泻下不止，而发热恶寒，身痛无汗不解，急邀仲景诊之。仲景诊罢，谓诸弟子，病者发热恶寒，身痛无汗，大便不解，但无所苦，此为表里同病，但表证急迫，而里证无所苦，当先发汗解表，再治其里，这是正确的治法；若先治里，后发汗，则为误治，必生变证。现泻下不止，正气受损，变证已现，治当扶助正气，温里为主，兼解表证，可与桂枝人参汤。弟子遵嘱，一剂泻止，两剂而安。

大马庄马冰之，壬寅日食饮不节，突发腹满腹痛，大便秘结，在就医途中，又复感寒。医诊之，见其恶寒，与解表发汗，药后腹满腹痛更甚，大便更难解下，急邀仲景诊之。仲景按其腹疼痛拒按，谓此乃食饮不节而致腹痛里实，虽有外感，但证轻尔，腹痛里实急甚，可先与承气汤泻下，后解表发汗，而医者不识，却先发汗后泻下，此误也。现仍腹痛便结，且疼痛拒按，当与承气汤下之。弟子遵嘱与调胃承气汤，一剂而便解，再与桂枝汤一剂表解而安。

思考：本条提出了一个临床治疗法则，即表里同病时，要把握好先汗后下或先下后汗的次序问题。表里同病，表急先治表，里急先治里。临床经常会遇到表里同病，素体阳热便结而感寒，则应先治表后治里，因阳热便结是素体问题，而感寒是新感为急；暴饮暴食致脘腹胀满、大便秘结，复又外感，因里急应先治里，或表里同治。

91. 伤寒，医下之，续得下利，清谷不止，身疼痛者，急当救里。后身疼痛，清便自调者，急当救表。救里宜四逆汤，救表宜桂枝汤。

提要：本条为伤寒误下致里虚寒而表证未解证治。

案解：本案为伤寒误下致里虚寒而表证未解案。

枣庄迟一郎，素体虚寒，常腹满便结。戊子日不慎感寒，发热恶寒，身痛无汗，腹满便结。一医见腹满便结，思里实为患，用承气汤泻下。药后大便日四五次，完谷不化，身痛不已，急邀仲景诊之。仲景询症查脉后，谓诸弟子，伤寒当先解表，医却因病者腹满便结而误用下法，不知病者素体虚寒，常腹满便结。病者下后阳气更虚，不能泌别清浊，故完谷不化，身痛不已者则为表证未解。里已虚寒而表证未解，若先解表，汗出阴阳俱失，则更虚其里，恐有虚脱之变，故当先急治其里，急服四逆汤，待阳气回，再治其表。弟子遵嘱与药，二剂利止，但身仍疼痛。仲景言，下后身疼痛，清便自调者，急当救表。救表宜桂枝汤，弟子再与桂枝汤一剂，身痛除而安。

思考：本条提出了表里同病的治疗原则。太阳伤寒因下后致里虚寒，此时表证未解，而里甚急，当急救其里，方用四逆汤。一般而言，下后致里虚寒，其素体当为虚寒，下是诱因，如果没有素体的虚寒，诱因是不起作用的。仲景又假设，下后大便自调，表证未解而身疼痛，说明里证不急而表证急，当治其表，方用桂枝汤。仲景所言的表里同病治疗，有先表后里、先里后表或表里同治之异，当表证急重者，先治其表，表解里可自和；当里证急重者，先治其里，里得治表可自解。正如周血海在《读医随笔·表里俱病治各不同》中言，“治其里而表亦应手而愈矣。即或表有未尽余邪，再略清其表可也。若先攻其表，不但里虚，而表不能净；即令表净，而正气受伤，里邪又将从何路以驱除之？”而表里俱重者，表里同治。本条可与第34条“太阳病，桂枝证，医反下之，利遂不止。脉促者，表未解也。喘而汗出者，葛根黄芩黄连汤主之”互参，本条为里虚寒兼表证，第34条为里实热兼表证，其治当清解阳明。临床上遵循表里同病的先后治疗原则，当审时度势，圆机活法，灵活辨别，不可拘泥。

92. 病发热头痛，脉反沉。若不瘥，身体疼痛，当救其里，四逆汤方。

甘草二两，炙　干姜一两半　附子一枚，生用，去皮，破八片

上三味，以水三升，煮取一升二合，去滓。分温再服。强人可大附子一枚，干姜三两。

提要：本条为表实里虚，解表不效时当温其里的治疗法则。

案解：本案为表实里虚，解表不效时当温其里案。

郜庄何云婶，素体虚寒。己丑日不慎感寒，发热头痛。一医诊之，按其脉不浮反沉，医奇之，思感寒而发热头痛，脉当浮紧，今不浮反沉，为何？思之不得其理，权与麻黄汤治之。药后病者反身疼痛，又添下利清谷，医者惶恐，急邀仲景诊之。仲景诊其脉沉，谓医及弟子，病者本为感寒之表证，太阳表证当脉浮，而病者脉反沉，此不为太阳表证，当为少阴表证，乃少阴阳虚脉本沉，感寒后少阴阳气难于驱邪出表，故脉沉不浮。与麻黄汤后，身疼痛，又添下利清谷，乃发汗更虚其里，少阴阳气虚衰所致。此当急救其里，温里阳，补少阴阳气之不足，不可再发其表，宜四逆汤。弟子遵嘱与药，一剂脉起，两剂而身痛解，下利除。仲景又谓，此温其里，不治表而表随里阳复之，遂解也。

思考：本条起句为“病”，未言是太阳病还是其他六经病，若为太阳病，则本条为脉证不符，舍证从脉的举例。正如柯韵伯言“邪之所凑，其气必虚。故脉有余而证不足，则从证；证有余而脉不足，则从脉。有余可假，而不足为真，此仲景心法”，本条为证有余，即有发热头痛，而脉不足，即脉不浮而反沉，故从沉脉，沉脉主少阴里阳虚，治当温少阴，用四逆汤。从六经皆有表证言，本条为少阴感寒，为少阴伤寒，仲景未言，但临床确有其例。临床上里虚寒之人外感，若解表无效，笔者常加温阳之药附子，若用中成药，则加附子理中丸以助其力。曾读祝味菊先生医案，其治伤寒，多在解表药中加黄附片，实得仲景精髓。

93. 太阳病，先下而不愈，因复发汗，以此表里俱虚。其人因致冒，冒家汗出自愈，所以然者，汗出表和故也。里未合，然后复下之。

提要：本条为太阳病误治致冒证治。

案解：案 1 为太阳病先下后汗出现昏冒汗解案；案 2 为太阳病先下后汗出现昏冒汗解但里气未和案。

小庄村庄老太，乙未日患太阳伤寒，发热恶寒，身痛无汗。一医治之，询其不适，答，除发热恶寒身痛无汗外，还有腹满便结。医言，既有腹满便结，虽发热恶寒亦可下之，遂与承气汤一剂。药后腹满便结虽解，却仍发热恶寒，身痛不去，汗不出。又与麻黄汤发汗，药后表证似解，但现头目昏蒙，急邀仲景诊之。仲景询症查脉后，谓医及诸弟子，太阳病先下后汗，皆系误治，何也？太阳病本应先汗却先下，此为误。下后里气已伤，此时发汗，又伤表之卫气，亦为误。先下后汗致表里俱虚，津液亡失，神失所养，表邪怫郁，清阳不升，故见头目昏蒙，此称为“冒”，冒者，头目昏蒙也，重者可发晕厥。何以除之？观病者头目昏蒙，表气未和，其精神尚可，故可糜粥调养，使津液渐复，则头目昏蒙自除。津液渐复的辨别则为汗出，汗出乃表气复和之象，也即头目昏蒙自除之象。此不可再发其汗，再虚其表里。嘱弟子留观病者，与以糜粥。午后，果见病者汗出而诸症自解。

小庄村庄老伯，丙申日患太阳伤寒，发热恶寒，身痛无汗，腹满便难。一医治之，谓腹满便难，当下之，遂与承气汤一剂。药后腹满便难未解，却仍发热恶寒，身痛无汗。又思，下之不解当汗之，又与麻黄汤发汗，药后头目昏蒙，病者甚急，急赴仲景堂诊治。仲景诊之，谓诸弟子，太阳病先下后汗，皆系误治，何也？太阳病本应先汗却先下，此为误，下后里气则伤，此时发汗，又伤表之卫气，亦为误，先下后汗致表里俱虚，津液亡失，神失所养，表邪怫郁，清阳不升，故见头目昏蒙。只有待津液复而汗出，则头目昏蒙即除。若此时仍腹满便秘，则为表气和而邪结于里，里气未和，可复下之。遂嘱弟子，与以米粥，留观病者。午后，见病者汗出，头目昏蒙渐去，仍腹满便秘。仲景言，此里气未和，复下之则和。遂用承气汤一剂而除。

思考：太阳病为什么要下？当时医者的水平再差也不可能不知解表，一定有干扰解表的因素，如腹满便结。太阳病误下误汗可导致很多变证，本条是导致“冒”，即头目昏蒙，头晕目眩。盖由泻下发汗导致阳气下陷，气血不能上荣。治疗不是再发其汗，而是补足津液，津液足则气血盈，见有汗出，提示“冒”病将愈。临床会遇到外感误治后出现头目眩晕，不过大多症状轻微，不会留意和就诊。症状较重，难于自愈者，治疗可与参芪地黄汤或生脉饮气阴双补。

94. 太阳病未解，脉阴阳俱停，必先振栗汗出而解。但阳脉微者，先汗出而解；但阴脉微者，下之而解。若欲下之，宜调胃承气汤。

提要：本条为太阳病战汗时脉搏的特点。

案解：案 1 为太阳伤寒战汗而解案；案 2 为太阳伤寒而寸脉见微，必战汗而解案；案 3 为太阳伤寒而尺脉见微必泻下而解案。

下里村夏五娃，庚戌日病太阳伤寒，发热恶寒，头痛无汗。一医用汗法治之，药后恶寒不减，发热头痛更甚。医再诊其脉，寸关尺三部脉似有似无，有停止之势。正思其因，忽见病者全身战栗。惊异间，见病者汗出周身，热随之而退。医不解，请教于仲景。仲景听其所告后，谓此为病者素体虚弱，营卫之气本弱，发汗抗御外邪时，短时间卫气不能外达，故见脉搏闭伏不显，似有停搏之象，此为战汗之先兆。卫气蓄积足后必促汗出，故全身战栗后则见全身汗出，热退而安。凡伤寒发热不退，经治而脉由浮突转沉伏若停之势者，皆为要发战汗之象，但其势短暂，心中要有定见，告知病者不可惊慌。医者听后恍然若悟。

仲景堂上，下里村夏妪伤寒，脉浮紧。发汗两个时辰仍不见汗出，恶寒头痛，而发热更甚。弟子请仲景再诊其脉，仲景按其脉，见其三部浮象不见，而寸脉沉微。遂言，病者初见浮脉，药后不即汗出，现三部脉沉伏若停，而寸脉独见微弱，寸部乃阳部也，此乃病势向外，邪郁于经表欲出之势，必汗出而解，再观一个时辰。言罢又诊其他病者，不到半个时辰弟子来告，病者战栗而汗出热退。仲景道，此为“但阳脉微者，先汗出而解”，弟子们顿悟其理。

仲景堂上，下里村夏小妹伤寒，脉浮紧。亦发汗两个时辰不见汗出，恶寒头痛，而发热更甚。弟子请仲景再诊其脉，仲景按其脉，见其三部浮象不见，而尺脉沉微。言，病者初见浮脉，药后不即汗出，现三部脉沉伏若停，而尺脉微弱独见，尺部，阴部也，此乃病势向内，邪郁于腑欲下之势，必下之而解，再观一个时辰，若不自下，再用调胃承气汤下之即可。言罢又诊其他病者，午时弟子来告，病者等待两个时辰仍未泻下，遂遵师嘱用调胃承气汤一剂而下，下后汗出而热退。仲景道，此为“但阴脉微者，下之而解。若欲下之，宜调胃承气汤”，弟子们恍然而悟。

思考：案 1 解“太阳病未解，脉阴阳俱停，必先振栗汗出而解”，案 2 解“但阳脉微者，先汗出而解”；案 3 解“但阴脉微者，下之而解。若欲下之，宜调胃承气汤”。本条脉阴阳指的是尺脉、寸脉，非脉停止跳动，而是沉伏难以触及，沉伏若停。振栗即战栗，意为发抖，振栗汗出而解，即先全身发抖寒战，继之汗出而病解，其病机为正邪剧争，邪遏气血而脉沉伏，正气奋力抗邪而寒战，正气最终胜邪而汗出自解。此条的脉伏若停与气血亡阴亡阳的脉绝是绝然不同的，亡阴亡阳的脉绝是机体生机即将消亡的征兆。临床振战汗出多见于正邪剧争，正胜邪退之时，多突然发生，医者当要有定见，不可惊慌，也要告知病者不可惊慌，战栗过后必见汗出病解。

95. 太阳病，发热，汗出者，此为荣弱卫强，故使汗出。欲救邪风者，宜桂枝汤。

提要：本条为太阳中风荣弱卫强的病机和治疗。

案解：本案为太阳中风荣弱卫强案。

周庙村周社民，丙午日患太阳中风，发热，汗出，恶风，遂赴仲景堂求诊。仲景诊其脉浮缓，谓诸弟子，此为太阳中风证，病者感受风邪，卫气起而御之，故见发热，此卫气强于外；卫气御外，荣气失却卫气顾护，则肌腠疏松，故见汗出。汗出则荣气弱，卫外则卫气强，荣气弱于里则不守内，卫气强于外则不固内，更致汗出。其治当祛风解表，调和荣卫，宜桂枝汤。弟子遵嘱与药，果一剂而病除。

思考：荣弱卫强即卫气卫外自强而不固内，荣气汗泄自弱而不内守。与第 12 条“太阳中风，阳浮而阴弱，阳浮者，热自发，阴弱者，汗自出，啬啬恶寒，淅淅恶风，翕翕发热，鼻鸣干呕者，桂枝汤主之”病机类同；与第 53 条“病常自汗出者，此为荣气和，荣气和者，外不谐，以卫气不共荣气谐和故尔。以荣行脉中，卫行脉外，复发其汗，荣卫和则愈，宜桂枝汤”之荣和卫弱病机不同；与第 54 条“病人脏无他病，时发热、自汗出而不愈者，此卫气不和也。先其时发汗则愈，宜桂枝汤”卫不和而荣和病机亦不同。尽管此四条皆为荣卫不和证，但荣卫的强弱各有不同，提示荣卫不和内容的丰富性和临床多样性。但治疗相同，皆用桂枝汤。

96. 伤寒五六日中风，往来寒热，胸胁苦满，嘿嘿不欲饮食，心烦喜呕，或胸中烦而不呕，或渴，或腹中痛，或胁下痞硬，或心下悸、小便不利，或不渴、身有微热，或咳者，小柴胡汤主之。

柴胡半斤　黄芩三两　人参三两　半夏半斤，洗　甘草炙　生姜切，各三两　大枣十二枚，擘

上七味，以水一斗二升，煮取六升，去滓，再煎取三升，温服一升，日三服。若胸口烦而不呕者，去半夏、人参，加瓜蒌实一枚；若渴，去半夏，加人参，合前成四两半，瓜蒌根四两；若腹中痛者，去黄芩，加芍药三两；若胁下痞硬，去大枣，加牡蛎四两；若心下悸，小便不利者，去黄芩，加茯苓四两；若不渴，外有微热者，去人参，加桂枝三两，温覆微汗愈；若咳者，去人参、大枣、生姜，加五味子半斤，干姜二两。

提要：本条为少阳病小柴胡汤证治。

案解：案1为太阳病传少阳，小柴胡汤证治案；案2为小柴胡汤证心烦不呕案；案3为小柴胡汤证口渴多饮案；案4为小柴胡汤证腹痛案。

李八庙村李老六，年四旬。辛亥日伤寒，发热恶寒、头痛无汗。一医诊其脉浮紧，与麻黄汤治之。药后诸症渐罢，五六日后，出现往来寒热，胸胁闷满不适，默默不言，不欲饮食，心烦不安，多呕，急赴仲景堂求诊。仲景诊罢，谓众弟子，病者初为太阳伤寒，经治太阳病罢，邪入少阳而成少阳之病。少阳病之寒热常为热已而寒，寒已而热，故往来寒热交错发生；而胸胁为少阳经循行部位，邪入少阳经，致少阳经气郁滞，故见胸胁满闷；少阳之腑为胆，邪入少阳，胆气受邪，胆木郁而不展，横克脾土，脾胃之气受抑，故神情默默，不欲饮食；胆郁化火，胆火内扰故而心烦不安；胆胃之气上逆则喜呕，此皆为少阳诸症。治可用小柴胡汤和解表里。盖小柴胡汤中柴胡苦凉为君药,《本经》云其“主心腹肠胃中邪气，饮食积聚，寒热邪气，推陈致新”，有和解表里、疏肝升阳之功，可治寒热往来，胸胁闷满，默默不言，不欲饮食，心烦多呕等症。黄芩苦寒为臣药,《本经》言其“主诸热黄疸”，有清热泻火、燥湿解毒之功，助柴胡治寒热诸症。人参甘平,《本经》言其“主补五脏”；甘草甘平,《本经》言其“主五脏六腑寒热邪气”；大枣甘平,《本经》言其“主心腹邪气，安中，养脾气，安胃气，和百药”，三药有扶正补虚之功，共为佐药。半夏辛苦温,《本经》言其“主伤寒寒热”；生姜辛热,《本经》言其“去臭气，通神明”，二药有辛散表里之功，共为使药。诸药配伍，共治少阳诸症甚是合拍。弟子遵嘱与小柴胡汤一剂，诸症悉除。

晚间，仲景堂上，仲景对众弟子讲起少阳病小柴胡汤诸症。仲景言，少阳病或然证甚多，或为胸中烦而不呕，或为口渴，或为腹中痛，或有胁下痞硬，或有心下悸而小便不利，或有口不渴而身有微热，或有咳者，此皆为少阳枢机不利，三焦气化失司所致，皆可以小柴胡汤为主方加减治疗。如心烦而不呕者，此为邪入少阳，郁于胸胁，但未及于胃，故烦而不呕，小柴胡汤去半夏、人参，加瓜蒌实宽胸膈。如口渴多饮，此为邪入少阳，热邪伤津，小柴胡汤去半夏加人参至四两半，以生津止渴。如腹痛者，此为邪入少阳，胆热犯脾致脾络不合，故见腹痛，小柴胡汤去黄芩，加芍药三两，以柔脾络。如胁下痞硬不适，此为邪入少阳，肝胆气血郁滞过甚，致少阳胁下痞硬，小柴胡汤去大枣，加牡蛎四两，以消痞硬。如心下悸动不宁，小便不利，此为邪入少阳，胆失疏泄，三焦气化失司，水饮内停而小便不利，水气凌心则心下悸动，与小柴胡汤去黄芩，加茯苓四两，以利水止悸。如身有微热，口不渴，此乃邪入少阳，但表邪未尽，热轻未伤津液，与小柴胡汤去人参，加桂枝三两，以解表邪。如咳嗽者，此乃邪入犯肺而致咳嗽，可与小柴胡汤减人参、大枣、生姜，加五味子、干姜，以温肺散寒止咳。

曾治李八庙村李二石，患太阳伤寒。经他医发汗治之，五六日后出现寒热往来，胸胁苦满，不欲饮食，心烦但不呕，此为邪入少阳，郁于胸胁，未及于胃，故烦而不呕，为师与小柴胡汤去半夏、人参，加瓜蒌实以宽胸膈，兼以除烦，一剂而安。又治华湘村华简之，癸未日患太阳伤寒。经他医发汗治之，五六日后出现寒热往来，胸胁苦满，不欲饮食，心烦喜呕，口渴多饮，此为邪入少阳，少阳热邪伤津，为师与小柴胡汤去半夏加人参至四两半，以生津止渴，一剂而效。己巳日治卢家围卢世君，患太阳中风。经他医解表治之，五六日后出现寒热往来，胸胁苦满，不欲饮食，心烦喜呕，腹痛，此为邪入少阳，胆热犯脾致脾络不合，故见腹痛，为师与小柴胡汤去黄芩，加芍药三两，以柔脾络，一剂病除。此类案例甚多，不一一赘述，弟子们当据证辨别，灵活加减，以求佳效。

思考：本条少阳病小柴胡证，可来自伤寒或中风，且在伤寒或中风的五六日后出现，表明其可由太阳病传变而来。其主症为“往来寒热，胸胁苦满，嘿嘿不欲饮食，心烦喜呕”，如案1。小柴胡证或然证很多，“或胸中烦而不呕，或渴，或腹中痛，或胁下痞硬，或心下悸，小便不利，或不渴、身有微热，或咳者”，这表明小柴胡汤有广泛的适应证。本条仲景未论少阳病病机，但从其主症和或然证可以分析出其病机为少阳枢机不利，三焦气化失司。小柴胡汤临床应用广泛，适应证甚多。治疗消化系统疾病，如急慢性胃炎、胃溃疡、急慢性肝炎、胆囊疾病等；治疗呼吸系统疾病，如各种感冒、咽炎、支气管炎、肺炎、哮喘等病症见发热、咳喘、胸胁胀满等；治疗循环系统疾病，如病毒性心肌炎、冠心病、肺心病、风心病、心律失常、血压失调等；治疗神经系统疾病，如神经官能症、眩晕、失眠、情志病等；还可以治疗免疫系统疾病、内分泌疾病、皮肤疾病、妇科疾病等。

97. 血弱气尽，腠理开，邪气因入，与正气相搏，结于胁下。正邪分争，往来寒热，休作有时，嘿嘿不欲饮食。脏腑相连，其痛必下，邪高痛下，故使呕也。小柴胡汤主之。服小柴胡汤已，渴者属阳明，以法治之。

提要：本条为小柴胡汤证的病因、病机及转属阳明的证治。

案解：案 1 为小柴胡汤证病因病机案；案 2 为小柴胡汤证转属阳明案。

盆窑村刘二娃，素体虚弱。癸巳日感受外邪，忽恶寒而不热，忽发热而不寒，时而发作，时而停止，间歇有时，少言懒语，不欲饮食，胁痛而时发呕恶，急赴仲景堂诊治。仲景诊之，语众弟子，病者素体气血虚弱，腠理不固，外邪直入少阳之经，与正气互相搏结分争，故寒热往来，时发时休；正邪搏结伏于胁下，故胁痛；《灵枢 · 五邪》言，“邪在肝，则病两胁中痛。”胁痛则邪在肝，肝气不疏，横逆脾土，故不欲饮食；肝胆互为表里，肝气不疏，则胆火内郁，胆热犯胃，胃气上逆故呕。此为少阳小柴胡证，治宜小柴胡汤疏泄肝胆之气，清泄肝胆之火，疏利三焦、宣通气机，使少阳之气和合而病除。弟子遵嘱与药，一剂而愈。

盆窑村刘三楞，己丑日感外邪。经医治之五六日，症现寒热往来，神情默默，不欲饮食，胁痛喜呕，赴仲景堂诊治。仲景诊之，语众弟子，此乃太阳余邪传入少阳，致三焦枢机不利，可与小柴胡汤疏利三焦气机。弟子遵嘱与药一剂，留观。午后弟子来告，病者诸症已除，但却口渴。仲景谓弟子，此少阳余邪传入阳明，烁其津液，当从阳明气分论治，宜白虎加人参汤益气清热生津。弟子遵嘱与药，二剂而渴愈。

思考：本条提示有二。一是提出小柴胡汤证的病因为血弱气尽，腠理开，邪气因入，病机是正邪分争，邪气与正气相搏，结于胁下。二是提出少阳之邪传入阳明的指征是出现口渴。关于“脏腑相连，其痛必下，邪高痛下，故使呕也”，其中，脏腑指肝胆，尤在泾所言“谓胆寄于肝，地逼气通，是以其邪必从腑而入脏，所谓其痛必下也”可助理解。临床上外感后期多有口渴，往往提示邪已入阳明，若证较重，要转方或加用清热养阴之品，如与白虎汤，轻者饮水即可。

98. **得病六七日，脉迟浮弱，恶风寒，手足温，医二三下之，不能食，而胁下满痛，面目及身黄，颈项强，小便难者，与柴胡汤。后必下重；本渴，饮水而呕者，柴胡汤不中与也，食谷者哕。**

提要：本条为小柴胡汤的禁忌证及误用后的变证。

案解：本案为太阳病误下而出现小柴胡汤类似证，误用小柴胡汤出现下重、口渴饮水而呕、食谷则哕变证案。

马庄马老六，丁未日患太阳伤寒。经治六七日，仍恶风寒，但手足温热不凉，数日不大便。一医诊其脉浮弱而迟缓，见其数日不大便，思其有内积，用攻下之药。一剂不效，复下之，如此数泻之后，病者纳减不食，胁下满痛，身目俱黄，颈项强硬，小便不利，口渴饮水而呕，进食呃逆。医见诸症，以为小柴胡证，用小柴胡汤，一剂后出现大便时肛门重坠，病者惶恐，急赴仲景堂求诊。仲景诊之，询诸弟子，此为何证？有弟子答，病者得病六七日，当为太阳经尽之时，病将传里，但其症见恶风寒，当为太阳未罢。仲景言，甚是。又问之，手足温是何证？有弟子答，手足温是否病兼入太阴？仲景言，正是。因其脉迟缓浮弱，经言，伤寒脉浮而缓，手足自温者，系在太阴。此本为太阳太阴合病，当用桂枝加人参汤，却因不大便而数下之，苦寒攻下，损伤脾阳，脾不运化，故纳减不食；脾虚不运则肝木横逆，故胁下满痛；脾虚湿郁于面目及身，故面目及身俱黄；脾虚湿痹阻于太阳，故颈项强；脾与胃相表里，脾虚则胃不和，胃不和则进食气逆而哕；太阳表未解，表邪入膀胱腑，致膀胱水气不化，故小便不利；膀胱水气不化，津液不能上承，故口渴欲饮；水蓄而上迫于胃，胃气不降，故饮水则吐，此乃太阳水逆。综观诸证，此乃太阳太阴合病。而医因有胁下满痛，颈项强，口渴饮水则呕，进食则呃逆，误为柴胡证，用柴胡剂后大便重坠者，乃本脾虚，柴胡剂复又疏利三焦气机，虚而疏泄则为太过，中气下陷故也。本证治当温阳利水、退黄止呕，方用茵陈五苓散加半夏，不可与柴胡汤，若与之，则水湿不化，不仅饮水则呕，甚者进食则发生哕逆。弟子遵嘱用之，一剂而小便利，二剂而呕除，三剂而黄疸退，诸症安。

思考：小柴胡汤的禁忌证从病机分析为太阳太阴合病，太阳病包括太阳表证和太阳水逆证，恶风寒是太阳表证，口渴、小便难、饮水则呕为太阳水逆；太阴病的证据为手足温、不能食、面目与身黄。本条可参看第 278 条“伤寒脉浮而缓，手足自温者，系在太阴。太阴当发身黄，若小便自利者，不能发黄”，有助于理解太阴病发黄。临床上外感后出现黄疸者，多为急性黄疸性肝炎或肝损伤，属于误治或延治后出现的证候，当按寒湿黄疸论治。外感后出现水逆者，多为脾阳受损，当温阳利水，宜五苓散。

99. 伤寒四五日，身热恶风，颈项强，胁下满，手足温而渴者，小柴胡汤主之。

提要：本条为三阳同病，治从少阳。

案解：本案为三阳同病，治从少阳案。

冯堂村冯三强，癸丑日患太阳伤寒。病延四五日，身热恶风，颈项强急不适，胁下胀满，手足温，口渴，小便利。急赴仲景堂求诊。仲景诊之，语诸弟子，病者身热恶风，为太阳表邪已衰而未全解，为何？盖若太阳表邪已全解，则病者不当有身热恶风；手足温而渴，小便利为阳明之证，为何？盖若为太阳证则当小便不利，若为太阴证，则当口不渴，现小便利而口渴，故为阳明之证；颈项强而胁下满，为少阳之证，为何？盖若为湿郁之颈项强，则当小便不利，若为湿郁之脾虚肝逆，亦当小便不利，现小便利无太阳蓄水，更无脾虚水停，故为少阳证也。故此病由太阳而入阳明、少阳，太阳、阳明之证见轻，而少阳独重。三阳皆病，少阳独重者，若治太阳，则发汗损其津液，于阳明不利，若治阳明，清热生津，则于太阳不利，故当独取少阳，以运转枢机，使上下、内外宣通畅达，则太阳、阳明之邪同时而解，方以小柴胡汤加减治疗，因太阳证未罢，故加桂枝，病传阳明而渴，故加瓜蒌根。弟子遵嘱与药，二剂而安。

思考：本条提出了小柴胡汤又一适应证，即三阳同病，少阳独重者，治从少阳的临床法则。本条与上一条比较，相似的是都有恶风，手足温及颈项强，上条是胁下满痛，本条是胁下满，基本相同。不同的是上条脉迟浮弱，本条未提脉，但绝不是脉迟浮弱；上条经二三下之，正气已虚，脾虚不运，本条未经泻下，正气不虚，三阳同病，少阳独显，故上条不可与小柴胡汤，本条可与小柴胡汤，独解少阳，少阳解，则三阳即解。笔者在案中补小便利之证，利于与上条鉴别，上条小便难，故有太阳水逆证，有脾虚不运之太阴证等，本条如果不提小便利，难于与上条鉴别。

100. 伤寒，阳脉涩，阴脉弦，法当腹中急痛，先与小建中汤，不瘥者，小柴胡汤主之。

小建中汤方

桂枝三两，去皮　甘草二两，炙　大枣十二枚，擘　芍药六两　生姜三两，切　胶饴一升

上六味，以水七升，煮取三升，去滓，纳饴，更上微火消解。温服一升，日三服。呕家不可用建中汤，以甜故也。

提要：本条为少阳伤寒病传太阴致太阴里虚腹痛证治。

案解：案1为寒邪直中少阳，少阳肝木克泄脾土，引发太阴腹中急痛案；案2为寒邪直中少阳，少阳肝木克泄脾土，引发太阴腹中急痛，用小建中汤治疗，若病不减，则再以小柴胡汤治疗案。

王良庄王广厚，禀赋少阳质。辛卯日伤于寒，忽发腹部拘急疼痛，急赴仲景堂求治。仲景诊其脉浮取涩滞，沉取却弦劲。谓诸弟子，此为寒邪直中少阳，为少阳伤寒，引致太阴里虚腹痛。何以知为少阳伤寒？盖病者禀赋少阳质，其阴脉又弦，弦者，少阳之脉，故为少阳经伤寒。何以知太阴里虚腹痛？盖其阳脉涩，涩者，脾之气血虚少。二者何以关联？盖少阳伤寒，木寒也，木寒而郁，郁而经气不利，横逆克泄脾土，故为太阴脾里虚腹痛。治宜小建中汤，温中补虚、缓急止痛。盖小建中汤为桂枝汤倍芍药加胶饴组成，方中重用胶饴至一升为君药，胶饴甘温，温中补虚，和里缓急，桂枝温阳散寒，芍药和营益阴，炙甘草调中益气。诸药合用，甚合本病病机。弟子遵嘱与小建中汤，一剂而安。

王良庄村王广仁，王广厚之弟。丙戌日伤于寒，腹部拘急疼痛。一医诊之，与小建中汤，药后腹中急痛不减，急赴仲景堂求治。仲景诊之，按其脉浮取涩滞，沉取弦劲，谓诸弟子，脉浮取涩滞，乃脾之气血虚少，沉取弦脉乃寒邪中于少阳，少阳郁滞之象。与小建中汤不效者，乃少阳之气被寒邪所郁，肝木失却疏泄，肝木横克脾之虚土，故腹部拘急疼痛。治疗若温建中气不效，当疏肝木，肝木得疏，不克脾土，则腹痛止。故

治宜小柴胡汤加减。弟子遵嘱与小柴胡汤去黄芩，加芍药缓急止痛，二剂而安。

思考：本条提出少阳伤寒后腹痛的两种治法，即小建中汤的温中健脾法和小柴胡汤的疏泄肝胆法。两法可独立应用，亦可次第应用。有注家认为少阳伤寒后腹痛先用小建中汤不效是药不对证，其实是少阳伤寒，邪在少阳不除，肝木克泄脾土之腹痛，故再用小柴胡汤治之。胶饴即饴糖，麦芽糖，为米、大麦、小麦、粟或玉蜀黍经发酵而成。

101. 伤寒中风，有柴胡证，但见一证便是，不必悉具。凡柴胡汤病证而下之，若柴胡证不罢者，复与柴胡汤，必蒸蒸而振，却复发热汗出而解。

提要：本条为柴胡证的辨别方法及误下经治后的转归。

案解：各案体现“有柴胡证，但见一证便是，不必悉具”的小柴胡汤应用法则。

王庄村王二虎，戊午日上山打猎。汗出伤于风寒，恶风乏力，自恃体壮，饮水歇息而未就医。数日后寒热往来，左胁下疼痛，赴仲景堂求诊。仲景诊之，询知有上山受风寒之由，语众弟子，病者上山打猎而伤于风寒，今见寒热往来，左胁下疼痛，乃少阳柴胡证也。伤寒中风，有柴胡主证，但见一证便是，不必悉具。故可与小柴胡汤治之，弟子遵嘱与药，二剂而愈。

王庄村王三郎，素善操劳忧心。己未日伤寒中风，神情默默，不欲饮食，心烦喜呕，赴仲景堂诊治。仲景诊其脉弦细而弱，语众弟子，此为柴胡证，病者素善操劳忧心，本有少阳不疏，复又感寒，出现柴胡证。柴胡证，诸如往来寒热，胸胁苦满，神情默默，不欲饮食，心烦喜呕，或口苦，咽干，目眩等皆是也。本病者神情默默，不欲饮食，心烦喜呕即为其中之一二，故可与小柴胡汤加味治之。弟子遵嘱与小柴胡汤加郁金、麦芽，三剂而能食，心烦喜呕除。

王庄村王四虎，庚申日湖边打鱼感寒，五六日后，寒热往来，不欲饮食，头目眩晕，胸胁苦满，腹胀便秘。一医治之，思其腹满便秘，用承气汤泻下，药后便解而诸症不除，急赴仲景堂诊治。仲景诊罢，谓诸弟子，病者本为柴胡汤证，凡柴胡汤证用泻下治疗的，若柴胡汤证不罢者，可复与柴胡汤治疗，为何？盖柴胡汤证当与和解之法治疗，却因兼证而用泻下法治疗，则正气必有耗伤，再与小柴胡汤扶正祛邪，和调少阳，则少阳证可解。但应注意，用药后正气得助，奋力抗邪外出，当有周身颤抖，蒸蒸汗出之状，切勿惊慌。弟子遵嘱与药，果药后不到一刻钟，病者浑身颤抖，随即发热汗出而病除。

思考：本条提示有二。一是提出了柴胡证的辨证方法，即“伤寒中风，有柴胡证，但见一证便是，不必悉具”；二是提出只要柴胡证存在，就可以反复应用柴胡汤；三是应用柴胡汤可出现战汗现象。笔者曾治一三十余岁女，诉近一周来纳食不佳，情绪抑郁，询之，乃其子患肾病综合征在内科住院，心忧之，故纳食减少。遂与小柴胡汤原方加佩兰，一周后复诊，情绪改善，纳食增加，再与前方加三仙（山楂、麦芽、神曲）一周巩固。

102. 伤寒二三日，心中悸而烦者，小建中汤主之。

提要：本条为伤寒病传于心证治。

案解：案 1 为伤寒表解而病传于心之心悸心烦案；案 2 为伤寒表未解而病传于心之心悸心烦案。

林庄村林春花，年二旬。辛酉日患伤寒，发热恶寒，身痛无汗。经治二三日，发热恶寒去，身痛无汗除，却出现心悸心烦不安等症，急赴仲景堂求治。仲景诊罢，谓诸弟子，病者伤寒二三日，经治发热恶寒去，身痛无汗除，心中悸而烦者，乃病传少阴心。有弟子问，为何不传阳明少阳而传少阴心？仲景言，盖不传阳明少阳者，必病者素体心阴阳俱虚。心阴阳俱虚，复遇外感，发汗则更损阴阳，更增其虚，故二三日后伤寒表解，太阳寒水之本寒传于里，克侮心火，心阳虚受克则易心悸，心阴虚受克则易心烦。而太阳伤寒病传少阴心，发作心中悸而烦，病者头不眩，身不振颤欲跌，无筋肉跳动，则知非传少阴肾，乃心阴阳两虚。治当小建中汤和其阴阳。弟子遵嘱与药，一剂症减，二剂心安。

林庄村林祥之，素体虚。丁亥日患伤寒，发热恶寒，身痛无汗。医与麻黄汤发汗治之二三日，发热恶寒，身痛无汗诸症减而未尽，忽发心悸心烦，甚惶恐，急赴仲景堂诊治。仲景诊罢，谓诸弟子，病者素体里虚，复感外邪，再发其汗，汗出表证虽解而未尽，病传少阴心。发汗本伤阴阳，故里虚更甚，阳气虚不敌太阳寒水之气，故心悸；阴血虚不滋心神，故心烦。此虽表解未尽，但里证甚急，当先治里，里得治，正气得复，自可驱邪外出，未尽之表邪随之而解。方用小建中汤建中和里、平调阴阳，弟子遵嘱与药，一剂症减，二剂心安。

思考：伤寒病传于少阴心，可致心悸心烦。有注家认为伤寒未经汗下而发作心悸而烦，亦有注家认为系伤寒发汗后表未解心悸而烦。笔者认为伤寒二三日，有已就诊的，亦有未就诊的，因此有表证解的，亦有表证未解的，各种状态出现的心悸而烦，皆有可能。临床上外感可引发病毒性心肌炎或细菌性心内膜炎，尤其多见于儿童、妇女，在病毒性心肌炎或细菌性心内膜炎初期或早期，中医治疗宜与小建中汤，中后期宜生脉饮加味。

103. **太阳病，过经十余日，反二三下之，后四五日，柴胡证仍在者，先与小柴胡汤。呕不止，心下急，郁郁微烦者，为未解也。与大柴胡汤，下之则愈。**

柴胡半斤　**黄芩**三两　**芍药**三两　**半夏**半升，洗　**生姜**五两，切　**枳实**四枚，炙　**大枣**十二枚，擘

上七味，以水一斗二升，煮取六升，去滓，再煎。温服一升，日三服。一方加大黄二两，若不加，恐不为大柴胡汤。

提要：本条为少阳阳明并病证治。

案解：案1为太阳病已罢，病传少阳案；案2为太阳病已罢，病传少阳阳明，为少阳阳明并病案。

水寨村水燕红，丙寅日患太阳病，经治十余日太阳病除，却往来寒热，胸胁苦满，大便难。一医用承气汤数次服之，四五日后，便解而仍寒热往来，胸胁苦满，急赴仲景堂求诊。仲景诊罢，谓诸弟子，病者患太阳病，过经十余日，反二三下之，后四五日，仍有往来寒热，胸胁苦满等柴胡证，可与小柴胡汤治之。弟子遵嘱与药，一剂而病解。诊后仲景语众弟子，病者初为太阳病，治历十余日，太阳病已罢，邪传少阳，故往来寒热，胸胁苦满，大便难。医不查而因大便难反复泻下，孰不知大便难非阳明证，乃少阳不疏也。泻下之后，大便虽解而仍往来寒热，胸胁苦满，此少阳证仍在，既少阳证仍在，故仍可用小柴胡汤治之，弟子们听罢，恍然而悟。

水寨村水燕兰，水燕红之妹。丁卯日患太阳病，治历十余日太阳病解，出现往来寒热，心烦喜呕，胸胁苦满，大便难。一医用承气汤数次下之，四五日后，大便通，仍往来寒热，心烦喜呕，胸胁苦满。医又与小柴胡汤，数剂而病仍不解，呕恶不止，心下急满疼痛，心中郁郁微烦，急赴仲景堂求诊。仲景诊之，询其病况后，语众弟子，病者初为太阳病，治历十余日，太阳病已罢，邪传少阳，医不查而因大便难反复泻下治之，但泻下之后，少阳证仍在，故又用小柴胡汤治之，其喜呕却变为呕恶不止，心烦则变为郁郁微烦，胸胁苦满更变为心下急满疼痛，此少阳相火内结阳明，里气有壅滞之象，少阳病未罢，又传阳明，为少阳阳明并病，此可与大柴胡汤疏少阳而泻阳明。弟子与药，果一剂而愈。仲景又语诸

弟子，大柴胡汤乃为小柴胡汤变方，系小柴胡汤去人参、甘草，加芍药、枳实、大黄，生姜加至五两，本证因有少阳证，故用小柴胡汤为基础，因有阳明证，故加芍药、枳实、大黄泻阳明之热，去人参、甘草之补，生姜增量，乃为呕不止，心下急所设，温胃降逆也。

思考：本条提示三点。一是太阳病可越经传少阳；二是少阳病可兼阳明，为少阳阳明并病；三是大柴胡汤方证的主症是“呕不止，心下急，郁郁微烦”。临床上有先见外感诸症，后出现胃脘或右胁部急满疼痛，又呕吐不止者，亦有先见胃脘或右胁部急满疼痛，又呕吐不止，后见外感诸症，此多是外感或饮食不当引致肝胆、胰腺、胃十二指肠、阑尾等脏腑的急性病变，或肝胆、胰腺、胃十二指肠、阑尾等脏腑的急性病变引起的急性反应，此时从中医药治疗当首选大柴胡汤。从部位而言，大柴胡汤适用于治疗胸腹两侧的急慢疼痛。

104. 伤寒十三日不解，胸胁满而呕，日晡所发潮热，已而微利。此本柴胡证，下之以不得利，今反利者，知医以丸药下之，此非其治也。潮热者，实也。先宜服小柴胡汤以解外，后以柴胡加芒硝汤主之。

柴胡二两十六铢　黄芩一两　人参一两　甘草一两，炙　生姜一两，切　半夏二十铢，本云：五枚，洗　大枣四枚，擘　芒硝二两

上八味，以水四升，煮取二升，去滓，纳芒硝，更煮微沸。分温再服。不解更作。

提要：本条为太阳病病传少阳阳明误治及正治方法。

案解：本案为太阳病病传少阳阳明误治及正治案。

张庄村张二乐，戊辰日伤寒，病已十三日，胸胁胀满，呕吐，午后三四时发潮热，大便结。一医见其潮热大便结，思为阳明证，而用丸药

攻下，药后轻微下利，但胸胁胀满、呕吐、潮热不解，甚惶恐，急赴仲景堂求诊。仲景诊罢，谓众弟子，病者伤寒十三日病未解，非太阳病未解，而是少阳阳明未解，为何？盖伤寒十三日出现胸胁胀满，呕吐诸症，此病传少阳也；病者又发潮热便结，此为病再传阳明也。其微利乃丸药下之故，故病者伤寒十三日，太阳病已解，而病传少阳，再传阳明，是为少阳阳明病病不解，此治本应与大柴胡汤，但医者却以丸药下之，此丸药乃巴豆类辛热泻下之药，服后虽有轻微下利，但阳明内热增而不去，潮热仍发，胸胁胀满、呕吐诸症依然，若再下之，更伤正气，故当先服小柴胡汤以和解少阳枢机，再与柴胡加芒硝汤轻泻阳明内热。弟子遵嘱先与小柴胡汤一剂，病者胸胀胀满、呕吐症除，再与柴胡加芒硝汤一剂，潮热除，大便畅，身安病除。仲景再言，柴胡加芒硝汤为小柴胡汤减量，加咸苦寒之芒硝，芒硝苦寒清热，苦咸缓泻，故与本病甚宜。

思考：本条中伤寒十三日不解不是伤寒表证不解，而是伤寒病传少阳阳明不解。日晡所发潮热，日晡即申时，下午三时至五时，所为代词，意为“这，此”，潮热即如潮水般定时发热，整句意思是在申时这个时间段发潮热。本条提出柴胡加芒硝汤方证的主症是“胸胁满而呕，日晡所发潮热，已而微利”，其中胸胁满而呕为少阳柴胡证，潮热为阳明证，微利为丸药误治变证。临床上柴胡加芒硝汤用于治疗少阳阳明并病之胆囊炎、胰腺炎等病。

105. 伤寒十三日，过经谵语者，以有热也，当以汤下之。若小便利者，大便当硬，而反下利，脉调和者，知医以丸药下之，非其治也。若自下利者，脉当微厥，今反和者，此为内实也。调胃承气汤主之。

提要：本条为太阳病罢，病传阳明，误用辛热丸药泻下，导致下利的证治。

案解： 案1为太阳伤寒病传阳明而用汤药泻下案；案2为太阳伤寒病传阳明，误用辛热丸药泻下致下利案。

杨庄村杨大武，己巳日患伤寒，病历十三日，恶寒以除。但仍发热，并渐现腹满谵语，家人急邀仲景诊治。仲景诊之，询其二便，答，小便利，大便干硬。谓众弟子，此为太阳病表邪已解，病传阳明而成阳明里实，故发热谵语，腹满大便干硬而小便利。治当用小承气汤通腑泄浊。弟子遵嘱与药，一剂而诸症解。

杨庄村杨大智，庚午日患伤寒，历十三日，发热，谵语，腹满便干。一医诊之，辨为阳明热结，用巴豆类丸药泻下，药后发热谵语更重，急邀仲景诊之。仲景询其二便，家人诉病者小便利，大便溏稀，按其脉和调。仲景言，脉和调，小便清利，病者当大便干，现其大便溏稀，必前医用泻下药所致，按理泻后其热当解，谵语当除，但病者仍发热谵语，此必为巴豆类热性泻药所为，热性泻药虽可泻下，但更增燥热，非其治也。若病者是内虚下利，其脉应为微弱，脉调和者，无微弱之象，此为阳明之热内结，其大便溏稀为热结旁流，用谓胃承气汤缓下热结即可。弟子遵嘱与药，一剂大便下燥屎若干，热除，谵语止，再剂而安。仲景对众弟子言道，关于丸药，众弟子当知晓，乃为备急治疗疫病之辛热温燥泻下药，有用巴豆治之者，亦有用其他热燥泻下药治之者，医者治伤寒常有误用，当戒之。

思考： 本条提示两点。一是提出调胃承气汤方证，主症是发热，谵语，下利；二是提出阳明热结内实的治疗不可辛热攻下，否则可使燥热内结更甚，甚至导致热结旁流之下利。本条与上条比较，都是伤寒历十三日，均用丸药泻下，但上条是伤寒病传少阳再传阳明，为少阳阳明并病，本条为伤寒病传阳明，故无少阳证。谓胃承气汤应用于胃气受损的阳明腑实证，现代医学应用于不完全性肠梗阻等。

106. 太阳病不解，热结膀胱，其人如狂，血自下，下者愈。其外不解者，尚未可攻，当先解其外，外解已，但少腹急结者，乃可攻之，宜桃核承气汤。

桃仁五十个，去皮尖　大黄四两　桂枝二两，去皮　甘草二两，炙　芒硝二两

上五味，以水七升，煮取二升半，去滓，纳芒硝，更上火微沸，下火。先食温服五合，日三服，当微利。

提要： 本条为太阳经表病传太阳膀胱腑之蓄血轻证证治。

案解： 本案为太阳蓄血轻证案。

花马营村花大奎，庚午日患太阳病，发热恶寒。经治不解，忽发狂躁不宁，家人急送其入仲景堂诊治。仲景急诊之，望其神情狂躁，诉其少腹急结不适，按其少腹硬痛，其脉浮而涩。谓诸弟子，此为太阳蓄血证，乃太阳经表证传于太阳膀胱腑，盖太阳表证未解，太阳寒水之标热入里，热与血结于下焦膀胱腑，致少腹急结硬痛，瘀血结于下，瘀热扰于上，故病者狂躁不宁。其治当先解表而后攻下，不可先攻下再解表，以免攻下表邪再陷，更生他变。解外宜桂枝汤，攻下宜桃核承气汤。弟子遂与桂枝汤一剂，病者恶寒发热除，而狂躁不宁及少腹拘急硬痛不减。再与桃核承气汤下血散热，一剂知，二剂而安。仲景再言，桃核承气汤中桃仁苦甘平，《本经》言其“主瘀血，血闭，癥瘕”，甚合太阳蓄血之证，故为君药；桂枝辛甘温，《本经》言其“利关节”，故俱通利血脉之性，为方中臣药；大黄、芒硝苦寒泻下，荡涤积滞，为佐；甘草缓其峻下之性，故为之使。诸药相伍，主治太阳蓄血之证。

思考： 本条后世称为太阳蓄血证，病机为太阳经表证传于膀胱腑之热结膀胱，桃核承气汤方证的主症为其人如狂，少腹急结。本条提出了一条临床治疗原则，即表里证同俱，里实者当先表后里，此与第 91、92 条的表里证同俱，里虚者当先里后表不同。临床上遇女子月经不调、痛经、

闭经等并见小腹急结，疼痛，情绪不宁，男子前列腺疾病、睾丸疾病等，皆可选用桃核承气汤加减治疗。笔者用此方合小柴胡汤加减治疗慢性前列腺炎有卓效。

107. 伤寒八九日，下之，胸满烦惊，小便不利，谵语，一身尽重，不可转侧者，柴胡加龙骨牡蛎汤主之。

柴胡四两　**龙骨**　**黄芩**　**生姜**切　**铅丹**　**人参**　**桂枝**去皮　**茯苓**各一两半　**半夏**二合半，洗　**大黄**二两　**牡蛎**一两半，熬　**大枣**六枚，擘

上十二味，以水八升，煮取四升，纳大黄，切如棋子，更煮一两沸，去滓。温服一升。本云：柴胡汤，今加龙骨等。

提要：本条为伤寒经尽当解而不解，误下病传少阳阳明，致三焦郁滞证治。

案解：本案为伤寒经尽当解而不解，误下病传少阳阳明，致三焦郁滞案。

引凤庄风飞英，辛未日患伤寒，八九日不解，仍发热恶寒，又见腹胀满，大便难。一医见大便难，即与泻下治之，药后发热恶寒去，大便通，腹胀满除，却忽发胸胁满闷，心烦易惊，小便不利，身重不可转侧，谵语。家人急送病者入仲景堂诊治。仲景急诊罢，谓诸弟子，病者伤寒八九日，仍发热恶寒，并出现腹胀满，大便难等症，乃为太阳表邪经尽当解而未解，医误为病入阳明，误下致邪热先陷少阳，盖因少阳经脉其支者，布胸中，系肝胆、心包、三焦，故胸胁满闷，心烦易惊；少阳枢机不利，决渎失职故小便不利；邪热再传阳明，阳明经多气多血，邪热传至则气血运行不畅，故身重不可转侧；阳明热盛，上蒙心窍故谵语。如此邪热内蕴，弥漫三焦，三焦气机郁滞，治当从少阳，少阳枢机舒展，则三焦气机调畅，诸症尽解，可与柴胡加龙骨牡蛎汤，疏利三焦，镇静

安神。弟子遵嘱与药，一剂症减，再剂神清病安。仲景继言，柴胡加龙骨牡蛎汤中之柴胡汤，可除胸满而烦，加龙骨、牡蛎、铅丹，以镇肝胆之惊，盖《本经》言龙骨“主小儿热气惊痫”，言牡蛎“主惊恚怒气”，言铅丹“主惊痫癫疾”，故三药可镇肝胆之惊，加茯苓既可利小便，又可安神，加大黄以泻胃肠之热，加桂枝以通阳化其身重，诸药相伍，甚合本证。

思考：《医宗金鉴·辨坏病脉证并治》言，“伤寒八九日，邪不解，表不尽，不可下也。若下之，其邪乘虚内陷……邪壅三焦，则荣卫不行……”治疗用柴胡加龙骨牡蛎汤，其方证的主症是“胸满，烦，惊，小便不利，谵语，一身尽重，不可转侧”，病机是邪热内蕴，三焦郁滞。本条和上条都出现了精神神志症状，上条是其人如狂，瘀血所致，本条是烦惊，热壅肝胆不宁所致。柴胡加龙骨牡蛎汤临床用于治疗神经精神疾病、内分泌疾病、更年期疾病等症见胸满、烦惊、小便不利者，笔者临床用此方治疗三焦郁滞而失眠者常获佳效。

108. 伤寒，腹满，谵语，寸口脉浮而紧，此肝乘脾也，名曰纵。刺期门。

提要：本条为伤寒肝乘脾厥阴伤寒证治。

案解：本案为伤寒肝乘脾厥阴伤寒案。

傍晚，仲景堂里，油灯通明，仲景在向众弟子讲授伤寒传变的肝乘脾证治案。仲景言，今日午后所治白河村白二婶即是伤寒传变的肝乘脾证。白二婶壬申日患伤寒，经治诸外症减，但渐出现腹满，谵语，其脉浮而紧，显为厥阴经感寒，为师与刺期门穴，泄肝气而治之，一针而效。仲景继续道，伤寒传变，因禀赋而异。素体肝气盛者，伤寒后肝经感寒，其脉见浮而紧，此为肝气受寒邪遏制，不得疏泄，聚而逆乘脾土，脾土不运，故多见腹胀腹满，大便艰难，进而阳明腑积热，上扰神明而发谵语，此为伤寒后肝乘脾也，名为纵。纵者，肝气纵行乘克脾也。其治当从根本，刺足厥阴肝经募穴期门穴，疏肝气、健脾气、行腹气，则腹满谵语可除。有弟子问，厥阴经感寒出现腹满谵语，是即感寒见之还是多日后见之，仲景答，俱可。

思考：对本条的理解，历代注家多随文敷衍，难以自圆其说。笔者从本条的病机入手去理解本条的含义，本条言伤寒出现腹满谵语的病机是肝乘脾，肝气之所以能够乘脾，是因为其气必盛。何以盛？肝气不泄聚则盛。何以肝气不泄？肝经受寒邪而寒遏肝气则肝气不得泄。即足厥阴肝经被寒邪郁遏所致，此为厥阴伤寒。本条对伤寒出现肝气受寒邪郁遏纵克脾土的腹满谵语，不用方药而用刺肝经募穴期门穴治疗的方法，拓展了临床治疗方法，有临床价值。

109. 伤寒发热，啬啬恶寒，大渴欲饮水，其腹必满，自汗出，小便利，其病欲解，此肝乘肺也，名曰横。刺期门。

提要：本条为伤寒肝乘肺厥阴伤寒证治。

案解：本案为伤寒肝乘肺厥阴伤寒案。

马庄马四爷病，癸酉日伤寒，发热恶寒无汗，小便不利，口大渴欲饮，腹胀满。仲景诊之，谓众弟子，病者伤寒而发热恶寒，似太阳伤寒证；口大渴欲饮水、腹胀满又若阳明里证。但此既非太阳表证，又非阳明里证。非太阳伤寒，乃因无脉浮紧、身痛等症；非阳明里证，乃因无恶热、大便难等症。此乃寒束厥阴经脉，寒邪郁遏肝气，肝气不得疏泄，聚而则盛，盛则反乘克肺金，肺金被乘克，肺主皮毛功能失调，故见皮腠之发热恶寒；肺主治节功能失司，则津液不能正常输布，故见口大渴欲饮水，小便不利；小便不利，水入饮停则腹满。肝木本受肺金制约，今反乘克肺金，犹如以下犯上之逆，故名横，横者，横行逆克也。若病者能自汗出，小便利，则提示寒邪已去，肝气已畅，肺气得宣，其发热恶寒，口大渴欲饮，腹胀满将欲解。若病者无自汗出，小便不利，则诸症难解，病者可留观。午后弟子来告，病者诸症亦然，仲景嘱刺期门穴，泄肝气以助肺气宣散。弟子即遵嘱刺病者期门穴，一刻钟后，病者汗出，小便通利，诸症豁然。

思考：本条与上条，一为肝乘肺，一为肝乘脾，临床证候却颇似太阳证和阳明证，所以临床鉴别确有难度。仲景提出厥阴伤寒肝乘肺、肝乘脾这两个病机，意在提示伤寒不仅太阳经有，其他经如厥阴经也有。临床上应用本条，当注意病者的体质禀赋，即病者可能有厥阴的体质特点，肝气易郁者，感寒后厥阴经脉最易最先感之，故出现颇似太阳证和阳明证的临床表现，但却为肝气横逆犯肺，肺失宣降所致。

110. 太阳病二日，反躁。凡熨其背而大汗出，大热入胃，胃中水竭，躁烦，必发谵语。十余日，振栗，自下利者，此为欲解也。故其汗从腰以下不得汗，欲小便不得，反呕，欲失溲，足下恶风，大便硬，小便当数，而反不数及不多，大便已，头卓然而痛，其人足心必热，谷气下流故也。

提要：本条为太阳病误用火治的变证及转归。

案解：案 1 为太阳病误用火治，胃中津伤欲愈案；案 2 为太阳病误用火治，火邪内壅，阻滞中焦欲愈案。

丁营村丁家义，素体阳盛。庚戌日患太阳病，恶寒发热无汗。越二日，烦躁不宁。延医治之，医见其恶寒发热无汗，忽视其烦躁不宁，诊为太阳伤寒，用火熨之法熨其背，熨后病者大汗淋漓，继而口燥，烦乱，大便难，渐出现语言错乱，时发谵语，医甚惶恐，急邀仲景诊治。仲景诊之，询其病况后，谓诸弟子，病者初为太阳病，但其禀赋阳盛，感寒后太阳寒水之标热迅即入里化热，故病二日即烦躁不宁，而医者忽视不见，误用火熨之法治疗。火助太阳寒水之标热而大汗出，致胃中津伤，里热盛而口燥烦乱，进而语言错乱，谵语。现病者病已历十余日，火邪外泄，其势已弱，阴津将复，但可能发作寒颤和自利，此为其病欲愈之兆，不可慌乱。正言之间，忽见病者全身颤抖，入厕泻利，两刻钟后，身稍安，随嘱糜粥调养，越日，病解身安。

丁营村丁嘉仁，禀赋阳热。甲戌日外感于寒，恶寒发热无汗，越二日，烦躁不宁。一医治之，用火熨之法熨其背，熨后病者上身出汗，下身则无汗，呕恶，欲小便却小便不出，量少，时又小便失禁，足部恶风，大便干硬，急邀仲景诊治。仲景诊后，谓诸弟子，病者禀赋阳热，感外寒二日即入里化热，复误用火熨，致火邪壅滞中焦，胃气上逆故呕恶；中焦阻隔，上下不通，上热不能下达，故上身汗出，下身无汗，足部恶风。膀胱开阖失司，故既有欲小便却小便不出，又时小便失禁之症；热壅大肠故大便硬，津伤则小便量少。正言间，病者欲大便，随入厕大便，便后病者突发头痛，足底发热。仲景随言，病者大便后，中焦得通，上焦阳热得以下达，头部阳气骤虚，故突发头痛。足底发热，乃为阳气下达之故，不用惊慌，此为其病将愈之兆，可留宿观之。越日，弟子告，病者已安。

思考：太阳病入里化热，表现是“太阳病二日，反躁”，仲景提出禁用火熨治疗的临床禁忌。熨，古代火疗法之一，以加热过的药物或物体如砖块置于其背取暖发汗。谷气，水谷之气，俱阳热之能。本案看似复杂，实为伤寒误治后的两种变证，一是伤寒火熨后胃津耗伤引起的口燥烦乱，语言错乱，谵语等症，如案1；二是伤寒火熨后火邪壅滞中焦，中焦阻隔，引起的上下不通诸症，如案2。这两种变证都有欲愈的转归。临床上对于素体阳热外感风寒者，要注意其化热的速度，因这类病者化热急速，故在用辛温解表法时要把握药物的用量、时机和配伍，以防其变。

111. 太阳病中风，以火劫发汗。邪风被火热，血气流溢，失其常度。两阳相熏灼，其身发黄。阳盛则欲衄，阴虚小便难。阴阳俱虚竭，身体则枯燥，但头汗出，剂颈而还，腹满，微喘，口干，咽烂，或不大便。久则谵语，甚者至哕，手足躁扰，捻衣摸床。小便利者，其人可治。

提要：本条为太阳中风误用火劫的变证及预后。

案解：案 1 为太阳中风误用火劫变证不治案；案 2 为太阳中风误用火劫变证可治案。

明黄村明大郎，年四旬，素体阳盛。丙子日病太阳中风，初发热恶寒汗出。一医不晓病者阳盛之体，以火治之法强迫发汗，治后身目黄染，鼻衄，小便困难，肌肤干燥，头汗出到颈部而止，腹胀满，微微气喘，口干欲饮，咽喉腐烂，时有大便不通。病者未再寻良医，多日未能善治。渐现呕逆，谵语，手足躁扰，捻衣摸床，家人惶恐，急邀仲景诊之。仲景目查病者如此景象，询症按脉后谓诸弟子，病者初为太阳中风，本有汗出，又因素体阳热，感风寒之邪却速化热。医者不识病情，以火劫发汗，风邪与火劫之热相煽，两阳相熏灼，致机体血气流溢，失其常度，发为肌肤黄染；阳热迫血上溢则见鼻衄；阳热郁内，耗气伤津，故肌肤干燥；津耗阴虚，故小便困难；阳热上燔，故见头汗出到颈部而止；阳热太盛，肺脾受灼，故见腹满微喘，口干咽烂，或不大便；病势延治，胃气受伤而呕逆，神明受扰而谵语、手足躁扰、捻衣摸床，此皆阳热致津伤之变证。此证甚危，其治可用清营之法凉血开窍勉强为之。弟子遵嘱与白虎清营汤三剂，病未见起色，再三剂，病日重，终不治。

明黄村明二虎，素体阳盛。丁酉日病太阳中风，一医用火法强迫发汗，病者渐现身目黄染，鼻衄，身体枯燥，头汗出到颈部为止，腹胀满，微微气喘，口干无津，咽喉腐烂，时有大便不通。如此病延数日，未易良医。病者渐出现谵语，呕逆，手足躁扰，捻衣摸床等症。无望之下，家人急邀仲景诊之。仲景查见病者病状，问其小便否？家人回病者小便尚利。仲景遂言，病者素体阳盛，患太阳中风，与火迫发汗，误治也。火迫发汗，两阳相熏灼，耗气伤津，出现谵语，呕逆，手足躁扰，捻衣摸床等症，乃为火劫发汗伤阴之变证。幸病者小便尚利，提示阴津未绝，尚可治也。当用清营生津之白虎清营汤，十余剂而安。

思考：本条提示有三。一是太阳中风禁用火疗。二是如果太阳中风误用火疗会引起身发黄、欲衄、小便难、身体枯燥，但头汗出，剂颈而还，腹满，微喘，口干，咽烂，或不大便、谵语，甚者至哕，手足躁扰，捻衣摸床的诸多变证，变证的病机是阳热亢盛，阴液枯竭。三是提出了两个病机论断，即“阳盛则欲衄，阴虚小便难”，对指导临床辨证有重要意义。在古代用火疗来取汗可能是一种比较普遍的治疗太阳病的方法，但是也容易出现各种变证，否则仲景不会反复提醒要防范。本条中的两阳，指中风为阳，火疗亦为阳，中风遇火疗，称两阳相熏灼。

112. 伤寒脉浮，医以火迫劫之，亡阳，必惊狂，卧起不安者，桂枝去芍药加蜀漆牡蛎龙骨救逆汤主之。

桂枝三两，去皮　甘草二两，炙　生姜三两，切　大枣十二枚，擘　牡蛎五两，熬　蜀漆三两，洗去腥　龙骨四两

上七味，以水一斗二升，先煮蜀漆，减二升，纳诸药，煮取三升，去滓。温服一升。本云：桂枝汤，今去芍药，加蜀漆、牡蛎、龙骨。

提要：本条为伤寒误用火治出现惊狂证治。

案解：本案为伤寒误用火治出现惊狂案。

大石碑村石二婶，癸巳日伤寒。发热恶寒，头痛身痛无汗。一医诊之，按其脉浮紧，见病者无汗恶寒，遂用火法强迫发汗，治后大汗出，心悸烦乱，卧起不安，有惊狂之兆，急邀仲景诊之。仲景询症后，谓众

弟子，此本太阳伤寒，宜麻黄汤发汗，医误用火法致大汗出，《素问·宣明五气论》言“五脏化液，心为汗”，汗出过多，耗伤心液，阴不敛阳，阳难守阴，心阳随之外泄，心神无所依而浮越，故心悸烦乱，卧起不安，有惊狂之兆。治当温心阳、摄汗液、安心神，宜桂枝去芍药加蜀漆牡蛎龙骨救逆汤。弟子遵嘱与药，一剂症减，二剂而安。仲景继言，桂枝去芍药加蜀漆牡蛎龙骨救逆汤中桂枝甘草辛甘化阳而温振心阳，龙骨、牡蛎镇摄心神，蜀漆通泄热邪、涤痰开结，生姜、大枣资助中焦之气。全方共奏温心阳，摄汗液，安心神之功。

思考：本条的亡阳，是指亡心阳，病因是火迫发汗太过，心神浮越，证候表现是惊狂，卧起不安，治疗用桂枝去芍药加蜀漆牡蛎龙骨救逆汤以温心阳，镇心神。关于亡阳，在第38条大青龙汤方注中有“若复服，汗多亡阳，遂虚，恶风，烦躁，不得眠也”的警示，其中的亡阳是指卫阳，是由于麻黄过用致汗出表虚，未出治方，但可用第20条的桂枝加附子汤或第68条的芍药甘草附子汤，此二方固卫实表，皆可治疗汗出表虚的亡卫阳。亡阳中还有亡肾阳，即第82、316条的真武汤方证，第225、353、388条的四逆汤方证，主要临床表现是厥逆下利、筋惕肉瞤、脉微细等，病机是亡肾阳，二方均可温肾回阳。临床上外感过汗后，常有感心悸者，重者可发为病毒性心肌炎，可用桂枝去芍药加蜀漆牡蛎龙骨救逆汤救急，缓解后与桂枝加龙骨牡蛎汤合生脉饮加减。

113. 形作伤寒，其脉不弦紧而弱，弱者必渴，被火谵语，弱者发热，脉浮，解之当汗出愈。

提要：本条为太阳温病初起之宜忌。

案解：案1为太阳温病火疗误治病案；案2为太阳温病正治病案。

陈营村陈家安，素体阴虚。戊寅日感受外邪，发热微恶寒，头痛无汗，口干口渴。一医诊之，按其脉弱，思其脉证不符，显当舍脉从证。遂用火法发汗，汗后神昏谵语，急邀仲景诊治。仲景诊其脉浮弱，谓诸弟子，病者禀赋阴虚，复感外邪，发热微恶寒，头痛无汗，口干口渴，此形似伤寒而非伤寒。若为伤寒，脉当浮紧。今脉浮弱，又见口干口渴，乃为太阳温病初起。太阳温病本当辛凉清热，而医却用火法发汗，致胃液竭失，故发神昏谵语。治当清营凉血，宜白虎清营汤，弟子遵嘱与药，二剂而安。

陈营村陈庭之，素体阴血虚。壬子日感受外邪，发热头痛无汗，口干渴。仲景诊之，按其脉浮弱，谓众弟子，此形似伤寒，实为太阳温病初起，故脉不浮紧；阴血素虚，故口干渴，脉见浮弱。治不可用火法迫其发汗，当以辛凉之法解之，宜越婢汤，弟子遵嘱与药，二剂汗出而愈。

思考：本条为倒装文法，将“被火者谵语”移至最后则为“形作伤寒，其脉不弦紧而弱，弱者必渴。弱者发热，脉浮，解之当汗出愈。被火者谵语”，其义即通顺。本条中的被火，指用火疗之法。本条提示有二。一是温病当与伤寒辨别，伤寒脉弦紧，温病脉浮弱；温病的脉浮则为风温，如第6条言“风温为病，脉阴阳俱浮”，脉弱为温热耗液阴不足之象；伤寒口不渴，温病则口渴。二是温病治疗禁忌火法，温病在表亦可发汗，仲景未给出方剂，因第6条的风温乃为温病发汗后导致，此发汗为辛温发汗，故推测温病当辛凉解表。临床应用本条，太阳温病仲景方可选越婢汤，后世可选银翘散等。

114. **太阳病，以火熏之，不得汗，其人必躁。到经不解，必清血，名为火邪。**

提要：本条为太阳病误用火熏之法导致便血变证。

案解：本案为太阳病误用火熏之法导致便血案。

华张庄华山峰，辛亥日患太阳病，恶寒发热无汗。一医诊之，其脉浮紧，即用火熏法驱寒。火熏后不见汗出，反致烦躁不安，经治六七日，诸症无减，烦躁发热益甚，戊午日忽发便血，惶恐间急邀仲景诊之。仲景诊罢，谓诸弟子，病者本为太阳表证，不用解表之法，而用火熏治之，治之又不得汗，邪无所出，则火邪内陷，故烦躁不安。因六日病传经尽，第七日病不解，太阳标热随火邪迫血下行而从便血解之，故发便血。便血者，又名清血，此变证因火熏而得，故名火邪。便血乃火邪排出之路径，故为病解之兆，若虑其便血甚者，可与清热泻火之大黄黄连泻心汤治之。弟子遵嘱与泻心汤，二剂而安。

思考：古代火治之法繁多，本条火熏即为其一。太阳病误用火熏治疗，可以致人烦躁便血，但便血也是病解之兆。到经不解，即六日传经尽，至七日病当解而未解，火邪迫血而出现便血。临床上可见食用辛燥之品而致痔疮出血的实例，或本有痔疮，又患太阳病，误用辛温解表之法治之，出现痔疮出血的现象，提示对素体有便血倾向的病者，临床治疗太阳病即使用辛温解表，也当不能太过。

115. 脉浮，热甚，而反灸之，此为实。实以虚治，因火而动，必咽燥，吐血。

提要：本条为太阳风温而误用艾灸变证。

案解：本案为太阳风温而误用艾灸治疗出现变证案。

傍晚，仲景堂里，仲景在讲授太阳风温案。仲景讲道，曾治杨关寺村杨大勇，其人素体阳盛。乙丑日外感风温，热甚。一医诊其脉浮，不问虚实，径用艾灸治之，灸后咽干口燥，频频吐血，甚为惶恐，急邀为师诊之。为师诊为风温实证，盖病者禀赋阳盛，感风温之邪，本当以辛凉解之。医者不识寒热虚实，用灸法治之，灸治助火邪，火邪灼津动血，故咽干口燥，频频吐血，治当用泻心之法。为师与大黄黄连泻心汤，二剂而安。仲景继续讲道，太阳病若脉浮，发热重，当为太阳风温，此为表实，当辛凉解之。若用艾灸治疗，是把实证当作虚证来治疗，误治也。经言，盛者泄之，虚者补之，热者疾之，寒者留之，陷下则灸之，不盛不虚，以经取之。故陷下方可灸，脉浮热重之表实岂可灸之？若灸之，则为实以虚治，热无从泄，火热迫血，当咽燥吐血。弟子们当戒之。

思考：本条明明是表热实证，何以会用灸法治疗？观现代基层及社会上艾灸治疗之风颇盛，多有不加辨别寒热虚实而用灸法，变证不少，据此可知，在当时灸治、火治可能是一种普遍的养生方法。因此，临床上遇太阳风温之证或素体阳盛者禁用灸法。

116. 微数之脉，慎不可灸。因火为邪，则为烦逆，追虚逐实，血散脉中，火气虽微，内攻有力，焦骨伤筋，血难复也。脉浮，宜以汗解，用火灸之，邪无从出，因火而盛，病从腰以下，必重而痹，名火逆也。欲自解者，必当先烦，烦乃有汗而解。何以知之？脉浮，故知汗出解。

提要：本条为阴虚火热而误用艾灸变证和表证误用艾灸变证。

案解：案 1 为阴虚火热而误用艾灸变证案；案 2 为表证误用艾灸变证案。

牛岗村牛二嘎，素体阴虚火旺，常有手足心烦热，时发口干饮凉。甲申日在一医馆调养，医诊其脉微而数，与艾灸施之，灸后病者感身热甚，口少津干燥更甚，心神烦乱不宁，如此艾灸数日，出现筋脉拘急，急邀仲景诊之。仲景观其之前脉证记录，体瘦而乏，脉微而数。谓诸弟子，微数之脉，慎不可灸，为何？盖微数之脉常为阴虚之体，阴虚则火旺，火旺不可再与艾灸火攻，故艾灸对微数之脉的病者是为误治。此为追虚逐实，追虚者，即耗伤已经不足的正气，如本病者阴血本虚而更加火法加之，阴分则愈伤；逐实者，即增加已经有余的火邪，如本病者本为热实，而更用火法加之，愈增里热。艾灸之火热加临于阴虚之体，则致心神烦乱不宁，艾灸之火虽小，但内攻伤正却很有力，久之可致伤津耗血，筋骨无以濡润，致焦骨伤筋，筋脉拘急，此证常难以恢复，可试用清热养血之法治之。弟子遵嘱与白虎地黄汤，服之以观后效。

牛岗村牛三郎春末外出感邪，发热恶风。一医诊其脉浮，用艾火灸之，灸后发热更甚，下肢出现沉重麻痹疼痛，急邀仲景诊之。仲景诊罢，谓众弟子，此为火逆之证，火逆者，因用火治而出现变证者是也。此病者本脉浮而发热，当为风温，治当凉解发汗，不可误用艾灸治疗。医者不察，而用艾灸，灸后表邪不得外出而解，火热邪气则内陷，郁滞下焦气机，下焦营血不运，故腰以下沉重麻痹疼痛。治当辛凉解表，宜越婢汤。弟子与药，嘱回家服之。仲景又道，此证亦有自愈可能，但必先经历心烦，然后汗出向愈。为何？因其脉浮，病仍在表，病者自身正气抗邪外出，正邪相争故有心烦，然后汗出可解。

思考：本条以两种不同的脉象病机来说明误用艾灸后的变证特点。一是微数之脉，病机是阴虚火盛，阴虚火盛自然不能用艾灸治疗，否则会出现一系列变证，如焦骨伤筋；二是浮脉，病机是病邪在表，治当发汗解表，误用艾灸治疗，则出现腰以下沉重而麻痹等变证。提示临床不可误用艾灸治疗。

临床上辨阴虚，辨表证，除脉外，还要有相应的证支持，当脉证合参。

117. 烧针令其汗，针处被寒，核起而赤者，必发奔豚。气从少腹上冲心者，灸其核上各一壮，与桂枝加桂汤，更加桂二两也。

桂枝五两，去皮　芍药三两　生姜三两，切　甘草二两，炙　大枣十二枚，擘

上五味，以水七升，煮取三升，去滓。温服一升。本云：桂枝汤，今加桂满五两。所以加桂者，以能泄奔豚气也。

提要： 本条为阳虚感寒误用烧针引发奔豚证治。

案解： 本案为阳虚感寒误用烧针引发奔豚案。

华张村张成虎，禀赋阳虚。辛未日外感风寒，恶寒发热无汗。一医用烧针刺之，令病者发汗，针后出现针处红肿，自感有气从少腹上冲心胸，惊恐不已，急赴仲景堂求诊。仲景诊之，望其舌淡苔润，按其脉沉迟。谓众弟子，病者禀赋阳虚，感寒而用烧针刺之，出现针处红肿，自感有气从少腹上冲心胸，惊恐不已，此为烧针引发之奔豚。奔豚，奔跑之小猪也，以此形容气从少腹上冲心胸之势。何为烧针？烧针者，乃用粗针外裹棉花，蘸油烧之，候针烧红即去油棉而刺入穴位的一种治法。医者针刺时病者针处未及覆衣，受寒而凝滞，故发红肿。烧针入体可以迫汗，汗出损伤心阳，而针处受寒，外寒入内，亦损心阳，心阳受损，不能下温肾水，使肾水激荡上冲如奔豚样，故称发奔豚。治当在所针之红肿处用艾火各灸一壮，以温散针处寒凝之气血，并与桂枝加桂汤服之，即桂枝汤更加桂二两，外散表寒，内降肾水之冲逆。弟子遵嘱与药，一剂病减，二剂而安。

思考： 禀赋阳虚感受风寒，烧针迫汗治疗是临床禁忌。其一，汗出可损心阳；其二，外寒随针处入内，亦可损心阳，心阳受损，难镇肾水，肾水上冲可导致奔豚。笔者临床曾见多例奔豚证，其中一例是四旬余男性，每晚子时发作奔豚气，自感有气从少腹上冲心胸，心惊悸不已，好像要跳出心胸一样，前医用大量温肾药无效，笔者以桂枝加桂汤三剂而效。

118. 火逆下之，因烧针烦躁者，桂枝甘草龙骨牡蛎汤主之。

桂枝一两，去皮　**甘草**二两，炙　**牡蛎**二两，熬　**龙骨**二两

上四味，以水五升，煮取二升半，去滓。温服八合，日三服。

提要：本条为阳虚伤寒误火误下致心阳虚烦躁变证证治。

案解：本案为阳虚伤寒误火误下致心阳虚烦躁变证案。

何寨村何慕义，禀赋阳虚。壬辰年冬季外出，不慎感寒，头痛发热，恶寒无汗。一医以火法令其发汗，汗后诸症不解。复用泻下治之，病亦不解。再用烧针刺之，出现烦躁不安，心中甚惶恐，急赴仲景堂诊治。仲景诊之，谓诸弟子，病者禀赋阳虚，复感风寒，为太阳少阴合病，治当太阳少阴合治，方宜麻黄附子细辛汤温少阴解太阳。医者不察却用火攻，此误也；火攻不效，又用下法，亦无效，又加烧针，逆之再逆，错之再错，如此心阳一损再损，衰阳与盛阴争，故见烦躁不安。治宜桂枝甘草龙骨牡蛎汤温复心阳，镇静安神。该方中桂枝、甘草辛甘化阳，以复心阳，龙骨、牡蛎潜阳气，以镇静安神。弟子与药，一剂病减，二剂而安。

思考：本条历代有两误、三误之辨。两误，认为“火逆下之，因烧针烦躁者”的火逆是指烧针，即烧针、下之两误；三误认为是火逆证而下之，再与烧针治之，火逆证的产生必因火治，此为第一误，第二误是下之，第三误是烧针，从本条首提“火逆下之”，当是火逆证下之，故三误为是。再进一步理解，火逆证的定义见于第116条，即“脉浮，宜以汗解，用火灸之，邪无从出，因火而盛，病从腰以下必重而痹，名火逆也”，但火逆证实际上是用火法治疗后产生的变证，因此，火逆证的临床表现不限于该条，在第6、110、111、112、113、114、115、119、200及284条中皆有火逆证，如误火治疗后出现的惊痫瘛疭、惊狂、奔豚、痹、谵语、衄血、吐血、便血、发黄及口干咽燥、大便秘结、小便短赤、发大汗等症俱是，这些火逆证的病机皆是火热邪毒，熏灼表里气血。因此火逆证

正治之法当为清热凉血，解毒养阴，故下之最易成为泻下清热治疗的选择，也最易成为误治之法。

119. 太阳伤寒者，加温针必惊也。

提要： 本条为太阳伤寒误用温针变证。

案解： 本案为太阳伤寒误用温针变证案。

王洼村王三贵，庚午日感寒，发热恶寒，身痛无汗。一医用麻黄汤发汗，汗后病不解，复加烧针针刺，突发惊悸不安，急赴仲景堂诊治，仲景诊罢，谓众弟子，病者乃太阳伤寒，麻黄汤发汗解表，当为正治。但汗后表不解，医复加烧针针刺，则为误治。病者用麻黄汤后已有汗出，汗出可损心阳。烧针阳热，刺之阳热之气内迫，扰动阳弱之心，心气内动故发惊悸。正如经言“太阳伤寒者，加温针必惊也”，温针者，烧针也。既然心阳受损，惊悸不安，治当桂枝甘草龙骨牡蛎汤温复心阳，镇静安神。弟子遵嘱与药二剂，病者服之而安。

思考： 本条明言太阳伤寒加温针必惊也，为什么要加温针？当是太阳伤寒发汗解表不解或未尽解，故加温针以助解表。临床上用温针治疗内伤杂病，应无外感诸症，否则可生变证。

120. 太阳病，当恶寒发热，今自汗出，反不恶寒发热，关上脉细数者，以医吐之过也。一二日吐之者，腹中饥，口不能食。三四日吐之者，不喜糜粥，欲食冷食，朝食暮吐，以医吐之所致也，此为小逆。

提要：本条论太阳病误用吐法致胃中虚寒变证。

案解：案 1 为病轻，吐伤胃气案；案 2 为病重，吐伤胃阳案。

大王庄王富仁，壬申日患太阳伤寒，恶寒发热，身痛无汗，求医治之。医者不用解表，却用涌吐之法治之，药后病者吐之，吐后汗出，发热恶寒除，腹中感饥而不欲食，急赴仲景堂求治。仲景诊之，按其脉关上细数。谓诸弟子，此本太阳病，当解表散寒，医却用吐法治之，此误也。但病初一二日而吐之，虽吐伤胃气，轻耳，故仅见腹中感饥而不欲食。吐后关脉细数而不浮，乃表证已解之象。治当与小半夏加茯苓汤降逆止呕和胃。弟子与药，一剂呕止能食，二剂而安。有弟子问之，何以太阳病吐之其恶寒发热能除？仲景言，吐之有抗邪之力，故有发散之功，发散则汗出寒去热除。

大王庄王富贵，王富仁之弟。癸酉日患太阳伤寒，恶寒发热，身痛无汗，因事耽医，三四日方求医。医者用涌吐之法，药后呕吐甚剧，汗出而恶寒发热除，但欲饮冷食，不喜稀粥，早食后，晚上又吐出，无奈急赴仲景堂诊治。仲景诊其脉关上细数，谓诸弟子，病者本为太阳病，却误用吐法治疗，吐本伤胃气，但因病已三四日，邪已深入，故吐之胃阳亦伤，出现虽欲食冷食，却朝食暮吐。何以如此？盖吐伤胃阳，胃阳虚则寒，胃寒与食寒同气相求，故欲食冷食。而胃寒不运，食入停滞，故朝食暮吐，食冷为假热，中寒为真寒，此乃真寒假热证，故关脉细数，此虽为小逆，但总属误治，可用甘草干姜汤加半夏，温胃降逆。弟子与药，一剂而安。

思考：为什么外感病会用吐法治疗？是否有当吐的证候？如胸膈满闷。太阳病吐后表证可解，是否是医者用吐法治疗太阳病的缘由之一？吐法的不良反应或变证是胃气胃阳的损害。所以，外感误用吐法治疗，虽可解表，但必伤胃气胃阳，故当禁忌。临床上，外感用苦寒清热之药治疗，脾胃素虚寒者，多有药后恶心或食减或食冷后朝食暮吐诸症。此苦寒清热之药虽非吐药，但亦可损胃气胃阳。

121. 太阳病吐之，但太阳病当恶寒，今反不恶寒，不欲近衣，此为吐之内烦也。

提要：本条为太阳病误用吐法致胃中热燥证候。

案解：本案为太阳病误用吐法致胃中热燥案。

姜庄村姜大婶，素体胃阴虚有热。甲申日病太阳伤寒，发热恶寒，身痛无汗。一医用吐法治之，药后病者呕吐，发热恶寒，身痛无汗诸症解，身已不恶寒，心中甚喜。不料旋即自感口渴身热，不欲穿衣，烦躁不安，急邀仲景诊之。仲景观其舌红苔少，按脉细数。谓众弟子，病证禀赋胃阴虚有热，复感外邪，医者不知解表，却用吐法，外邪虽因吐而解，但吐伤胃津，胃津受损，胃阴更虚。经言，阴虚生内热，故吐后见口渴身热，不欲穿衣，烦躁不安。其舌红苔少，脉细数，皆为胃阴虚有热之象。治当除胃中虚热，宜用竹叶石膏汤治之。弟子与药，二剂而热去烦除身安。

思考：本条为太阳病吐后出现胃中虚热内烦之证，而上条太阳病吐后出现胃中虚冷之证，一寒一热，皆与体质禀赋有关，素体胃虚寒，感寒而吐之，易致胃中虚寒，出现不能食或朝食暮吐；反之素体胃阴虚有热，感寒而吐之，易致虚热内烦。临床上外感愈后，可见津伤口干内烦的表现，并非皆由吐后所致，辛温解表之药过用亦可引致，皆可用竹叶石膏汤清热和胃。

122. 病人脉数，数为热，当消谷引食，而反吐者，此为发汗，令阳气微，膈气虚，脉乃数也。数为客热，不能消谷，以胃中虚冷，故吐也。

提要：本条为伤寒过汗致胃中虚冷脉象的病机。

案解：本案为伤寒过汗致胃中虚冷案。

乔其营村乔老三，甲戌日外感风寒。一医与发汗，药后病者汗出淋漓，表解而见纳食减，呕吐，急邀仲景诊之。仲景按其脉，数而无力，对诸弟子言，病者为太阳病，发汗本为正治，但病者汗出表解，出现纳食减，呕吐而脉数，此乃胃中虚冷不能纳谷。何以为此？盖若为胃热，当消谷善饥，今病者纳食少而呕吐，显为过汗致胃气耗伤，胃阳受损，致胃中虚冷而不能消食，故纳食少；胃中虚冷不运，胃气上逆故呕吐。脉数但按之无力，为虚热之象，俗称为“客热”，客热者，客居之假热也，实为胃中虚冷，故不能消谷。其治可与理中汤，温中除寒。弟子与药，一剂而安。

思考：本条提出脉与证病机不同时从证而不从脉。一个脉数，而不消谷善饥并有呕吐的病者，医者不因为脉数而认为是热证，而因为不消谷善饥并有呕吐，分析认为是胃中虚寒，运化无力，不能消谷，进而认为脉数是客热，虚热，假热。临床上外感发汗治疗后，常有脾胃虚寒导致纳少或食后欲吐或呕吐的表现，轻者可用健脾和胃之剂，如香砂六君子汤，重者当温脾胃，如理中汤、吴茱萸汤。

123. 太阳病，过经十余日，心下温温欲吐而胸中痛，大便反溏，腹微满，郁郁微烦，先此时自极吐下者，与调胃承气汤。若不尔者，不可与。但欲呕，胸中痛，微溏者，此非柴胡汤证。以呕故知极吐下也。调胃承气汤。

提要：本条为太阳病误吐误下，邪热陷于阳明的病机及治疗；并论述了调胃承气汤和小柴胡汤的鉴别应用。

案解：案 1 为太阳病误吐误下后，邪热陷于阳明案；案 2 为太阳病未经吐下胃气不和案。

李锦庄村李妪，年五旬有余，心下素痞。辛卯日患太阳病，恶寒发热，身痛无汗，心下痞满，大便难。一医见心下痞满，即用涌吐之法治之，病者吐后，恶寒发热等表证随减，但大便仍难，又复泻下，如此病延十余日，出现时时欲吐，胸中痛，腹微胀满，大便溏稀，心中郁郁微烦。医者技穷，邀仲景诊之。仲景询知病者病已历十余日，曾用涌吐泻下治疗之法，出现诸症。谓医者及诸弟子，病者本为太阳病，误吐误下后已历十余日，此太阳病过经已罢，病入阳明。先涌吐，损胃气而不降，故时时欲吐，此欲吐，俗称温温欲吐，温者，通愠也，即胸脘烦杂欲吐的感觉；复又泻下，热邪下陷阳明，阳明热扰心神，故心中郁郁微烦；热邪下陷，阻滞气机，故胸中痛，腹微胀满；泻下致肠中积滞已去，但热无物可结，故大便溏稀。此虽为阳明证，但易误为柴胡汤证，盖柴胡汤证心烦喜呕，此则为郁郁微烦、心下温温欲吐；柴胡证胸胁苦满，此则为胸中痛；柴胡证大便微结，此则为大便溏，可鉴别之。邪热下陷结于阳明，但由于胃气受损，故可与调胃承气汤和胃泄热。弟子遵嘱与病者药，一剂症减，二剂病除。

李锦庄村李伯，年六旬。壬辰日患太阳病，恶寒发热，身痛无汗。因家贫自服用姜汤发汗除寒，病延十余日，欲吐，微烦，胸中痛，腹微满，大便稀溏，恰遇仲景率众弟子在庄里巡诊，急邀之。仲景询其病史，谓众人，此乃太阳病解后，胃气不和之心下痞满证。病者病延十余日，表证虽解，但胃气已虚，胃气上逆故欲呕；胃气逆于胸中故胸痛微烦；胃气虚则脾气下陷，故腹微满，大便稀溏。此非吐下所致之阳明热结证，亦非柴胡证，而为胃气不和之心下痞满证，故不可与调胃承气汤，亦不可与小柴胡汤，只宜半夏泻心汤辛开苦降以和胃气，弟子与药，一剂即安。

思考： 本条有注家认为是太阳兼阳明，可是太阳证为何？欲吐，微烦，胸中痛，腹微满，大便稀溏均不是太阳证。欲吐、微烦确易误为柴胡证，但胸中痛、腹微满、大便稀溏却非柴胡证。说其为阳明诸症亦似牵强，而最后认为是阳明证，主要是从调胃承气汤以方测证而来。而太阳病却极吐下者，当是病者素有心下痞满，复外感，故外有风寒，内有痞满，极易误吐误下。故欲吐，微烦，胸中痛，腹微满，大便稀溏乃是先前治疗时用过剧烈的吐下方法所致，病机为吐下损伤胃气，邪热内陷结于胃肠。故案 1 解“太阳病，过经十余日，心下温温欲吐而胸中痛，大便反溏，腹微满，郁郁微烦，先此时自极吐下者，与调胃承气汤”句；案 2 解“若不尔者，不可与”句。过经，即过了太阳经。在现代临床中，外感后有虚热诸症时，常有服用黄连上清丸等清热泻下药者，可出现类似于本条的呕恶、便溏、胸腹疼痛、微烦等症，可用调胃承气汤调和胃气，泻其积热。尤其要认识到此呕、胸痛非柴胡证，不可误用。

124. 太阳病六七日，表证仍在，脉微而沉，反不结胸，其人发狂者，以热在下焦，少腹当硬满，小便自利者，下血乃愈。所以然者，以太阳随经，瘀热在里故也。抵当汤主之。

水蛭熬　虻虫去翅足，熬，各三十个　桃仁二十个，去皮尖　大黄三两，酒洗

上四味，以水五升，煮取三升，去滓。温服一升，不下更服。

提要： 本条为太阳经表病传下焦之太阳蓄血重证证治。

案解： 本案为太阳蓄血重证案。

柳园村柳红娟，年三旬。乙亥日患太阳病，经治六七日仍发热恶寒头痛，又添大便难，癸未日忽发神志狂乱，急邀仲景诊之。仲景询其小便利，触其心下无硬满疼痛，而少腹则硬满，按其脉微而沉。谓众弟子，病者初为太阳病，历六七日表证未解，太阳表邪循太阳膀胱经入里，与血搏结于下焦，气血郁阻不畅，故脉微而沉；其小便利，故知其热不结于下焦气分，而结于下焦血分也，结于血分则蓄血，故非太阳蓄水证也；心下无硬满疼痛，故非邪热与水结之结胸证；病者忽发神志狂乱，又大便难，少腹按之有硬满，为瘀热在里，为下焦蓄血重证。其表证虽未解，但里证瘀热急重，故治当急下瘀血，瘀血下行，则诸症可除，病可愈，治以抵当汤荡瘀泄热而下之。方中水蛭咸平，《本经》言其“主逐恶血、瘀血、月闭，破血瘕积聚，利水道”；虻虫苦凉，《本经》言其“主逐瘀血，破下血积、坚痞、癥瘕，通利血脉”；大黄苦寒，《本经》言其“下瘀血，血闭，荡涤肠胃，推陈致新，通利水谷”；桃仁苦平，《本经》言其“主瘀血，血闭癥瘕”；水蛭、虻虫破血逐瘀，佐大黄泻下瘀热，桃仁破血闭。诸药合用，破瘀泄热，直抵其当攻之下焦。弟子遵嘱与药，一剂而大便下紫黑血块数枚，随沉睡而去，次晨神志恢复如常，表证已解，嘱四物汤生、熟地黄并用，养血清热善后。仲景又言，此证若病者体强，亦可蓄血自下而愈。

思考：本条提示有三。一是本条为太阳蓄血重证，与第106条太阳蓄血轻证比较，本条其人发狂，第106条其人如狂；二是本条提出蓄水与蓄血的鉴别，即小便不利为蓄水，小便自利为蓄血；三是本条提出抵当汤方证，主症是发狂，少腹硬满，小便自利，脉沉微。辨疑点之一是下焦蓄血还是膀胱蓄血？仲景条中已言，“以热在下焦”，故为下焦蓄血；辨疑点之二是何处下血？多为大便下血，亦有月经下血等；辨疑点之三是本条为太阳经表病传太阳腑，当为膀胱腑，为何仲景言“以热在下焦”，不专指膀胱呢？笔者认为是因太阳蓄血重证，故不仅膀胱腑被传，亦可殃及下焦其他腑。临床上如见发狂诸症，溯本求源，病者病初多有外感病史。下焦病证男性前列腺疾病、女性妇科疾病等如有神志焦虑可用抵当汤治疗。同时，提示前列腺疾病、妇科疾病等可由反复的外邪累积伏匿而引致。

125. 太阳病，身黄，脉沉结，少腹硬，小便不利者，为无血也。小便自利，其人如狂者，血证谛也。抵当汤主之。

提要：本条为太阳蓄血发黄和湿热发黄的鉴别。

案解：案 1 为湿热发黄案；案 2 为蓄血发黄案。

小范庄范二林，年二旬，素体湿热。丙戌日患太阳病，发热恶寒头痛，继之身目发黄，急赴仲景堂诊治。仲景望其身目发黄，询之小便不利，按其少腹硬满，其脉沉结。谓诸弟子，此乃湿热发黄，病者禀赋为湿热之体，复感风寒，诸邪交织相搏，热不得外越，湿不得下泄，湿热蕴结血脉，血脉运行不畅，故脉沉结；湿热蕴结下焦，下焦气机阻滞，故小便不利而少腹硬满；小便不利，湿热不得下泄，故湿热发黄。治当疏利三焦气机、清热利湿退黄，宜大柴胡汤合茵陈五苓散。弟子问之，大柴胡汤是否为疏利三焦气机而设？仲景答，是。又问，茵陈五苓散是否为清热利湿退黄而设，仲景答，亦是。弟子遵嘱与药，五剂而黄退身安。

小范庄范冠林，范二林之兄，丙戌日亦患太阳病，发热恶寒但不头痛，身目发黄，同其弟一同急赴仲景堂诊治。仲景望病者烦躁若狂，身目发黄，询之小便自利，按其少腹硬满，其脉沉结。仲景谓诸弟子，此为太阳蓄血发黄，与其弟之湿热黄疸炯然有异。二者皆有发黄，脉沉结，少腹硬满，但此发黄，脉沉结，少腹硬满皆由蓄血引致，非为湿热引致。盖血瘀则营血敷布失常，外不能荣，故肌肤发黄；血瘀而结于脉，脉伏不起，故脉沉结；血瘀而结于下焦，气机阻滞，故少腹硬满。弟子们当思考，二者更重要的区别是蓄血发黄病在血分，故小便自利，神志如狂；湿热发黄病在气分，而不在血分，故小便不利，神志如常，这是二者重要的区别。蓄血发黄治当用抵当汤荡涤下焦瘀血，瘀血去，则黄疸退。弟子遵嘱与药，六剂而黄退神安病除。

思考：本条提示二点。一是太阳蓄血发黄与湿热发黄的鉴别要点，即蓄血发黄，小便自利，其人如狂；湿热发黄则小便不利，其人神志如常。

二是蓄血发黄属血证，故其治疗法则是破血泄热，方用抵当汤。临床上太阳蓄血黄疸，多为太阳体质之人外感后引起的黄疸，多有瘀血证，面色黄而晦暗，即阴黄；而湿热黄疸，多为阳明体质之人感邪后引起的黄疸，可无瘀血证，面色黄染而明亮，即阳黄。

126. 伤寒有热，少腹满，应小便不利，今反利者，为有血也，当下之，不可余药，宜抵当丸。

水蛭二十个，熬　**虻虫**二十个，去翅足，熬　**桃仁**二十五个，去皮尖　**大黄**三两

上四味，捣分四丸，以水一升，煮一丸。取七合服之。晬时当下血，若不下者，更服。

提要：本条为太阳蓄血证的缓治之法。

案解：本案为太阳蓄血证的缓治之案。

仲景堂讲习室里，仲景正在讲授太阳蓄血证缓治案。仲景言，曾治姜庄村姜氏泰安，为太阳蓄血轻证。其病伤寒数日，发热，少腹满，小便自利，为师诊后与抵挡丸二丸水煮，连渣服下，不可余药，大便下黑血数块，病遂除。仲景继续讲道，太阳蓄血证有缓急之分，轻重不同。蓄血轻者，情志未到发狂，仅是如狂，余同蓄血重证，如少腹满、小便自利。辨别太阳蓄血，小便利否是关键，小便不利多为病在气分，为太阳蓄水；小便自利则病在血分，为太阳蓄血。蓄血重者，当用抵当汤急荡瘀血；蓄血轻者，则宜抵当丸缓下瘀血。众弟子当谨记。

思考：本条及前两条，反复强调太阳蓄血与太阳蓄水的辨别要点，即小便自利者为太阳蓄血，小便不利者为太阳蓄水。下焦蓄血证女性则多见盆腔疾患，如囊肿、肌瘤、息肉、炎症；男性则有直结肠息肉、囊肿，前列腺增生、囊肿、炎症等。皆可应用抵当汤（丸）加减治疗。

127. 太阳病，小便利者，以饮水多，必心下悸。小便少者，必苦里急也。

提要： 本条为通过小便利与不利辨别水饮停留部位。

案解： 案 1 为脾虚水停中焦之心下悸案；案 2 为肾虚水停下焦之太阳蓄水案。

仲景堂讲习室里，仲景进一步讲授小便利与不利和蓄血的鉴别。众弟子端坐倾听。仲景讲道，太阳蓄水证小便不利，太阳蓄血证则小便自利，这是一般规律，但也有例外。太阳病时，若饮水多，小便亦会自利，但正因饮水多，则饮停中焦，会引致心下悸动。此时不可因小便自利而误为太阳蓄血。太阳病时，若小便不利而少，则为膀胱气化乏力，水液敷布不及失于常态，为太阳蓄水证，会出现少腹里急不适诸症。

曾治刁坡村刁二虎，素体脾虚。庚戌日患太阳病，发热恶寒。一医治之，嘱多饮水以助发汗，不料出现心下悸动，来仲景堂求诊。为师诊之，询其小便自利，此乃病者禀赋脾虚，复感风寒，饮水多而脾虚不能治水，水停中焦，故心下悸动，非太阳蓄血证也。为师与苓桂术甘汤，既可健脾利水，又可解表散寒，二剂而安。

又治刁坡村刁三郎，素体肾虚。己酉日患太阳病，发热恶寒。一医嘱其多饮水，以促发汗，病者随大量饮水，致小腹满，拘急不适，亦来仲景堂求治。为师诊之。询其小便不利，此乃病者禀赋肾阳虚，膀胱气化乏力，复感外邪，又饮水多，水结于膀胱而蓄水，为太阳蓄水证，故小腹满，拘急不适，小便不利。与五苓散化气行水，日三服而安。

思考： 本条提示有二。一是太阳病饮水多后，出现两种结局，若病者素体脾虚，则水停中焦，出现小便利，心下悸；若素体肾阳虚，则水结下焦，出现小便不利，下腹里急。二是不能仅凭小便自利或不利就辨别太阳蓄水或蓄血。小便自利的太阳蓄血还有其人如狂或发狂，少腹急结或硬满等。提示临床遇外感，出现小便利或不利时当辨别体质。

辨太阳病脉证并治（下）

128. 问曰：病有结胸，有脏结，其状何如？答曰：按之痛，寸脉浮，关脉沉，名曰结胸也。

提要：本条为结胸证脉证。

案解：本案为结胸证案。

仲景堂上，仲景向诸弟子讲解结胸案。仲景讲道，眼前这个病者是结胸证。病者名李黑娃，大李庄村人，三旬有余。六七日前患太阳病，恶寒发热，身痛不适，纳少大便难。一医见其纳少大便难，用泻下之药治疗，不数日感胸脘部痞满，按之疼痛，即来堂诊治。其脉寸浮，关沉，胸膈胃脘按痛，此乃太阳病误下，太阳寒水之气标热内陷与水互结而成结胸之证，治宜小陷胸加桂枝汤。因此，结胸者，从脉而言，寸部脉浮，关部脉沉；从证而言，胸膈及胃脘按之痛。其因太阳病误下后，太阳寒水之气标热内陷胸膈胃脘，与水互结，结滞于胸膈胃脘，故胸膈胃脘按之疼痛；水与热结于胸膈胃脘，寸脉候胸，胸位为阳，故寸脉浮；水热互结于胸膈胃脘，脾气痹阻不升，关脉候脾，故关脉沉。弟子遵嘱与药后，一剂知，二剂已。

思考：本条主要提示结胸证的主要脉证特点，即寸浮关沉，胸膈心下按之痛。本条辨疑点是仲景并未指出结胸证的部位在何处？若从字面意思，胸即胸膈，注家认为是胸膈及心下，可从。临床上从结胸证的形成看，若胸膈、胃脘按之疼痛者，多有外感误下之病史。

129. 何谓脏结？答曰：如结胸状，饮食如故，时时下利，寸脉浮，关脉小细沉紧，名曰脏结。舌上白苔滑者，难治。

提要：本条为脏结脉证。

案解：本案为脏结案。

仲景堂上，仲景一边诊病，一边向诸弟子讲解脏结证。何谓脏结？脏结证如结胸状，亦按之痛，但饮食如常，时时下利，其脉寸浮，关脉小细沉紧，若舌上有白苔滑者，难治。从因而言，乃太阳病误下所致，太阳病误下，太阳寒水之本寒内陷，结之于脏，寒凝脏器，故按之疼痛。结于太阴肺，肺主皮毛，则寸脉浮；结于太阴脾，脾主运化水液，脾脏寒凝，故关脉小细沉紧。太阴脾病故时时下利，阳明胃腑不病，故饮食如常。看眼前这个病者，即是脏结证。病者为岭上村人，复姓欧阳，单名坤，年四旬，禀赋虚寒。半月前患太阳病，经他医诊治，现胸腹按之疼痛，饮食如常，但时时下利，其脉寸浮，关脉沉紧细小。此乃太阳病误下，太阳寒水之本寒入里，结于太阴肺脾所致。结于太阴肺则胸膈按之痛，结于太阴脾则腹部按之痛，时时下利；关脉沉紧细小乃阴寒内盛之象，其舌苔白滑润者，系阳虚津凝，阴寒深结于脏，属难治之证。治可用理中汤合四逆汤姑且为之，弟子与药，嘱日服三次，五剂后病者痛减，十剂后下利渐止，二十剂后病渐安，仲景嘱以附子理中丸善后常服。

思考：脏结证的脉证特点是如结胸状，饮食如故，时时下利，寸脉浮，关脉小细沉紧，舌上白苔滑，脏结证病机为阴寒内结于脏，笔者认为系阴寒内结于太阴肺和脾，预后难治。脏结证非一日之功，乃为久病。临床上外感若误下或用清热解毒药物，遇脾阳虚之体常有腹泻之症，若每次外感都是如此治疗，久则脏寒而为脏结证。现代脏结证临床多见于腹部肿瘤晚期，提示腹部肿瘤与外感反复误下有关。

130. **脏结无阳证，不往来寒热（一云：寒而不热），其人反静，舌上苔滑者，不可攻也。**

提要：本条为脏结治疗禁忌。

案解：本案为脏结治疗禁忌案。

双庙村关大凯，年五旬有余，庚寅日患脏结。仲景诊之，望病者静而不躁，问其饮食如常，时下利，恶寒甚，无发热、口渴，亦无往来寒热，按之心下、少腹疼痛，其脉寸浮关小细沉紧，查其舌苔白滑。谓众弟子，病者初患太阳伤寒，医者误下，太阳寒水之本寒病传三阴，发为脏结。因其阳气虚极，阴气盛极，几为纯阴无阳，故静而不躁，时下利，恶寒甚；舌上苔滑者乃为寒气伏匿不发，病者虽心下、少腹按之疼痛，但不可再攻，宜四逆汤急温之。弟子与药，五剂病减，十剂而安。

思考：本条提示有二。一是脏结证为阴证，为阴寒内盛；二是脏结证不可攻下，攻下更伤其阳。临床上慢性阴寒腹泻亦属脏结证，但为脏结轻证。

131. **病发于阳，而反下之，热入因作结胸；病发于阴，而反下之（一作汗出），因作痞也。所以成结胸者，以下之太早故也。结胸者，项亦强，如柔痉状，下之则和，宜大陷胸丸。**

大黄半斤　**葶苈子**半升，熬　**芒硝**半升　**杏仁**半升，去皮尖，熬黑

上四味，捣筛二味，纳杏仁、芒硝，合研如脂，和散。取如弹丸一枚，别捣甘遂末一钱匕，白蜜二合，水二升，煮取一升。温顿服之，一宿乃下。如不下，更服，取下为效。禁如药法。

提点：本条为结胸与痞证的成因及结胸证治。

案解：案1为太阳病误下致结胸案；案2为脾胃虚误下致痞案。

马集村马婶，素体阳盛，又有内饮。庚子日患太阳病，发热恶寒汗出，纳少便难。医见纳少便难，用泻下之药，药后胸腹不适，颈项强直，头可后仰，但前俯困难，急赴仲景堂诊治。仲景诊之，望其颈项强直，扭转不便，问其纳食减少，按其颈项强硬，胸腹硬满疼痛，其脉寸浮关沉。谓众弟子，此为结胸证，乃因太阳病泻下过早，致表热内陷，与素体水饮搏结而成，乃病发于表阳之证。热与水互结于颈项，故头可后仰而前俯困难，颈项强直；热与水互结于胸腹，故胸腹按之硬满疼痛。既结胸已成，则可下之，下之则水饮与热所结之势可去，颈项则可柔和。药宜大陷胸丸，丸者，缓也，病在上，宜以蜜丸留滞胸膈之间，破热与水饮之结。弟子遵嘱与大黄、葶苈子、芒硝、杏仁四味，合研如脂，和散，取如弹丸一枚，别捣甘遂末一钱匕，白蜜二合，水二升，煮取一升。嘱病者温顿服之，一宿乃下甚多，结胸诸症霍然而除。仲景言，大陷胸丸中大黄苦寒，可破癥瘕积聚留饮宿食，荡涤肠胃，推陈致新，葶苈子辛寒，主积聚结气，芒硝辛苦咸寒，主五脏积聚，杏仁苦温，有小毒，主咳逆上气。诸药配伍，共奏破结逐饮，甚合结胸病机。

马集村马二叔，素体胃虚食少，大便难。甲辰日积食而胃脘饱胀，医见之，用泻下之药，药后脘腑痞满，饮食更减，急赴仲景堂诊治。仲景诊之，问其脘腹痞满，饮食减，按其脘腹不痛。谓诸弟子，此痞满之证，病发于饱食之里证也。乃病者素体脾胃虚，脾运不及，食少便难，饱食后医因胃脘饱胀、便难而下之，致脾胃升降失常，气机壅滞，痞塞中焦胃脘，此非邪与水饮搏结而致，故脘腹痞满而无疼痛。脘腹痞满，故饮食更减。治当辛开苦降其痞塞之气机，宜半夏泻心汤，弟子遂与之，一剂而痞满除。

思考：本条提示三点。一是结胸因太阳病下之太早而致；二是痞证因素体脾胃虚而下之导致；三是结胸证可出现颈项强直之柔痉证，用大陷胸丸治疗。本条“病发于阳，病发于阴”，应理解为病发于阳为发于表证，发于阴为发于里证，表证如太阳病，里证如痰饮食积等。临床上颈项结胸即柔颈，多见于颈椎病、落枕等，可用大陷胸丸试治。

132. 结胸证，其脉浮大者，不可下，下之则死。

提要：本条为结胸证不可下之脉的禁忌。

案解：案 1 为结胸证表证未解不可下案；案 2 为结胸证脉浮大里气已虚不可下案。

上元寺村袁一方，年四旬，素便结。戊辰日患太阳中风，一医用泻下药治之，药后胸脘部不适，遂赴仲景堂诊治。仲景诊之，按其胸脘部疼痛，其脉三部浮大有力。谓诸弟子，病者本为太阳中风，治当解表，医却因素便结而与泻下，泻下则致结胸，但结胸脉当寸浮关沉，而病者三部脉俱见浮大而有力，此乃表邪未解，结胸虽成而正气不虚，里不急则当先与解表，表解再治结胸。宜桂枝汤先与解表，表解后再与大陷胸丸缓下之。遂与桂枝汤一剂，病者表解，又与大陷胸丸，一丸而结胸除。

上元寺村袁二元，年五旬有余，素便结。己巳日患太阳中风，一医与泻下药治之，药后胸脘部不适，急赴仲景堂诊治。仲景诊之，按其胸脘部疼痛，诊其脉浮大而无力。谓诸弟子，病者本为太阳中风，治当解表，医却因素便结而与泻下，泻下则致结胸，但结胸脉当寸浮关沉，此则三部脉俱见浮大无力，乃表证误下，正气大虚，虽成结胸，不可再与泻下，否则犯虚虚之戒，病者当有生命危笃。治宜四逆汤先与扶助阳气，阳气复，再合大陷胸丸治之。遂与四逆汤三剂，病者神气稍复，又与四逆汤合大陷胸丸，五日而复。

思考：本条提示有二。一是以脉之浮大论结胸证不可下禁忌，突出脉的重要性。二是脉浮大有浮大有力和浮大无力之别，浮大有力为下后正气虚而不甚，治可先解表，再治结胸，如案 1；浮大无力为下后正气大虚，治宜先扶阳气，再治结胸，如案 2，当鉴别之。临床上若见外感后脘腹按之硬痛，但脉浮大无力者，多为素体虚弱，不可再下。

133. 结胸证悉具，烦躁者亦死。

提要： 本条论结胸证出现烦躁的预后。

案解： 本案为结胸证烦躁不治案。

吴集村吴文义，年六旬。庚午日患太阳中风，一医不与解表，而用泻下治疗，药后烦躁不宁，急邀仲景诊治。仲景诊之，望其形烦躁不宁，询其症，言午后潮热，按其心下至少腹硬满疼痛，脉见沉实。谓医者，此结胸诸证如心下至少腹硬满疼痛，潮热，脉见沉实等悉具，本已难治，又复烦躁，阴阳俱衰，其治更难。若下之，正气不支而更成危证，若不下，邪实不去，亦无可救，姑且与四逆汤合大陷胸汤服之而留观。越日果然不治而亡。

思考： 结胸证悉具者本属危证，再加烦躁必为不治之证。此结胸证突出烦躁一证，盖结胸证烦躁者，阴阳俱衰，有阳脱之象，故不治。结胸证现代多见于急慢性胸膜炎、干性胸膜炎、渗出性胸膜炎、化脓性胸膜炎、心包炎、急性腹膜炎、急性胃穿孔、急性坏死性胰腺炎、胆囊炎、急性化脓性梗阻性胆管炎、急性粘连性肠梗阻等疾病，其中不乏危急重证和不治之证。

134. 太阳病，脉浮而动数，浮则为风，数则为热，动则为痛，数则为虚。头痛发热，微盗汗出，而反恶寒者，表未解也。医反下之，动数变迟，膈内拒痛（一云：头痛即眩），胃中空虚，客气动膈，短气躁烦，心中懊憹，阳气内陷，心下因硬，则为结胸。大陷胸汤主之。若不结胸，但头汗出，余处无汗，剂颈而还，小便不利，身必发黄。大陷胸汤。

大黄六两，去皮　**芒硝**一升　**甘遂**一钱匕

上三味，以水六升，先煮大黄，取二升，去滓，纳芒硝，煮一两沸，纳甘遂末。温服一升。得快利，止后服。

提要：本条为太阳病误下出现结胸证和身发黄两种变证及结胸证的治法方药。

案解：案1为太阳病误下成结胸证案；案2为太阳病误下成身发黄案。

万湾村万世仁，年五旬，禀赋阳热。辛未日患太阳病，头痛发热，恶寒，晚间微有盗汗出，数日不大便。仲景诊之，按其脉浮而动数。谓众弟子，脉浮为风邪在表，脉数为体内有热，亦为里虚，脉动者，脉数之形象也，诸脉证提示病者表邪未解，故头痛发热而恶寒，晚间微有盗汗出。治当用解表之法，即嘱弟子与桂枝二越婢一汤，病者带药归家。两日后，病者被家人再送至仲景堂，告知仲景，病者归家本欲服药，不料遇其外甥。其外甥懂医，见其舅病，询之后，言发热而数日不大便，下之热可解。家人不好推脱，服其泻下之药，药后胸膈内疼痛拒按，气息短促，躁烦不安，心中懊侬不已，遂急来仲景堂再诊。仲景复诊之，按其心下及少腹疼痛拒按，其脉迟。语众弟子，此乃表证未解而误下，致胃气下陷，胃中空虚，邪气乘虚而入，动扰胸膈。邪气者，客气也，从外之太阳而来，致胸膈部疼痛拒按；邪气阻滞胸膈，故气息短促；气息短促，呼吸不畅，故躁扰不安，心中懊侬不已；邪气内陷，表证已去，脉由浮动数变而为迟，故心下硬满，而成结胸之象。治当泻热逐水，大陷胸汤主之。弟子遵嘱与药，嘱病者家人以水六升，先煮大黄三两，取二升，去滓，纳芒硝一升，煮一两沸，纳甘遂末一钱币，温服一升，若得快利，则止后服。越日，弟子随访，病者已安。仲景言，方中之甘遂，苦寒有毒，主腹满，留饮宿食，破癥瘕积聚，为君药，佐大黄荡涤肠胃，推陈致新，芒硝主腹中痰实搏结，诸药合用，治此大结胸之证。

万湾村万千百，年四旬有余，素为湿热之体。壬申日患太阳病，头

痛发热而恶寒，晚间微有盗汗出，便结不畅。一医诊之，按其脉浮而动数，医言此风热之证，又便结不畅，当下之，与泻下药，药后大便通，小便却不利，头汗出却不过颈。越日，身目发黄，急赴仲景堂求诊。仲景询诊后，谓诸弟子，病者素为湿热之体，患太阳病表邪未解而下之，表热内陷，与湿相搏，热不得外越，故病者头汗出而不过颈；湿热搏结不得下，则病者小便不利；湿热蕴结，而发身目黄染，此乃湿热郁蒸发黄也，治可与茵陈五苓散利湿退黄。弟子与药，十数剂黄退热去身安。

思考：本条提示有二。一是提示太阳病误下后可以出现结胸和身发黄两种不同的变证。若禀赋阳热，感太阳寒水之气后，误下可致结胸，如案1；若禀赋湿重，感太阳寒水之气后，误下可致黄疸，如案2。二是提出结胸重证的治疗方药，即泻热逐水的大陷胸汤。本条应注意大陷胸汤与大承气的鉴别。大陷胸汤治疗的病位在心下及胃脘，大承气汤的治疗病位在肠；大陷胸汤是太阳标热与水饮互结于胸脘，大承气汤是太阳标热与肠中糟粕互结于肠。结胸证乃热水互结于胃，故先用甘遂逐水，再用硝黄推荡。阳明燥屎内结则为热与糟粕互结于肠，故先用枳实、厚朴行气，再以硝黄推荡。二者病机有异。现代之急性腹膜炎、急性胃穿孔、急性坏死性胰腺炎、急性化脓性梗阻性胆管炎、急性粘连性肠梗阻等疾病，多类于大陷胸证，现代医学内外科治疗，常有不治，用大陷胸汤治疗，或可有一丝希望。

135. 伤寒六七日，结胸热实，脉沉而紧，心下痛，按之石硬者，大陷胸汤主之。

提要：本条为伤寒病程自然发展而未经误下形成的结胸证治。

案解：本案为伤寒未经误下而成结胸案。

十八里屯李青山，年五旬有余，素有饮证。癸酉日患伤寒，发热恶寒头痛六七日，突发心下疼痛，急赴仲景堂求诊。仲景诊之，望其颜面，双眉紧蹙，甚为痛苦；按其心下硬满疼痛，其脉沉而紧。谓众弟子，此为热实结胸证，病者禀赋水饮之体，伤寒六七日，本为太阳经尽病愈之时，病不愈表热之邪反入于里，与水饮互结于胸膈，阻滞气机，故心下硬满疼痛；气机阻滞，血脉不畅，故脉沉而紧。治当大陷胸汤泻热逐水，弟子与药，二剂而安。

思考：本条提示有二。一是提出结胸可以发生在外感后自然病程演变过程中，并非皆由误下导致；二是补充了大陷胸汤方证，即脉沉而紧，心下痛，按之石硬，与第134条大陷胸汤的主症“膈内拒痛，心下因硬”结合，则大陷胸汤主症更为完备。本条之脉沉紧，沉为结胸主脉，紧为邪结在胸膈疼痛剧烈之意，非寒凝之意。外感六气在机体伏匿，累积成为伏邪，然后在适宜的情况下，外感诱发后，可发展为大陷胸汤证，现代多为急腹症。

136. 伤寒十余日，热结在里，复往来寒热者，与大柴胡汤。但结胸，无大热者，此为水结在胸胁也，但头微汗出者，大陷胸汤主之。

大柴胡汤方

柴胡半斤　枳实四枚，炙　生姜五两，切　黄芩三两　芍药三两　半夏半升，洗　大枣十二枚，擘

上七味，以水一斗二升，煮取六升，去滓，再煎。温服一升，日三服。一方加大黄二两，若不加，恐不名大柴胡汤。

提要：本条为太阳伤寒自然病传的两种结局及治疗。

案解：案1为太阳伤寒病传阳明少阳治疗案；案2为太阳伤寒病传于里成结胸治疗案。

小官庄关金贵，年四旬，素体阳旺。丙戌日患伤寒，历十多日，身热腹满，大便结，寒热往来。仲景诊后，谓诸弟子，此少阳阳明并病，太阳病传少阳则往来寒热，再传阳明则身热腹满，大便结。治当用大柴胡汤疏解少阳，清泄阳明。弟子遵嘱与药，嘱病者每温服一升，日三服。病者一剂而病减，二剂病除。

小官庄关水盛，年三旬，素有饮证。辛卯日患伤寒，历十多日，身外已无大热，头部微有汗出，赴仲景堂求治。仲景诊之，按其胸脘硬满疼痛，其脉沉。谓众弟子，此为结胸证，乃热入胸膈所致。热入胸膈，故身外无大热；热入胸膈，与水饮互结，伏匿于胸胁，故胸胁按之硬满疼痛；热入胸膈，阻滞气机，气机不利，水气不布，仅蒸腾于上，故头部微汗出。治当泻热逐水，大陷胸汤主之，弟子与药，嘱病者服之，二剂而安。

思考：本条提示太阳伤寒病传的两种情况，一是病传少阳阳明，为少阳阳明并病，治当大柴胡汤；二是病传胸膈为结胸证，治当大陷胸汤。与第 134 条比较，本条是太阳伤寒自然病传的两种结局，即少阳阳明并病和结胸，彼是太阳病误下后的两种结局，即结胸和黄疸。与第 135 条比较，其结胸皆为自然病传，非经误下，不过第 135 条强调热结，本条强调水结，但从病机而言，皆为水热互结。

137. 太阳病，重发汗而复下之，不大便五六日，舌上燥而渴，日晡时小有潮热（一云：日晡所发，心胸大烦），从心下至少腹硬满而痛，不可近者，大陷胸汤主之。

提要：本条为太阳病汗下后致热实结胸证治及与阳明燥实证的鉴别。

案解：本案为太阳病汗下后致热实结胸案。

钓鱼台村于华之，年四旬余。壬午日患太阳病，一医治之，反复发其汗，不愈，又用攻下之法，初有泻下，后泻下渐少，终至五六日大便不解，口干渴多饮，舌苔燥黄，午后发微潮热，心下到少腹部硬满疼痛，手不敢触摸，急邀仲景诊之。仲景询症后，按压心下到少腹部硬满疼痛，病者有抗拒。谓诸弟子，病者本为太阳病，但他医反复发汗复又泻下治之，遂成结胸证。因日晡时小有潮热，又五六日不解大便，口干渴多饮，舌苔燥，易和阳明燥实证混淆，当明辨之。盖阳明燥实证之疼痛局限于脐周，而此结胸证疼痛从心下到少腹皆有硬满疼痛，阳明病潮热明显，此仅为小有潮热，故此非阳明燥实证，而为表热入里与水互结于胸膈，因水热互结弥漫于心下到少腹，范围较大，故为大结胸证。治当大陷胸汤泄热逐水。弟子与药，三剂而安。

思考：本条提示两点。一是结胸证与阳明燥实证的鉴别，结胸证腹痛为从心下到少腹硬满疼痛，而阳明燥实证多为绕脐痛；二是本条与第134、135、136条互看，则大结胸证的病因、病机及主症更明确，病因是邪气内陷，病机是热结在里、与水结在胸胁，主症为膈内拒痛、短气烦躁或心下痛，按之石硬或从心下至少腹硬满而痛，不可近。临床上现代医学的急腹症与热实结胸相类。但应用大陷胸汤的机会并不多，因为急腹症基本是外科手术治疗。

138. 小结胸病，正在心下，按之则痛，脉浮滑者，小陷胸汤主之。

黄连一两　半夏半升，洗　瓜蒌实大者一枚

上三味，以水六升，先煮瓜蒌，取三升，去滓，纳诸药，煮取二升。分温三服。

提要：本条为小陷胸病证治。

案解：本案为小陷胸病案。

武家岗武三郎，己未日患太阳病，发热恶寒，纳少便秘。一医与泻下药，药后心下胀满，急赴仲景堂求诊。仲景诊之，按其心下疼痛，脉见浮滑。谓诸弟子，此为小结胸病，乃太阳病误下，邪热内陷，与痰互结于心下而成。心下者，胃脘也。其邪热不与水结，而与痰结，故脉浮滑；其痰热互结只在心下，不在胸膈，亦不在少腹；其疼痛，按之则痛，不按不痛，故其病较大陷胸病为轻，范围局限。痰者湿也，痰热互结故为湿热。其治当用小陷胸汤清热涤痰开结，该方由黄连、半夏和瓜蒌组成。黄连苦寒，主热气，为师经验其可除湿热；半夏辛平，主心下坚满；瓜蒌苦甘寒，可润燥开结，荡热涤痰。诸药合用，具清热涤痰开结之功。弟子与药，嘱病者诸药加水六升，先煮瓜蒌，取三升，去滓，纳诸药，煮取二升，日三服，二剂而病解。

思考：本条提出小结胸病，其主症是心下按痛，脉浮滑，治疗方药是小陷胸汤。与大结胸病比较，其病变范围小，只在心下，疼痛特点是按之则痛，不按不痛。病机是痰热互结于心下。临床上外感后，很多病者有胃脘胀满，纳少，按之疼痛之症，笔者用小陷胸汤加莪术治疗有显效。

139. 太阳病，二三日，不能卧，但欲起，心下必结，脉微弱者，此本有寒分也。反下之，若利止，必作结胸。未止者，四日复下之，此作协热利也。

提要：本条为太阳病误下致结胸及协热利的变证。

案解：案 1 为太阳病误下致结胸案；案 2 为太阳病误下致协热寒利案；案 3 为太阳病误下致协热热利案。

老于沟村于大华，素体有伏饮。甲戌日患太阳病，发热恶寒，头痛无汗，二三日后发热恶寒，头痛无汗减而未尽，却添卧起不安，烦躁不宁，心下痞满，大便秘结。一医诊之，按其脉微弱，谓病者家人，病者其脉虽无热燥之象，但其卧起不安，烦躁不宁，心下痞满，大便秘结皆为热结在里之象，治当舍脉从证，当下之，家人允之。药后病者初下利，日五六次。越日下利止，但增胸膈、心下硬满疼痛，发热恶寒仍未全解，急邀仲景诊之。仲景询其病由后，谓众弟子，病者素有伏饮在体，故脉见微弱，复感于风寒，风寒引动伏饮，伏饮变动不居，扰乱胃气，胃气不和，故太阳病二三日后卧起不安、烦躁不宁；伏饮留滞胸膈心下，则胸膈心下痞满。治本当用小青龙汤逐其寒饮，医却用攻下治疗，攻下后表证未全解，而见下利，虽越日利止，却增胸膈心下硬满疼痛，此乃表热内陷与水结，成结胸之证，水饮不能下出，故利止。因疼痛在胸膈心下，治可与小陷胸汤加葶苈子清热逐水涤痰。弟子与药，一剂而安。

老于沟村于大成，年五旬，禀赋寒饮之质。乙亥日患太阳病，发热恶寒，头痛无汗，二三日后表证减，却不能卧，时欲起，心下痞满，大便结。一医诊之，按其脉微弱，谓病者家人，病者其脉虽无热燥之象，但其不能卧，时欲起，心下痞满，大便结显为热结在里之象，有阳明之兆，虽表证未解，亦当下之。随与攻下药，药后病者表热不解复剧，又下利不止。医见表热剧，复下之，药后下利更剧，而表热仍未解，急邀仲景诊之。仲景询其病由，问大便，家人言大便不止，味无腥臭。仲景谓众弟子，病者素有寒饮在体，故脉见微弱；复感于风寒，风寒引动寒饮，寒饮变动不居，扰乱胃气，胃气不和，故不能卧，时欲起；寒饮留滞胸膈心下，则胸膈心下痞满。本宜小青龙汤逐其寒饮，医却用攻下治疗，药后非但表寒不解复剧，又下利不止，病者里本虚寒，下之里阳亦损，故下利味无腥臭，此寒利也，乃表热入里与里寒协合而下利，为协热利也。治当与桂枝人参汤和解表里以止下利。弟子遵嘱与病者药，越日病者利止而安。

仲景又语诸弟子，协热利亦可为协热热利，若表热内陷，下趋大肠则成协热热利，前日治白沟村白大河，素体阳热。患太阳病，经医误下，下利不止，味腥臭，脉见急促，表热内陷成协热热利，为师与葛根芩连汤，一剂利止。众弟子临证当辨别病者禀赋体质，留心临床证候而用药。

思考：本条将太阳病误下的两种变证进行比较，一是误下成结胸，如案1；二是误下成协热寒利，如案2。案3邪热热利是为了更好地理解案2邪热寒利的对比，本条并未有论述。二者误下后皆有下利，若下利止则成结胸病；下利不止则成协热利。本条辨疑点之一是“寒分”之解，寒分即寒饮，乃素体禀赋；之二是“四日复下之”之解，注家有认为是四日后仍下利不止，非复泻下治疗，有认为四日表热盛再泻下，案2即为此，皆理通可从。提示临床但有表证，不管心下结滞与否，均当先与解表治疗为是。

140. **太阳病，下之，其脉促，不结胸者，此为欲解也；脉浮者，必结胸；脉紧者，必咽痛；脉弦者，必两胁拘急；脉细数者，头痛未止；脉沉紧者，必欲呕；脉沉滑者，协热利；脉浮滑者，必下血。**

提要：本条为太阳病误下后的各种脉证变证。

案解：以下8案皆为太阳病误治脉证变证案。

甲寅日，仲景查巡仲景堂留观病者。堂里有数位患太阳表证，而被他医误攻下的病者，仲景带众弟子一一查巡。走到北张庄张三郎身旁，触其脉急促，胸腹无硬满疼痛。向诸弟子谓道，脉促，数急也，正邪相争之象，此太阳病误用攻下，正气抗邪，表邪尚未内陷，且有欲外解之象，可不用施药，休息和糜粥调养即可恢复。走到王庄村王二柱身旁，诊其脉浮。语诸弟子，浮脉上候胸膈，此太阳病攻下，邪热已入里，与水互结而成结胸，诸弟子仔细观察，并准备大陷胸丸，若胸膈并心下硬满疼痛，则施丸药缓下，再观。走到李沟村李四虎身旁，诊其脉紧。语众弟子，紧者，寒也，此病者太阳病虽下之，但表寒未解，客于咽部，故可能发生咽痛，病者应道，今晨起感咽痛，嘱弟子与半夏散治之。走到大赵庄赵五弟身旁，诊其脉弦。语弟子，弦者，少阳之脉也，此两胁必发拘急疼痛。盖太阳病误下，邪热气传少阳，故两胁拘急疼痛，可与小柴胡加枳实汤治之，病者言昨日起就有两胁拘急疼痛。走到刘营村刘六金身旁，其头痛还在发作。诊其脉细数，语诸弟子，细为血虚，数为热，此太阳病误下，邪热入血脉，血虚有热，故脉细数而头痛不止，治可与桂枝汤。又见吴集村吴七姐，呕恶不止，其脉沉紧。语弟子们，沉主里，紧主寒，此太阳病误下，寒邪入里，与痰互结在胃，胃不受纳，发作呕恶，治当半夏泻心汤辛开苦降。查杨关寺村杨八妹，下利不止，其脉沉滑。语诸弟子，沉为在里，滑主湿热，此乃太阳病误下，表热入里趋肠，与大肠湿结而为协热利，宜葛根汤主治。最后查到牛岗村牛九郎，便血。诊其脉浮滑，语诸弟子，浮为风，滑为湿热，此表邪误下，邪陷于里，下趋伤及大肠血络，营血不守，此必发生便血，可备大黄黄连泻心汤。诸弟子一一照方施药，越二日，诸病者告愈而去。

思考：本条列举了八种脉所提示的变证。太阳表证，下后脉促急者，正邪相争且力量相当，示表欲解；太阳表证，下后脉浮，热盛入里而成结胸；太阳病，下后脉紧，紧为寒，寒邪入少阴成少阴咽痛；太阳病下后脉弦，弦为少阳脉，邪入少阳故两胁拘急；脉细，细为血虚，邪入厥阴，故头痛未止；脉沉紧，邪入伤及胃阳，故必呕；脉沉滑，标热内陷而下泄，故为协热利；脉浮滑，标热内陷，伤及血络，故下血。总之，太阳病，误下脉证变证甚多，临床当仔细辨别。现今临床上以脉识证不多，主要是未得仲景脉学真谛。

141. 病在阳，应以汗解之。反以冷水潠之，若灌之，其热被劫不得去，弥更益烦，肉上粟起，意欲饮水，反不渴者，服文蛤散。若不瘥者，与五苓散。寒实结胸，无热证者，与三物小陷胸汤，白散亦可服。

文蛤散方

文蛤五两

上一味为散，以沸汤和一方寸匕服，汤用五合。

五苓散方

猪苓十八铢，去黑皮　白术十八铢　泽泻一两六铢　茯苓十八铢　桂枝半两，去皮

上五味为散，更于臼中杵之。白饮和方寸匕服之，日三服。多饮暖水，汗出愈。

白散方

桔梗三分　巴豆一分，去皮心，熬黑，研如脂　贝母三分

上三味为散，纳巴豆，更于臼中杵之。以白饮和服，强人半钱匕，羸者减之。病在膈上必吐，在膈下必利，不利，进热粥一杯，利过不止，进冷粥一杯。身热，皮粟不解，欲引衣自覆，若以水潠之、洗之，益令热劫不得出，当汗而不汗则烦。假令汗出已，腹中痛，与芍药三两如上法。

提要：本条为太阳病误治致水寒郁表证治及寒实结胸证治。

案解：案1为太阳病误治导致水寒郁表证治；案2为太阳病误治导致水寒郁表用五苓散治疗案；案3为太阳病误治导致寒实结胸证，结胸在胸膈以上的治疗反应；案4为太阳病误治导致寒实结胸证，结胸在胸膈以下的治疗反应。

辛店村辛宜花，庚戌日患太阳病，发热恶寒无汗。一医用民间习用之冷水喷洒治疗，以此来散热降温。谁知用冷水喷洒后，却更加烦热不安，肌肤上起粒如粟米状，欲饮水又不入口，急邀仲景诊之。仲景询之，知其曾用冷水喷洒治疗。语众弟子，太阳病本当汗解，医者却用冷水喷洒肌肤，致病者肌表腠理闭郁，表热不得散出，故更加烦热不安；表热未入里化燥，故欲饮水而又不入口；肌肤受水寒刺激，寒主收引，故而肌肤起粒如粟米状。治当用文蛤散，其用文蛤一味，咸平清热利湿除痰，主治烦热口渴等症，弟子遵嘱与文蛤为散，以沸汤五合和一方寸匕，一服而愈。

辛店村辛大酉，辛亥日患太阳病，发热恶寒无汗。一医用冷水喷洗降温，治后热烦更重，肉上起粟，欲饮水反不口渴，急赴仲景堂诊治。仲景诊之，查其缘由后，谓诸弟子，病者本为太阳病，当先解表散寒，却用冷水喷洗降温，致肌肤腠理闭郁，表热不得散出，故热烦益增，但表热尚未入里成燥，故欲饮水反不口渴；冷水喷洗肌肤，水寒刺激肌肤，故起粒疹如粟米状，治当与文蛤散。弟子与药服之，越日病不解。仲景又诊，语诸弟子，服文蛤散病不愈者，为水寒郁表不化，当与五苓散通阳化气利水，弟子与药服之，果一剂病除。

辛店村辛二郎，乙巳日患太阳病，医不解表散寒，却与冷水喷浇肌肤降温，治后热除，却现胸膈硬满疼痛，病者惶恐，急赴仲景堂求诊。仲景诊之，问其不发热。谓众弟子，此为寒实结胸证。乃病者本为太阳病，医未解表却以冷水喷洒肌肤降温，治后热除却现胸膈硬满疼痛，此为水寒之气外不郁于肌肤，而与内之水饮互结于胸膈，故胸膈硬满疼痛，因其不发热，故为寒实结胸。治当三物白散温下涤痰破结。该方有桔梗、巴豆和贝母三物，桔梗苦辛平，主胸胁痛如刀刺和腹满，巴豆辛热有毒，治留饮痰癖寒积，贝母苦辛平，可散结化痰，三药合之，俱温下涤痰破结之功，因巴豆有毒，不可过量。弟子遵嘱与药，病者服药后恶心呕吐频频，仲景谓，此寒实结在胸膈以上。经言，其高者，因而越之，其下者，引而竭之。故病在胸膈之上，药后吐之而愈。病者吐罢，停药观之，午后病者果然吐止身安。

辛店村辛三伯，年六旬。初病太阳病，一医误以冷水喷洒肌肤，治后热除，却发心下硬满疼痛，病者情急，急赴仲景堂求诊。仲景问其已不发热，余心下硬满疼痛。语众弟子，此为寒实结胸证。病者本为太阳病，医未解表却以冷水喷洒肌肤，水寒之气未郁肌肤，而结于心下，故心下硬满疼痛而不发热，既无热象，遂为寒实结胸。治当三物白散温下涤痰破结，此结胸在胸膈以下，药后当下利。弟子与三物白散，病者服后果然下利，且利不止。仲景嘱病者喝冷稀粥一杯，下利即止。仲景又言，病在膈上必吐，在膈下必利，若不利，进热粥一杯，盖药后不利者，药之温下之力不足，进热粥一杯以助药之温下；若利过不止，则药之温下之力太过，进冷粥一杯以减药之温下。众弟子闻言，额首称是。

思考：本条病在阳，阳为太阳，即病发于太阳，太阳病当发汗解表，却以冷水潠之，可见此法在当时是一种较普遍的治疗太阳病的方法，但确实为误治之法。用此法治疗会出现各种变证，如水寒郁表和寒实结胸证。有注家认为本条中三物小陷胸汤为衍文，似可从，因小陷胸汤清热涤痰散结，于寒实结胸不宜。现代临床上外感发热，有医用物理降温，如冰敷或冷水擦洗，类似古代的冷水喷灌治疗。冷水刺激皮肤，汗孔收缩而起粟，即起鸡皮疙瘩。可见古今庸医的做法一脉相承。

142. 太阳与少阳并病，头项强痛，或眩冒，时如结胸，心下痞硬者，当刺大椎第一间、肺俞、肝俞，慎不可发汗。发汗则谵语，脉弦，五日谵语不止，当刺期门。

提要：本条为太阳少阳并病及误汗变证的针刺治疗。

案解：案 1 为太阳少阳并病的针刺治疗；案 2 为太阳少阳并病误汗后变证及治疗。

胡庄村胡西强，丙子日于湖边打草，感受风寒，初则头项强痛，恶寒无汗，继之头晕目眩，胸膈及心下痞满硬痛，急赴仲景堂诊治。仲景诊之，病者诉胸膈及心下痞满硬痛。谓诸弟子，此太阳与少阳并病，乃太阳未罢，又入少阳。盖太阳之脉，络头下项，故见太阳的头项强痛；少阳之脉，循胸络胁，故又有胸胁及心下痞满硬痛；二阳之脉，皆起于目而行于头，故头晕目眩。诸弟子当注意，此胸胁及心下痞满硬痛虽为少阳证，但似结胸证样，实为少阳之邪反侮胃土也。太阳少阳并病，其治若发汗，于少阳则为禁忌；若泻下，于太阳则为禁忌，可与针刺治之。当针刺大椎第一间、肺俞、肝俞三穴，盖大椎、肺俞可泄太阳之邪，肝俞可泄少阳之邪，三穴合刺可解表邪和少阳。弟子如法施针，午后病减，次日复刺，病愈。

胡庄村胡东来，丁丑日外感风寒，初头项强痛，头晕目眩，继则胸胁及心下痞满硬痛，如结胸样。一医治之，谓感风寒，当发汗解表，药后病者汗出，病延至五日渐现神昏谵语，家人惶恐，急送病者入仲景堂诊治。仲景诊之，望其神昏，闻其谵语，问病者家人诊治经过，答，他医已发其汗，按其脉弦。谓诸弟子，病者初有头项强痛之太阳证，继之出现头晕目眩、脉弦之少阳证，更有似结胸的心下痞满硬痛证。此乃太阳与少阳并病，其治既不可汗，又不能下，当用针刺法。医者不识，发其汗，而少阳禁汗，发汗则少阳之火逆于胃则灼伤胃津，胃津竭则发神昏谵语。再治可刺期门以泄木火，或用大柴胡汤合竹叶石膏汤，清火泄热育阴。弟子如法治疗，刺乳下二肋端之期门穴，刺后病者神复谵语除，又与药二剂，诸症全失而身安。

思考：本条提示有二。一是太阳少阳并病禁忌发汗，若发汗，可致谵语；二是太阳少阳并病宜针刺治疗。辨疑点是太阳少阳并病出现“时如结胸，心下痞硬者”症状，笔者认为此乃少阳逆克胃土所致。本条应结合第264、265条，明确少阳有三禁，即禁汗、禁吐、禁下。临床上出现头项强痛，又见头目眩晕，善用药者，大多想到用柴胡桂枝加葛根汤，甚少想到用桂枝汤或麻黄汤治疗，故误汗可能性较小。

143. 妇人中风，发热恶寒，经水适来，得之七八日，热除而脉迟身凉，胸胁下满，如结胸状，谵语者，此为热入血室也。当刺期门，随其实而取之。

提要：本条为妇人中风后经水适来之热入血室证。

案解：本案为妇人中风后经水适来之热入血室案。

张茂庄张雪花，年三旬有余。庚午日田间劳作而中风，午后发热恶寒，晚间适逢经水来临，病者自忖经期不便就医，未诊治而病延七八日，热退身凉，心中甚慰，忽发胸胁下胀满，二日后渐见神昏谵语，家人急邀仲景诊之。仲景望其神昏，闻其谵语，问家人其发病缘由，乃劳作伤风，适逢经水来临，未经诊治，按其脉迟。谓家人及众弟子，病者劳作而中风，却恰逢经水来临，病未经诊治，延七八日，恰经期罢，经血去而血室空虚，表热乘虚而入，故外不热而身凉；热入血室，血室者，胞宫也，肝经所主，血室空虚，热入则血滞行缓，故其脉迟；血滞则肝疏泄不畅，故胸胁下胀满，如结胸状；热入血室，血热上扰心神，神明不宁而神昏谵语。此又称为热入血室证，不可不识。治可针刺期门以泄其热实救急。弟子如法施针，遂愈。

思考：本条提示两点。一是妇人中风后，若适逢经期，可发生热入血室证，其表现为“热除而脉迟身凉，胸胁下满，如结胸状，谵语”；二是此证治是“随其实而取之”，具体是“当刺期门”。本条辨疑点是病“得之七八日”的原因，是不便治疗，还是治不得法？笔者理解为其一，即经期外感不便治疗。临床上外感而月经适来，调护不当则有血虚而表现为热入血室证，但大多证轻，不需治疗，重证或轻证反复累积却易误诊为精神疾病，临床当戒之。

144. **妇人中风，七八日续得寒热，发作有时，经水适断者，此为热入血室。其血必结，故使如疟状，发作有时，小柴胡汤主之。**

柴胡半斤　**黄芩**三两　**人参**三两　**半夏**半斤，洗　**甘草**三两　**生姜**三两，切　**大枣**十二枚，擘

上七味，以水一斗二升，煮取六升，去滓，再煎取三升。温服一升，日三服。

提要：本条为妇人太阳中风经水适断之热入血室证。

案解：本案为妇人太阳中风经水适断之热入血室案。

大叶岗村叶慧丽，年三旬有余。壬辰日甲卯时经水适来，晚间不慎

感风寒，晨起恶寒发热，经医治之寒热除。不料七八日后，经水突然停止，寒热复来，发作如虐状，寒去热来，热去寒来，急赴仲景堂诊治。仲景诊后，谓诸弟子，此为热入血室证，乃经水期感受风寒，血室空虚，表邪入里与血相搏，血结不行，故经水适断；经水断止，血与表邪分争交织，故寒热发作如虐状。治宜小柴胡汤合桃红四物汤疏泄少阳枢机，养血化瘀散血结，如此而寒热自除。弟子如法与药，一剂而愈。

思考：本条提示有二。一为经水期感风寒而致经水适断，出现寒热如虐的热入血室证，此为热入血室的另一种形式，即先有经水，再有中风，然后经水断止，与上一条先有中风，再来经水不同，故临床表现不同；二是治疗可用小柴胡汤，拓展了小柴胡汤的应用范围。辨疑点是关于经水适来适断的虚实问题，注家们多有不同认识，作者的理解是先虚后实，先有血室空虚，邪热方可内入，内入后经水当行不行，则“其血必结”为实。临床上此种热入血室证多见，有出现寒热如疟的，也有不出现的，皆由体质强弱决定。治疗时用小柴胡汤合桃红四物汤更为妥当。

145. 妇人伤寒，发热，经水适来，昼日明了，暮则谵语，如见鬼状者，此为热入血室。无犯胃气及上二焦，必自愈。

提要：本条为妇人伤寒热入血室证的自愈机制及治疗原则。

案解：本案为妇人伤寒热入血室证自愈案。

凉水井村水红艳，年二旬有余。丁丑日晚伤寒发热，越日晨起经水来临，白日间除发热恶寒外，其神识清楚一如常人，至晚却忽谵语昏乱，言有鬼神，家人惶恐，急邀仲景诊之。仲景询家人有否请医治之，家人答否。遂谓众弟子，此为热入血室证。乃太阳伤寒发热，适逢经水来临，血室空虚，邪热乘虚而入。血属阴，邪入血室与阴争，故暮则谵语，如见鬼状；气属阳，邪入血室难与阳争，故昼日明了，神识清楚。由于病者谵语非阳明燥实，故不可泻下；邪已入里，不在表，亦不在胸膈，而在下焦血室，故不可发汗涌吐。因此，治疗上不可用触犯上中二焦之药，并要时时顾护胃气，若如此，病者可以自愈，但要周到观察和照护，嘱家人对其防寒保温，饮姜汤等热饮，经期满则可自愈。家人与病者归家，不数日来告，病者经期满而病豁然而愈。

思考：本条提示有三。一是热入血室证出现精神神志症状，主症是“昼日明了，暮则谵语，如见鬼状”；二是指出了这种热入血室证的禁忌，即“无犯胃气，及上二焦”，其意为不可汗、吐、下；三是这种热入血室证有自愈的可能。临床上外感后热入血室证甚多，但证轻故其自愈者亦甚多，重者当不犯胃气及上中二焦，禁汗吐下，应用和解之法治之，则多无忧。

146.伤寒六七日，发热微恶寒，肢节烦疼，微呕，心下支结，外证未去者，柴胡桂枝汤主之。

桂枝去皮　**黄芩**一两半　**人参**一两半　**甘草**一两，炙　**半夏**二合半，洗　**芍药**一两半　**大枣**六枚，擘　**生姜**一两半，切　**柴胡**四两

上九味，以水七升，煮取三升，去滓。温取一升。本云：人参汤，作如桂枝法，加半夏、柴胡、黄芩，复如柴胡法。今用人参作半剂。

提要：本条为太阳少阳并病之柴胡桂枝汤证治。

案解：本案为太阳少阳并病柴胡桂枝汤案。

大赵庄赵石磊，乙未日外感风寒，经治六七日仍不愈，急赴仲景堂求诊。仲景诊之，询其诸症，答，外感已六七日，现仍发热，但恶寒轻微，四肢关节剧烈疼痛，微有呕恶，胸脘部痞满，如有异物支撑。仲景告诸弟子，病者恶寒轻微而发热，四肢关节剧痛，为太阳表证解而未尽；

微呕恶，胸脘部有异物样支撑痞满，为邪入少阳。此太阳表证未解而又邪入少阳，乃太阳少阳并病。治当柴胡桂枝汤，即取小柴胡汤和桂枝汤各半量，两解太阳少阳之邪，弟子遵嘱与药，二剂而愈。

思考：本条为太阳少阳并病证候特点及治疗，即柴胡桂枝汤证治，主症是“发热微恶寒，肢节烦疼，微呕，心下支结”。本条辨疑点之一是肢节烦疼中的“烦”字如何解释？汉郑康成注《周礼》“烦，犹剧也”,《说文解字》言“烦，热头痛也”，当从郑注，肢节烦疼即肢节剧疼。疑点之二是心下支结如何解释？心下是胃脘，支有旁出，分支，支撑之意，胃脘之“支”，即胃脘之旁出为胸胁，故可解为胸胁胃脘有支撑感。柴胡桂枝汤临床主要用于治疗太阳少阳并病之胸胁胃脘疼痛、风湿关节疼痛、类风湿关节疼痛、慢性肝胆疾病及神经症等。

147. 伤寒五六日，已发汗而复下之，胸胁满微结，小便不利，渴而不呕，但头汗出，往来寒热，心烦者，此为未解也。柴胡桂枝干姜汤主之。

柴胡半斤　桂枝三两，去皮　干姜二两　瓜蒌根四两　黄芩三两　牡蛎二两，熬　甘草二两，炙

上七味，以水一斗二升，煮取六升，去滓，再煎取三升。温服一升，日三服。初服微烦，复服汗出便愈。

提要：本条为伤寒误治，病传少阳，三焦气化失职证治。

案解：本案为伤寒误治，病传少阳，三焦气化失职案。

常孟营村常宽之，丙申日患伤寒，发热恶寒无汗，纳少便干。一医治之，与其发汗，药后汗出寒去热退，可大便仍难。医又下之，大便通利，如此治疗已历五六日，病者出现胸胁胀满结滞，往来寒热，头部出汗，心烦不安，急赴仲景堂诊治。仲景诊之，问其呕否？答不呕；口渴

否？答，口渴；小便利否？答，小便不利。仲景告诸弟子，病者初为伤寒，历经汗下治疗已五六日，但诸症迭起，显是治之不当。表证虽解，但邪入少阳，故见胸胁胀满结滞，往来寒热，心烦不安等症。少阳受邪，枢机不利，三焦决渎失职，故小便不利；三焦气化失司，水饮不布，故口渴；三焦阳郁，邪热上蒸故头汗出。治当和解少阳枢机，宣化停饮散结，宜柴胡桂枝干姜汤。弟子如法施药，二剂而安。仲景言，柴胡桂枝干姜汤为小柴胡汤去半夏、人参、生姜和大枣，加桂枝、干姜、瓜蒌根和牡蛎，方以小柴胡汤疏理三焦气机，不呕去半夏，不虚去人参，加桂枝、干姜以助三焦气化，加瓜蒌根以止渴，加牡蛎以开少阳之微结。本方初服微烦，乃因桂枝、干姜温热助火，再服汗出而愈，表明桂枝、干姜助三焦气化已达，火气得以宣发。

思考：本条柴胡桂枝干姜汤方证，主症为胸胁满微结，小便不利，渴而不呕，但头汗出，往来寒热，心烦等；病因为伤寒误汗误下，病机为三焦气机失调，水饮输布不行。此方证要与水热互结的结胸证及气化不利的五苓散证鉴别。结胸证是心下硬痛，本证是胸胁满微结；五苓散证是口渴多饮而小便不利，此方证则为小便不利，渴而不呕，伴有头汗出，往来寒热，心烦等。柴胡桂枝干姜汤用于急慢性肝病、胃肠功能紊乱等有三焦气机失调者。

148. 伤寒五六日，头汗出，微恶寒，手足冷，心下满，口不欲食，大便硬，脉细者，此为阳微结。必有表，复有里也。脉沉，亦在里也。汗出为阳微。假令纯阴结，不得复有外证，悉入在里，此为半在里半在外也。脉虽沉紧，不得为少阴病。所以然者，阴不得有汗，今头汗出，故知非少阴也，可与小柴胡汤。设不了了者，得屎而解。

提要：本条为伤寒传变后阳微结的证治鉴别。

案解：案1为阳微结证治；案2为阳微结与纯阴结鉴别；案3为阳微结脉沉紧治疗后诸症不了了者，得屎而解的机转。

燕集村燕南北，年近五旬。己卯日患伤寒，历五六日病不愈，赴仲景堂诊治。仲景诊之，望其头部汗出，问其身微恶寒，手足厥冷，胃脘痞满，不欲饮食，大便干，按其脉细，再触手足冰冷。遂告诸弟子，此为阳气微结证，阳气微结者，少阳之气结也，少阳为一阳，一阳阳气微，故少阳气结即阳气微结也。结者，郁结，郁滞不通也。阳气微结而不疏，即少阳枢机不利，阳微结在外则身微恶寒，阳微结在四末则手足厥冷，阳微结在里则胃脘痞满，不欲饮食，大便干，阳微结在上则头汗出，此为少阳证，非表证也。若为表证，则身汗出而非仅头汗出，恶寒而不仅微恶寒，身冷而不仅手足冷。亦非里证，若为里证，则必腹满而痛，能食而大便硬。此为阳气既郁于里又郁于外，邪气不只在里亦不只在外，而是半在里半在外。其脉细者，乃少阳血弱气尽，血虚脉不充盈，气虚脉难鼓运，故脉为细，而少阳气机郁滞，疏泄失司，气血不得畅达，脉亦见细。治当小柴胡汤疏利少阳，解郁表里。弟子遵嘱与药，一剂病解身安。

燕集村燕西东，年四旬有余。庚辰日患伤寒，历五六日，身多不适，急赴仲景堂诊治。仲景诊之，望其头部汗出，问其身微恶寒，手足厥冷，胃脘痞满，不欲饮食，大便干，按其脉沉紧，再触手足冰冷。遂告弟子，此为阳气微结证。脉沉紧，是阳气郁在里，非阳气虚寒也。此脉看似少阴虚寒之纯阴结，但实非少阴证。因为纯阴结，是不得有微恶寒、头汗出等外症，即少阴证当无汗，而病者头部汗出，故不是少阴证，乃少阳郁结之证，即阳气微结证，治之可用小柴胡汤，疏利少阳气机，解郁三焦之气。弟子如法与药，一剂诸症顿失。

燕集村燕中州，年三旬余。辛巳日患伤寒，病五六日，头部汗出，微恶寒，手足冷，胃脘痞满，不欲饮食，大便干。仲景诊之，按其脉沉紧，告众弟子，此为阳气微结证，非少阴虚寒之阴结证。何以知之？少阴虚寒之阴结证，当无汗，可病者头汗出，故非少阴虚寒之阴结证；又脉虽沉紧，亦非少阴虚寒，乃为阳郁在里，阳郁则气机不畅，故脉沉紧。其治可用小柴胡汤，解郁疏利。弟子如法用药，诸症若失。但身仍似不爽，越日，大便畅通，诸症全解。仲景语诸弟子，与小柴胡汤后，诸症解而不全了者，大便通则得而解，为何？盖大便得通，则三焦气机得畅，诸郁得解，诸症得除。

思考：本条提出阳微结、纯阴结、半在里半在外等概念，有助于进一步认识少阳、少阴证。总体来说，阳微结即半在里半在外，即少阳证，其病机是表里之气不和，阳热郁结不得宣达。案 1 解“伤寒五六日，头汗出，微恶寒，手足冷，心下满，口不欲食，大便硬，脉细者，此为阳微结。必有表，复有里也”句。鉴别“阳微结”和“纯阴结”，从症状言，纯阴结无外证，即头汗出，微恶寒，手足冷的表证；纯阴结无汗，“阴不得有汗，今头汗出，故知非少阴也”。

纯阴结即少阴证。故案 2 解“脉沉，亦在里也。汗出为阳微。假令纯阴结，不得复有外证，悉入在里，此为半在里半在外也。脉虽沉紧，不得为少阴病。所以然者，阴不得有汗，今头汗出，故知非少阴也，可与小柴胡汤”句。案 3 解“设不了了者，得屎而解”句。同时，提出两个临床论断，一是“纯阴结，不得复有外证，悉入在里”，即无发热恶寒身痛等外证；二是“阴不得有汗”，即阴证无汗。

149. 伤寒五六日，呕而发热者，柴胡汤证具，而以他药下之，柴胡证仍在者，复与柴胡汤。此虽已下之，不为逆，必蒸蒸而振，却发热汗出而解。若心下满而硬痛者，此为结胸也。大陷胸汤主之。但满而不痛者，此为痞，柴胡不中与之，宜半夏泻心汤。

半夏半斤，洗　黄芩　干姜　人参　甘草炙，各三两　黄连一两　大枣十二枚，擘

上七味，以水一斗，煮取六升，去滓，再煎取三升。温服一升，日三服。须大陷胸汤者，方用前第二法。

提要：本条为柴胡证误下后的转归及证治。

案解：案1为误下后，柴胡证仍在者，复用柴胡汤案；案2为柴胡证误下后致结胸证治疗案；案3为柴胡证误下后形成痞证治疗案。

东孙庄孙洪斌，年四旬有余。壬午日患伤寒，历五六日，呕吐发热，大便难。一医诊之，告病者大便难而呕吐发热，当攻下通便，与小承气汤。病者服药后，大便得通，但呕恶发热等症不解，急赴仲景堂诊治。仲景诊后，语诸弟子，病者呕而发热，乃柴胡汤证，虽有大便干，仍当以小柴胡汤和解之。医者不识小柴胡证，径直以泻下解决大便难，此舍本逐末之治，虽无大碍，但病者徒遭泻下折腾，正气定受其损。若病者小柴胡汤证仍在，仍可用小柴胡汤治疗，但正气受损，服药后正气与药力携手抗邪，当发生蒸蒸而振之战汗，可告知病者不要惊慌。弟子遵嘱与药一剂，病者服后半个时辰，蒸蒸发热振战，顷刻汗出热退病解。

东孙庄孙来福，素有痰饮。癸未日患伤寒，历五六日，呕吐发热，大便数日不解。一医见病者大便数日不解而难，即用承气汤攻下，药后病者大便通，呕吐发热除，却添心下痞满而硬痛，急赴仲景堂诊治。仲景诊罢，谓诸弟子，病者素有痰饮，复患伤寒而误下，邪热入里与痰饮相搏而成结胸证，故心下痞满硬痛。呕吐发热已除，乃柴胡证已解，故治疗专责结胸之证，宜大陷胸汤逐饮泻下。弟子遵嘱与药一剂，泻下痰水稀便甚多，心下痞满硬痛顿失，继用小建中汤两剂善后。

东孙庄孙成东，丁酉日患伤寒五六日，呕吐发热，大便干。一医治之，用承气汤攻下通便，药后病者虽大便已通，呕吐发热已除，但增心下痞满，急邀仲景诊之。仲景问其心下痞满，按其心下不痛。谓众弟子，此本为小柴胡汤证，医不识而误下，致胃气壅滞而成痞证。宜半夏泻心汤辛开苦降除痞，半夏泻心汤方中半夏辛苦温，以辛开除痞泻心为君，臣以黄连、黄芩，苦寒以苦降泻心，佐以干姜助半夏辛开除痞，使以人参、大枣、甘草甘温补中益气，缓诸药性。弟子与药，一剂病减，二剂病除。

思考： 案1解“伤寒五六日，呕而发热者，柴胡汤证具，而以他药下之，柴胡证仍在者，复与柴胡汤。此虽已下之，不为逆，必蒸蒸而振，却发热汗出而解”句。此句提出小柴胡汤的证候组合之一呕而发热，即凡伤寒出现“呕而发热”，皆可用小柴胡汤治疗。此“呕而发热”误下后如伤寒一样，可出现结胸变证及心下痞满变证。案2解“若心下满而硬痛者，此为结胸也。大陷胸汤主之”句。案3解“但满而不痛者，此为痞，柴胡不中与之，宜半夏泻心汤”句，本句指出痞证的特点、治疗禁忌和治疗方药。三案皆加了大便难或不解或干，意在为误下提供依据。半夏泻心汤临床主要应用于消化系统疾病见心下痞满者的治疗。

150. 太阳少阳并病，而反下之，成结胸，心下硬，下利不止，水浆不下，其人心烦。

提要： 本条为太阳少阳并病误下致结胸重证。

案解： 本案为太阳少阳并病误下致结胸重证案。

大路陈村陈庆发，年五旬。甲申日不慎外感，先发热恶寒，继之胸胁苦满，口苦纳少，就诊某医。医见其发热，遂用承气汤攻下泻热，药后即感心下硬满疼痛，下利不止，不数日身困力乏，饮食水液难入，躁烦异常，急邀仲景诊之。仲景诊之，按其脉微而细，观其证急而危。语诸弟子，此本为太阳病未罢，少阳病又起，乃太阳少阳并病。医误用泻下，太阳误下致邪热内陷与水饮互结，而成结胸证，故感心下硬满疼痛。少阳误下，其少阳之邪克犯脾土，脾气伤则下陷，故下利不止；胃气伤则气逆，故饮食水液难入；躁烦异常者，为结胸证危候也，系阳气大伤，心神受扰，故躁烦异常。证虽为结胸，但下利不止，饮食水液难入，故不可再用大陷胸汤逐水泻下，权用茯苓四逆汤回阳救逆除烦。弟子与药，两剂后，病者下利减，可入少量饮食，再两剂，烦躁除，下利止，饮食增，遂以薯蓣丸善后。

思考：太阳少阳并病误下可致结胸重证，特点是“心下硬，下利不止，水浆不下，其人心烦”。仲景未出方治，根据诸症表现，茯苓四逆汤甚合。成无己认为本条“太阳少阳并病，为邪气在半表半里也，而反下之，二经之邪乘虚而入，太阳表邪入里，结于胸中为结胸，心下硬；少阳里邪，乘虚下干肠胃，遂利不止”，此说别具一格，有助理解。临床上太阳少阳并病，应以柴胡桂枝汤治疗，而非下之。但确有太阳少阳并病，见口苦咽干而恶寒、便秘者用泻下或清解治疗而腹泻不止者，当戒之。

151. 脉浮而紧，而复下之，紧反入里，则作痞。按之自濡，但气痞耳。

提要：本条为痞证的病因病机。

案解：本案为痞证案。

小陈庄陈银花，戊戌日伤寒，恶寒发热，身痛无汗。一医诊之，按其脉浮而紧，与解表散寒治之，药后表不解，仍发热，复用下法泻热，药后病者热除，但感心下痞满不适，纳减，邀仲景诊之。仲景问其症，病者言初恶寒发热，身痛无汗，经治已不恶寒发热，亦无身痛无汗，但心下痞满，纳食不佳，按其脉沉而紧，按其心下柔软不硬不痛。谓众弟子，病者本为伤寒在表，医与解表散寒不效，再用下法治之，下之心下空虚，表邪乘虚入里，与心下无形之邪结于心下，遂成痞结之证。既是表邪内陷，遂脉由浮紧而变为沉紧；既是与无形之邪而结，遂按之无物，柔软不硬不痛；既是心下痞满，遂纳食不佳。治当辛开苦降以解心下痞结，宜半夏泻心汤，弟子与药，一剂痞除。

思考：本条论述痞证，其以脉示证，“脉浮而紧”示伤寒或中风，“复下之”说明经过解表而表未解，之所以说表未解，是因为“紧反入里”中“紧”提示寒邪未解，最后提出气痞的特点是“按之自濡”。比较第131条“病发于阴，而反下之，因作痞”，第149条指出痞证是“但满而不痛者，此为痞，柴胡不中与之，宜半夏泻心汤”，结合本条则痞证的病因是伤寒或中风下之，病机是表邪内陷，病证特点是按之自濡，满而不痛，脉为沉紧，属性是气痞，治疗用半夏泻心汤。痞证要和结胸鉴别。痞证为“按之自濡”，结胸为“从心下至少腹硬满而痛不可近者”，亦可与小结胸病心下按之痛，阳明蓄血、蓄水之少腹硬满疼痛鉴别，观其证，差异显而易见。临床上治疗痞证，当为辛开苦降。笔者经验，加陈皮、枳实等行气药，可增疗效。

152. 太阳中风，下利呕逆，表解者，乃可攻之。其人漐漐汗出，发作有时，头痛，心下痞硬满，引胁下痛，干呕短气，汗出不恶寒者，此表解里未和也。十枣汤主之。

芫花熬　甘遂　大戟

上三味，等分，各别捣为散。以水一升半，先煮大枣肥者十枚，取八合，去滓，纳药末。强人服一钱匕，羸人服半钱，温服之，平旦服。若下少，病不除者，明日更服，加半钱，得快下利后，糜粥自养。

提要：本条为悬饮素疾患太阳中风证治。

案解：本案为悬饮素疾患太阳中风案。

范朱刘村范大成，年五旬有余，素有不时下利呕逆证。癸巳日患太阳中风，发热恶寒汗出，时下利呕逆，急赴仲景堂诊治。仲景诊之，询其素常下利，不时呕逆。此次感受风寒，发热恶寒汗出，而下利呕逆亦然。仲景谓诸弟子，病者素有下利呕逆旧疾，又受新感，其治应先解表，后治其旧疾。弟子如法与桂枝汤一剂，药后病者发热恶寒除，但有微汗出，且于夜九时后汗出，又发头痛，心下痞满硬塞，呼吸时牵引胁部作痛，干呕短气。仲景又诊，谓众弟子，其人发热恶寒除，此表证已解，虽有微汗出，看似太阳中风，但发作有时，则非太阳中风之汗出；头痛看似表证，但其不恶寒，又不发热，故头痛亦非表证。此乃水饮所致。水饮变动不居，上攻下迫则下利呕逆，外溢肌肤则微汗出，上逆故头痛，内壅犯胃故心下痞满硬塞而干呕，水饮结于胁下成悬饮，故呼吸时牵引胁部作痛，水饮迫肺故短气。诸症乃表解里未和，水饮作祟也。表既已解，现可攻之，宜十枣汤攻逐水饮。弟子遵嘱取芫花、甘遂、大戟各五分，捣为散，另用大枣十枚煮汤，纳药散，先与病者服半剂，病者泻下稀水便十余次，心下痞硬满塞、胁下牵痛并干呕短气诸症顿减，遂停药，糜粥调养，十余日而康复。盖十枣汤中之芫花苦辛温，甘遂苦寒，大戟苦辛寒，皆为有毒之品，为师经验其皆有逐水涤痰功用，治留饮诸症甚佳，但因有毒，故小其量，且用大枣煮汤和之以缓其性。

思考：本条提示有二。一是素有饮疾又患太阳中风的治疗法则是“表解者，乃可攻之”；二是悬饮证的临床特点，即“下利呕逆……其人漐漐汗出，发作有时，头痛，心下痞硬满，引胁下痛，干呕短气，汗出不恶寒者”。要注意悬饮与大结胸等的鉴别。悬饮为水邪结于胸胁之间，既有心下痞硬满，又有转侧身体，或咳嗽、呼吸等牵引胸胁疼痛，大结胸则为心下至少腹硬满疼痛。临床上十枣汤可应用于渗出性胸膜炎、胸腔积液等，但现代十枣汤应用甚少。

153. 太阳病，医发汗，遂发热恶寒。因复下之，心下痞。表里俱虚，阴阳气并竭，无阳则阴独，复加烧针，因胸烦，面色青黄，

肤瞤者，难治。今色微黄，手足温者，易愈。

提要：本条为太阳病经汗下烧针等各种误治后坏证及对坏证的预后判断。

案解：案 1 为太阳病汗下烧针后坏证重证；案 2 为太阳病汗下烧针误治后坏证轻证。

南吴庄吴庆堂，己亥日患太阳病，发热恶寒无汗。一医与发汗，汗之太过，如水流漓，发热恶寒不解。又与泻下治之，致胃脘痞满不适。医见病不除，再加烧针治之，病者胸中烦热，而手足厥冷，肌肤颤动不宁，惶恐中赴仲景堂求治。仲景望病者面色青黄，肌肤颤动不宁，闻其气乏懒言，问其不思饮食，寒热虽除，但胃脘痞满而烦热，触其手足厥冷。谓众弟子，此系太阳病过汗又误下，致表里俱虚。表阳亏虚，故手足厥冷，肌肤颤动不宁，此乃阳气大伤不能温煦四末；里阴亏虚，故胸中烦热。误下致表邪入里而成痞满，此为表邪除而里证独具，无阳而阴独显也。现病者面色青黄，木色青土色黄，土色中见青色，乃木邪乘土，土败之象。诸症皆显邪盛正伤之象，难治也。姑且用附子泻心汤温阳泻痞以治之，以观其效。越日，再观之，病者面色青黄略退，肌肤颤动略宁，前方继用五剂，诸症渐平稳，再以小建中汤善后而安。

南吴庄吴众民，庚子日患太阳病，发热恶寒无汗。一医与发汗，药后大汗淋漓，仍发热恶寒。复与泻下治之，遂感胃脘痞满。再用火针刺之，胸中烦热，急赴仲景堂诊治。仲景望其面色微现黄色，问其发热恶寒，答，已除，但胃脘痞满，胸中烦热，按其手足温暖。谓诸弟子，此太阳病经汗又下，再用火针治之，其表邪内陷而成变证。现病者面色微现黄色，黄色乃脾之本色，又手足温暖，显见病者脾胃尚好，阳气未有大伤，尚易于施治。可与附子泻心汤，温阳泻痞。弟子与药，二剂而身安。

思考：本条提示有二。一是太阳病经各种误治后可损伤脾之阳气，若阳气大伤，则难治；若阳气小伤，则易治。二是以面色辨别脾气损伤程度，“面色青黄，肤瞤者，难治”“今色微黄，手足温者，易愈”。本条中“阴阳气并竭”，阴阳气耗损较甚，即阴阳俱虚；“无阳则阴独”，即表证已罢独显里之痞证。临床上对外感病的治疗，要正确运用汗法，禁用下法，慎用烧针治疗。在运用各种火治方法治疗慢性病时要在外感期间暂停，否则可能导致各种变证。

154. 心下痞，按之濡，其脉关上浮者，大黄黄连泻心汤主之。

大黄二两　**黄连**一两

上二味，以麻沸汤二升，渍之须臾，绞去滓。分温再服。

提要：本条为太阳病误下致热痞证治。

案解：本案为太阳病误下致热痞案。

王陶庄王伯仁，辛丑日病太阳中风，发热恶寒。一医下之，发热恶寒退，却增心下痞满，纳食见减，急赴仲景堂诊治。仲景诊之，望其舌色红，问其心下痞满食少，口干多饮，小便短赤，按其心下柔软不硬不痛，关脉浮数。仲景谓诸弟子，此为热痞之证，乃太阳中风误下所致。太阳中风误下，邪热内陷心下胃脘，胃气壅滞，中焦上下不通，故心下痞满；壅滞之胃气为无形之邪热之气，故按之柔软不硬不痛；热壅故舌红；热耗津液，故口干多饮，小便短赤。关脉候中焦，浮数为阳热，故此为太阳病误下之热痞证。治宜大黄黄连泻心汤苦寒泄热除痞，盖大黄泻热、黄连除痞。二药以沸水二升渍之而不煎煮，为取其轻扬清淡之性，治热痞而不伤正气。弟子遵嘱与药，一剂病除。

思考：本条未讲病从何来，从上下条关系言，是太阳病误下所致，因此提示热痞与太阳病误下相关。辨别热痞，仅凭关脉浮，有点牵强，从大黄黄连泻心汤方性反推可以确定，案中有舌红，口干多饮，小便短赤，脉浮而数等热象呈现。本条的麻沸汤即沸水。临床上大黄黄连泻心汤应用于气火上逆之咯血、吐血、鼻衄、齿衄、口腔溃疡、便血等。

155. 心下痞，而复恶寒汗出者，附子泻心汤主之。

大黄二两　**黄连**一两　**黄芩**一两　**附子**一枚，炮，去皮，破，别煮取汁

上四味，切三味，以麻沸汤二升渍之，须臾，绞去滓，纳附子汁。分温再服。

提要：本条为太阳病误下致阳虚热痞证治。

案解：本案为太阳病误下致阳虚热痞案。

海子庄刘海涛，素体虚寒。丁未日不慎感寒，发热恶寒汗出，大便难。医与泻下通便，药后心下顿现痞满，纳减食少，但发热恶寒却除。病者思风寒已去，心下痞满似无大碍，便如常田间劳作。越日劳倦食少，心下痞满不减，复恶寒汗出，急赴仲景堂诊治。仲景诊之，问其病况，病者如实诉说，仲景按其心下柔软不痛。谓诸弟子，病者初患太阳病，本应发汗解表，医却因大便难而下之，故成心下痞。泻下虽不得法，但泻后表邪内陷而发热恶寒解，病者以为病愈而复劳作，加之其禀赋虚寒，误下已伤其阳，劳作又伤其阳，阳不得复而虚，故复恶寒汗出，此为寒热夹杂的阳虚热痞证。治宜附子泻心汤温下寒清上热。弟子取大黄、黄连、黄芩三味，以麻沸汤浸之取汁，附子煮取浓汁，合兑服之。一剂病减，两剂其病若失。

思考：附子泻心汤由大黄、黄连、黄芩和附子组成，以方测证，方中附子温阳散寒，而三黄清热泻火，显然其方证为寒热夹杂证。从证分析则心下痞为热痞，恶寒汗出为阳虚，为阳虚体质感寒误下导致的寒热夹杂证，否则不易解释此恶寒汗出究竟是表虚寒还是里虚寒。附子泻心汤

方证多见于素体阳虚而胃热者，临床应用于慢性胃肠炎、上消化道出血、痢疾、结肠炎、高血压、脑血管病、口腔溃疡、鼻衄等而见胃热阳虚者。

156. 本以下之，故心下痞，与泻心汤，痞不解，其人渴而口燥烦，小便不利者，五苓散主之。一方云：忍之一日乃愈。

提要：本条为太阳病误下致水痞证治。

案解：案1为太阳伤寒误下致水痞证治；案2为太阳伤寒误下致水痞，又饮水多加重水痞，治以忍不饮水，待阳复水化痞消。

南傅庄南天成，壬寅日伤寒。一医诊之，见其发热恶寒而大便难，以攻下治之，药后心下痞满。医见心下痞满，又与泻心汤，药后心下痞满依然，却增口渴，躁烦不宁，惶恐中邀仲景诊之。仲景询其小便，答小便不利。谓众弟子，病者本为太阳伤寒，误用下法，表寒内陷，太阳寒水之本寒之气停蓄于膀胱，膀胱气化乏力，成水痞之证。水痞不化，津液不得上布故口渴，躁烦不宁；水液不得通调于下，故小便不利。治当温阳化气以利水，五苓散主之，弟子遵嘱与药，二剂而病愈。

南傅庄南云阳，癸卯日患伤寒，发热恶寒无汗，大便难。一医诊之，见其大便难，用攻下药治之，药后心下痞满。医见心下痞满，又与泻心汤，药后心下痞满依然，又增口渴，躁烦不宁，无奈邀仲景诊之。仲景询饮水多少？答饮水多而渴不解；小便多少？答小便不利。谓诸弟子，此太阳伤寒，误下表寒内陷，太阳寒水之本寒之气停蓄于膀胱，膀胱气化不行，故口渴躁烦，口渴躁烦必饮水多，水更蓄于膀胱而不化，故小便不利。治可自调，忍一二日不饮水，待自身阳复，膀胱水蓄渐化，则可消痞。病者依法停水一日，心下痞满果除。

思考：太阳病误下后致心下痞，但用泻心汤不效，故知其非热邪内陷之热痞，乃表寒内陷，水饮不化，停蓄膀胱之水痞证。此易与心下痞混淆，但用泻心汤不效，鉴别在于心下痞无口渴、躁烦、小便不利诸症。与第71条“太阳病，发汗后，大汗出，胃中干，烦躁不得眠，欲得饮水者，少少与饮之，令胃气和则愈。若脉浮，小便不利，微热消渴者，五苓散主之”及第72、73、74条的太阳蓄水证、太阳蓄水水逆证病机相同，皆为太阳寒水之本寒之气病传太阳腑膀胱，致膀胱气化无力，水蓄津不上承口渴，水蓄水不下行小便不利。本条的“忍之一日乃愈”有重要临床意义，提示外感后期已解，口渴烦躁者，饮水要适量，要忍耐口渴，小饮则病自解，多饮则证更剧。

157. 伤寒汗出解之后，胃中不和，心下痞硬，干噫食臭，胁下有水气，腹中雷鸣，下利者，生姜泻心汤主之。

生姜四两，切　**甘草**三两，炙　**人参**三两　**干姜**一两　**黄芩**三两　**半夏**半斤，洗　**黄连**一两　**大枣**十二枚，擘

上八味，以水一斗，煮取六升，去滓，再煎取三升。温服一升，日三服。附子泻心汤，本云：加附子。半夏泻心汤，甘草泻心汤，同体别名耳。生姜泻心汤，本云：理中人参黄芩汤，去桂枝、术，加黄连，并泻肝法。

提要：本条为太阳病水气痞证治。

解案：本案为太阳病水气痞案。

王蛮村王老根，年五旬，素体饮重。乙卯日伤寒，一医与发汗治之，药后病者汗出，发热恶寒除，表证已解，但心下痞硬不适，嗳气有食臭味，腹中鸣响如雷，下利不已，急赴仲景堂诊治。仲景诊后，谓众弟子，病者素体饮重，感寒而发汗，汗出而表解，但胃津因汗出而伤，胃津伤则胃气不和，脾气不运，食饮不化，水谷停滞，阻滞胃肠气机，故心下痞硬不适；胃气不和，胃气上逆，故嗳气有食臭味；胃气不和，脾失运化，水饮停聚，故胁下有水气，腹中鸣响如雷；脾不运化，水湿聚而化

热，湿热下注，故下利不已。治宜生姜泻心汤辛开苦降，消痞和胃，化饮止利。盖本方以生姜为君，辛温以散水气，配半夏降逆止呕，人参、大枣补中虚，干姜、炙甘草温里寒，黄芩、黄连清泻痞热。诸药合用，奏辛开苦降，消痞和胃，化饮止利之功。弟子与药，一剂知，二剂已。

思考：本条提示有二。一是痞证出现在伤寒解后，非由伤寒误下而致，表明伤寒的发汗治疗可致脾胃功能失调；二是此痞证的特点是“心下痞硬，腹中雷鸣，下利”，为水气痞，其病机是脾胃气虚，运化失司，水气内蓄，走胁下肠。生姜泻心汤临床主要应用于急慢性胃肠炎、胃溃疡、胃肠功能紊乱、幽门梗阻、胃下垂、结肠炎而见心下痞硬、下利、呕吐诸症者。

158. 伤寒中风，医反下之，其人下利，日数十行，谷不化，腹中雷鸣，心下痞硬而满，干呕，心烦不得安。医见心下痞，谓病不尽，复下之，其痞益甚。此非结热，但以胃中虚，客气上逆，故使硬也。甘草泻心汤主之。

甘草四两，炙　黄芩三两　干姜三两　半夏半斤，洗　大枣十二枚，擘　黄连一两

上六味，以水一斗，煮取六升，去滓，再煎取三升。温服一升，日三服。

提要：本条为太阳病反复误下致胃虚痞的证治。

案解：本案为太阳伤寒反复误下致胃虚痞案。

下里村夏三根，素体脾胃虚弱，常大便难。丙寅日患太阳伤寒，恶寒发热，身痛无汗，大便不畅。医用承气汤攻下，下利日数十次不止，完谷不化，腹中鸣响如雷，心下痞硬胀满，干呕心烦不宁。医见病者心下痞硬而胀满，以为病邪未尽，再用承气汤攻下，下后心下痞硬更甚，

无奈急赴仲景堂诊之。仲景诊罢，谓诸弟子，病者心下痞硬诸症乃反复误下胃气虚弱所致。盖病者脾胃素虚，复病太阳伤寒，当解表散寒，却因大便不畅而攻下，表邪因之内陷，结在心下，阻滞气机，气机痞塞不通而成痞证。痞证当辛开苦降，不可再下。医却误为病邪未尽，再用承气汤攻下。反复下之，更虚胃气，胃气虚则脾失健运，水谷不化，停滞心下，故心下痞硬而胀满；胃气虚，脾胃升降失司，胃气上逆故干呕；胃络通心，胃气不和而扰心故心烦不宁。至于腹中雷鸣下利日数十行，乃反复泻下所致。此非热邪结聚，乃反复误下致脾胃气虚，气不化谷而留滞也。治宜甘草泻心汤益气和胃，消痞止呕。弟子与药，一剂病除。仲景言，本方君以炙甘草至六两，意在重补胃气，干姜、半夏辛温以开痞，黄芩、黄连苦寒清热以降逆。诸药共奏益气和胃，消痞止呕之功。

思考：柯韵伯在《伤寒来苏集·生姜泻心汤》中言，“上条是汗解后水气下攻证，此条是误下后客气上逆证，总是胃虚，而稍有分别矣。上条肠鸣下利，胃中犹寒热相半，故云不和。此腹鸣而完谷不化，日数十行，则痞为虚痞，硬为虚硬，满为虚满也明矣。上条因水气下趋，故不烦不满，此虚邪逆上，故心烦而满。”这有助于理解本条及与上条的不同。本条与上条比较，均有脾胃气虚，但本条脾胃气虚更甚，故重用甘草补脾胃气虚，而上条脾胃气虚与水气内蓄并重，故有“胁下有水气”之论，君以生姜化水气。甘草泻心汤临床应用于痢疾、口腔溃疡、贝赫切特综合征等。

159. 伤寒服汤药，下利不止，心下痞硬，服泻心汤已，复以他药下之，利不止，医以理中与之，利益甚。理中者，理中焦，此利在下焦，赤石脂禹余粮汤主之。复不止者，当利其小便。赤石脂禹余粮汤。

赤石脂一斤，碎　太一禹余粮一斤，碎

上二味，以水六升，煮取二升，去滓。分温三服。

提要：本条为太阳伤寒反复误下致下利证治及论治利四法。

案解：案1为太阳伤寒反复误下致下焦滑脱不禁下利案；案2为太阳伤寒反复误下致水走大肠下利案。

甲午年辛丑月丁酉日，十里庄马大华患太阳伤寒。恶寒发热，身痛无汗，大便难。一医见病者大便难，用泻下之汤药与之，药后病者遂下利不止，心下痞硬。医见其出现痞利诸症，又用生姜泻心汤，药后病者下利、心下痞硬未减。医又用巴豆制剂泻下，药后下利仍不止。医又与理中汤治之，下利更剧，医惶恐，急邀仲景诊治。仲景诊之，查病者舌淡苔白而润，脉见沉微，小腹冷痛，下利日数十次。谓众弟子，此为下焦虚寒，滑脱不固之下利。病者本为太阳伤寒，当解表散寒。医以大便难而用泻下之药，泻下损伤胃气，故成心下痞硬，且下利不止。此时当辨是何痞证而施药，医不辨而径直应用生姜泻心汤，不效又用巴豆制剂温下之，更致下利不止。此时医又不辨下利之因，用理中汤与病者，亦不效，且利更甚。这是因理中汤为中焦虚寒而设，此下利乃由反复误下而致下焦滑脱不禁之利。其治当固涩止利，宜赤石脂禹余粮汤治之，盖赤石脂禹余粮汤方中赤石脂甘涩温，可涩肠收湿，主治泻痢，禹余粮甘涩平，可涩肠止血，主治下利赤白，二药合之可涩肠止利。弟子与药，一剂利减，再剂利除。

十里庄刘婶，甲辰日患太阳伤寒，恶寒发热，身痛无汗，数日不大便。一医见之，谓病者，数日不大便当泻之，遂用泻下药与之，药后下利不止，心下痞满。医见之，谓此必有水饮结于心下，用生姜泻心汤治之，药后病者下利、心下痞硬未减，又用巴豆制剂泻下，下利仍不止，心下痞硬仍不减。医以为中焦虚寒，又与理中汤治之，不料下利更剧，无奈而邀仲景诊之。仲景诊后，谓医者，病者本为太阳伤寒，却因不大便而下之，故成下利不止，心下痞硬；后又误为水饮结滞而用生姜泻心汤，不效再用巴豆下之，故成下焦不固，滑脱不止，此时用理中焦之理中汤，自然不效，而下利更甚。此当固涩下焦而止利，宜赤石脂禹余粮汤主治。弟子遵嘱与药，药后下利仍不止。仲景谓众弟子，此泻下伤及大肠，水走大肠太甚，固涩不及，可用五苓散利小便实大便，使水走小便，大便自止。弟子与药，二剂而利止病除。

思考：本条提示有二。一是下焦滑脱不禁下利因伤寒反复误下而来。二是提出了四种治利方法。痞利当泻痞，用生姜泻心汤；中焦寒利当温中，用理中汤，明确提出“理中者，理中焦”的思路；下焦滑脱之利当固涩，用赤石脂禹余粮汤；水走大肠当分利，明确提出“利小便实大便”的治利法则。临床上赤石脂禹余粮汤应用于下焦滑脱诸症，如下利、脱肛、带下、月经淋漓不止、咳而遗尿。

160. 伤寒吐下后，发汗，虚烦，脉甚微，八九日心下痞硬，胁下痛，气上冲咽喉，眩冒，经脉动惕者，久而成痿。

提要：本条为太阳伤寒经吐下汗后出现的阳气虚衰变证。

案解：本案为太阳伤寒经吐下汗后出现阳气虚衰变证案。

吴楼村吴大勇，乙巳日患伤寒，求医诊治。医询之，发热恶寒，身痛无汗，胸膈满闷。医思之，胸膈满闷，其病在上，当用吐法，药后病者呕吐，而病不除。又思之，吐之不解，再下之，药后下利，病仍不除。再思之，发汗如何？药后汗出，病者虚烦不宁。医按其脉，脉见微弱。自忖，吐下汗后，阳气可能受损。如此折腾，八九日已过，病者出现心下痞硬，胁下痛，自觉气上冲咽喉，时发眩晕昏冒，全身经脉跳动。医反复调方治疗，终不得效，如此病延数月，病者肢体痿软无力，医甚惶恐，急邀仲景诊治。仲景诊之，询医治疗经过后道，此病初为太阳伤寒表证，因各种缘由而误吐、误下、误汗，致吐伤胃气，下伤脾气，再汗则阳气阴津大损，故出现虚烦脉微。病八九日，阳气更虚，阳不运阴，阴结为饮，饮邪泛动，结于心下则心下痞硬，结于胁下则胁下痛，饮邪上逆则气上冲咽喉，上蒙清阳则眩晕昏冒，饮邪浸淫四肢经脉，故经脉跳动。病数月之久而经脉失养，故成肢体痿软无力之痿证。治宜温阳化饮，养血柔筋，先用苓桂术甘汤合真武汤，一剂小便大增，再剂水饮退，复以真武汤合四物汤，三剂四肢力增，十余剂四肢痿软渐复。

思考：本条讲“伤寒吐下后，发汗”，定有其吐、下、汗的缘由，本案中举例胸膈满闷即为吐之缘由。本条与第67条“伤寒，若吐、若下后，心下逆满，气上冲胸，起则头眩，脉沉紧，发汗则动经，身为振振摇者，茯苓桂枝白术甘草汤主之”有相同之处，但第67条，水气为多，故脉沉紧，且眩晕比本案轻，本条阳虚重，故脉甚微，出现阳虚饮结，津液不布四肢的经脉动惕，久而成痿，故治疗中要合真武汤温肾利水。本条痿证的病机认识中有阳虚不运，津液不布，水饮浸淫四肢经脉，久而成痿，故治疗痿证除独取阳明的湿热痿外，阳虚水浸痿证也需要重视。

161. 伤寒发汗，若吐、若下，解后，心下痞硬，噫气不除者，旋覆代赭汤主之。

旋覆花三两　**人参**二两　**生姜**五两　**代赭**一两　**甘草**三两，炙　**半夏**半斤，洗　**大枣**十二枚，擘

上七味，以水一斗，煮取六升，去滓，再煎取三升。温服一升，日三服。

提要：本条为伤寒解后胃虚饮逆证治。

案解：案1为伤寒发汗又误吐解后，胃虚饮逆案；案2为伤寒发汗误下解后，胃虚饮逆案。

孟庄孟鱼儿，素有内饮。癸亥日患太阳伤寒，一医与发汗治疗，药后汗出，但发热恶寒身痛不解，更增胸满。医见胸满，即与吐之，药后

发热恶寒身痛胸满俱解，却出现心下痞硬，嗳气不断，遂赴仲景堂求治。仲景诊之，询其病况后，谓众弟子，此太阳伤寒发汗表不解，伤寒表不解，当再解表，医却因胸满而吐之治疗，如此发汗又吐之，伤及胃气，胃气虚弱，内饮不运结于心下，故心下痞硬；胃气虚弱，浊气不降上逆故噫气不除。治当旋覆代赭汤和胃消痞，涤饮降逆，方中以旋覆花消饮治噫，代赭石涤痰镇逆，更以生姜降逆化饮，半夏降逆逐饮，人参养正补虚，甘草大枣和胃养脾。弟子与药，一剂病除。

孟庄孟大山，禀赋饮重。辛亥日患太阳伤寒，发热恶寒，头痛无汗。一医发其汗，药后表证不解，却增大便难。医又泻下，药后表解大便通，但出现胃脘痞硬，嗳气不除诸症，急邀仲景诊治。仲景诊后，谓弟子们，此为太阳伤寒发汗不解，又与泻下，伤及胃气，胃气虚弱，痰饮不运，结于心下，故胃脘痞硬；胃虚水饮不化，痰饮上逆，故嗳气不除。治宜旋覆代赭汤和胃消痞，涤饮降逆，一剂病除。

思考：本条当理解为太阳伤寒发汗后表不解，出现胸满或大便难的不同情况，故而有了吐、下的误治。吐、下后虽表证解除，但又出现了心下痞硬、噫气不除的变证。提示发汗解表是伤寒的正确治法，吐、下为误治，虽然吐、下亦可达到表解的目的，但往往有变证出现。刘渡舟先生认为“不除”有三个意思，一是心下痞为痞证，在应用诸泻下汤后“不除”；二是噫气也就是嗳气本可缓解心下痞，但未缓解，也是“不除”；三是病者一直嗳气，亦为“不除”，此说全面，可从。旋覆代赭汤临床应用于慢性胃炎、贲门失弛症、食管失弛缓症、神经症、梅核气见胃脘痞满、呃逆、呕吐者的治疗。

162. 下后，不可更行桂枝汤，若汗出而喘，无大热者，可与麻黄杏子甘草石膏汤。

麻黄四两　杏仁五十个，去皮尖　甘草二两，炙　石膏半斤，碎，绵裹

上四味，以水七升，先煮麻黄，减二升，去白沫，纳诸药，煮取三升，去滓。温服一升。本云：黄耳杯。

提要：本条为太阳病下后邪热入肺证治。

案解：本案为太阳病下后邪热入肺案。

东方村东方坤，丙午日患太阳中风，发热恶风汗出，腹满便结不通。一医治之，用泻下之药，药后病者汗出如雨，胸满喘急，病势甚急，急邀仲景诊治。仲景问其曾用何药？答，泻下之药。望其舌红苔黄而燥，触其肌肤无大热，脉沉而数。谓众弟子，此太阳中风误下，邪热内陷壅肺之肺热喘汗证。邪热内陷，故外之肌肤无大热；邪热壅肺，故胸满喘急；肺热郁蒸，迫津外泄，故汗出如雨。舌红苔黄而燥，脉沉而数皆为邪热内壅之象。病者汗出而无恶风，非太阳中风证之汗出，故不可用桂枝汤调和营卫。治宜清宣肺热，可与麻杏甘石汤。弟子与药，一剂症减，再剂病除。

思考：太阳中风下后亦可致邪热内陷于肺，导致汗出而喘诸症，临床当鉴别此汗出非太阳中风之汗出，不可用桂枝汤调和营卫。案中增加舌脉，意在辨别寒热。本条与第 63 条“发汗后，不可更行桂枝汤。汗出而喘，无大热者，可与麻黄杏仁甘草石膏汤”比较，皆为太阳中风，但第 63 条为发汗后，此条为下后，虽病因不同，但治疗相同。外感误治或延治皆可导致表邪入肺化热，引起肺部感染，典型的如大叶性肺炎。现在的肺部感染多不典型，但大多有劳累后的外感病史，出现咳嗽久治不愈，从不喘、微喘到喘甚皆可出现，经胸片或 CT 检查可确诊为肺部感染。部分病例对抗生素无效，必须运用中医治疗，可选麻杏甘石汤合千金苇茎汤等，苔腻热不重者减生石膏用量，并加干姜。

163. **太阳病，外证未除，而数下之，遂协热而利，利下不止，心下痞硬，表里不解者，桂枝人参汤主之。**

桂枝四两，别切　**甘草**四两，炙　**白术**三两　**人参**三两　**干姜**三两

上五味，以水九升，先煮四味，取五升，纳桂，更煮取三升，去滓。温服一升，日再夜一服。

提要：本条为太阳病误下成协热寒利证治。

案解：本案为太阳病误下成协热寒利案。

尚庄村尚志仁，年五旬余，素大便不畅。甲午日患太阳病，恶寒发热，身痛无汗。一医因大便不畅，用泻下治之，药后大便畅，但恶寒发热，身痛无汗不解。医又复泻下，恶寒发热仍不解，却添下利不止，心下痞硬等症，急邀仲景诊治。仲景诊罢，语众弟子，病者本为太阳表证，医不解表，却数用泻下治疗，泻下后脾胃阳气大伤，出现夹表热之里虚寒下利证。盖其反复泻下，大伤脾胃阳气，致中虚下利；又使表热乘虚内陷，结于脾胃，致心下痞硬；中虚下利又夹表热，故称之为协热而利，协表热而发寒利也。若表解而下利，心下痞硬，可与泻心汤；若不下利，表不解而心下痞者，可先解表，后治痞；此证表里俱不解，治当和里解表，宜桂枝人参汤。弟子与药，嘱病者日二服，夜一服。一剂知，再剂病已。仲景言，桂枝人参汤中桂枝解表热，人参、白术、干姜及炙甘草温补中气，疗里寒，表解里寒去则痞满消而利止。

思考：本条提出表里皆寒的太阳伤寒误下变证，即协热而利，乃表里皆寒的协热而利。与第 34 条“太阳病，桂枝证，医反下之，利遂不止。脉促者，表未解也。喘而汗出者，葛根黄芩黄连汤主之”比较，第 34 条为表里皆热的协热而利。现代临床遇到外感，多用清解之剂，包括抗生素、清热解毒制剂等，且两类药物会交替反复应用，这与古代的攻下法或本条文的“而数下之”异曲同工。其结果是导致外感发热久不能除，由于抗生素、清热解毒制剂为寒凉之品，所以经“数下之”治疗的人多

数会出现脾胃虚寒之腹泻下利等症，此时治疗就增加了难度，既要解表除表寒，又要温脾祛里寒，表里双解，才能切合病机，故用桂枝人参汤即理中汤加桂枝治疗。

164. 伤寒大下后，复发汗，心下痞，恶寒者，表未解也。不可攻痞，当先解表，表解乃可攻痞。解表宜桂枝汤，攻痞宜大黄黄连泻心汤。

提要：本条为伤寒误治，表邪不解病传心下成痞，为热痞兼表证证治。

案解：本案为伤寒误下又发汗，表邪不解，又病传心下成痞，为热痞兼表证案。

皮庄村皮日月，庚子日患伤寒，发热恶寒无汗。一医用承气汤攻下治之，病不愈，又用麻黄汤发其汗，仍恶寒发热，更增汗出，心下痞满，纳少无味，大便溏稀而臭秽，小便黄赤。病者急就诊于仲景堂。仲景诊后，谓诸弟子，此伤寒误用下法，不解又复发汗，表热内陷心下而成热痞，故心下痞满；心下痞满则脾胃运化不行，故纳少无味；热痞故大便溏稀而臭秽，小便黄赤。病者仍恶寒发热，又汗出，显然其表证未解。此为热痞兼表未解之证，其治应先解表，再治其里。解表宜桂枝汤，盖太阳病已发汗表未解而汗出者，再用麻黄汤发汗解表，恐汗再出伤阳，故宜桂枝汤；治里宜大黄黄连泻心汤清热泻痞。弟子如法施药，与桂枝汤一剂，恶寒发热除，又与大黄黄连泻心汤一剂，心下痞满除，纳增，大便如常，病愈。

思考：本条提出表里同病时先表后里的治疗法则，但前提是里不虚寒。若里虚寒且急，则当急救其里，再解表，如第 91 条“伤寒，医下之，续得下利，清谷不止，身疼痛者，急当救里。后身疼痛，清便自调者，急当救表。救里宜四逆汤，救表宜桂枝汤”，而第 163 条“太阳病，外证未除，而数下之，遂协热而利，利下不止，心下痞硬，表里不解者，桂枝人参汤主之”则是表里同治，临床当注意诸证表现轻重而决断。本条为热痞，但从条文中不易辨别，从治痞用大黄黄连泻心汤可以反推出为热痞，故案中增加“大便溏稀而臭秽、小便黄赤”诸症。所兼表证，文中仅有“恶寒”，一般太阳表证当为发热恶寒，故案中增加“发热”一症。现代治疗外感多用清解之法，堪比下法。清解之药多是寒凉之品，病者用过一二日，恶寒发热加重会考虑换为辛温解表之品，此为“复发汗”，以纠正前面的误治，由于寒热交替应用，导致脾胃忽而接受寒凉之药，忽而接受温热之药，寒热交错导致脾胃痞满不通，纳少无味，而恶寒发热不除，此种外感的治疗状况很多见。

165. 伤寒发热，汗出不解，心中痞硬，呕吐而下利者，大柴胡汤主之。

提要：本条为伤寒病传阳明再传少阳之大柴胡汤证治。

案解：本案为太阳伤寒病传阳明再传少阳案。

小李庄李毅之，乙未日患伤寒，恶寒发热，无汗身痛。医与麻黄汤，汗出恶寒去身痛除，但仍发热，虽汗出而热不退，又增心中痞硬，呕吐下利，急赴仲景堂求诊。仲景诊之，询其又有口苦，下利不畅，气味臭秽，查其舌红苔黄腻，脉滑数。谓诸弟子，病者本太阳伤寒，经发汗治疗，汗出寒去而热不退，乃太阳邪热病传阳明，故汗出发热；阳明不解，又病传少阳，热既结于阳明又郁于少阳，阳明气机阻滞，少阳气机不疏，升降失常，故见心中痞硬，呕吐下利。口苦，下利不畅，气味臭秽，舌红苔黄腻，脉滑数，皆为阳明少阳热结郁滞之象。治宜大柴胡汤和解少阳，通泻阳明。弟子遂与大柴胡汤，一剂病减，二剂而愈。

思考：本条病传顺序为太阳伤寒病传阳明再传少阳，按理应称为阳明少阳并病。但传统认为本条治疗方药是大柴胡汤，应突出少阳，故多称为少阳阳明并病。本条与第 103 条的大柴胡汤主症“呕不止，心下急，郁郁微烦者”比较，诸症均较重，心中痞硬比心下急重，呕吐比呕重，下利比微烦重。本条大柴胡汤主治的心中痞硬而下利与生姜泻心汤的心下痞硬而下利的区别在于，大柴胡汤是伤寒发热不解，病传阳明再传少阳出现的心中痞硬而下利，生姜泻心汤的心下痞硬下利是太阳病汗出而解后，胃虚食滞、水气不化出现的心中痞硬而下利。临床上外感发热恶寒，屡用发汗之药，致汗出如雨，但常有发热不退者，此时病者和医者常常束手无策，多继续应用发汗剂，但收效不大。本条提供了一个治疗方法，即应用大柴胡汤。外科腹部手术后，出现发热且不退者可考虑应用大柴胡汤加生石膏等治疗。笔者多次在普外科会诊，应用大柴胡汤和竹叶石膏汤治疗发热不退者，多三剂而效。

166. 病如桂枝证，头不痛，项不强，寸脉微浮，胸中痞硬，气上冲咽喉，不得息者，此为胸有寒也。当吐之，宜瓜蒂散。

瓜蒂一分，熬黄　赤小豆一分

上二味，各别捣筛，为散已，合治之，取一钱匕，以香豉一合，用热汤七合，煮作稀糜，去滓，取汁和散。温顿服之。不吐者，少少加，得快吐乃止。诸亡血、虚家，不可与瓜蒂散。

提要：本条为寒饮壅滞上焦证治。

案解：本案为寒饮壅滞上焦案。

大陈村陈银花，素有饮证。乙卯日劳作后，发热恶风，自汗不已，胸中满闷，气喘不止，上冲咽喉，家人急送入仲景堂求诊。仲景望其面容痛苦，闻其气喘不止，问其发热恶风，自汗出，但头不痛，项不强，按其胸中痞硬疼痛，寸脉微浮。语众弟子，病者劳作而发热恶风，自汗不已，似太阳中风之桂枝汤证。但其头不痛，项不强，寸脉微浮，太阳中风当头痛项强，脉当三部皆浮，故此非太阳中风。寸脉候上焦，寸脉微浮，其病当在上焦胸中心肺，其胸中满闷，气喘不止上冲咽喉，为气不得下而上冲之象，此必有物阻于胸膈。其胸中按之痞硬疼痛，好似结胸样，结胸者，乃泻下太早，表热内陷与水结也。病者无泻下，乃素体有饮，因劳作而扰动，阻滞于胸膈，胸膈气机不利，故胸中满闷，按之痞硬疼痛；肺气被饮阻隔不得下，故气喘不止、上冲咽喉。此饮为寒也，病者素有饮，却无所苦，因劳作诱发，经言，阳气者，烦劳则张。劳作则阳气动耗，扰动素饮而作祟，故为寒也。治当宣通胸膈气机、涌吐寒饮。经言，其高者，因而越之。宜用瓜蒂散涌吐之。嘱弟子取瓜蒂散三分，与病者服之，半个时辰呕吐饮涎盈碗，喘止咽利胸闷除，再以宽胸利膈之药善后。仲景又言，瓜蒂散中之瓜蒂、香豉苦寒，赤小豆酸涩，经言“酸苦涌泄为阴”，三药伍用，可涌泄胸中寒饮，因其苦寒，故瓜蒂当熬黄，去其寒性留其苦味，以治寒痰留饮，又吐伤正气，涌吐之药当中病即止，故诸亡血家，虚家，不可与瓜蒂散。

思考：瓜蒂散的主症即头不痛，项不强，寸脉微浮，胸中痞硬，气上冲咽喉不得息，病机为胸有寒，治法是当吐之，但诸症易误诊为桂枝证，当仔细鉴别。瓜蒂散为后世吐法治疗之先河，张子和多有继承和发展。临床上过敏性哮喘、慢性支气管哮喘、慢性阻塞性肺气肿等有可能是寒饮停滞于胸膈所致，或可试试吐法治疗，或可用温化寒饮法治疗。

167. 病胁下素有痞，连在脐傍，痛引少腹，入阴筋者，此名脏结。死。

提要：本条为脏结死证。

案解：本案为脏结死证案。

李楼村李幸福，年六旬余，素胁下有痞块。乙亥年渐见痞块增大，下及脐旁。忽一日，感寒气，痞块突然疼痛难忍，痛引少腹，自感阴物缩入阴囊，惶恐间急邀仲景诊治。仲景诊之，询其有胁下宿疾，按其胸膈痞满疼痛。谓诸弟子，此宿病乃脏结也。乃因肝寒之气素郁，故胁下渐生痞块，又肝寒之气乘脾，故痞块下连脐旁；肝主筋，自少腹而络阴器，本有肝寒之气郁结，又复感寒气，寒气内外相合而伏匿，故痛引少腹而阴物入阴囊。此厥阴阴寒至极，阳气竭绝之象，药物难以奏效，可姑用吴茱萸加乌头汤逐寒止痛，以延时日。弟子遵嘱与药，病者稍安而回。

思考：脏结死证多为素体肝寒之气郁结而成，当与太阳病误下引起的心下痞硬结胸证相鉴别。脏结死证在现代临床多为肝脾肿大，肝肿大则多为肝脏恶性肿瘤，脾肿大多为肝硬化门静脉高压导致，均是伏邪变证，为难治之证。

168. 伤寒若吐、若下后，七八日不解，热结在里，表里俱热，时时恶风，大渴，舌上干燥而烦，欲饮水数升者，白虎加人参汤主之。

知母六两　石膏一斤，碎　甘草二两，炙　人参二两　粳米六合

上五味，以水一斗，煎米熟，汤成，去滓。温服一升，日三服。此方立夏后、立秋前乃可服，立秋后不可服。正月、二月、三月尚凛冷，亦不可与服之，与之则呕利而腹痛。诸亡血、虚家，亦不可与，得之则腹痛利者，但可温之，当愈。

提要：本条为太阳病传阳明成阳明燥热伤津证治。

案解：案 1 为夏月太阳病病传阳明成阳明燥热伤津案；案 2 为冬月太阳病病传阳明成阳明燥热伤津案。

水寨村水大花，素体阳盛，时常便结。丙子年立夏后十余日淋雨感寒，寻医治之。医见其恶寒发热，胸满大便结，用吐法治之，吐后胸满解，寒去但热不除。又用泻下之药治之，药后大便通，而发热仍不解。历七八日，病者热甚汗出，时时恶风，口大渴，舌干燥，饮水达数升，心烦不宁，病者甚惶恐，急赴仲景堂求诊。仲景诊后，语众弟子，病者本为伤寒在表，治当发汗解表，医却因胸满而与吐之，吐后胸满除寒去但热不解，又下之，大便虽通而发热仍不解。先吐后下，历七八日，表热内陷，热结在里，热蒸腠理，腠理疏松，热泄于外，表里俱热，故口渴，舌燥，饮水多而心烦；腠理开泄，卫表失护，不禁风袭，故时时恶风。此为太阳病已罢，病传阳明，为阳明表里俱热伤津证，宜白虎加人参汤益气清热生津。弟子遵嘱与知母六两，碎石膏一斤，炙甘草二两，人参二两，粳米六合，以水一斗，煎米熟，汤成，去渣。病者温服一升，每隔三个时辰服用一次。仲景又嘱弟子，白虎加人参汤方性寒凉，易伤脾胃，方中之生石膏乃清热之药，非夏日不可服之。立夏后、立秋前天之阳气旺盛，服之不惧，立秋后天之阳气渐减，不可服之。此病者于立夏后十余日发病，故可服本方。病者服一剂热除，二剂病愈。

陆营镇陆万里，素大便结。正月病伤寒，医见其发热恶寒，胸满大便结，遂用吐法治之，吐后寒解胸满去，而发热大便结不除。医又用泻下之药治之，泻下后大便通但发热仍不除，历七八日，病者热蒸汗出，时时恶风，舌干口渴，心烦不宁，饮水甚多。医见此又与白虎加人参汤一剂，热退，病者却呕吐腹痛下利，医者甚惶恐，急送病者赴仲景堂求诊。仲景诊罢，语众弟子，病者本为伤寒，本应解表，却因胸满大便结，与吐法治之，不效又与泻下，虽诸症解而热仍不减，庶不知病者胸满大便结乃其宿疾也，故吐泻乃误治也。病历七八日，表热内陷，热结在里，医按阳明热结治之，与白虎加人参汤一剂，却突发吐泻腹痛，此证本宜白虎加人参汤主治，但因在正月天时，天寒地冻，气候凛冷，本方中生石膏为清热峻剂，本不可与服，医与之，病者脾胃阳气受伤，故见呕利腹痛。治可与理中汤加半夏温中降逆止利。弟子遵嘱与药，一剂呕除，二剂利止。仲景强调，此方于正月、二月、三月天气尚凛冷时，不可与服之，与之则呕利而腹痛，切记。

思考：白虎加人参汤方证为阳明燥热伤津证。方证特点是“时时恶风，大渴，舌上干燥而烦，欲饮水数升”。本条中时时恶风一句易误为太阳中风，若观病者有大渴、舌燥、心烦，饮水数升等症，自可分辨。白虎加人参汤服用时要注意季节及病者体质。一般而言，秋冬春不可服，当然，也不是绝对不可服，具体情况具体对待。各种原因导致的血虚或身体虚弱之人不可服，也要具体对待。如果服了，有可能出现呕吐下利腹痛等脾胃阳气受损的症状。一般而言，遇到此情况，与理中汤、吴茱萸汤等加味即可。白虎加人参汤临床用于治疗大叶性肺炎、小儿支气管炎、麻疹合并肺炎、流行性乙型脑炎、流行性脑脊髓膜炎、流行性出血热、糖尿病等证属阳明气分热盛、气阴两伤者。笔者曾治一病者，身热汗多，与白虎汤加味治之，热汗俱减，却出现腹痛腹泻，停药数日而安。此为身强之人，否则须更药方可病安。

169. 伤寒无大热，口燥渴，心烦，背微恶寒者，白虎加人参汤主之。

提要：本条为太阳伤寒病传阳明成阳明燥热津伤又一证治。

案解：本案为太阳伤寒病传阳明成阳明燥热津伤案。

岭上村张大贵，年四旬，庚戌日患伤寒，恶寒发热，身痛无汗。寻医治之，服麻黄汤一剂，汗出身痛除，再剂恶寒去发热退，却口燥干渴，饮水多，心烦不宁，背微恶寒。医不知缘由，请教于仲景，仲景听罢言，病者伤寒，与辛温之麻黄汤，表证解后，但热入阳明，内热炽盛，故见口燥渴而心烦；表阳随汗出而伤，故背微恶寒，此似为真热假寒之象，但背恶寒轻微，而阳明内热甚炽，故易鉴别。治宜白虎加人参汤清热益气生津。医及弟子听罢，点头称是。弟子与药，一剂知，二剂已。

思考：本条与上一条比较有所不同。上一条是“表里俱热”，本条是

“无大热”，上一条是“大渴，舌上干燥而烦，欲饮水数升”，本条是“口燥渴，心烦”，上一条是“时时恶风”，本条是“背微恶寒”。表明上条阳明热重，本条阳明热轻，但均可应用白虎加人参汤。另外，本条的背微恶寒要和阳虚的背恶寒鉴别，阳虚的背恶寒必口中和而心不烦，而此条是口燥渴而心烦。现代临床有两种情况会出现本条的临床表现。一是外感风寒经辛温之法治疗后，若用药剂量过大，或时间过长，辛温之燥伤及津液，太阳表热夹药物辛温之热施加于阳明，热传阳明则见口燥渴而心烦，此种情况在临床上多见。二是病者素体为阳明体质，外感后，还未治疗即出现身热，但不是大热，背寒表现为微寒的特点，尤其是出现口燥渴欲饮凉，心烦躁卧不安的临床表现，此时即可辨别为白虎加人参汤的阳明热盛气津两伤证。

170. 伤寒，脉浮，发热，无汗，其表不解，不可与白虎汤。渴欲饮水，无表证者，白虎加人参汤主之。

提要：本条为太阳伤寒病传阳明治疗禁忌和治疗法则。

案解：案 1 为太阳伤寒病传阳明案；案 2 为太阳伤寒未解，用白虎汤出现变证案。

小周庄周大勇，丁未日外感风寒，发热无汗，恶寒头痛。仲景诊之，按其脉浮紧，谓诸弟子，病者脉浮紧而发热无汗，恶寒头痛，显系太阳伤寒表证，宜麻黄汤，病者服一剂汗出恶寒去，但发热退而不彻，于是留观。仲景语弟子，太阳表证当要解表散寒，表不解者，不可因发热而误用白虎汤清热，白虎汤清里热，表热禁用，若用之，则寒凉之药闭郁肌腠，表寒内陷而易生变证。越日，弟子告知，病者口渴欲饮水，仲景又诊，按其脉洪大，谓诸弟子，病者脉由浮而变洪大，提示表证已解，热入阳明，故渴欲饮水，治当白虎加人参汤清热益气生津。弟子与药，一剂而安。仲景继言，曾治小周庄周小江，伤寒后发热无汗，恶寒头痛，病延数日，口渴欲饮。一医见其口渴欲饮，与白虎汤，不料药后发热甚而无汗出，烦躁，急来仲景堂求诊，为师按其脉浮，此乃表证虽延数日而不解，用白虎汤乃误治也。经言，伤寒，脉浮，发热无汗，其表不解，不可与白虎汤。用之乃误，现已见变证，为师与大青龙汤小剂量服之，一服而愈。

思考：本条提示有二。一是太阳伤寒表未解时的发热不可应用白虎汤，明确提出太阳伤寒禁忌白虎汤；二是应用白虎汤的时机是太阳病传阳明，出现渴欲饮水无表证时。临床上遇到外感风寒后发热无汗，脉浮者，西医可能多关注其发热，用冰敷退热，此与用白虎汤同理，可使肌腠闭郁，表寒内陷而生变证，当慎用之。

171. 太阳少阳并病，心下硬，颈项强而眩者，当刺大椎、肺俞、肝俞，慎勿下之。

提要：本条为太阳少阳并病的针刺证治。

案解：本案为太阳少阳并病的针刺治疗案。

吴集村吴焕之，丙午年初春外出感寒，头项强痛而恶寒。一医治之，恶寒除，仍颈项强痛，又现心下痞硬，头目眩晕。医见病不愈，荐仲景诊治。仲景诊之，询其病由，再按其脉浮缓。谓诸弟子，病者本太阳病，经治恶寒除，仍头项强痛，此太阳病未全解。又见心下痞硬，头目眩晕，乃太阳病传少阳，为太阳少阳并病，故虽有心下痞硬，亦不可攻下而治，若攻下则太阳少阳之邪乘虚入里，则有结胸之变。虽有颈项强痛，也不可发汗治疗，若发汗则有竭胃液病传阳明之虞。治宜针刺大椎、肺俞以解太阳之邪，针刺肝俞以泻少阳之邪。弟子如法施针，午后邪解病安。

思考：本条与第 142、150 条皆为太阳少阳并病，第 142 条“太阳与少阳并病，头项强痛，或眩冒，时如结胸，心下痞硬者，当刺大椎第一间、肺俞、肝俞，慎不可发汗。发汗则谵语，脉弦，五日谵语不止，当刺期门”中，强调太阳经的头项强痛，故禁忌发汗，本条强调少阳的心下硬，故禁忌攻下；第150条“太阳少阳并病，而反下之，成结胸，心下硬，下利不止，水浆不下，其人心烦”，进一步讲太阳少阳并病攻下后成结胸变证的教训，反复提醒太阳少阳并病治疗禁忌。本条能否用药物治疗？清代医家章虚谷曾言“邪先由太阳而迫及少阳者亦有柴胡桂枝等法可用”，意为可用药物治疗。太阳少阳并病临床见症有三，即心下硬、颈项强、眩晕。病者外感受风，或在空调环境下先出现颈项强，脾胃素虚者会伴有心下痞满不适，素有肝木旺者则见头目眩晕。临床上遇到此种情况，一般而言，会考虑用桂枝加葛根汤合半夏泻心汤，或半夏泻心汤合小柴胡汤加葛根，较少考虑使用针刺之法。实际上，颈椎病会有颈项强而眩晕诸症，至于心下硬可有可没有。

172. 太阳与少阳合病，自下利者，与黄芩汤。若呕者，黄芩加半夏生姜汤主之。

黄芩汤方

黄芩三两　芍药二两　甘草二两，炙　大枣十二枚，擘

上四味，以水一斗，煮取三升，去滓。温服一升，日再夜一服。

黄芩加半夏生姜汤方

黄芩三两　芍药二两　甘草二两，炙　大枣十二枚，擘　半夏半升，洗　生姜一两半，一方三两，切

上六味，以水一斗，煮取三升，去滓。温服一升，日再夜一服。

提要：本条为太阳少阳合病下利及呕吐证治。

案解：案1为太阳少阳合病下利案；案2为太阳少阳合病呕吐案。

肖官寺村肖大龙，辛亥日伤寒，恶寒发热头痛，口苦咽干，胸胁苦满，不时下利，急赴仲景堂诊治。仲景诊之，谓诸弟子，此为太阳少阳合病，乃太阳少阳两经同时受邪发病，故既有太阳经的恶寒发热头痛，又有少阳经的口苦咽干，胸胁苦满。下利者，乃少阳气机不利，疏泄不及，少阳火郁而下迫于肠所致，其利必黏腻臭秽，病者听后回答，正是。仲景点头，继续言，此虽为太阳少阳合病，但少阳证显，故治宜黄芩汤清解少阳郁热以止利。弟子与药，嘱病者即刻服一升，半夜再一服。越日晨起，利止。仲景言，黄芩汤中之黄芩苦寒清热，主肠澼泄利，芍药苦酸而凉，主邪气腹痛，利小便而实下利，甘草大枣和中而缓其津液下泻。此方治太阳少阳合病之下利甚为适宜。

肖官寺村肖大山，壬子日伤寒，恶寒发热头痛，口苦咽干，胸胁苦满，纳少呕恶，急赴仲景堂诊治。仲景诊之，谓诸弟子，病者为太阳少阳合病，乃太阳少阳两经同时受邪而病，故既见恶寒发热头痛，又见口苦咽干，胸胁苦满。纳少呕吐者，乃少阳气机不利，疏泄不及，郁热上逆于胃，胃失和降，故见呕吐。治宜黄芩加半夏汤清热和胃降逆，弟子与药，一剂呕减，二剂呕消。

思考：本条提出太阳少阳合病的概念，即太阳少阳两经同时受邪而发病，证候中有两经的病证表现。太阳少阳合病下利或呕吐，未经治疗而出现，皆以少阳邪热为重，而太阳表寒为轻，故治疗以清少阳邪热为主，下利用黄芩汤，呕用黄芩加半夏汤。本条下利与第 32 条下利鉴别，第 32 条太阳与阳明合病之下利是风寒犯太阳经和阳明经所致，治须葛根汤，本条太阳与少阳合病之下利是少阳之热内犯胃肠所致，治须黄芩汤。而第 256 条阳明与少阳合病之下利，是热结旁流所致，治须大承气汤。临床上黄芩汤应用于腹泻、痢疾而见太阳少阳病证者。后世的芍药汤治疗痢疾即从此方演变而来。

173. 伤寒，胸中有热，胃中有邪气，腹中痛，欲呕吐者，黄连汤主之。

黄连三两　**甘草**三两，炙　**干姜**三两　**桂枝**三两，去皮　**人参**二两　**半夏**半升，洗　**大枣**十二枚，擘

上七味，以水一斗，煮取六升，去滓。温服，昼三夜二。疑非仲景方。

提要：本条为伤寒病传于里，上热下寒中有邪气之腹痛欲呕证治。

案解：本案为伤寒病传于里，上热下寒中有邪气之腹痛欲呕案。

张楼村张东阳，素体上热下寒。己卯日感寒，恶寒发热，因事耽未及就医。数日后心胸烦热，胃脘痞满，腹痛欲呕吐，急赴仲景堂求诊。仲景诊之，望其舌红苔黄，按其脉弦而数。谓诸弟子，病者素体上热下寒，复感太阳寒水之气，太阳寒水之气本寒标热，太阳标热袭扰心胸，故胸中热烦；太阳本寒袭其手太阳小肠经，故肠中有寒而腹中痛；中焦胃受上之胸中热烦，下之腹中寒邪交阻，欲寒欲热，寒热邪气交织，气机阻滞故欲呕吐。此为伤寒病传于里，上热下寒而中有寒热邪气之腹痛欲呕证。治宜黄连汤清上热，温下寒，中祛胃中寒热邪气。遂置留病者于仲景堂，弟子取苦寒之黄连三两，以清上热，辛热之干姜三两以温下寒，辛温之半夏半升开结降逆以祛胃中寒热邪气，辛甘温之去皮桂枝三两共通上下阳气，再以人参二两，炙甘草三两，大枣十二枚补中气和诸药，以水一斗，煮诸药取六升，分六等份，嘱病者按昼三夜二方法，每隔两个时辰服一份，次日午后还未尽剂，病者呕除腹痛消，遂拜谢而去。

思考：本条疑点之处是对“胃中有邪气”的解释，有人认为是腹中有寒邪，如成无己言“胃中有邪气，使阴阳不交，阴不得升而独治于下，

为下寒腹中痛”；有人认为是胃寒，如柯韵伯言“今胃中寒邪阻隔，胸中之热不得降，故上炎作呕；胃脘之阳不外散，故腹中通也”；吴六吉也持此观点，言“腹中痛者，胃中有寒邪内攻也。此热邪在胸，寒邪在胃，阴阳之气不和，失其升降之常”。笔者认为，此上热乃病者胸中素有热，下寒乃病者腹部素有寒，中焦胃中素有寒热邪气，平素尚可耐受，感太阳寒水之气，同气相求，太阳标热加临于胸中，故胸中烦热，太阳本寒加临于腹中，故腹中痛，上下寒热交阻于胃脘，气机阻滞，故欲呕。因之不直接称胃中有寒，只称有邪气，此邪气上邻热下邻寒，欲寒欲热，和心下痞硬的区别在于此为胸中有热，胃中有寒热交织之邪气、腹中有疼痛，上中下俱有气机失调。心下痞硬是汗下后中焦脾胃气机失调所致，故半夏泻心汤、生姜泻心汤、甘草泻心汤寒热并用，消痞行滞。此则黄连清上，姜桂温下，半夏调中，与半夏泻心汤比，少了黄芩，故其腹中寒重。

临床上各种急性胃肠疾病如急性胃肠炎、急性胆囊炎、急性胰腺炎见有欲呕吐、腹痛、腹泻之症，皆可选用黄连汤。由此可知，急性消化道疾病发作多有外感诱因存在，此当留意。

174. 伤寒八九日，风湿相搏，身体疼烦，不能自转侧，不呕，不渴，脉浮虚而涩者，桂枝附子汤主之。若其人大便硬（一云：脐下心下硬），小便自利者，去桂加白术汤主之。

桂枝附子汤方

桂枝四两，去皮　附子三枚，炮，去皮，破　生姜三两，切　大枣十二枚，擘　甘草二两，炙

上五味，以水六升，煮取三升，去滓。分温三服。

去桂加白术汤方

附子三枚，炮，去皮，破　白术四两　生姜三两，切　甘草二两，炙　大枣十二枚，擘

上五味，以水六升，煮取二升，去滓。分温三服。初一服，其人身如痹，半日许复服之，三服都尽，其人如冒状，勿怪。此以附子、术，并走皮内，逐水气未得除，故使之耳。法当加桂四两。此本一方二法，以大便硬，小便自利，去桂也。以大便不硬，小便不利，当加桂。附子三枚恐多也，虚弱家及产妇，宜减服之。

提要：本条为太阴风湿证治。

案解：案1为太阴风湿大便通调的证治；案2为太阴风湿大便干证治。

王张桥村王世民，渔夫，年五旬余。壬寅日湖中打鱼感风寒湿气，初发热恶寒，身痛无汗。一医治之，汗出热除，病历八九日，身痛不减反周身疼痛，剧烈难忍，转侧困难，急赴仲景堂诊治。仲景诊之，望其四肢蜷缩，舌淡而苔白滑，病者言其不呕不渴，按其脉浮虚而涩。谓诸弟子，病者为渔夫，常禀风寒湿气，复又重感风寒湿气，伤于太阴经表，故初发热恶寒，身痛无汗。经治汗出热除，但寒湿留着不去，滞于太阴经脉。太阴主四肢肌肉，风寒湿三气杂合相搏于肌肉之间，风结则身体烦，寒重则身体疼痛，湿聚则身体不能自转侧；脉浮，风邪在太阴之表，脉涩，寒湿郁滞于经脉；其人不呕，病不在少阳，不渴，病不在阳明，病在太阴经表，为太阴风湿也。其治宜温经散寒，祛风胜湿，宜桂枝附子汤。病者遵医留观，弟子遵嘱煮药，用六升水，煮取三升，嘱病者分三次温服。三剂而症减，再三剂身痛解。

仲景后再言，该方中桂枝辛甘温，温经散寒，配附子辛甘热，祛风除湿，生姜、甘草、大枣助桂枝、附子和营卫，补中虚。全方共奏温经散寒，祛风胜湿之功，对素体虚弱者和产妇，附子当减量服之。若病者大便硬，小便自利，可去桂枝。曾治王张桥村张满楼，亦为太阴风湿证，因其大便干，小便利，知脾失运化不能布津，故用桂枝附子汤去桂加白术汤温运脾阳，除湿散寒止痛。去桂枝因小便利，加白术因大便干。如法施药病者，初服一剂，病者感身麻如痹，半日后再服一剂，又半日三服尽，病者头目眩晕。对于此情景，勿慌，此为附子、白术并用，逐皮肉内水湿之气未尽缘故，可于药内加桂枝四两，以加强走表除湿之功，弟子遵嘱加桂枝至四两，病者又服四剂诸症除。仲景言，此方中附子，针对身体高大的可用至三枚，针对身体虚弱及产妇，可减为一枚或二枚。

思考：本条及下一条究属六经病，还是杂病，诸家注释多认为此条属杂病，理由是《金匮要略》中有此二条。笔者认为，太阴主四肢肌肉，风寒湿三气杂合相搏于肌肉之间，风结则身体烦，寒重则身体疼痛，湿聚则身体不能自转侧，故此条为风寒湿合邪袭扰太阴经脉，为太阴风湿证。在太阳病篇出现太阴风湿证，意在告知太阳受邪以风寒为主，太阴受邪则以风湿为主。临床所见风湿性关节炎、类风湿性关节炎轻症、强直性脊柱炎轻症等骨骼肌疾病，多属此类，桂枝附子汤是治疗的基本方。临床可视具体病症具体加减。风气盛而身体烦重者加羌活、独活、全蝎、蜈蚣；寒气盛而身体疼痛重者，加鹿角霜、细辛；湿气盛而身体重着难移者，加薏苡仁、苍术。

175. 风湿相搏，骨节疼烦，掣痛不得屈身，近之则痛剧，汗出短气，小便不利，恶风不欲去衣，或身微肿者，甘草附子汤主之。

甘草二两，炙　附子二枚，炮，去皮，破　白术二两　桂枝四两，去皮

上四味，以水六升，煮取三升，去滓。温服一升，日三服。初服得微汗则解。能食，汗止复烦者，将服五合。恐一升多者，宜服六七合为始。

提要：本条为少阴风湿证治。

案解：本案为少阴风湿案。

许庄村许大洪，禀赋寒湿。辛酉日感风寒，经治八九日，四肢关节

疼痛剧烈，难以屈伸，触之则疼痛更剧，伴汗出，短气，小便不利，恶风不敢减衣，时有身体微肿，急邀仲景诊治。仲景诊罢，语众弟子，此乃病者素体寒湿，复感风寒，少阴经脉受风寒湿三气杂合侵袭，留注关节。风胜则汗出，恶风不敢减衣；寒胜故骨节疼烦，掣痛不得屈身；湿胜则水气不行，上阻于肺则短气，下痹于膀胱则小便不利，时有身体微肿。经言，肾主骨，故此为伤寒而风寒湿留注少阴骨关节，即少阴风湿证。治宜甘草附子汤温经散寒除湿。本方以附子为君，祛风除湿，较桂枝附子汤减附子之量，使其缓图其功；桂枝为臣，助附子散寒；白术为佐，以助附子除湿；炙甘草为使，更缓其药性徐图留着关节之风寒湿邪。弟子遵嘱取药，以水六升，煮取三升，嘱病者温服一升，每两个时辰服药一次，病者身出微汗，恶风去，疼痛减，再与药五剂巩固。

思考：本条为风寒湿邪留着关节，以“骨节疼烦，掣痛不得屈身”为主症，少阴肾主骨，故本条为少阴风湿证。在太阳病篇出现少阴风湿，意在提示六经受邪的不同。上条的病变是全身肌肉的风寒湿病变，脾主四肢肌肉，故为太阴风湿证。章虚谷言“此脾肾营卫皆虚，而阴邪痹结也”，尤在泾言“此亦湿胜阳微之证，其治亦不出助阳驱湿，如上条之法也”。皆言此风湿与肾相关。类风湿关节炎到晚期出现骨节变形时多见此证。

176. 伤寒脉浮滑，此以表有热，里有寒，白虎汤主之。

知母六两　石膏一斤，碎　甘草二两，炙　粳米六合

上四味，以水一斗，煮米熟，汤成，去滓。温服一升，日三服。

提要：本条为阳明表里俱热证治。

案解：本案为阳明表里俱热案。

张苏庄张大志，禀赋阳热。甲午日淋雨感寒，回家即稍有恶寒。医见恶寒，即与麻黄汤治之，药后恶寒即除，却身大热汗出，遂急赴仲景堂求治。仲景询之，乃素体阳热，复淋雨感寒，按其脉浮滑。谓诸弟子，病者素体阳热，虽有感寒，但恶寒轻而时短，医者不识，用辛温之麻黄汤，表寒虽解，但辛温之药助阳热之体，故身大热汗出，此表里俱热，何以知之？因其脉浮滑，脉浮而滑，浮为阳，滑为实，阳即表热，实即里热，病者显为表里俱热，乃阳明之体感寒，辛温解表太过，导致表里之热炽盛，治宜白虎汤大清表里之热。方中知母苦寒，滋阴降火，主消渴热中；石膏咸寒，解肌清热，主口干舌焦；炙甘草与粳米，甘平以缓知母、石膏过寒之性。弟子遵嘱与药，嘱一日三服，越日，热退病安。

思考：本条作为白虎汤方证，主症过简，仅提示“表有热，里有寒”，但其中的“脉浮滑”颇有参考价值。传统认为本条是阳明热证或白虎汤证的脉证。但对“里有寒”的“寒”多认为系错简，应为“热或邪”。笔者参阅古本《伤寒论》之《平脉法》第 33 条“脉浮而滑，浮为阳，滑为实”，认为阳为阳热，即表热；实为实热，即里热，皆为热势炽盛，即表里俱热。原文的“里有寒”当为“里有热”，如此就和《平脉法》第 33 条的脉义相符，与仲景《伤寒论》前后意思一致。后世所说的白虎汤四大症“大热，大汗，大渴，脉洪大”，是从此条演绎而来。但白虎汤的典型脉象是“浮滑”或“滑”，如第 350 条的“伤寒脉滑而厥者，里有热，白虎汤主之”，并无脉洪大一说。临床上，病者感受风寒后，很快出现表里俱热的阳明热证，多是素体阳热者，感受风寒后，一般恶寒会很轻，时间会很短，服用辛温解表药如生姜葱白汤等或不服药，会很快出现身热汗出不恶寒，甚至大便干结等临床表现，这时白虎汤就是最佳的选择。白虎汤可以治疗消渴、糖尿病见阴虚燥热诸症者。

177. 伤寒脉结代，心动悸，炙甘草汤主之。

甘草四两，炙　**生姜**三两，切　**人参**二两　**生地黄**一斤　**桂枝**三两，去皮　**阿胶**二两　**麦门冬**半升，去心　**麻仁**半升　**大枣**三十枚，擘

上九味，以清酒七升，水八升，先煮八味，取三升，去滓，纳胶，烊消尽。温服一升，日三服。一名复脉汤。

提要：本条为太阳伤寒病传于心之心悸证治。

案解：本案为太阳伤寒病传于心之心悸案。

岳庄村岳云来，年五旬。癸丑年夏季夜晚贪凉，晨起发热恶寒，身痛无汗。一医与麻黄汤经治数日，发热恶寒方除，身痛消失，但汗出甚多，时发心中惊悸，气短，胸闷，急赴仲景堂求治。仲景诊之，按其脉时来急止，时止而复起，时乍疏乍数。谓众弟子，病者夜晚贪凉感寒，经治数日方解，其太阳寒水之本寒已损伤心阳，经治期汗出过多又耗伤心阴，心之阴阳俱受损伤，故见心悸、气短、胸闷；脉见时来急止，时止而复起，时乍疏乍数，此为结代脉，乃心之阴阳气血虚衰，不能接续所致。治宜炙甘草汤温心阳、滋心阴、续心脉。方中炙甘草甘温，主五脏六腑寒热邪气；生姜辛温散寒，通神明；人参甘微苦微温，主补五脏，安精神，止惊悸；生地黄甘苦寒，主伤中，逐血痹；桂枝辛温，补中益气；麦门冬苦寒，主心腹结气，羸瘦短气；麻仁甘平，主五劳七伤，利五脏；大枣甘温，补少气，和百药；阿胶甘温，主心腹内崩，益气；清酒甘苦温，主通利血脉。诸药合方，主治伤寒脉结代之证。弟子嘱病者每温服一升，日三服。五日后，症减，再五日，病除。

思考：本条为伤寒后引起的心悸证，为太阳伤寒病传少阴心之变证证治，其病因是伤寒，主症是“脉结代，心动悸”，治疗用炙甘草汤。现代医学认为这是外感后病毒性心肌炎的心律不齐，因此临床上炙甘草汤广泛应用于心律不齐的治疗。黄仕沛教授使用本方时，炙甘草用量在15克左右，桂枝用量在45克左右，生地黄量最大，达120克。笔者应用本

方治疗病毒性心肌炎时，若太阳标热余毒未了，常加金银花、连翘等味，若见胸闷不适，加瓜蒌、薤白，效佳。

178. **脉按之来缓，时一止复来者，名曰结；又脉来动而中止，更来小数，中有还者反动，名曰结，阴也。脉来动而中止，不能自还，因而复动者，名曰代，阴也。得此脉者必难治。**

提要： 本条为结脉、代脉的特点及疾病的预后。

案解： 案 1 为结脉案；案 2 为代脉案。

阡陌营村钱复康，素体心气虚弱。辛巳年夏季戏水太久，回家即发热恶寒，身痛无汗，一医与麻黄汤发汗，发热恶寒身痛消失，但汗出甚多，心动惊悸，气短，胸闷，急赴仲景堂求治。仲景诊之，按其脉来缓而时一歇止，止而又复来，须臾又在脉动中歇止，再来时急促搏动一二次。谓诸弟子，此为结脉，其特征是动而中止，能自还，此脉乃阴寒之气太盛，凝滞气血，气血不继，血脉阻塞不通所致。病者素体心气虚弱，又戏水太久，感寒而发汗治之，劳力伤气，发汗损津，水寒凝滞气血，气血不继，故有结脉，并心动惊悸，气短，胸闷。有此脉之人，其病难治，可勉与炙甘草汤加细辛。弟子遵嘱与之，十余剂而稍安，仲景又言，有结脉者，即是稍愈，劳力、寒冷、七情等皆可引致其复，故当小心调护，时时用药巩固。

阡陌营村钱复康之弟钱广大，辛巳年夏季与其兄一同戏水，回家亦发热恶寒，身痛无汗，医与麻黄汤发汗，发热恶寒身痛消失，但汗出甚多，心动惊悸不适，气短，胸闷，亦急赴仲景堂求治。仲景诊之，按其脉动时有停歇，良久方复。谓诸弟子，病者此脉名为代脉，代者，脉动而中止，不能自还也。其脉虽与其兄之结脉不甚相同，但病机皆为寒气太盛所致，亦不易治之。权与炙甘草汤加细辛试之，弟子遵嘱与之，一个月后稍安，半载大安。嘱其要时时注意调护服药。

思考：结、代脉若见于先天禀赋不足、后天失养、脏气虚衰者，多难救治；但若见于妊娠、急性发热、卒然失血、剧烈疼痛、跌仆重伤、严重吐泻者，多可救治。结、代脉多见于现代临床的室性期前收缩或房性期前收缩，针对由外感诱发的心脏期前收缩，应用炙甘草汤加减有效，对于器质性心脏病变导致的各种心律不齐，炙甘草汤疗效有限。

我在东汉学伤寒（下）

孙万森 ◯ 编著

仲景医案解读《伤寒论》

中国科学技术出版社
· 北 京 ·

目　录

辨阳明病脉证并治

179. **问曰：病有太阳阳明，有正阳阳明，有少阳阳明，何谓也？答曰：太阳阳明者，脾约是也；正阳阳明者，胃家实是也；少阳阳明者，发汗利小便已，胃中燥烦实，大便难是也。**

提要：本条为阳明病的分类及特点。

案解：案1为太阳阳明案；案2为正阳阳明案；案3为少阳阳明案。

韩洼村韩水莹，庚申日感风寒，恶寒发热，头痛无汗。一医诊之，其脉浮紧，与麻黄汤，药后汗出甚多，热退身凉头痛愈，大便却秘结不通，赴仲景堂求治。仲景诊罢，谓诸弟子，病者患太阳伤寒，发汗本为正治，但发汗太过，汗出甚多，津液受损，太阳病虽解，太阳寒水之标热入里，与阳明胃热相合，胃热盛而消灼津液，津液损则脾阴病，盖脾与胃以膜相连，能为胃运行其津液，今脾阴病不能为胃运行其津液，致胃肠燥热津伤，故大便秘结不通，此为阳明证，乃由太阳病传变而来，故称太阳阳明证，又称脾约证也，脾约者，脾阴被胃燥所约束，不能用其津液以润肠也。治宜麻仁丸润肠通便。弟子遵嘱与麻仁丸二丸，病者服后大便畅通而愈。

韩洼村韩炎之，素体阳热。庚午年夏月己未日炎日下劳作，直晒数个时辰，发热汗出。一医治之两日，发热不退，口渴，汗出，腹满疼痛，大便不解。急邀仲景诊治。仲景诊之，知其曾受夏月炎日之热，大便数日不解，按其腹疼痛拒按。谓众弟子，此为正阳阳明证，乃阳明经直受外热之邪而来。阳明经直受外热之邪，经热传于足阳明胃腑，胃热炽盛，故发热不退，口渴，汗出；足阳明胃热传于手阳明大肠，致津亏肠燥，燥屎内结，腹满疼痛，大便不解，此胃家实是也，胃家，胃与肠也。治宜大承气汤峻下热结，弟子与药，一剂大便通泻，热退腹软身安。

韩洼村韩元元，戊午日伤寒，经治五六日，往来寒热，胸胁苦满，默默不欲饮食，心烦喜呕。医与发汗，汗后诸症不减，小便却少，又与利小便，治已，口渴欲饮，烦躁不宁，腹满疼痛，大便难，急赴仲景堂诊治。仲景诊之，语诸弟子，病者初为太阳伤寒，经治后病传少阳，少阳禁汗下，医不知病忌，发汗不效又利小便，致少阳邪热病传阳明，故口渴欲饮，烦躁不宁，腹满疼痛，大便难，此阳明证从少阳误治而来，故称少阳阳明证也。治当柴胡加芒硝汤清泻少阳阳明邪热，弟子与药，一剂大便通，诸症解。

思考：阳明病可以从太阳、少阳传变而来，也可因本为阳明体质，感邪后而成阳明病。从太阳而来，乃为太阳标热病传阳明，表现为太阳外感误治或失治成阳明热燥之证；从少阳而来，乃为太阳病传少阳，误治或失治相火病传阳明，成阳明热燥之证；而阳明体质，遇邪易燥化，故为阳明病中证候最重者，此为正阳阳明，为外邪直中阳明经腑而致，乃阳明自病。尤在泾言：“正阳阳明者，邪热入胃，糟粕内结，为阳明自病。《活人》所谓病人本谷盛，气实是也。”但要明确的是太阳阳明、少阳阳明，非指太阳阳明合病、少阳阳明合病，乃指阳明从太阳而来，从少阳而来。临床上遇大便难却无所苦者，可以推测其为太阳阳明，遇大便难而烦者，可以提示为少阳阳明，遇大便干结而腹痛拒按，可以提示为正阳阳明。

180. 阳明之为病，胃家实是也。

提要：本条为阳明病提纲。

案解：本案为阳明内热结而腑实案。

傍晚，仲景堂讲习室里，油灯盏亮，仲景给众弟子讲解阳明病提纲证。仲景讲道，阳明病，如前所述，有太阳阳明，正阳阳明和少阳阳明，但阳明之所以成病，乃胃家实也，盖胃家，乃指胃和大肠，而实，乃为邪实。经言，“邪气盛则实”，此实既可为有形之热结，也可是无形之热盛。无形之热盛于胃，热耗胃津，可致口渴欲饮；有形之热结于大肠，热耗肠津，津乏则燥屎乃成。胃热弥漫，故外可有身热，内可有燥屎，大便干硬而腹痛拒按。如刁沟村刁德仁素能食，辛亥日突发热，饮食更进，越二日，身热不除，口渴多饮，腹满疼痛，大便不行。为师诊为胃家实的阳明病，与大承气汤一剂而效。众弟子当谨记，胃家实既是阳明病病机，又是其临床病证特点。

思考：本条为阳明病提纲证，即胃家实。胃家，即胃和大肠，实即无形热盛和有形热结，凡阳明病皆有胃家实的病机和特点。临床上本条是辨别阳明病的总纲。

181. 问曰：何缘得阳明病？答曰：太阳病，若发汗，若下，若利小便，此亡津液，胃中干燥，因转属阳明。不更衣，内实，大便难者，此名阳明也。

提要：本条为阳明病的病因、病机及病证特点。

案解：案 1 为太阳病误汗病传阳明病案；案 2 为太阳病误下病传阳明病案；案 3 为太阳病误利小便病传阳明病案。

岗王庄王成明，癸巳日感受风寒，头痛发热，恶风汗出。一医用麻黄汤发汗散寒，药后大汗淋漓，发热除，头痛愈，但口干欲饮，数日不大便。仲景诊罢，谓诸弟子，病者本太阳中风，当调和营卫，医却与发汗，汗出则发热除，头痛愈，太阳已罢；汗出多则胃肠津液耗损而燥，病由太阳转属阳明，故口干欲饮，数日不大便。治当小承气汤泻热通腑。弟子与药，一剂大便通畅。

岗王庄王秋燕，素体阳盛，大便不畅。丁未日患太阳伤寒，发热头痛，恶寒无汗。一医询病者大便不畅，不知解表，用承气汤攻下，药后发热头痛除，恶寒无汗解，大便通，越日大便秘结不通，急赴仲景堂诊治。仲景诊后，谓众弟子，病者本太阳伤寒，当发汗，却因素体大便不畅而误下，虽伤寒诸症除，初见大便通畅，但邪热随泻下而内陷，泻下本致胃肠津液亏失，邪热内陷更耗胃肠之津，故大便又秘结不通。此太阳病误下亡失津液，病传阳明为阳明病。治当承气汤下之，弟子与药，一剂而效。

岗王庄王少寅，壬辰日患太阳伤寒。医与解表，药后汗大出，口渴，小便不利。又与利小便之药，小便畅利，数日后大便秘结不通，赴仲景堂诊治。仲景诊后，谓众弟子，病者本为太阳伤寒，发汗解表为正治，但发汗太过，津液耗伤，故口渴，小便不利。再利小便，更耗津液，致胃肠干燥，病转阳明而大便秘结不通。治当承气汤通腑泻热。弟子与药，一剂而效。

思考：本条阳明病的病因是误发汗、攻下、利小便，病机是亡津液，胃中干燥，因病转阳明，阳明病病证特点是不更衣，内实大便难。本条的“不更衣”，即不大便，古人衣着长袖大褂，如厕时必更衣而方便行事，故更衣为大便的通称。临床上治疗外感病不能过发汗，亦不能泻下、利小便。

182. 问曰：阳明病外证云何？答曰：身热，汗自出，不恶寒，反恶热也。

提要：本条为阳明病的外在表现。

案解：案 1 为因食饮导致阳明病外证；案 2 为因太阳病误治导致阳明病外证。

白庄村白大春，素体阳盛。癸卯日外出赴酒宴，食鹿肉，饮白酒，至晚归家，即感口燥欲饮，身热如蒸，汗自出不断，如此数日诸症不减，急赴仲景堂诊治。仲景诊之，询其身热，汗自出，不恶寒。谓诸弟子，此阳明病之外证也。病者素体阳盛，为阳明禀赋，又食温热鹿肉，再饮白酒，更增里热，阳明里热炽盛，迫汗外出，故身热如蒸，汗出不断；温热饮食耗伤津液，故口燥欲饮。治当清热生津，白虎汤主之。弟子与药，一剂汗出减，二剂热除口润。

白庄村白三郎，素体阳热。甲辰日外感风寒，发热头痛，恶寒汗出。医与麻黄汤解表，药后寒去，但热不退，汗出不止，急赴仲景堂诊治。仲景诊之，谓众弟子，此本太阳伤寒，医与发汗，太阳表解，而太阳标热入里合于阳明，阳明热盛，蒸腾津液外出，故汗出不止。既然太阳表证已解，不恶寒反恶热，此阳明之外证也。治当清热生津，宜白虎汤主之。弟子与药，二剂身安。

思考：本条提示有四。一是提出阳明外证的特点，即身热，汗自出，不恶寒反恶热；二是阳明病的不恶寒表明无太阳表证，或太阳表证已解；三是阳明病是内外俱热，或表里俱热，此外热或表热是阳明的热，而不是太阳的热；四是阳明外证既见于阳明经证，也见于阳明腑证。

183. 问曰：病有得之一日，不发热而恶寒者，何也？答曰：虽得之一日，恶寒将自罢，即自汗出而恶热也。

提要：本条为阳明伤寒的病证特点。

案解：本案为阳明伤寒案。

仲景堂讲习室里，仲景在解惑答疑。有弟子问，老师，病有得之一日，不发热而恶寒者，何也？仲景答，此乃风寒之邪直中阳明经表，凡六经经表被风寒直中者，初始多有恶寒，风寒直中阳明之表，阳明经气被遏，阳气郁而不伸，故初始恶寒而不发热。但阳明感受风寒一日，恶寒将自罢，为何？经言，阳明常多气多血；又言，阳明之上，燥气治之。故阳明热变最速，最易化燥，故恶寒时短，一日恶寒将自罢，而呈现自汗出恶热的阳明外证。如曾治老庄村庄大阳，禀赋阳明之体。乙巳日感风寒，初始一日微感恶寒而不发热，身乏无力，未与施治。越日，恶寒退而自汗出，恶热，口渴欲饮，为师诊为阳明经表伤寒，因恶寒已退，病转属阳明经热证，故与白虎汤清热生津，一剂而愈。

思考：本条提示有三。一是阳明感受风寒，亦有恶寒；二是阳明恶寒时日短；三是提出一个重要的概念，即六经皆有表证，虽然仲景并未在此明确提出，但从本条分析，蕴涵此意。辨疑之处正是其三，即风寒之邪直中阳明经表，为阳明表邪还是太阳表邪？注家多有模糊，如周扬俊注“虽云反恶热，亦有得之一日而恶寒者，曰此尚在太阳居多耳。若至转阳明未有不罢而恶热者”，认为是太阳之表；程郊倩注“阳明恶寒，终是带表”，但此表是太阳之表，还是阳明之表，不明确。成无已注“邪客在阳明，当发热而不恶寒。今得之一日，犹不发热而恶寒者，即邪未全入腑，尚带表邪，若表邪全入，则更无恶寒，必自汗出而恶寒也”，成氏亦未明确是太阳表邪还是阳明表邪。笔者认为是阳明之表，为阳明禀赋之体感受风寒之邪，非太阳之表传变而来。临床上常有人感受风寒后，恶风寒症状轻微或时间短暂，此多为阳明体质之人，平素热多，感受风寒后阳明之热可抵御风寒，故风寒证微而去速。以此也可辨别阳明体质，尤可指导临床治疗，风寒自愈，邪热稽留，可尽早应用辛凉清热之药。

184.问曰：恶寒何故自罢？答曰：阳明居中，主土也，万物所归，无所复传。始虽恶寒，二日自止，此为阳明病也。

提要：本条为阳明病恶寒自罢的病机。

案解：本案为阳明病恶寒自罢案。

仲景堂讲习室里，仲景继续解惑答疑。弟子问，老师，您能讲讲昨日巡诊来沟村见到的病者来军臣吗？仲景言，可。昨日巡诊来沟村，见到病者来军臣，其素体阳热。诉两日前感风寒之邪，第一日恶寒而不发热，第二日恶寒罢而发热。此病者为阳明经伤于寒邪，乃风寒直中阳明经所致。但为何病得之一日，不发热而恶寒，第二日恶寒将自罢？若从阳明的气血特点寻找其因，则阳明常多气多血，又阳明之上，燥气治之，故阳明气血旺盛，热变最速，最易化燥，故感风寒后恶寒时短，一日恶寒，二日自止。若从阳明的五行特点而言，阳明胃居于中，五行属阳土，土为万物之母，万物皆归于土，至土为终。风寒之邪至阳明，为胃阳所化，无所伏匿而无影无踪，故其无所复传于他经他脏。因之阳明感邪，一日始恶寒，二日阳明证显，恶寒即罢。

思考：本条提示有二。一是提出表寒之邪至阳明不再复传的病机，实际上是反复强调表寒在阳明经停留时间短暂，阳明病热燥的特点；其二是辨疑之点，即本条所言阳明居中，主土也，万物所归，无所复传，指的是表寒之邪至阳明为胃阳所化，不再复传，非阳明病不再复传。柯韵伯有言“胃为戊土，位处中州，表里寒热之邪，无所不归，无所不化，皆从燥化而为实，实则无所复传，此胃家实所以为阳明病根也”，即是此意。临床上外感后恶寒若不治而自愈者，多为阳明体质。

185. 本太阳初得病时，发其汗，汗先出不彻，因转属阳明也。伤寒发热，无汗，呕不能食，而反汗出濈濈然者，是转属阳明也。

提要：本条为太阳病转属阳明病的成因及病证特点。

案解：案1为太阳病发汗不畅转属阳明病案；案2为太阳病由无汗变汗出濈濈然而转属阳明病案。

吕营村吕少先，壬子日患太阳病，发热头痛，恶寒无汗。医用麻黄汤发其汗，汗出不畅，身感不爽，虽恶寒罢，但仍发热，更增口渴欲饮，急赴仲景堂诊治。仲景诊后，谓诸弟子，病者本太阳病，初得病时，发其汗，汗出不透，表邪未尽出，内郁与辛温之药合而化燥，转属阳明也，故恶寒罢而仍发热，口渴欲饮。治当白虎汤清热生津，弟子遵嘱与药，一剂而效。

吕营村吕大力，癸丑日患太阳伤寒，发热头痛，恶寒无汗，自恃体壮，耽延未医。越日，呕恶不欲食，延至午后，汗出绵绵不断，甚惶恐，急邀仲景诊治。仲景诊后，谓众弟子，病者本为太阳伤寒，当发其汗，却因体壮而耽延未医，汗不出，表邪入胃，胃气不和而呕恶不欲食；表邪内结化热，热迫津液，故汗出绵绵不断，此太阳伤寒转属为阳明病也。治宜白虎加人参汤益气养阴，清热生津。弟子与药，一剂症除。

思考：本条提出两个重要的阳明病辨证依据。一是太阳病发汗不彻，可以转属阳明病；二是太阳病无汗亦可转属阳明病，因无汗，表邪不出内传入阳明，出现濈濈汗出，表示病转阳明。对照第181条“问曰：何缘得阳明病？答曰：太阳病，若发汗，若下，若利小便，此亡津液。胃中干燥，因转属阳明。不更衣，内实，大便难者，此名阳明也”可知，太阳病发汗太过亦可转属阳明病。本条辨疑点是“呕不能食”，不可误认为是少阳证，若是少阳证，当为目合汗出，此为“而反汗出濈濈然”。

186. 伤寒三日，阳明脉大。

提要：本条论阳明病主脉。

案解：本案为阳明病脉大案。

盛庄村盛满祥，素体阳盛。丁巳日患太阳伤寒，发热恶寒，身痛无汗。经治后三日，恶寒除，但汗出不断，仍身热，急赴仲景堂诊治。仲景诊之，按其脉洪大，谓众弟子，病者本为太阳伤寒，经治后三日，脉见洪大者为病去表入里，邪已在阳明，阳明多气多血，阳热亢盛，气血鼓动，脉动有力，故脉如洪水般宽阔洪大，病入阳明故汗出不断，发热不减。治宜白虎汤清热生津，弟子与药，一剂而愈。

思考：本条提示有二。一是提出阳明的主脉，即大脉，大脉体现了阳明多气多血的特点；二是提出阳明病大脉出现在阳明三日。此正是辨疑之处，为何"伤寒三日，阳明脉大"，按《素问·热论》中伤寒的传变规律为"伤寒一日太阳，二日阳明，三日少阳"，即伤寒三日，病当传至少阳，但少阳脉必弦细，此则为阳明而脉大，说明临床辨证主要依据脉证而非发病日数。临床应用大脉辨别阳明病，阳明经热证则脉洪大，阳明腑实证脉多沉实大而有力。

187. 伤寒脉浮而缓，手足自温者，是为系在太阴。太阴者，身当发黄，若小便自利者，不能发黄。至七八日大便硬者，为阳明病也。

提要：本条为太阴伤寒转属阳明病的病机和辨别要点。

案解：案1为太阴伤寒发黄案；案2为太阴伤寒转属阳明病案。

白沟村白大石，庚戌日伤寒，赴仲景堂求治。仲景诊之，询其症，身无发热，手足温而不厥冷，小便不利；按其脉浮缓。仲景语诸弟子，此为太阴伤寒。太阴经感受外邪，身不热而手足温，盖因太阴者脾也，脾主四肢，太阴经受邪故手足温而身无发热。脾五行属土，土性缓，故缓为脾脉，浮为太阴经感受外邪，故太阴经受邪，脉见浮缓。邪伤太阴，脾病不运，湿郁为患，故病者小便不利。小便不利，其湿难去，湿郁不去，蕴结在里，当有寒湿发黄，病者可留观。越日，弟子来告，病者身目俱黄。仲景言，可与茵陈五苓散通阳解表，利湿退黄，一剂小便通，三剂黄退。

仲景继续讲道，太阴伤寒，脉浮而缓，手足自温，若小便利，则湿不郁不聚，不会发黄。但病延如七八日后，由于小便通利，水液不走大肠，则出现大便干硬难出，此湿去而燥化，则病会转属阳明。如癸亥日治疗的韩家村病者韩新久，丙辰日患太阴伤寒，脉浮而缓，手足温，小便利，病延七八日，大便干结。因小便利，故身不发黄而大便干，此太阴转属阳明。为师与清热通腑之小承气汤治之而愈。

思考：本条提示有三。一是病在太阴的辨别要点是脉浮缓，手足自温。此应与太阳中风的脉浮缓鉴别，太阳中风脉浮缓，但不是手足温，而是全身发热，至于恶风汗出，太阳太阴可能均有。二是病在太阴，若小便不利，则湿郁发黄；病在太阴，若小便自利，则不发黄。三是太阴会转属阳明，其标志是太阴伤寒七八日后大便变硬。本条的辨疑点有二，一是病在太阴，是否为太阳传变而来？本条直接言伤寒见脉浮而缓，手足自温者，是为系在太阴，表明为太阴经感寒，非太阳伤寒传变而来。二是病在太阴，是否为太阴伤寒？从脉浮缓，手足自温看，手足为太阴之表，手足自温即手足热，显为太阴之表热，故可以认为是太阴伤寒。传统伤寒不讲太阴伤寒，伤寒一症似专为太阳病而设，但太阴体质感受风寒，临床确实存在，只是症状轻难以感觉到。太阴伤寒的治疗亦是桂枝汤。

188. 伤寒转系阳明者，其人濈然微汗出也。

提要：本条为太阳伤寒转属阳明的临床特征之一。

案解：本案为太阳伤寒转属阳明案。

仲景治董庄董二郎，病者壬寅日患太阳伤寒，发热恶寒，身痛无汗。仲景与麻黄汤，恶寒身痛渐去，但全身连绵不断微汗出，恶热，大便硬。仲景再诊，语诸弟子，此为太阳伤寒病传而转属阳明，其腑实已成，可与调胃承气汤缓下热结。弟子与药，一剂而效。仲景继言，太阳伤寒病传而转属阳明者，病者常常濈然微汗出。濈然者，绵绵不断也，虽为微汗，但绵绵不断，乃因阳明里热已炽，弥漫熏蒸，迫汗于外所致。

思考：伤寒转属阳明的特征之一是濈然汗出。濈然，微微而连续绵绵不断之意。结合上条，则濈然汗出、小便自利、大便硬都是阳明病的特征。临床上病者主诉常有汗多绵绵不休者，再询问是否有其他症如不恶寒，大便干或难，依此辨别是否是阳明病。

189. 阳明中风，口苦咽干，腹满微喘，发热恶寒，脉浮而紧，若下之，则腹满小便难也。

提要：本条为阳明中风及误下后变证。

案解：本案为阳明中风及误下后变证案。

郭店村郭大勇，素体阳热。壬戌日中风，口苦咽干，腹胀满，微喘，发热恶寒无汗。仲景诊之，按其脉浮而紧，谓众弟子，病者素体阳热，乃禀赋阳明之体，中风后口苦咽干，腹胀满，微喘，发热恶寒无汗，脉浮而紧，此为阳明中风，乃阳明经表感受风邪，故有发热恶寒，脉浮而紧；阳明经阳气盛大，多气多血，风为阳邪，阳明经表感受风邪，极易化热，故见热郁之口苦咽干；足阳明胃经属胃、络脾、下循腹里，阳明经表中风，经气滞而不行，故有腹胀满；腹胀满上迫于肺，故微喘。既见腹胀满微喘，当为可下之证，但阳明中风之表邪未解，不宜先下，若先下之，则阳明表邪内陷，津液更伤，腹满更甚，可能会增小便难之证，当表里双解。病者听罢，未遵仲景之嘱而寻他医，竟用攻下之药，一剂后腹满更甚，且小便不利，诸症不减，又急邀仲景诊之。仲景言，病者虽下之，但表证仍未解，而里证更甚，仍需表里双解，宜越婢加枳术汤。弟子遵嘱与药，一剂后汗出，腹满除，小便利，诸症解。

思考：本条提示有三。一是提出阳明中风证的概念及证候特点。二是提出阳明中风证不能下的禁忌。表明不仅太阳病有中风证，阳明病也有中风证，对认识六经病表证体系有重要意义。三是阳明中风证误下会出现腹满小便难的变证。历代医家注解此条多有歧义，有认为是三阳合病，有认为是阳明经腑同病。从六经皆可中风而言，阳明中风是存在的，既称阳明中风，理解为阳明经表中风就是合理的，但由于阳明主里，阳明经表中风，亦有腹满等里证，可其中的口苦咽干如何理解呢？有注家认为是病兼少阳。笔者认为，口苦咽干为热郁之症，阳明经表感受风邪，极易化热，故见热郁之口苦咽干。临床上遇到阳明中风，容易误诊。根据“阳明中风，口苦，咽干，腹胀满微喘，发热恶寒，脉浮而紧”诸症，从单证的六经属性分析，易误为太阳阳明少阳合病，发热恶寒，脉浮而紧是太阳病，口苦咽干是少阳病，腹胀满微喘是阳明病，有可能用柴胡桂枝加味汤或大柴胡汤加味等。因此，临床当仔细辨别，以防误诊。

190. 阳明病，若能食，名中风；不能食，名中寒。

提要：本条为阳明中风与中寒的辨别要点。

案解：案 1 为阳明中风案；案 2 为阳明中寒案。

仲景堂讲习室里，众弟子端坐，仲景正讲解阳明中风与阳明中寒的鉴别。仲景道，阳明病，若能食，名中风；不能食，名中寒，为何？盖此以饮食来辨别风寒也。足阳明连胃腑，胃为水谷之海，胃腑主受纳，腐熟水谷，风又为阳，阳助运化，能消谷，故阳明中风，能食谷纳饮；寒为阴，阴抑运化，不化谷，故阳明中寒，不能食谷纳饮。曾治钦田村田云龙之阳明中风，其素体阳热，中风后发热恶寒，口苦咽干，腹胀满微喘，纳食如常，甚则食增，脉浮而紧，为师辨为阳明中风证。因病者阳明素旺，故热而能食，与白虎加葛根汤清热生津，辛凉解表，一剂即愈。

又治钦田村田瑞英，素体胃寒。夏日饮山间泉水，回家即胃脘胀满，不能食纳，呕哕。为师辨为阳明中寒，乃泉水伤于阳明胃腑，水寒之气抑其运化，不能化谷，故不能纳食而胃脘胀满、呕哕。与吴茱萸汤温中降逆，一剂即效。

思考：本条提出阳明中风与阳明中寒的鉴别要点，即以能食不能食来鉴别。因为阳明病为里，胃腑主受纳水谷，故以食或不能食来鉴别风寒寒热，即阳明的寒不以经显而以腑著。刘渡舟先生讲，“阳明病涉及胃，有一个能食和不能食的问题，因为阳明主里。太阳主表，有一个汗出和无汗的问题。”临床上阳明体质之人若中风，其饮食是正常的，或饮食增量。拓展其意，糖尿病患者能食，是否有阳明中风的因素呢？临床上纳食突然减少者，有可能是寒凉伤了胃腑，即阳明中寒。

191. 阳明病，若中寒者，不能食，小便不利，手足濈然汗出，此欲作固瘕，必大便初硬后溏。所以然者，以胃中冷，水谷不别故也。

提要：本条为阳明中寒的病证特点和病机。

案解：本案为阳明中寒案。

大夫庄王明中，胃中素寒。壬申日着衣单薄，胃脘受寒，午间即不思饮食，小便不利，傍晚时见手足连绵出汗，入厕大便头干硬后稀溏，急赴仲景堂诊治。仲景诊罢，谓诸弟子，病者素体胃中虚寒，复又寒邪直中胃脘，故不思饮食；胃有宿寒凝结，不能腐熟水谷，水谷不别，故大便初硬后溏，小便不利；四肢为诸阳之本，胃寒阳气不布，阳不摄汗，故手足连绵汗出。此为阳明中寒证，治当温胃散寒，宜吴茱萸汤。弟子与药，一剂而效，再剂即安。

思考：本条从饮食、二便及手足之汗列举阳明中寒的病证表现，即不能食，小便不利，手足濈然汗出，大便初硬后溏。结合上一条，则阳明中寒的临床证候集中在此条。本条“固瘕”一词之意，成无已言“固瘕者，寒气结积也”，即寒气结积于阳明之腑。因此本条之阳明中寒不能食，当与阳明燥屎内结，引起腑气不通而不能食鉴别。阳明中寒不能食，当有素体胃寒，或寒伤于胃的诱因，同时又有小便不利的表现，而阳明燥屎内结则无此等诱因，而其小便当利，但有腹痛拒按等症。总之，二者一为寒湿，一为燥热，病性不同。临床上大便初硬后溏者甚多，结合本条则其当为阳明中寒体质，故其治疗可与吴茱萸汤加减。

192. 阳明病，初欲食，小便反不利，大便自调，其人骨节疼，翕翕如有热状，奄然发狂，濈然汗出而解者，此水不胜谷气，与汗共并，脉紧则愈。

提要：本条为阳明风湿自愈脉证。

案解：本案为阳明风湿自愈案。

万湾村万少忠，素体阳旺。夏末常于湖中游泳，甲子日忽病关节疼痛，微有发热，小便不利，但大便自调。一医诊之，病者诉初食欲如常，继之食欲减。按其脉紧，正欲用药，突然病者狂躁不安，汗出绵绵，关节疼痛随之若失。病者及医不知所措，急赴仲景堂求诊就教。仲景诊罢，谓众人，病者素体阳旺，复常游泳而易感湿，病初食欲如常，继之食欲减，大便虽自调，但小便不利，关节疼痛，微有发热，此虽似阳明中寒，却非也，乃阳明风湿，为阳明胃及阳明经表中于风湿也。风湿中于胃腑，胃纳失常，故食减。因风湿与寒比，对胃阳之损小，故仅食欲减而非不能食；胃中风湿及脾，脾运化不力，水湿不运，故小便不利；脾虽运化不力，但尚能运化纳食，故大便自调，此与阳明中寒之脾胃失运化，大便初硬后溏有所不同。水湿郁于阳明经表，留滞关节，筋脉不利，故关节疼痛；微有发热乃水湿与热郁于关节之故。病者素体阳旺，经治，胃中阳气渐复常，谷气奋力驱除水湿之邪于外，谷气盛而水湿之邪不胜谷气，二者相争，故有奄然发狂不安、汗出绵绵之象，奄然者，忽然之意也。相争间关节之湿邪从汗而解，关节疼痛随之若失，病解之前其脉紧，乃胃阳复常，里气充实之象，故能鼓汗出而解。此阳明风湿，吾虽以往未明示，但意在其中，众弟子当知晓。

思考：本条提示有三。一是提出阳明风湿自愈脉证；二是提出汗出是阳明风湿自愈的路径；三是提示风湿之邪可以直中胃，也可以直中肌表关节。若其胃气较强，则可以通过汗出自愈；若其胃气不强，可用药物助其发汗。本条仲景虽未明言阳明风湿证，但本条所述之大便自调表明是风湿而不是中寒，若为中寒，则大便为初硬后溏。尤在泾在《伤寒贯珠集·阳明病风寒不同证治八条》中言“此阳明风湿为痹之证”，甚合仲景之意。本条辨疑之处在于“脉紧则愈”。从全句分析，脉紧则愈当在狂汗前，紧为有力、充实之象，有此脉，方可汗出而病解。钱天来认为“脉紧则愈者，在太阳则紧为寒邪在表；在阳明则紧为里气充实；脉浮为邪气在经，紧则浮去而里气充实也”；冉雪峰认为“紧是绞结有力，是谷气盛，惟有力脉方紧，惟脉紧乃汗出解，不紧解不了”。现代认为本条为阳明体质的风湿痹证，因阳明多气多血，故阳明风湿痹证有自愈机制，其他经的风湿痹证未有此机制。

193. 阳明病欲解时，从申至戌上。

提要：本条为阳明病欲解的时间。

案解：案 1 为阳明病欲解案；案 2 为阳明病欲剧案。

仲景堂讲习室里，仲景正在讲解阳明病欲解时。仲景讲道，阳明病欲解之时一般在每日的十五时到二十一时，即下午三时到下午九时，下午三时从申时开始，历两个时辰到酉时，再历两个时辰到戌时，又历两个时辰到下午九时，即亥时。所以此时段为申酉戌时，每时两个时辰，申酉戌共六个时辰。之所以这么说，是因为此时为天之自然阳气下降而阴气上升之时，人体合自然阴阳升降之理，必有热退之象，故阳明经热证，多在此时热解而退；但阳明腑实之潮热证，则在午后加重，又为何？盖如前所言，此时段为阳降阴升之时，但因阳明腑实，燥屎内结，阻碍阳降，阻碍之中，阴阳二气交争，故其热反剧，如在申时前服药，助力阳降阴升，则阳明发热易解。

曾治勾营村苟立行，乙丑日患阳明病，身热汗出不恶寒，为阳明经热证，每到午后三四时热减，但时过又复，为师与其服白虎汤清之，午前服药，午后三四时热渐退，至七八时热净身凉，后再不复。又治勾营村侯二成，戊辰日患阳明病，发热汗出不恶寒，腹满大便结，每到午后三四时，潮热加重，此显为燥屎内结，阻滞阴生阳降，为师与其服承气汤泻之，午前服药，午后一二时大便解，三四时而热退，至七八时热净身凉，后愈。

思考：关于申酉戌时阳明病欲解的解释有二。一是认为申酉戌时为阳明经气旺盛之时，即阳明经的正气旺盛，故阳明病在此时易解；二是认为此时为自然界阳气下降阴气上升之时，人体阴阳变化亦顺应此变化，阳明主燥为热，故阳降阴升有助于阳明热证缓解或向愈。此二说皆通。另外，临床上阳明日晡潮热时剧，笔者的解释是此见于阳明腑实证，乃燥屎内结，阻滞阳降，或者耗损阳明之气，故反潮热不减。临床上阳盛之体，午后身爽者，多为阳明经热证；而午后热加重，则多为阳明腑实证。

194. 阳明病，不能食，攻其热必哕，所以然者，胃中虚冷故也。以其人本虚，攻其热必哕。

提要：本条为阳明中寒误治变证的病机。

案解：本案为阳明中寒误治变证案。

三十里屯门时英，胃素虚寒，不能饮凉，时胃脘痞满，不欲饮食，口中常发溃疡。一医治之，见其口中常发溃疡，用承气汤攻下泻热，药后病者呃逆不止，遂赴仲景堂诊治。仲景诊之，见其口内有溃疡数处，色淡不红，舌淡苔白而润。谓众弟子，此为阳明中寒证，概因病者胃素虚寒，不能饮凉，时胃脘痞满，不欲饮食也。口中有溃疡，但溃疡色淡不红，舌淡苔白而润，显为虚寒之证。医者误以口中溃疡为热而攻之，更虚胃阳，致胃中虚冷，故发呃逆，呃逆者，驱寒之反应也。治宜吴茱萸加半夏汤温胃降逆。弟子与药，一剂呃逆止。

思考：本条提示有三。一是阳明中寒禁忌苦寒攻下；二是阳明中寒“攻其热必哕”，显然此热是假热、虚热，不能攻下；三是阳明中寒不能攻下的病机是“所以然者，胃中虚冷故也”。临床上阳明胃寒者，常表现出一些假热之象，如口腔溃疡，口唇疱疹，颜面痤疮，这些有可能被误诊为热，但其实是假热，是胃寒迫阳上浮所致。临证当仔细辨别，仔细问诊，病者多有不能食冷饮凉，甚至吸冷气都会出现呃逆等症。

195. 阳明病，脉迟，食难用饱，饱则微烦头眩，必小便难，此欲作谷瘅。虽下之，腹满如故，所以然者，脉迟故也。

提要：本条为阳明胃虚寒欲作谷疸的辨证。

案解：案1为阳明胃虚寒下后已作谷疸案；案2为阳明胃虚寒未下欲作谷疸案。

前宋马营村宋三虎，己巳日患阳明病，每食不敢过饱，饱则心微烦不适，虽不重但时发，头晕眩，小便不利，腹胀满。一医治之，见其腹胀满，用承气汤攻下，药后腹胀满不减，诸症亦然，急赴仲景堂求诊。仲景诊之，望其舌淡苔白而润，按其脉迟。谓诸弟子，病者食难过饱，饱则心烦头眩，小便不利，舌淡苔白而润，脉迟，此为阳明胃虚寒。寒则胃不能化谷，纳谷不能满，满则郁滞胃气，胃气受郁，不能腐熟水谷，故食不敢饱，饱则水谷停滞，故腹胀满；腹胀满不适则心微烦不适；水谷腐熟不到，清阳不继，难于上滋清窍，故头晕眩；胃寒脾失健运，水谷不化，故小便难。阳明虚寒，不能攻下，攻之胃气更弱，虚寒更增。水谷不化，寒湿壅滞，反滞肝胆疏泄，肝胆疏泄不及，则易发黄疸。先与吴茱萸汤温胃降逆，留观其是否发黄。越日晨起，弟子来告，病者目睛及肌肤见黄。仲景言，果然发黄，此黄疸乃谷食壅滞于胃所致，又称谷疸。治当温胃利湿退黄，宜吴茱萸汤合茵陈五苓散，弟子更药，一剂知，二剂已。再以理中丸善后继服。

前宋马营村宋二豹，宋三虎之兄，素体弱。亦患阳明病，食不敢饱，饱则心烦，头眩，小便不利，腹胀满。前医见其体弱未敢攻下，随其弟一同赴仲景堂求诊。仲景诊之，望其舌淡苔白而润，按其脉迟。谓诸弟子，此与其弟证同，亦为阳明胃虚寒证，其胃气虚弱，脾失健运，水谷不化，寒湿壅滞，恐其欲发谷疸。盖谷疸者，黄疸也，因寒湿困于中焦，脾胃不能运化，谷食壅滞，中满反滞肝胆疏泄，而发黄疸也。治法亦同其弟，温胃利湿，速化胃之寒湿，截断欲发谷疸之势，服药留观。弟子遵嘱与吴茱萸汤合五苓散，一剂诸症减，再剂诸症除。越日，病者病除身安，无黄疸发作。仲景言，胃中寒湿已除，黄疸已截断，回家静养，平素多食温胃之物。

思考： 本条辨疑点有二。一是此言“虽下之，腹满如故”，但前面又没有写腹满一症，故应在头眩后补充此症，全句应为“阳明病，脉迟，食难用饱，饱则微烦，头眩，腹满，必小便难，此欲作谷瘅。虽下之，腹满如故，所以然者，脉迟故也”。二是此言“此欲作谷瘅”，应理解为将作而未作，钱天来即有此言“所以欲作谷疸，谓之欲作，盖将作未作之时也”。但亦有理解为已发谷疸，如舒驰远言“此条为阴黄证，乃由脾胃夙有寒湿，意在茵陈四逆汤加神曲可用”。究属已发还是未发，似皆有可能。临床上经常遇到病者诉过饱则腹胀满，此即食难用饱。从仲景所论，此为胃虚寒，当用温胃之法。胃虚寒若过饱，欲发谷疸，从现代医学而言，也可能提示肝功能有损。我们都有这样的经验，人若说最近不想吃饭、厌油腻、头晕等，就会建议其查查肝功能。

196. 阳明病，法多汗，反无汗，其身如虫行皮中状者，此以久虚故也。

提要： 本条为阳明胃虚身痒证病机。

案解： 本案为阳明胃虚身痒案。

后宋马营村马大花，素体胃虚。已酉日患阳明病，身热不恶寒，皮肤瘙痒如虫行皮中状，急赴仲景堂求诊。仲景诊之，询其汗否？答，身无汗出。谓诸弟子，病者既患阳明病，本应多汗，而其却身热无汗，肌肤瘙痒，此乃素体阳明胃气虚弱，水谷不能化生津液，故无汗以出而润泽肌肤，致肌肤瘙痒如虫行皮中状。治当白虎加人参汤去石膏、知母，加大枣益胃补虚，方中人参、粳米、大枣、甘草皆为益气补虚之品。一剂汗出，肌肤瘙痒除。

思考：本条提出一种新的身痒症，即阳明身痒，病机为久虚。此久虚为胃气虚，故治当补胃气，仲景未出方，结合阳明病特点及阳明身痒病机，白虎加人参汤去石膏、知母，加大枣甚宜。本条与第23条桂枝麻黄各半汤比较，第23条言“太阳病，得之八九日，如疟状，发热恶寒，热多寒少，其人不呕，清便欲自可，一日二三度发。脉微缓者，为欲愈也；脉微而恶寒者，此阴阳俱虚，不可更发汗、更下、更吐也；面色反有热色者，未欲解也，以其不能得小汗出，身必痒，宜桂枝麻黄各半汤”，其中的身痒是表邪郁于肌表不得透达，故与桂枝麻黄各半汤小发其汗，而本条是阳明胃气虚，津液亏，津不达汗而无润泽身痒。

197. 阳明病，反无汗，而小便利，二三日呕而咳，手足厥者，必苦头痛。若不咳不呕，手足不厥者，头不痛。

提要：本条为阳明胃寒寒饮上逆辨证。

案解：案1为阳明胃寒寒饮上逆头痛案；案2为阳明胃寒寒饮轻证无上逆头痛案。

虎庙村胡小明，素体胃寒。丙子日山中狩猎，食冷饮凉，风寒又袭，胃脘受寒，纳减，无汗，小便利，因狩猎耽医。二三日后呕逆，咳嗽，手足厥冷，继之头痛，急赴仲景堂求治。仲景诊后，谓众弟子，病者素体胃寒，复又山林中受寒，此为胃中虚寒证。若为阳明热证，则当汗出，而病者反无汗，故为阳明胃虚寒。胃中虚寒，津液不化，故无汗；胃中虚寒不能化饮，饮停故纳减；饮邪上逆故呕逆，饮邪犯肺故咳嗽；饮邪下行，故小便利；胃阳不振，脾阳不运，四末不得温煦故手足厥冷；寒饮之气上犯清阳，故头痛。治宜温胃散寒除饮之吴茱萸加半夏葛根汤，弟子遵嘱与药，一剂病减，二剂病除。

虎庙村胡小亮，胡小明双胞弟，素体阳盛。丙子日同与其兄山中狩猎，一同食冷饮凉，虽风寒又袭，胃却无大碍，仅纳稍减，无汗，小便利。二三日后胃纳渐增，虽小便利，但渐有汗出，未见呕吐，咳嗽，手足厥冷发生，亦无头痛，在仲景堂诊治。仲景谓众弟子，此病者素体胃气盛，虽山林中寒，食冷饮凉，但胃之阳气未损，并无呕吐、咳嗽、手足厥冷出现，亦无头痛。盖无呕吐、咳嗽、手足厥冷者，其胃不寒，寒饮不能上逆而犯清阳，故头必不痛。此治宜温胃散寒除饮之吴茱萸汤，一剂病减，二剂病除。

思考：本条之谓“阳明病”，实为阳明胃虚寒，后面的“反无汗，而小便利，二三日呕而咳，手足厥者，必苦头痛”诸症是其注脚。但从仲景第190条“阳明病，若能食，名中风；不能食，名中寒”看，当缺漏了“不能食”，此似应补上。因此本条提示有二。一是辨别阳明胃虚寒，无汗与小便不利是两个重要的指标；二是阳明胃虚寒，水饮变动则有呕、咳、手足厥冷、头痛等症。此处的呕，有可能表现为呕吐清水等症。临床上一般胃寒，多从不能饮冷食凉去辨别，但仲景却另辟路径。如本条及上条的“反无汗”，从阳明病的无汗反推阳明的胃虚，因阳明病的汗是里热炽盛，熏蒸津液外泄而致，若胃虚无里热，自当无汗。小便利的出现也是仲景辨别胃寒的手段，无汗则津液下行故小便利。

198. **阳明病，但头眩，不恶寒，故能食而咳，其人咽必痛。若不咳者，咽不痛。**

提要：本条为阳明中风风邪上扰辨证。

案解：本案为阳明中风风邪上扰案。

仲景堂上，仲景带弟子查看病者。周庙村周文斌，年三旬余。庚戌日出现身热不恶寒，头眩，咳嗽诸症，故来就诊。仲景询其饮食，答饮食如常。语众弟子，病者系阳明中风，风为阳邪，故中之身热不恶寒；风能消谷，故纳食如常；风邪上扰于肺故咳，上扰清阳故头眩。其必有咽痛，为何？盖足阳明胃脉之支，从大迎穴前下人迎穴，循喉咙，入缺盆，风邪循经上扰，故咽喉必痛。弟子再询病者，果咽喉疼痛。治当葛根芩连汤合桔梗汤加石膏清肺胃风热，弟子如法施药，一剂而安。

又查看周庙村病者周大石，年四旬。乙巳日忽发身热不恶寒，头眩，纳食如常。仲景询其纳食，答纳食如常；咳否，答不咳；咽痛否，答不痛。语众弟子，病者系阳明中风，风为阳邪，故中之身热不恶寒；风能消谷，故纳食如常；风邪上扰清阳故头眩。此病者与方才病者比较，知其风邪未能循经上扰，故其不咳及咽喉不痛。治当葛根芩连汤加石膏清肺胃风热，弟子如法施药，一剂而安。

思考：本条为阳明中风风邪上扰，致头眩、咳嗽、咽痛诸症，完善了阳明中风以能食为特点的证候。提示阳明中风亦可引起眩晕、咳嗽和咽痛等症。本条与上条比较，上条不能食，为阳明中寒；上条咳而呕，是寒兼饮，本条能食，为阳明中风，咳而咽痛，是风兼热。临床上辨别阳明中风的咽痛，当从阳明体质辨别，即汗出身热不恶寒，出现咽痛，则辨为阳明中风咽痛。对于阳明中风的头眩、咳嗽同理辨别。

199. 阳明病，无汗，小便不利，心中懊憹者，身必发黄。

提要：本条为阳明湿热发黄的成因。

案解：本案为阳明病湿热发黄案。

曹庄村曹家社，年四旬，素喜滋腻之味。丁酉日赴酒席，恣饮后回家即感身热而不扬，不恶寒，无汗出，小便不利，心烦不宁，急赴仲景堂求诊。仲景诊后，谓诸弟子，此为阳明湿热，病者将要发黄，宜茵陈五苓散。盖病者素为阳明湿热之体，复又赴酒席而恣饮，阳明本热，又伤酒肉湿热，是以身热而不扬，不恶寒，无汗出。病者小便不利，其湿热既不得发越，又不得下泄，湿热郁蒸于胃肠，反阻肝木疏泄，故心中懊侬，将要发黄。弟子急与药，病者带药回家，晚上因事耽搁未及服药。越日，身目俱发黄，又急赴仲景堂诊治。仲景道，昨日之药服乎？病者言，还未。仲景道，急煎之，先与一服，午后二服，晚睡前三服。病者遵嘱，三日后复诊，黄去身安。

思考：本条提出阳明湿热发黄的两个条件，即无汗和小便不利。无汗出则内热不得外越，小便不利则湿热不得下泄，故湿热内郁发黄。但此湿热内郁发黄，当为中焦湿热反克即阻滞肝木疏泄而致黄。正常时肝木疏泄，助脾胃运化，脾胃湿热时，反克肝木，故肝木疏泄乏力，受制而发黄。临床上湿热黄疸为阳黄，多见于阳明体质。

200. 阳明病，被火，额上微汗出，而小便不利者，必发黄。

提要：本条为阳明病误用火法治疗而发黄疸。

案解：本案为阳明病误用火法治疗而发黄疸案。

郑营村郑甲辰，素体阳热。戊子日有朋请食，食猪蹄数个，回家即感胃脘胀满，身热口渴不恶寒。一医诊之，询其曾食肉食，意其胃腐熟乏力而积滞，用火法治疗，以助胃运，火治后病者头额微汗出，小便不利。越日，身目发黄，急邀仲景诊治。仲景诊后，谓诸弟子，病者素体阳热，复又食肉增湿，医不知清热利湿，却以火治，还名曰火治助运，此阳明病误用火法，致湿热郁于里，不得外越而上蒸，但仅头额微汗出，此汗出不畅，热泻不得而郁；火治后小便不利，湿下泄不畅，与郁热互结，反阻肝胆疏泄，故必发黄疸。治当清热利湿退黄，与茵陈五苓散加减治之，弟子与药，五剂而愈。

思考：本条提出阳明病火治发黄，其病机与上条同，皆为不得汗又小便不利，湿热不去，郁蒸为黄。本条辨疑之点是条中“而小便不利者”句，一个“而”字，提示只有素体小便不利者在患阳明病误用火治后才可能出现发黄。临床上阳明病治疗禁忌火法，如艾灸、火针。

201. 阳明病，脉浮而紧者，必潮热，发作有时。但浮者，必盗汗出。

提要：本条为阳明病潮热盗汗的脉象特点。

案解：案1为阳明病潮热案；案2为阳明病盗汗案。

下洼村夏大宏，乙酉日患阳明病，大便秘结，日晡时分发作潮热，遂求诊于仲景。仲景诊之，询其症大便干结，按其脉浮而紧。谓众弟子，此为阳明经腑潮热证。病者身患阳明病，大便干结，脉浮而紧，浮为邪热在阳明经表，紧为邪热结于阳明肠腑。紧脉，在太阳为表寒，在阳明为里之腑实。阳明内热炽盛，腑实而结，当于阳明经气旺盛之时而热外发，故必日晡时发作潮热汗出，日晡者，午后之时也。治当白虎加芒硝汤清热通腑。弟子与药，一剂潮热除。

下洼村夏二宏，夏大宏之弟，亦患阳明病，时盗汗，同求诊于仲景。仲景诊之，询其症身热不恶寒，按其脉浮。谓众弟子，此为阳明经盗汗证。病者身热不恶寒，脉浮，浮为邪热在阳明经表，尚未入里，热迫津液外泄故时盗汗。治当清阳明里热，白虎汤主之。弟子与药，一剂而效，再剂而安。

思考：本条提出以脉鉴别潮热和盗汗，不仅是方法，也蕴涵病机，提示仲景脉法与后世脉法不同。阳明病若见紧脉，必有阳明腑实；阳明病若见浮脉，则为阳明经热，但前提是先辨为阳明病，再以脉辨经证腑证。冉雪峰言，“仲景伤寒言脉，与后世脉诀言脉不同。太阳有太阳的浮，阳明有阳明的浮，太阳有太阳的紧，阳明有阳明的紧。盖太阳的浮，浮在阳明之外。阳明的浮，浮在太阳之内。太阳的紧，是外的闭塞太深。阳明的紧，是内的鼓荡得力。紧为有力，惟紧乃浮，浮而无力，但浮不紧。”此即紧脉其义为阳明腑实结滞紧实，对理解本条脉浮而紧，大有裨益。临床上见紧脉，如何辨别是太阳的紧脉还是阳明的紧脉，当从是太阳体质还是阳明体质去辨别，方可判定。

202. 阳明病，口燥，但欲漱水，不欲咽者，此必衄。

提要：本条为阳明病发作鼻衄的先兆。

案解：本案为阳明病发作鼻衄先兆案。

马庄村马家仁，壬寅日患阳明病，发热汗出不恶寒，口燥欲饮水却不欲吞咽，求诊于仲景。仲景诊之，望其舌绛而干，谓众弟子，此阳明病热入血分证。舌绛而干，热入血分之象。血分有热，热蒸营阴，营阴上滋于口，故虽口燥欲饮水却不欲咽。阳明之脉，起于鼻，络于口，阳明热入血分，营血上蒸，初为口渴不欲饮，继之则营血上溢可发鼻衄。故病者有可能出现鼻衄，当留意观察，若有鼻衄，则与清营凉血治之。弟子留观病者，午后果见病者发作鼻衄，即与白虎加生地麦冬汤，一剂衄止，二剂口燥减，三剂身安。

思考：本条提示有二。一是阳明病热入血分的证候是“口燥，但欲饮水，不欲咽”；二是阳明病热入血分可致鼻衄。阳明病热入气分则口渴欲饮水数升，阳明病热入血分则口渴欲饮不欲咽。本条即是阳明病热入血分的例证。另外，阳明鼻衄要与太阳鼻衄鉴别，太阳鼻衄或为外邪太重，或为邪不从汗解而从衄解，阳明鼻衄则为热入血分。临床上辨别阳明鼻衄，应先辨别是否是阳明病，确定阳明病后，若出现鼻衄，则为阳明鼻衄。

203.阳明病，本自汗出，医更重发汗，病已瘥，尚微烦不了了者，此必大便硬故也。以亡津液，胃中干燥，故令大便硬。当问其小便日几行，若本小便日三四行，今日再行，故知大便不久出。今为小便数少，以津液当还入胃中，故知不久必大便也。

提要：本条为阳明病汗后小愈而微烦大便干的病机，并从小便的多少判断大便的状态。

案解：本案为阳明病汗后小愈而微烦大便干自愈案。

南肖庄肖明玉，戊申日患阳明病，身热汗出不恶寒。一医见其发热，即与发汗，药后热退，病者却微烦不爽，又赴仲景堂求诊。仲景诊之，详问病史后，谓诸弟子，病者为阳明病，大便一定干硬，病者闻言，告之是。仲景释疑道，病者患阳明病，本自汗多，虽身热亦不得发汗，医却再发汗，汗后热退，阳明病减，但汗出过多，津液耗损，肠中干燥而大便干硬，但大便干硬是否应攻下？仲景又言，此应再询问病者大小便状况，如果原来一日小便三四次，现在变为一日两次，则可知水液排出减少，体内津液自还入肠中，大便得润，不久就会排出，微烦不爽也会消失。若如此，当不用攻下治之。盖二便乃水谷分行之道路也，此通则彼塞，彼通则此塞。此是以小便次数减少来判定大便不久当自行的方法，弟子们当谨记。再问病者小便情况，病者言正是如此，病前一日小便三四次，从昨日起小便一日两次，今晨至今小便一次。仲景言，留观，不需用药，傍晚必有大便。傍晚，病者有大便意，随即大便，微烦不爽消失。半夜复小便一次，晨起身安回家。

思考：本条提示有二。一是阳明病不可发汗。因阳明病本多汗，但发汗有可能使阳明病小愈，出现微烦不适；二是从小便多少可以判断大便是否干硬，小便本多而变少者，提示津液还复胃肠之中，大便可自下。临床上外感后有患者出现大便干，很多情况是不需药物治疗的，饮水或饮食调养并观察小便多少就可以判断缓解时间。

204. 伤寒呕多，虽有阳明证，不可攻之。

提要：本条为阳明呕多禁下证。

案解：案 1 为太阳邪热内陷阳明，胃气上逆致呕多案；案 2 为太阳邪热内陷阳明少阳，胃气上逆致呕多案。

上官庄尚甲之，戊子日感寒，发热恶寒无汗。经医治之，汗出寒去，仍身热，又增呕恶，急赴仲景堂诊治。仲景诊之，询病者，汗出而身热，胃脘痞满，呕恶频频。谓诸弟子，病者初伤于寒，经治寒去而热在汗出，病入阳明也。胃脘痞满，呕恶频频，胃气上逆也。胃气上逆，当顺其势和胃降逆，虽有阳明证，亦不可攻下。治宜葛根芩连加半夏汤，清热降逆止呕。弟子如法与药，二剂而安。

上官庄尚丙之，己丑日感寒，发热恶寒无汗。经治寒解，仍身热而汗出，呕吐频频，心下急满，大便秘结，急赴仲景堂求诊。仲景诊罢，谓诸弟子，病者初伤于寒，经治寒去而热在汗出，大便秘结，病入阳明也；呕吐频频，心下急满，病兼少阳，少阳胆气不疏，胃气上逆也，此乃少阳阳明合病。病兼阳明少阳，虽腑气不通，亦不可承气汤攻下治之，宜大柴胡汤和解少阳，兼泻阳明。弟子如法与药，二剂而安。

思考：本条提示有四。一是伤寒出现呕多，有阳明证当禁下；二是此阳明证若是阳明经热证，呕多，为胃气上逆，其治当清胃降逆；三是伤寒邪入少阳阳明，呕多，亦不可攻下，当用大柴胡汤和解少阳，兼泻阳明；四是若为阳明腑实证，其呕多为腑实大便不通，胃气上逆所致，此时当急下通腑治呕。

205. 阳明病，心下硬满者，不可攻之。攻之利遂不止者死，利止者愈。

提要：本条为阳明病禁下证之一。

案解：案 1 为阳明病心下硬满误下利不止案；案 2 为阳明病心下硬满误下利自止案。

黄池陂村黄大虎，戊辰日患阳明病。身热汗出不恶寒，心下硬满纳食少。一医治之，用承气汤攻下，药后下利不止，腹痛下坠，疲惫不支，急赴仲景堂诊治。仲景诊之，见病者疲惫气弱，谓众弟子，病者患阳明病，故见身热汗出不恶寒，而心下痞硬纳食少，则为邪结在心下胃脘，非大肠燥结，故不能攻下，攻之则耗伤脾胃之气，脾胃之气既耗，则上升不及而下陷，故下利且不止，腹痛下坠，疲惫不支。下利不止则肾气亦损，脾肾俱损，则命危矣。治当急用涩肠缓中之药服之，弟子遵嘱与赤石脂禹余粮汤，三剂而下利稍减，但疲惫气弱未有显复，再与赤石脂禹余粮汤五剂，另煎参附汤频饮，日下利再减，疲惫气弱稍复，前药再与八剂，下利日二三次，疲惫气弱显复，以人参汤服之善后，月余恢复十之七八。

黄池陂村黄二虎，黄大虎之弟，亦患阳明病。身热汗出不恶寒，胃脘硬满纳食少。医用承气汤攻下，药后下利日十余次，晨起急赴仲景堂诊治。仲景询其病证，家人言，昨日服药后，下利十余次，今晨下利两次，下利有减少之象。仲景听罢，谓诸弟子，其弟病与其兄同，亦为阳明病，亦为邪结在心下胃脘，未结在大肠，故不可攻下，攻下则成利，幸其下利由日十余次减为数次，有自止之势，预后较其兄为好，可与五苓散治之，利小便以实大便。弟子遵嘱与药，三剂利止。

思考：本条提示心下即胃脘硬满者，为病邪在胃而不在肠，当禁攻下。但若不仅心下硬满，心以下全腹均硬满，则另当别论，如 137 条“太阳病，重发汗而复下之，不大便五六日，舌上燥而渴，日晡所小有潮热，从心下至少腹硬满而痛，不可近者，大陷胸汤主之”。临床上心下硬满者，服用消导药常见，应用攻下者甚少，但服用含有大黄的中成药有之，如服用槟榔四消丸而下利者常有。

206. **阳明病，面合色赤，不可攻之，必发热。色黄者，小便不利也。**

提要：本条为阳明病禁下证之一。

案解：案1为阳明病面合色赤未经攻下治疗案；案2为阳明病面合色赤攻下后变证治疗案。

钟营村钟大志，己丑日患阳明病，发热汗出不恶寒，面色通红，即赴仲景堂求诊。仲景诊后，谓众弟子，病者患阳明病，发热汗出而不恶寒，面色通红，此热邪怫郁于阳明经表，透达不及，郁蒸于上所致。因阳明邪结在经，未结在腑，故不可攻下。治当解阳明经表郁热，葛根芩连汤主之，弟子与药，一剂而解。

钟营村钟二志，钟大志之弟，亦患阳明病，颜面通红，大便不畅。一医见其大便不畅，遂用承气汤攻下。药后病者发热不除，又增小便不利，身目出现黄染，急赴仲景堂求治。仲景询其是否腹痛，答无腹痛；潮热否？答不潮热。谓诸弟子，病者患阳明病，颜面通红，热在阳明之经表，怫郁不得透达，熏蒸于上所致。大便不畅，但未见腹痛潮热，其阳明邪热未结肠腑。阳明经郁热不解，又无腑证，不可攻下。医不识而下之，虚其脾胃之气，气虚则水湿不化，故小便不利；小便不利，水湿亦聚，邪热内入，与之搏结，而发热色黄。治当清热利湿退黄，茵陈五苓散主之。弟子遵嘱与药，一剂小便利，三剂而黄退。

思考：本条提示有二。一是阳明病“面合色赤”为阳气怫郁在表，属热郁阳明经表之禁下证，治可用葛根芩连汤；二是阳明病“面合色赤”

若下之，就会出现发热、肤黄、小便不利等变证。本条与第204、205条合看，皆为邪热不在肠中，故禁下。临床上阳明病若见满面通红者，易误诊为阳明可下证。当辨大便之干结与否，以明确邪是否结于肠中。

207. 阳明病，不吐不下，心烦者，可与调胃承气汤。

甘草二两，炙　**芒硝**半斤　**大黄**四两，清酒洗

上三味，切，以水三升，煮二物至一升，去滓，纳芒硝，更上微火一二沸。温顿服之，以调胃气。

提要：本条为阳明胃肠热盛上扰心胸致烦证治。

案解：案1为阳明病未经吐下而心烦用调胃承气汤案；案2为阳明病无吐下证而心烦用调胃承气汤案。

袁黄庄袁三民，壬午年夏月患阳明病，身热汗出不恶寒，大便数日未解，心烦不宁，急赴仲景堂诊治。仲景诊之，问其何以得病？病者言，素来恶热，近来连续田间劳作，天气炎热汗出多，饮水不及，前日感身热汗出甚，昨日忍耐一日未诊，诸症加重，故来求诊。仲景又询其大便若何？回之，数日未解，但无腹胀腹痛。仲景又问，可曾治疗？答，未经治疗。仲景谓众弟子，此为阳明病，故身热汗出不恶寒。汗出津伤，故大便数日未解；病者无腹胀腹痛，阳明热结尚浅；胃中燥热，上扰心神，故心烦不宁；未经误吐误下治疗，心烦不宁乃胃肠燥热所致，非吐下后邪热内陷，无形之热留滞胸膈所致。治可与调胃承气汤调和胃气，缓下热结。方中大黄苦寒，荡涤肠胃积热；芒硝苦咸寒，泻热通便；甘草甘平，和中缓急，使大黄、芒硝泻下之性缓行。三药配伍，去除胃肠积热，调顺胃肠气机，故曰调胃承气汤。弟子遵嘱与药，一剂大便通，热结心烦除。

戊子年癸未月甲申日，袁黄庄黄石中患阳明病，身热汗出不恶寒，不大便，心烦不宁，邀仲景诊之。仲景问其因，乃夏月日下劳作受热；

询其症，腹不胀满不疼痛，无呕吐。谓众弟子，病者身热汗出不恶寒，阳明热也；不呕吐，非少阳证；不大便，阳明腑实，但无腹胀腹痛，阳明腑实尚轻；阳明邪热上扰，故心烦不宁。治可与调胃承气汤调和胃气，清热通便，弟子遵嘱与药，一剂而安。

思考：本条历代有争议，主要是对“不吐不下”的认识，成无已认为“不吐不下”是没有经过吐下的治疗，将“不吐不下”作为一个治疗过程；柯韵伯亦持此观点，认为“若吐下后而烦为虚烦，宜栀子豉汤，未经吐下而烦，是胃火乘心”；尤在泾认为“不吐不下”是病者的自我感觉，即病者没有呕吐，没有下利，刘渡舟亦持此观点。笔者认为，二者皆有可能。但阳明病未经吐下治疗而心烦，或经吐下后心烦，是否会用调胃承气汤？如果有大便秘结或大便难，则辨证更精准，此两案皆有大便未解或不大便症。

208. 阳明病，脉迟，虽汗出不恶寒者，其身必重，短气，腹满而喘，有潮热者，此外欲解，可攻里也。手足濈然汗出者，此大便已硬也，大承气汤主之。若汗多，微发热恶寒者，外未解也。一法与桂枝汤，其热不潮，未可与承气汤。若腹大满不通者，可与小承气汤，微和胃气，勿令致大泄下。

大承气汤方

大黄四两，酒洗　厚朴半斤，炙，去皮　枳实五枚，炙　芒硝三合

上四味，以水一斗，先煮二物，取五升，去滓，纳大黄，更煮取二升，去滓，纳芒硝，更上微火一两沸。分温再服，得下，余勿服。

小承气汤方

大黄四两，酒洗　厚朴二两，炙，去皮　枳实三枚，大者，炙

上三味，以水四升，煮取一升二合，去滓，分温二服。初服

汤当更衣，不尔者，尽饮之，若更衣者，勿服之。

提要：本条为阳明病证治及承气汤应用禁忌。

案解：案1为阳明病外已解，腑实已成之大承气汤证案；案2为阳明病外未解不可应用承气汤证案；案3为阳明病腑实初结可用小承气汤证案。

潘旗营村潘月明，庚申日患阳明病，汗出不恶寒，身体沉重，腹胀满，喘促气短，午后潮热，急赴仲景堂求治。仲景诊之，按其脉迟而有力，谓诸弟子，病者当有手足濈然汗出。询之，果见病者手足不断汗出。仲景继续言，病者汗出不恶寒，午后潮热，显系太阳表证已解，里热已盛。里热炽盛，壅滞经脉，气机不畅，阳气不得宣通，故身体沉重；邪热上迫于肺，故喘促气短；胃肠燥结，阻滞气机，故腹胀满；阳明气旺于申酉戌之时，故午后潮热。脾主四肢，胃为其表，胃热炽盛，蒸腾于四肢，故手足濈然汗出；脉迟而有力，此燥屎内结、气机不畅之象。病者既胃肠燥屎已硬，非大承气汤峻下热结不可，弟子遵嘱与药，一剂而下燥屎甚多，再剂而安。仲景再言，大承气汤方中大黄苦寒，泻热通便，荡涤肠胃，为君；芒硝苦咸寒，助大黄泻热通便，为臣，其并有软坚润燥之功；枳实、厚朴行气导滞，消痞散结，共为佐使，四药共奏通腑泄热之功。

潘旗营村潘向阳，庚子日伤于寒，发热恶寒无汗。一医治之，发其汗，汗出诸症不解，急赴仲景堂诊治。仲景诊之，询其病况，病者答，已服发汗药，汗出甚多，但仍微有发热恶寒。仲景谓众弟子，病者伤于寒，经治诸症虽减，但发汗太过，故汗出多；仍微有发热恶寒，此太阳表证未解；虽发热但无潮热，无阳明内热，故不可用承气汤攻下，宜桂枝汤再解其表。弟子遵嘱与药，一剂而安。

潘旗营村潘大伟，辛丑日患阳明病，身热汗出不恶寒，腹胀满，大便不通，赴仲景堂求诊。仲景诊之，询其是否有潮热，病者言未有，询其手足是否有濈然汗出，病者言否。仲景谓众弟子，病者身热汗出不恶寒，显为阳明经热证。腹胀满，大便不通，却无潮热和手足濈然汗出，为阳明胃肠燥屎内结而不甚，治不可与大承气汤峻攻，只可与小承气汤轻下热结，消痞除满。弟子如法与小承气汤，一剂而安。仲景言，小承气汤乃大承气汤减去芒硝，故其具有轻下热结，消痞除满之功，治胃肠燥屎内结不甚者。

思考：案1解“阳明病，脉迟，虽汗出不恶寒者，其身必重，短气，腹满而喘，有潮热者，此外欲解，可攻里也。手足濈然汗出者，此大便已硬也，大承气汤主之”句。本句提出阳明腑实证应用大承气汤的四个指征，一是汗出不恶寒；二是腹满；三是有潮热；四是手足濈然汗出。案2解“若汗多，微发热恶寒者，外未解也。一法与桂枝汤，其热不潮，未可与承气汤”句。本句提出承气汤的禁忌证。案3解“若腹大满不通者，可与小承气汤，微和胃气，勿令致大泄下”句，本句提出小承气汤应用的指征，一是汗出不恶寒；二是腹满；三是大便不通。本条疑义之处是“阳明病，却脉迟”，前面第195条亦有言“阳明病，脉迟，食难用饱，饱则微烦头眩，必小便难，此欲作谷瘅”，为阳明胃虚寒谷疸证，寒则脉迟。本条脉迟，伴有汗出不恶寒，潮热，手足濈然汗出，提示阳明腑实燥屎内结已成，为阳明里实证，由于阳明里实，腑气被阻不利，脉气应之，不利而迟。潮热证在现代医学看来，有可能是炎症所致，治疗用抗菌消炎，而中医学认为是阳明腑实，用大承气汤通腑清热，亦可达到抗菌消炎的目的。大小承气汤临床用于治疗肠梗阻、精神疾病而见阳明腑实者。

209. 阳明病，潮热，大便微硬者，可与大承气汤，不硬者，不可与之。若不大便六七日，恐有燥屎，欲知之法，少与小承气汤，汤入腹中，转矢气者，此有燥屎也，乃可攻之。若不转矢气者，此但初头硬，后必溏，不可攻之，攻之必胀满不能食也。欲饮水者，

与水则哕。其后发热者，必大便复硬而少也，以小承气汤和之。不转矢气者，慎不可攻也。

提要：本条为阳明病运用大小承气汤的指征及方法。

案解：案1为阳明病大承气汤案；案2为阳明病潮热，燥屎未结不得用大承气汤案；案3为阳明病潮热，燥屎已结用小承气汤确定有矢气排出后应用大承气汤案；案4为阳明病潮热，燥屎未结用小承气汤确定无矢气排出后不得应用大承气汤案；案5为小承气汤应用案。

陈官营村陈永富，年五旬余，素体阳热。丙寅年初秋劳作，汗出口渴，饮水不及，数日后汗出不恶寒，午后发潮热，赴仲景堂求诊。仲景诊之，询其大便，病者答，大便微干硬，六七日一次。仲景谓诸弟子，此乃阳明病，潮热与大便干硬并见，虽大便微干硬，亦示阳明腑实已成，燥屎已内结，可与大承气汤攻之。弟子如法与药，一剂大便通，潮热去而身安。

陈官营村陈永丰，陈永富族兄，年六旬余，禀赋阳热，又素嗜饮酒，常独自小酌。戊申日发潮热，每于午后出现，延续数小时，热去自舒，如此十余日难耐，遂赴仲景堂求治。仲景诊之，询其大便如何，答，大便不干硬。谓众弟子，病者素嗜饮酒，乃阳明湿热体质；发潮热十余日，但大便不干硬，此阳明腑实未成，燥屎未结，不可与大承气汤攻之。可与调胃承气汤调和胃气，缓下热结，弟子如法与药，一剂潮热去身安。

陈官营村陈佳英，年三旬，禀赋阳热。丙申日发潮热，六七日未解大便，赴仲景堂求诊。仲景诊之，询其手足汗出，答之，无。谓诸弟子，病者虽发潮热，六七日未解大便，但其无手足绵绵汗出，阳明腑实燥屎内结尚难确定，可与病者小剂量小承气汤服之，若服药后病者有矢气排出，则确为肠中有大便干结，为何？盖若肠中有燥屎积叠，积叠之间必有积气，服小量小承气汤后，燥屎被推动，故有矢气排出，此时可用大承气汤攻下。病者如法服少量小承气汤，一个时辰后矢气频频。仲景嘱再服大承气汤一剂，解出干结大便，潮热去而身安。仲景又告诫诸弟子，服小承气汤若无矢气排出者，则无燥屎内结，须慎用峻攻的大承气汤。

陈官营村陈彩花，年五旬，素体脾弱，恒大便难。辛酉日始发潮热，已六七日不解大便，遂赴仲景堂求诊。仲景诊之，询其他症，病者言无他症，再问手足绵绵汗出否？答之，无。谓众弟子，病者素体脾弱，恒大便难，此次已六七日不解大便，但无手足濈然绵绵汗出，尚难确定是阳明燥屎内结，可试用小承气汤以试探是否有矢气排出。病者如法服少量小承气汤后下，未见矢气排出，却排出大便，初干结，后稀溏不成形。仲景言，此为脾胃气弱，湿郁不去，燥屎难于成结，不可用大承气汤攻下，可与枳术汤健脾行滞缓图通便。弟子与枳术汤，病者药后，半日大便仍未通，甚急不听仲景劝阻，另求他医。他医用大承气汤一剂，药后下稀便甚多，随之腹胀满不适，纳食减，口干欲饮水，饮水后却呃逆不休，复又求诊于仲景。仲景叹之，脾弱而用大承气汤攻下，更伤其脾胃之气，故腹胀不食，呃逆不止。治当温中以复脾胃阳气，弟子如法与吴茱萸汤，一剂而呃逆止，腹胀除，思食而愈。

陈官营村陈甲寅，年近六旬，素体脾弱，恒常多日大便难。辛亥日患阳明病以来，已六七日未解大便，邀仲景诊治。仲景诊罢，谓众弟子，病者虽六七日未解大便，但潮热不著，手足濈然绵绵汗出不显，此难于确定肠中是否有燥屎内结，可用小承气汤试服法。弟子如法用小承气汤与病者服之，未有矢气排出，却排出大便，初干结，后稀溏不成形。仲景言，此为脾胃气弱，燥屎难于成结，不可用大承气汤攻下，可与枳术汤健脾行滞缓图通便。病者药后，半日大便仍未通，甚急不听仲景劝阻，另求他医。他医用大承气汤一剂，药后下稀便甚多，随之腹胀满不适，纳食减，口干欲饮水，饮水后却呃逆不休，越日又发潮热，复又求诊于仲景。仲景叹之，此误也，病者本脾弱，用大承气汤攻下，更伤其脾胃之气，故腹胀不食，呃逆不止，其越日又发潮热，此大便复有燥结，但轻尔，宜小承气汤和胃气而轻下之。弟子如法与药，一剂而安。仲景告诫众弟子，用小承气汤，未有矢气排出者，慎不可攻也。

思考：本条提示有三。一是提出大承气汤的运用指征，即阳明病、潮热、大便干结或微干结，案 1 即是。二是大承气汤运用的禁忌证是阳明病、潮热、大便不干结，案 2 即是。三是大承气汤运用的方法，即如果大便多日不解，是不是可以用大承气汤？仲景认为可以用小承气汤试探，服小承气汤后，有矢气而出，可用，无矢气，不可用，案 3、4 即是。案 5 则解“其后发热者，必大便复硬而少也，以小承气汤和之”句。

210. 夫实则谵语，虚则郑声。郑声者，重语也。直视谵语，喘满者死，下利者亦死。

提要：本条为辨别谵语、郑声的虚实特点。

案解：案 1 为直视谵语喘满案；案 2 为直视谵语下利案；案 3 为虚证郑声案。

康庄村康大奎，丁未日患阳明燥热证，病延多日不除，突发胡言乱语，气喘胸满，目睛直视，急邀仲景诊治。仲景诊之，观其症后谓诸弟子，此为阳明谵语，乃阳明燥热不除，上扰心神，致胡言乱语；燥热迫于肺，肺气被耗，故气喘胸满；燥热耗肝肾之阴，目无滋养，故目睛直视，此为危候，救治甚难。可试用白虎加人参汤合百合地黄汤以清热救阴，姑且治之。弟子与药后半个时辰诸症未减，一个时辰后稍安，再与药，半日后危候似脱，再与药，渐安，三日后脱危。有弟子问，老师，谵语和郑声有何区别？仲景讲道，谵语是燥热邪气盛，上扰心神，致心神迷乱的一种表现，常有言出无伦，颠倒错乱，声高气粗，多见于阳明热实，提示正气未衰。而郑声与其相反，常表现为语声低微，呢喃重复，多见于少阴肾气虚衰，是精气虚衰的表现。仲景继续言，但如谵语时出现目直视不能瞬动，则为阳明亢热盛极，肝肾阴精耗甚，不能上注于目，此为危候，上例即是。

仲景继续讲道，阳明燥热谵语，危候时，除目睛直视，气喘胸满，亦可见到腹泻下利，此乃阳明燥热亢盛，逼迫阴液下脱之候，此证多不治。如康庄村康大庆患阳明实热证，多日不解，谵语，腹泻下利，为师与大定风珠合复脉汤加减，终不治。仲景又言，曾治康庄村康若昔，体虚久病卧床。壬戌日始时而语声低微，呢喃重复，时而神识昏寐，呼之而应，旋即又迷糊不清。为师诊其为少阴肾气内夺，阳气衰微，亦为危候，勉用四逆加人参汤服之，以温固阳气，后稍复而延生。

思考： 本条提出谵语与郑声的虚实鉴别，谵语为实，郑声为虚，谵语多为阳明燥热所致，郑声则为少阴阳虚所致。郑声的特点是语言重复，又指出谵语时目直视，伴有气喘胸满或下利为危候死证。谵语和郑声皆为神志有变，但一为实极，一为虚极。临床上遇到谵语和郑声患者，应积极救治，不可因其为危候而轻易放弃治疗。尤其针对小儿高热惊厥见目直视者，临床急救可用安宫牛黄丸点舌开窍。

211. 发汗多，若重发汗者，亡其阳，谵语。脉短者死，脉自和者不死。

提要： 本条为阳明病误汗出现神志和脉的变证。

案解： 案1为阳明病误汗出现神志和脉的变证案；案2为太阳病误汗出现神志和脉的变证案。

王庄村王秀英，甲子日患阳明病，身热汗多。一医见身热，谓汗出不彻，重发其汗，药后汗出更多，突发谵语，急邀仲景诊治。仲景诊之，按其脉尺寸不及，仅见关部有微弱之脉，寸尺俱无。谓诸弟子，病者为阳明病，本有汗多，不应再发汗，而医者不识，重发汗致汗出太过，津液耗损，阳无所依，伤津亡阳。经言，汗为心之液，汗损津耗，心神无所养，故突发谵语。谵语者，神识昏乱，胡言乱语是也；汗多气血虚亏，脉乏气血充养，故脉上不及尺，下不及寸，此乃短脉也，病者病候危重，难治，姑用四逆汤以冀回阳救逆。弟子如法与药，三剂脉无应，谵语如旧，十日后终不治。

王庄村王二贵患太阳病，发热恶寒无汗。医发其汗，汗出多，恶寒去发热不解，医复发汗，汗大出，急赴仲景堂诊治。仲景诊之，按其脉，虽弱但和缓而三部可及。谓众弟子，病者初患太阳病，发汗为常法，但汗后恶寒去而表解，病传至阳明，则不应发汗，阳明本汗多，医却复发汗，故汗大出，虽汗出甚多，但其脉和缓，亦无谵语，津液伤而心阳未损，尚可医治。宜与大剂生脉加附子汤，温心阳，补心阴，弟子如法与药，一剂而症减，再剂而身安。

思考：本条提出阳明病反复发汗，可致亡阳谵语，脉短死证。反复发汗出现谵语和脉短，皆因两点，一是心主神志，二是汗为心之液。过汗伤心，心阳大伤，一损神志，出现谵语，二损心脉，出现短脉。本条辨疑之处，阳明病汗出亡阳，历代注家多从，然舒驰远认为“亡其阳，‘阳’字有误，应是‘阴’字，何也？病在少阴，汗多则亡阳，病在阳明，汗多则亡阴，盖《阳明中篇》皆阳旺胃实之证，但能亡阴，不能亡阳”，其说甚是。据阴阳互根，阴伤及阳，阳主动，故说亡阳，亦可。又本条言“发汗多”，既可以是阳明病汗多，又可以是太阳病用发汗法，汗多病传至阳明病，阳明亦汗多，如案2即是。

212. 伤寒若吐若下后不解，不大便五六日，上至十余日，日晡所发潮热，不恶寒，独语如见鬼状。若剧者，发则不识人，循衣摸床，惕而不安，微喘直视，脉弦者生，涩者死。微者，但发热谵语者，大承气汤主之。若一服利，则止后服。

提要：本条为伤寒误治病传阳明之腑实轻重证变证预后及治疗。

案解：案1为阳明腑实证辨治案；案2为阳明腑实危重症可治案；案3为阳明腑实危重症不可治案。

新寺庄辛大安，年三旬余，素有胸满大便难。壬子日伤寒，发热恶寒，一医见胸满，用吐法治之，吐后胸满去，仍大便难。复用攻下，药后恶寒罢，发热大便难仍不解。初五六日不大便，继之十余日不大便，日晡潮热，不恶寒，忽发独自言语，如见鬼神一般，急邀仲景诊治。仲景诊之，细询病况后，谓众弟子，病者本为太阳伤寒，应发汗解表，却因为素有胸满而经吐之，素有大便难而经下之误治，表热随经入里，化燥伤津，成阳明腑实燥热证，故五六日至十余日不大便；日晡时为午后申酉戌时，乃阳明经气旺盛之时，此时发潮热，是阳明燥热成实之象；不恶寒乃阳明外证；独自言语如见鬼状，乃阳明燥热腑实，热扰神明之象。治宜大承气汤峻下热结，弟子如法与药，一剂而下燥屎甚多，热除身安，余药停服。仲景言，服大承气汤，若一服大便通利，则止后服，过服易致变证。

新寺庄辛大伯，年六旬余，素胸满大便难。癸丑日伤寒，发热恶寒，一医询其有胸满大便难，与先吐后下治之，胸满恶寒除，而发热大便难不解，大便五六日至十余日一次，潮热，不恶寒，独自言语，如见鬼神一般。癸寅日突然神识昏乱，目不识人，循衣摸床，惊惕不安，气短微喘，目睛直视，家人急送入仲景堂诊治。仲景急诊之，望其神识昏乱，目不识人，按其脉弦而有力。谓病者家人及诸弟子，病者本为太阳伤寒，经吐下误治，邪热内陷，伤津耗液，故多日大便难解；午后潮热者，乃阳明经气旺，为阳明腑实已成之象；不恶寒乃为阳明外证；独自言语如见鬼状，乃燥热扰神；突发目不识人、循衣摸床、惕而不安、微喘直视，乃阳明燥热亢盛，腑实证危重之象，但其脉弦，弦者端直以长，经言“长则气治”，脉弦长则津液未绝，有可生之机。可与大承气汤峻下热结，通腑泻浊。弟子如法与药，一服而燥屎下，腑气通，神识稍安，再服而神清身安。

新寺庄辛大婶，年五旬。甲寅日伤寒，一医与吐下治后，病不解。初五六日不大便，后至十余日不大便，午后潮热，不恶寒，常自独语，如见鬼神般，渐现神识昏乱，目不识人，循衣摸床，惊惕不安，气短微喘，眼睛直视，急邀仲景诊之。仲景诊其脉，涩而不利，谓众弟子，阳明腑实而神识昏乱，脉涩而不利，此乃营血亏虚，阴液枯竭，为阳明危候，难治。姑且用大承气加人参汤勉而用之。弟子如法与药，不见起色，终不治。

思考：本条提示有三。一是伤寒误吐误下后不解，可出现阳明腑实证，表现是多日不大便，潮热，不恶寒，独语如见鬼状，如案1。二是阳明腑实证剧重时可表现为精神神志危重证候，即目不识人，循衣摸床，惕而不安，微喘直视。三是阳明腑实危重症的脉象预后，脉弦者生，如案2，脉涩者难治，如案3。本条辨疑点是言“伤寒若吐若下后不解”，此伤寒若为狭义伤寒，则吐下为误治，故病不解。若为广义伤寒，如温病，则用吐下治疗虽为误治，总可助泻温病之热，但由于其发热、大便难诸症重，故不解。现代临床若见潮热或高热不退，多日不大便，神识昏乱者，多为流行性脑脊髓膜炎、流行性乙型脑炎或重症流行性感冒等，可大胆应用大承气汤泻下通便退热。但临床应用机会不多，一是患者多就医于西医；二是即使有就医于中医者，亦不敢果断应用大承气汤，而是多应用西医治法，所以流行性脑脊髓膜炎、流行性乙型脑炎或重症流行性感冒常有治疗后脑损伤后遗症。

213. 阳明病，其人多汗，以津液外出，胃中燥，大便必硬，硬则谵语，小承气汤主之。若一服谵语止者，更莫复服。

提要：本条为阳明腑实轻症之小承气汤证治。

案解：本案为阳明腑实轻症用小承气汤案。

刘营村刘五峰，素体阳热。丁卯日患阳明病，汗多身热不恶寒，数日后突发谵语，家人急送仲景堂诊治。仲景询其潮热否，答无潮热；大便否，答大便干。谓众弟子，病者素体阳热，患阳明病，发热汗多不恶寒，此为阳明之外证，阳明汗多则津伤，津伤则胃肠燥结而大便干，大便干则腑气不通，腑气不通，肠中浊气积而上逆，扰乱神明，故发谵语。

病者虽发谵语，但无潮热，大便干硬而非燥屎，又汗多津液失之太多，故治以小承气汤轻下热结。弟子如法与药，一剂而大便通，谵语除，再与清热养阴药善后。仲景又言，若一服谵语止者，更莫复服，以防他变。

思考：本条提示小承气汤运用的指征是多汗、大便硬、谵语。与大承气汤不同的是无潮热。小承气汤的大便是“硬”，大承气汤的大便是“燥屎”，小承气汤是阳明腑实轻证，其病机为“津液外出，胃中燥”。小承气汤临床用于治疗呼吸系统疾病，如肺部感染、急性支气管炎、各种感冒；消化系统疾病，如急性胆囊炎、阑尾炎，内分泌系统、神经系统、泌尿系统疾病见阳明腑实轻症者的治疗。

214. **阳明病，谵语发潮热，脉滑而疾者，小承气汤主之。因与承气汤一升，腹中转气者，更服一升，若不转气者，勿更与之。明日又不大便，脉反微涩者，里虚也，为难治，不可更与承气汤也。**

提要：本条为小承气汤脉证、服法及禁忌。

案解：案 1 为服小承气汤后有矢气，可再服小承气汤案；案 2 为服小承气汤后无矢气，不可再服小承气汤案；案 3 为服小承气汤有效，但第二日复不大便，脉微涩，为阴阳俱虚，属危重病候，不可更与承气汤案。

丙午年戊申月甲辰日，仲景在仲景堂里查检病者。胡寨村胡大郎，昨日入堂留观，患阳明病已三日，神昏谵语，时发潮热。仲景诊其脉滑而疾，谓诸弟子，此乃阳明里热炽盛，热扰神明，故神昏谵语；午后潮热者，乃阳明经气气旺之象；但其脉滑而疾，未见沉实有力，显见气机流利不宁，阻滞不甚，更蕴有里虚不固之象。从脉证可见，此为阳明腑实初结，治不可峻下，宜小承气汤轻下热结。但由于有里虚不固之象，小承气汤亦不可轻易用，当试服之。可让病者先服小承气汤一升，腹中有矢气的，则示肠中有燥屎，可以再服一升；如服小承气汤后腹中无矢气者，则示肠中燥屎未成，不能再服。弟子如法先与病者小承气汤一升，约半个时辰来告，病者腹中矢气频频，仲景嘱再与一升服之，泻下燥屎许多，谵语渐止，潮热渐除，神清身安。

同堂留观的胡寨村胡大石，患阳明病已五日，神昏谵语，时发潮热。仲景诊其脉滑而疾，谓诸弟子，此病者与上一个病者病状类同，均为阳明里热炽盛，脉亦为滑而疾，未见沉实有力，亦当确定其阳明腑热是否结实，故亦当与小承气汤试服，若服小承气汤后腹中无矢气者，则示肠中燥屎未成，不能再服。弟子如法先与病者小承气汤一升，约半个时辰来告，病者腹中无矢气而出，仲景嘱不可再服小承气汤，与枳术汤行腑气即可。弟子再与枳术汤，一剂大便通，再剂潮热去，谵语除。

同堂另一病者张寅安，张庄村人，亦患阳明病，神昏谵语，潮热，患疾与胡大郎甚相同，但年六旬余，禀赋不如胡大郎阳盛。仲景按其脉滑而疾，嘱弟子以小承气汤试服，看阳明腑实热结是否已成，弟子如法先与小承气汤一升，病者半个时辰腹无矢气。仲景语弟子，此阳明腑实未成，不可再服小承气汤，再观明日之大便有否。越日，仲景带弟子再查诊病者，问是否大便，病者言，昨日至今未有大便。仲景按其脉，有微涩之象。言道，微者，阳气不充，涩者，阴血不足，病者脉由滑而疾转为微涩，乃病者年高体虚，用小承气汤虽一服，但虚其里，阴阳俱虚，虽大便不通，亦不可再与承气汤泻下而再虚其里，此正虚邪实，为难治之证，可与枳术加附子汤，温里运脾行气。弟子如法与药，一剂脉起，显滑而疾，再剂大便行，三剂谵语除，潮热去而身安。

思考：本条提示有三。一是提出脉证合参在运用小承气汤中的作用，即虽有典型的阳明腑实大承气汤证，如谵语潮热，但脉若滑而疾，非沉实有力，则不当用之；二是是否可以应用小承气汤，当试服，转矢气者可服，如案1；不转矢气者不可服，如案2；三是阳明病若脉微涩，则为里气已虚，不可再与承气汤，如案3。本条与第209条比较，第209条“若不转矢气者，此但初头硬，后必溏，不可攻之，攻之必胀满不能食也”，二者皆为有里虚之象，不同者一不可用大承气汤，一为慎用小承气汤。本条辨疑点为“脉滑而疾”，历代注家认识不一。笔者认为想要理解此脉，当从气机着手。脉滑而疾，则气机调畅，但对阳明腑实而言，则气机不当调畅，而为气机郁滞，因有燥屎内结阻滞气机，但结而未实，气机流利不定，故阳明病出现脉滑而疾，提示阳明热结初成未至结实。同时，脉滑而疾蕴有里虚之象，里虚气不固摄，故脉滑疾。因此，临床应用小承气汤，不仅要有阳明腑实证，其脉也要相应，脉证合参，方才妥当。

215. 阳明病，谵语，有潮热，反不能食者，胃中必有燥屎五六枚也。若能食者，但硬耳。宜大承气汤下之。

提要：本条为从能食不能食辨别阳明腑实的程度。

案解：案 1 为阳明病腑实不能食之大承气汤案；案 2 为阳明病腑实能食之大承气汤案。

白河村白秋云，素体阳热。戊午日患阳明病，谵语，潮热，不能食，邀仲景诊之。仲景诊罢，谓诸弟子，病者潮热谵语，乃阳明腑实燥屎内结，腑气不通，浊气上逆所致。肠中燥屎内结而满，满而不行，阻滞胃中谷物下行，则胃满后难以运下，故不能食。治宜大承气汤峻下热结。弟子如法与药服之，病者泻下燥结大便许多，潮热退，谵语除。

白河村白冬云，白秋云之妹。己未日亦患阳明病，谵语，潮热，但饮食如常。仲景诊之，谓诸弟子，病者虽有谵语潮热，但能食，此为阳明腑实轻症，乃肠中大便干硬而无燥结，肠中大便未满，腑气尚可行之，胃气尚可降之，故饮食如常。治可与滋润清热之饮食，清热润肠，待其大便自行排出，亦可用小承气汤轻下热结。弟子嘱病者先饮食调之，越日，病者家人告知，经饮食调后，大便已通，潮热谵语已除。

思考： 本条以能食不能食来辨别是阳明燥屎内结还是阳明大便干硬，而第190条则是以能食不能食来辨别是阳明中风还是中寒，二者病机不同，辨别的证候不同。第190条能食是热，不能食是寒；本条能食是阳明腑实重症，不能食是阳明腑实轻症。

216. 阳明病，下血谵语者，此为热入血室。但头汗出者，刺期门，随其实而泻之，濈然汗出则愈。

提要： 本条为阳明病热入血室证治。

案解： 本案为阳明病热入血室案。

竹园庄朱光富，禀赋阳盛。丙戌日发热头汗出，不恶寒，病延数日，突发便血，谵语，急赴仲景堂诊治。仲景诊后，谓众弟子，病者发热不恶寒，显为阳明热盛，阳明当全身汗出，病者仅头汗出，为阳明热入血室。血室者，肝脉所属，肝藏血，血舍魂，热入血室，血热扰魂，故谵语；血热妄行，故便血；血热盛则气分热衰，不能蒸腾津液于全身，故无全身汗出，仅见头汗出。治宜刺期门以泻其实。期门者，肝之募穴也，位于乳下两肋当第六肋间，有疏肝泄热之功，刺之疏肝气泄血热。弟子如法施针，半个时辰后，病者周身濈然汗出而安。

思考： 本条阳明病热入血室主症是下血、谵语、头汗出，以针刺期门为主要治疗方法。阳明病热入血室证，与太阳病第143、144、145条比较，俱言热入血室，但第143、144、145条太阳病热入血室证均有妇人中风或伤寒经水适来适断等情况，其热入血室为妇人独有。本条注家认识不一，有认为是男性的病，有认为是妇人的病，亦有认为男女皆有。临床遇此症，男子多考虑消化道出血，女子则考虑为宫血。

217. **汗出谵语者，已有燥屎在胃中，此为风也。须下者，过经乃可下之。下之若早，语言必乱。以表虚里实故也。下之愈，宜大承气汤。**

提要： 本条为大承气汤的应用时机和禁忌。

案解： 案1为太阳中风转属阳明用大承气汤时机及禁忌案；案2为阳明中风经证转属阳明腑实证用大承气汤时机及禁忌案。

仲景堂上，弟子向仲景报告病者病况。大官庄关大郎患太阳中风，经医治仍汗出，壬寅日突发谵语，急赴我堂诊治。仲景听罢，语众弟子，此为太阳表虚而阳明里实之表里同病。病者太阳中风，经治仍汗出，乃太阳表证未解，此为表虚，谵语乃为太阳中风转属阳明，阳明腑实燥屎内结在肠中，燥屎内结，腑气不行，浊气上逆，心神被扰之故，此为里实。虽太阳中风转属阳明，但太阳中风未全罢，仍有汗出，故为太阳阳明表里同病，太阳表解方可攻下，先留病者在堂观察。越日，弟子告知，病者汗去，谵语持续，又现潮热。仲景言，此太阳中风已解，可下也。弟子如法与大承气汤，一剂而大便通，谵语潮热除。

弟子又报告病者关社会，亦大官庄人。患阳明中风，经医治诸症解但仍汗出，乙酉日突发谵语，急赴我堂诊治。仲景听罢，语众弟子，此为阳明表虚里实之表里同病。病者阳明经表中风，经治诸症虽去，仍汗出，乃阳明表证未全解，此为阳明表虚，谵语乃为阳明中风由经传腑，阳明腑实燥屎内结在肠中，燥屎内结，腑气不行，浊气上逆，心神被扰之故，为阳明腑实。虽阳明经表传阳明之腑，但阳明中风未罢，仍有汗出，故为阳明经腑表里同病，治当阳明表解后方可攻下，先留病者在堂观察。越日，弟子告知，病者汗去，谵语持续，又现潮热，仲景言，此阳明中风已解，可下也。弟子如法与大承气汤，一剂而大便通，谵语潮热除。仲景又告知诸弟子，表虚里实，表里同病，若需泻下，当等表已解方可，如下之过早，表邪下陷阳明之腑，则谵语更重，当戒之。

思考：本条汗出为太阳中风未罢还是阳明中风未罢？历代注家多认为汗出是太阳中风未罢，也有注家认为汗出是阳明中风未罢。笔者认为，表虚一词见于太阳，里实一词见于阳明，汗出当为太阳中风病传阳明。但从六经皆有表证之说，则本条亦可是阳明中风未罢，经病传腑，经腑同病，阳明表证如第234条“阳明病，脉迟，汗出多，微恶寒者，表未解也，可发汗，宜桂枝汤”，可证此说。

218. 伤寒四五日，脉沉而喘满，沉为在里，而反发其汗，津液越出，大便为难，表虚里实，久则谵语。

提要：本条为阳明里实误汗导致变证的病机。

案解：本案为阳明里实误汗变证案。

杨关寺村杨五婶，乙亥日病伤寒，四五日见气喘胸满。一医诊之，按其脉沉，言气喘胸满，病在太阳，虽脉沉，亦当用汗法。随发其汗，药后病者汗出，大便难。如此病延半月，忽发谵语，急邀仲景诊之。仲景诊罢，语众弟子，病者伤寒四五日，病已传里之时，此时见气喘胸满，似为麻黄证。若脉浮，则病在表，可发汗，但其脉不浮而沉，沉为病在里，病属阳明，不当发汗。医者不察，发其汗，津液越出，虚其表，枯其津，致其表虚；汗出津亏则大便难，里燥实结，久则浊气上扰神明而发谵语，此表虚里实，治当调胃承气汤调和胃气，缓下热结。弟子遵嘱，一剂而下干结大便若干，谵语除而安。

思考：本条辨疑点是凭伤寒四五日的时间，一个喘满，一个脉沉能否诊为里证？从时间言，伤寒四五日，病不在太阳；从症状言，无发热恶寒的喘满是里证；从脉言，第128条“问曰：病有结胸，有脏结，其状何如？答曰：按之痛，寸脉浮，关脉沉，名曰结胸也”，其中关脉沉主结胸，结胸为里证，第148条“脉沉，亦在里也”，沉脉主里。故本条为里证是可以明确的。另外本条所言“表虚里实”与上条“表虚里实”不同，上条为表证未解，里实已成，表里同病，本条则为发汗津液越出，致表气虚，大便难致里实。临床上辨别表里证，脉沉定里证，脉浮定表证为常法。

219. 三阳合病，腹满身重，难以转侧，口不仁，面垢，谵语遗尿。发汗则谵语，下之则额上生汗，手足逆冷。若自汗出者，白虎汤主之。

知母六两　**石膏**一斤，碎　**甘草**二两，炙　**粳米**六合

上四味，以水一斗，煮米熟，汤成，去滓。温服一升，日三服。

提要：本条为三阳合病，阳明气分热盛的治法和禁忌。

案解：案 1 为三阳合病，治从阳明气分案；案 2 为三阳合病误汗而发变证案；案 3 为三阳合病误下而发变证案。

吴集村吴有邦，年四旬余。壬戌日发热，迁延多日，不愈渐重，家人邀仲景出诊。仲景至其家，见病者卧床不起，面部油垢污浊，神识时而不清，问之语无伦次，再问食不知味，查其腹胀满不适，身体沉重，转侧困难，时有遗尿，汗时自出。仲景诊罢，语众弟子，此三阳合病，但三阳之中，阳明气分之热独盛。热盛上熏颜面则面油垢污浊不净，热灼胃津则食不知味，热扰神明则语无伦次，热邪下迫膀胱则膀胱失约而遗尿，热蒸津液而自汗出。又太阳经行于背，阳明经行于腹，少阳经行于侧，三阳经气机被热阻滞而不利，则腹满身重，转侧困难。其治当独清阳明气分之热，此非白虎汤不可。弟子遵嘱与之，一剂热减，神识渐清，二剂而热除身安。仲景又言，病者虽腹满身重，难以转侧，口不仁，面垢，谵语遗尿，若自汗出，则三阳之病总归阳明，故从阳明白虎汤而治。若无自汗出，三阳还未归阳明，须待自汗出再治之。

吴集村吴六婶，年五旬余。丁巳日发热，迁延多日不除，延医诊之，医见病者面垢，不知食味，腹胀便秘，无汗遗尿，身重难以转侧，时发谵语。医者言，病者无汗而身重难以转侧，当发其汗。遂发汗治之，药后谵语更甚，家人惶恐，急邀仲景诊之。仲景诊罢，谓诸弟子，病者为三阳合病，阳热独盛，医者以无汗而身重难以转侧误发其汗，汗之津更伤，热更炽，热熏蒸于上，故谵语更甚。治宜白虎汤清热生津。弟子如法与之，三剂而安。仲景言，三阳合病，病在阳明气分热盛，不可汗，发汗则津更伤而热愈炽，谵语更甚，当戒之。

吴集村吴七叔，年五旬余。壬寅日发热，迁延多日不除，延医诊之。医见病者面垢，妄言乱语，不知食味，自汗遗尿，腹胀便秘，身重难以转侧。医者言，此三阳合病，阳热独盛，腹满不大便，当用攻下法峻下其热。遂与大承气汤攻下通腑，药后便通热除，但头部冷汗出，四肢厥冷，家人惶恐，急邀仲景诊之。仲景诊罢，谓诸弟子，病者虽为三阳合病，阳热独盛，腹满不大便，但其热不潮，虽有里热，腑实未成，乃气机不畅所致。医者以不大便而误下，邪热内陷而郁滞，上不达额而冷汗出，外不达四肢而肢冷。治宜舒达气机，气机畅达则诸症当除，宜四逆散。弟子如法与之，二剂而安。仲景又言，三阳合病，病在阳明气分热盛，不可下，下之则生诸变证，当戒之。

思考：三阳合病即太阳、阳明、少阳三经同时受邪发病。本条的三阳合病，是在发热一定阶段后出现表里俱热的证候，非三阳合病初起的证候。仲景没有强调太阳的发热恶寒，阳明的身热不恶寒，少阳的寒热往来，而是强调三阳热盛导致气机病变在神志、形体上的反映。如汪苓友言“其腹满者，气滞也；身重者，气困也；口不仁者，气不和也；面垢者，气不舒也；遗尿者，气不摄也；自汗出者，气不敛也；凡此者，皆气分热燥所致也。”三阳合病治从白虎汤的条件是若自汗出，治疗禁忌是不发汗，不攻下。临床上三阳合病在持续高热后可以见到，现代如流行性脑脊髓膜炎、流行性乙型脑炎、流行性感冒等持续高热后可表现为三阳合病诸症。

220. 二阳并病，太阳证罢，但发潮热，手足漐漐汗出，大便难而谵语者，下之则愈，宜大承气汤。

提要： 本条为二阳并病治从大承气汤证治。

案解： 本案为二阳并病治从大承气汤案。

刘谢营村刘大河，年四旬。乙卯日伤寒，发热头痛，恶寒无汗。一医发其汗，寒去表解，但发潮热，手足连绵汗出，大便难，时发谵语，急邀仲景诊之。仲景诊罢，谓众弟子，此二阳并病，本太阳病，发汗表证已罢，而见阳明腑实，症见潮热、手足连绵汗出、大便难、谵语，治宜大承气汤通腑峻下。弟子遵嘱与之，一剂大便通，潮热除，谵语解。

思考： 本条提示有二。一是提出二阳并病，但太阳证已罢，病完全转归阳明，且腑实已成；二是突出阳明腑实证的四个主症，即潮热、手足漐漐汗出、大便难而谵语。本条辨疑点是言二阳并病，但太阳证已罢，病证表现仅是阳明腑实证，其意可能指出此阳明腑实证来源于太阳病。此并非真正的二阳并病。真正的二阳并病，应是第48条，既有太阳表证，又见阳明里证，治当先解表，故用小发汗法。

221. 阳明病，脉浮而紧，咽燥口苦，腹满而喘，发热汗出，不恶寒反恶热，身重。若发汗则躁，心愦愦，反谵语。若加温针，心怵惕烦躁不得眠。若下之，则胃中空虚，客气动膈，心中懊憹，舌上苔者，栀子豉汤主之。

提要： 本条为阳明热盛误治变证及治疗。

案解： 案1为阳明热盛的辨别及治疗案；案2、3、4为阳明热盛证误汗、温针、误下治疗后变证治疗案。

王良庄村王士仁，己未日患阳明病。仲景诊之，按其脉浮而紧，问其症咽燥口苦，腹满气喘，发热汗出，不恶寒，反恶热，身重。遂语众弟子，此阳明热盛，其脉浮而紧，脉浮者，热盛于外，脉紧者，弦大之象也，为热结于里，此非太阳表证之浮而紧。咽燥口苦乃里热熏蒸，非少阳证之口苦咽干，若为少阳证，当有胸胁苦满，但病者无此症。腹满气喘，阳明热盛，气机阻滞也；发热汗出，不恶寒，反恶热，阳明热盛之外证；身重乃热壅经脉所致。治当清泻阳明里热，宜白虎汤，弟子遵嘱与之，二剂而症除身安。

仲景堂上，仲景在诊视病者。张庄村张二娃递上三日前诊病病案：发热汗出，不恶寒而恶热，口苦咽燥，腹满气喘，身体沉重，其脉浮而紧。他医手书处方笔迹：麻黄汤，三剂。仲景询之，药后病证如何？答，药后口咽干燥更甚，心中烦乱，时发谵语。仲景语诸弟子，病者证同王良庄村王士仁，本为阳明热盛，却误用汗法，致津液更伤，热燥更甚，故有口咽干燥更甚，心中烦乱，时发谵语此等变证。治宜白虎加栀子豉汤清热除烦，弟子如法与药。第二个病者小王沟村王二成，仲景看其病案清楚记载五日前在他医处诊治情况：发热汗出，不恶寒而恶热，口苦咽燥，腹满气喘，身体沉重。治法：温针刺之。再看弟子记录：现心悸惊恐，烦躁不眠。仲景谓诸弟子，此病者证亦同王良庄村王士仁，亦为阳明热盛之证，却误用温针治之，温针后更增内热，热甚扰及心神，故心悸惊恐，烦躁不眠。治宜大剂白虎汤加龙骨、牡蛎以清之、镇之，弟子亦如法与药。第三个病者，同堂之徐坪村徐大远，病案记载三日前患同样病证，发热汗出，不恶寒而恶热，口苦咽燥，腹满气喘，身体沉重，其脉浮而紧。看他医治法，乃承气汤攻下通腑。弟子记录：现心中懊侬，烦乱不宁，且舌上有薄黄白腻苔。仲景语诸弟子，此亦阳明病误下，里热虽去，但胃气耗损，胃中空虚，无形之邪热乘虚而上，扰于胸膈故致心中懊侬，烦乱不宁；舌上有薄黄白腻苔，乃心胸有郁热之象也。治宜栀子豉汤清胸膈烦热。弟子亦如法与药。三病者留观半日，午后皆病去身安而归。

思考：本条全面列举阳明热盛的外证，即发热汗出，不恶寒，反恶热；阳明热盛的里证，即口咽胸腹证，症见咽燥口苦，腹满而喘，身重等。从阳明热盛证的几种误治中点出了阳明栀子豉汤方证的来历，仲景反复强调阳明热证的治禁，即禁汗、禁温针、禁下。本条栀子豉汤当与第 76、77、78 条太阳病篇中的栀子豉汤比较，本条栀子豉汤为阳明热证下后，胃中空虚，邪热乘虚上扰所致，太阳病篇之栀子豉汤方证乃太阳表证误治后，邪热乘虚扰于胸膈所致。本条辨疑点之一是又出现“阳明病，脉浮而紧”，第 201 条也出现“阳明病，脉浮而紧者，必潮热，发作有时”，二者病机相同，皆为热盛邪结。辨疑点之二是“咽燥口苦”，咽燥比少阳的咽干为剧，故非为少阳证，乃阳明热盛伤津所致。辨疑点之三是“舌上苔者”，各注家认为舌上有薄黄白腻苔，舌候心胸，故其为心胸有郁热之象。临床上栀子豉汤应用于胸膈郁热，不管其来源是太阳病还是阳明病。

222. 若渴欲饮水，口干舌燥者，白虎加人参汤主之。

知母六两　**石膏**一斤，碎　**甘草**二两，炙　**粳米**六合　**人参**三两

上五味，以水一斗，煮米熟汤成，去滓。温服一升，日三服。

提要：本条为阳明气分热盛津伤之白虎加人参汤证。

案解：本案为阳明热证经误下致气分热盛津伤之白虎加人参汤证案。

大赵庄赵高社，素体阳热。戊辰日患阳明病，发热汗出，不恶寒而恶热，口苦咽燥，腹满气喘，身体沉重。一医诊之，按其脉浮而紧，又见腹满，与攻下治之，下后渴欲饮水，口干舌燥，即赴仲景堂诊治。仲景诊罢，谓众弟子，病者本为阳明热盛证，医却误下，更耗津液，致阳明气分热盛而伤阴，故见渴欲饮水，口干舌燥。治当白虎加人参汤泻胃火益气阴，弟子如法用药，三剂而病除。仲景再言，白虎加人参汤中白虎汤清热泻火，人参生津止渴，二者为伍共奏泻胃火益气阴之功。

思考： 本条承上条，误下后未出现热扰胸膈证而出现热盛津伤的渴欲饮水，口干舌燥，故用白虎加人参汤清火益阴。成无已言“此下后邪热不客于上焦而客于中焦者”，张隐庵言“此承上文栀子豉汤而言”。临床上白虎加人参汤可应用于糖尿病（消渴）等。

223. 若脉浮发热，渴欲饮水，小便不利者，猪苓汤主之。

猪苓去皮　**茯苓**　**泽泻**　**阿胶**　**滑石**碎，各一两

上五味，以水四升，先煮四味，取二升，去滓，纳阿胶烊消，温服七合，日三服。

提要： 本条为阳明热盛误下水热互结阴伤小便不利之证治。

案解： 本案为阳明热盛误下水热互结阴伤小便不利案。

大叶岗村叶民社，素体阴虚，常啜茶水。庚午日患阳明病，咽燥口苦，腹满而喘，发热汗出，不恶寒，反恶热，身重。延医治之，按其脉浮而紧，谓腹满而喘，身重，当下之，与承气汤攻下通腑，药后发热不减，渴欲饮水，小便不利，急赴仲景堂诊治。仲景诊之，按其脉浮。谓诸弟子，病者本为阳明热盛，故脉浮而紧，脉浮者，热盛于外，脉紧者，为热结于里，非太阳表证之浮而紧。误下里热虽退，但误下伤阴，阴不敌阳，故脉浮发热，渴欲饮水。误下气分之热陷入下焦，水热互结故小便不利，治当育阴清热利水，猪苓汤主之。猪苓汤中猪苓，《本经》言其“利水道”；茯苓，《本经》言其“利小便”；泽泻，《本经》言其“主风湿寒痹，消水”，三者皆可淡渗利水。滑石甘淡寒，《本经》言其“主癃闭，利小便”，与猪苓、茯苓、泽泻三药相伍，助其利水。阿胶甘平，《本经》言其“主劳极洒洒如虐状”，俱滋阴补血之功。诸药配伍，治疗里热阴虚而小便不利之症甚宜。弟子遵嘱与药，一剂小便通利，热除渴解。

思考：本条亦承第221条“若下之”，为阳明热盛下后，水热互结阴伤之猪苓汤证，主症是脉浮发热，渴欲饮水，小便不利。成无己认为“此下后邪热客于下焦者也。邪气自表入里，客于下焦，三焦俱带热也。脉浮发热者，上焦热也；渴欲饮水者，中焦热也；小便不利者，邪客下焦，津液不得下通也。与猪苓汤利小便，以泻下焦之热也”，将猪苓汤证分属三焦，似有层次条理。柯韵伯言“上条根首条诸证，此条又根上文饮水来，连用五‘若’字，见仲景说法御病之详。栀豉汤所不及者，白虎汤继之，白虎汤不及者，猪苓汤继之，此阳明起手之三法。所以然者，总为胃家惜津液，既不肯令胃燥，亦不肯令水渍入胃耳”，此阳明起手三法之说，似有道理。阳明热盛下后津液匮乏，尿道无以润泽，也可发作感染性疾病。

224.阳明病，汗出多而渴者，不可与猪苓汤，以汗多胃中燥，猪苓汤复利其小便故也。

提要：本条为猪苓汤的运用禁忌与病机。

案解：本案为猪苓汤治疗禁忌案。

仲景堂上，凉水井村梁金宝，患阳明病多日，身热，口渴，汗出多。一弟子欲与猪苓汤，仲景谓不可，弟子问为何？仲景言，病者汗出甚多，津液外越，胃中津乏而燥，猪苓汤利水多而育阴少，汗多本伤津，利水复伤津，津液益伤，阳明燥热益甚，其病难愈，故不可与猪苓汤。治当与白虎加人参汤，清热益气生津。弟子遵嘱与药，两剂症除。

思考：本条提出猪苓汤禁忌证，即汗出多而渴者，不可与猪苓汤。猪苓汤与栀子豉汤、白虎加人参汤三方为阳明清热方，它们作用的部位不同，栀子豉汤的病位在上焦胸膈，白虎加人参汤的病位在中焦胃，猪苓汤的病位在下焦膀胱；病机不同，栀子豉汤的病机为热扰胸膈，白虎加人参汤的病机为热灼胃津，猪苓汤的病机为热入膀胱，水热互结，水气不利；主症不同，栀子豉汤的主症为“心中懊憹，舌上胎，但头汗出”，白虎加人参汤的主症为“渴欲饮水，口干舌燥”，猪苓汤的主症为“脉浮发热，渴欲饮水，小便不利”；功用不同，栀子豉汤宣散郁热，白虎加人参汤清热益阴，猪苓汤渗热利水。在应用禁忌上，若旧有微溏者忌用栀子豉汤，若表不解阳明里热盛阴未伤者忌用白虎加人参汤，若汗多而渴者忌用猪苓汤。提示临床上应用猪苓汤治疗泌尿系统疾病时，注意若患者汗多、口渴则当禁忌使用，或加减使用。

225. 脉浮而迟，表热里寒，下利清谷者，四逆汤主之。

提要：本条为阳明表热里寒之证治。

案解：本案为阳明表热里寒案。

白营村白素贞，素体阳热。夏月己亥日患阳明病，发热汗出不恶寒，腹满大便难。一医治之，与泻下之药，药后诸症不解，复下之，遂大便溏稀，下利不止，完谷不化，而发热不除，急赴仲景堂诊治。仲景诊之，按其脉浮而迟，谓众弟子，病者本为阳明经热证，治当清阳明之热，医却因腹满大便难而泻下，但一泻不解，复又泻之，致大便溏稀，下利不止，完谷不化。反复泻下，一伤胃阳，二伤脾阳，三伤肾阳，脾肾阳虚，阴寒内盛，迫阳于外，故发热不除。脉浮虚阳外浮之象，脉迟虚寒内盛之象，此表热里寒。治当四逆汤温其里，里温则阳不外浮而病自解。弟子如法与药，一剂下利减，再剂寒去热退身安。

思考：本条前未冠名何病，但在阳明病篇出现，当是阳明病误治后的转归，为阳明表热里寒。阳明病是热盛之证，但阳明病误治也会出现虚寒变证，如第 204 条“伤寒呕多，虽有阳明证，不可攻之”，第 205 条“阳明病，心下硬满者，不可攻之”，皆为误攻的禁忌，剧者如本条需四逆汤治疗。本条仲景未言攻下，但放在此处，其意不言自明。历代注家多随文释义，只言表热里寒，不言六经归属，不探究其源在何处，让人不知所措。尤在泾说得明白，其言“脉迟为寒，而病系阳明，则脉不沉而浮也”，其意为阳明虚寒。今人李士懋言“而阳明虚寒者，其病位亦在阳明，故亦以阳明病相称，然此非阳明病之本证，乃阳明病之变证”，解释更明畅。临床上针对阳明禀赋者，若需攻下，则不可太过，以防阳明转属太阴少阴。

226. 若胃中虚冷，不能食者，饮水则哕。

提要：本条为阳明胃虚寒证。

案解：本案为阳明胃虚寒案。

常孟营村常花蕊，素胃中虚冷，不能饮凉。庚子日因天气炎热饮凉，突然食减，甚则不能食，饮水则呃逆不止，急邀仲景诊治。仲景诊罢，谓诸弟子，病者本胃中虚冷，善调养则无大碍。不慎饮凉，则胃中虚冷更甚，虚冷格温热饮食，故食减，甚则不能食；胃中虚冷不化水饮，水饮停滞，胃气上逆，故饮水则呃逆。治当吴茱萸汤温中化饮降逆，弟子如法与药，一剂而呕逆除。

思考：本条当为阳明胃虚寒证。本条无表热，纯粹胃中虚冷，当为体质所然，如此体质，一有风吹草动如受寒、饮凉，易出现不能食，饮水呃逆等症。胃虚寒凉不能食，现代理解就是原来能食，现在纳食减少了，不可能一点不能进食。胃虚寒凉饮水则哕，现代理解就是饮水则容易呃逆，俗称打嗝。治疗上用吴茱萸汤，理中丸皆有效。

227. 脉浮发热，口干鼻燥，能食者则衄。

提要：本条为阳明中风鼻衄的脉证。

案解：本案为阳明中风鼻衄案。

上和庄尚秉之，素体阳热。乙卯日发热，口干鼻燥，食纳如常。仲景诊之，按其脉浮，谓诸弟子，足阳明胃之经脉，起于鼻旁，环口，循于面部。病者素体阳热，脉浮发热，口干鼻燥，乃阳明经感受风邪之故。能食乃阳明中风，风为阳邪，胃阳热盛则消谷善饥，经言“阳明病，能食者，名中风”。阳明中风，风热上扰，可迫血上逆鼻窍，当留心发生鼻衄，留堂观之。越日午间弟子来告知，病者发作鼻衄，嘱急与白虎加黄芩汤清热生津，一剂衄止而热除。

思考：本条提示有二。一是阳明经中风可以发作鼻衄；二是阳明经鼻衄病机为阳明气分风热盛，迫血上逆鼻窍所致，为阳明气分热盛入血分。阳明鼻衄与太阳鼻衄比较，阳明鼻衄是阳明经中风，气分热盛迫上逆鼻窍所致，为阳明气分热盛的病理状态，发作鼻衄后阳明病可能未解，需进一步治疗。太阳鼻衄见于第46条，其病机是阳气重，发生鼻衄是太阳病作解的途径之一。临床上见口干鼻燥，甚至鼻衄者多为阳明禀赋。

228. 阳明病，下之，其外有热，手足温，不结胸，心中懊憹，饥不能食，但头汗出者，栀子豉汤主之。

提要：本条为阳明经热早下热留胸膈证治。

案解：本案为阳明经热早下热留胸膈案。

胡阡营村胡春艳，年三旬余。壬辰日患阳明病，身热汗出不恶寒。

一医用承气汤下之，药后仍身热，更添心中懊侬，饥不能食，头汗出，急邀仲景诊之。仲景询之，心下痞硬疼痛否？答心下无痞硬疼痛，又触其手足温。谓诸弟子，此阳明经热，未至阳明腑实，医者下之过早，阳明热邪弥散，故身热不减而手足温；邪热留滞胸膈，故心中懊侬；邪热阻滞胃脘气机，故饥不能食；邪热上蒸，故头汗出；因非结胸证故无心下痞硬疼痛。治宜栀子豉汤清宣胸膈郁热，使邪热从上而散，弟子如法与药，二剂而愈。

思考：阳明病篇栀子豉汤方证，见于本条和第220条，完整的阳明病篇栀子豉汤方证为身外有热，手足温，心中懊侬，饥不能食，但头汗出，舌上黄腻苔。其基本病机是热郁胸膈。太阳病篇的栀子豉汤方证见于第76、77、78条，其方证表现是虚烦不得眠，心中懊侬，烦热，胸中窒，身热，心中结痛。在症状表现上二者不尽相同，但病机一致，皆为热郁胸膈。在阳明病篇，不能食见于第190条“阳明病，若能食，名中风；不能食，名中寒”，第191、194、195条也出现阳明中寒的不能食或食难用饱，若如此，则此条的“饥不能食”亦可能是阳明中寒，但本条却是阳明病早下后的变证，非中寒，而是余热留滞胸膈，本质为热。临床上常见到外感后心烦之症，可能与过用清热解毒药物后余热留滞胸膈有关，此时栀子豉汤是较好选择。

229. 阳明病，发潮热，大便溏，小便自可，胸胁满不去者，与小柴胡汤。

提要：本条为少阳阳明并病，治从少阳。

案解：本案为少阳阳明并病，治从少阳案。

大路陈村陈三儿，己未日忽病潮热，大便溏，赴仲景堂求诊。仲景诊之，询之，知其素有志郁，又恰逢母病，故初即有胸胁苦满；再询小便，答小便自可。诊罢，谓诸弟子，此为少阳阳明并病，病者初即胸胁苦满，乃少阳证也；发潮热，阳明证也。潮热当大便硬，小便利，今反大便溏，小便自可，则为阳明之气未实，阳明之气仍游离于胸胁之间，未至胃肠，而病发至今胸胁苦满不去，知少阳病传阳明而少阳未罢。故其治可与小柴胡汤，疏利少阳，少阳之气畅则诸症必除，诸弟子点头，与小柴胡汤二剂，病除身安。

思考：本条是否为少阳阳明并病？从其先有少阳的胸胁满，再有阳明的潮热后，胸胁满不去，当为少阳阳明并病。临床上少阳阳明并病，多在外感迁延不愈或外感后出现，表现为身不适，如胸胁满、潮热，大便溏稀，小便有不适之感，可与小柴胡汤。

230. 阳明病，胁下硬满，不大便而呕，舌上白苔者，可与小柴胡汤。上焦得通，津液得下，胃气因和，身濈然汗出而解。

提要：本条为少阳阳明并病，治从小柴胡汤证治。

案解：本案为少阳阳明并病，治从小柴胡汤案。

小陈庄村陈永富，辛未日忽患胁下硬满，不大便而呕，急赴仲景堂诊治。仲景诊之，望其舌苔薄白而润，谓众弟子，病者胁下硬满而呕、舌苔白，此少阳证也；病者不大便，此阳明证也，病者乃少阳阳明并病，乃少阳病传阳明，少阳病未罢，而阳明病仅见不大便而无潮热，故阳明内热未结。其治不可下，可与小柴胡汤舒畅少阳之气，使上焦气机调畅，津液布达，胃气调和，诸症必解。弟子如法与药，病者服一剂，身汗连绵而出，病解身安。

思考：本条为少阳阳明并病还是合病？合病是少阳阳明两经同时受邪，并病是少阳先受邪，邪不解又传阳明。本条少阳证多而阳明证少，为少阳初传阳明，故当为少阳阳明并病。本条与上条相比较，少阳证多了个“呕”和“舌苔白”，阳明证少了个“潮热”，仅为“不大便”。小柴胡汤舒畅少阳之气，其达到的目标是“上焦得通，津液得下，胃气因和”，指标是“身濈然汗出而解”，用小柴胡汤有效的标志是要有汗出。综合本条与上条，小柴胡汤临床上可以调节大便，大便溏者可使之不溏，不大便者，可使之大便通调，但前提是有少阳证存在。

231. **阳明中风，脉弦浮大而短气，腹都满，胁下及心痛，久按之气不通，鼻干不得汗，嗜卧，一身及目悉黄，小便难，有潮热，时时哕，耳前后肿，刺之小瘥。外不解，病过十日，脉续浮者，与小柴胡汤。**

提要：本条为三阳合病证治。

案解：本案为三阳合病案。

段营村段显宗，年五旬余。丁未日中风，短气，全腹胀满，鼻干，嗜卧，身目悉黄，潮热，时发呃逆，胁下及心下疼痛，耳部前后肿，无汗，小便不利，急邀仲景诊之。仲景按其胁下及心下气闷不通，其脉弦浮大。谓诸弟子，病者诸症看似繁杂，但仔细分析，乃为三阳合病。病者无汗，小便不利，脉浮，乃太阳证；短气、全腹胀满、鼻干、潮热、嗜卧，时发呃逆，脉大，乃阳明证。盖阳明经脉挟鼻属胃，邪热郁于阳明经脉，故鼻干、潮热、时发呃逆；胁下及心下疼痛，按之胁下及心下气闷不通，耳部前后肿，脉弦，乃少阳证。盖少阳经脉循胁部，邪热郁于少阳经脉，少阳经气不利，故胁下及心下疼痛，按之胁下及心下气闷不通；阳明之脉，出大迎，循颊车，上耳前；太阳之脉，其支者，从巅至耳；少阳之脉，下耳后，其支者，从耳后入耳中，出走耳前也，故三阳经脉郁滞，耳部前后肿。而短气，全腹胀满，身目黄染，乃阳明湿热蕴蒸，湿热阻遏气机，故短气、嗜卧。此证急重，可先针刺足阳明胃经之穴，急泻阳明之热，观其疗效。弟子遵嘱与针刺治疗。初有小效，诸症略减，留观针刺十余日，仲景又诊其脉弦浮，语诸弟子，弦者少阳，浮者太阳，此阳明内热已去，太阳少阳经表之邪尚未全退，可与小柴胡汤和解少阳之枢，以解太阳少阳之余邪。弟子如法用药，二剂症减，三剂而安。

思考：本条究是三阳合病，还是少阳阳明合病。从脉言“脉弦浮大”，为三阳合病；从证言，少阳阳明自不必说，太阳证见“不得汗，小便难”，亦是三阳合病；从第 232 条言“脉但浮，无余证者，与麻黄汤”，亦可证为三阳合病。又条中“脉续浮者，与小柴胡汤”，脉浮用小柴胡汤于理不通，故柯韵伯言“脉弦浮者，向之浮大减小而弦尚存，是阳明之脉证已罢，惟少阳之表邪尚存，故可用小柴胡汤以解外”，其改脉续浮为弦浮，于理则通。临床上肝硬化腹水可见本条诸症，治从少阳小柴胡汤，疏利三焦。笔者曾治一例肝硬化腹水患者，女，六旬余，肝硬化腹水多年，久治腹水不退，经用小柴胡汤、五苓散、当归芍药散加减，周余腹水退。

232. **脉但浮，无余证者，与麻黄汤。若不尿，腹满加哕者，不治。**

提要：本条为三阳合病少阳阳明证已罢而太阳表证尚在治疗及预后。

案解：本案为三阳合病少阳阳明证已罢而太阳表证尚在案。

仲景堂上，仲景带众弟子查看诸病者。来到庞庄村庞三虎面前，仲景听弟子诉完病况，语众弟子，此病者和昨日段显宗病况相似，都表现为气短促，全腹胀满，胁下及心下疼痛，鼻干燥，无汗，嗜卧，身目黄染，小便不利，潮热，时发呃逆，耳部前后肿，关键是脉弦浮大，亦是三阳合病，治疗上亦可考虑针刺治疗，以泻其热。弟子如法针刺，午后，诸症减轻，仲景嘱留观继续针刺治疗。十日后，仲景再诊，病者少阳阳明诸症已除，仅脉浮，恶寒发热无汗，头身疼痛。仲景语弟子，诸里证已无，但太阳证尚存，可与麻黄汤解之。弟子与药，一剂汗出诸症解。仲景又谓众弟子，若针刺治疗后，病者无尿排出，全腹胀满不减，而时时呃逆，则为关格危候，难治。

思考：本条接上条后，在脉浮的情况下，无余证，显然是无里证，即上条所见的少阳阳明里证已去。但少阳阳明证经治去后，若留有太阳证，是否可放心应用麻黄汤呢？笔者认为，即使有太阳证，亦当小汗或微汗治之。临床上若肝硬化腹水退去，有发热恶寒无汗者，理论上可应用麻黄汤，但实际应用时，当考虑剂量及加减。

233. 阳明病，自汗出，若发汗，小便自利者，此为津液内竭，虽硬不可攻之，当须自欲大便，宜蜜煎导而通之。若土瓜根及大猪胆汁，皆可为导。

蜜煎方

食蜜七合

上一味，于铜器内，微火煎，当须凝如饴状，搅之勿令焦著，欲可丸，并手捻作挺，令头锐，大如指，长二寸许。当热时急作，冷则硬。以纳谷道中，以手急抱，欲大便时乃去之。疑非仲景意，已试甚良。

又大猪胆一枚，泻汁，和少许法醋，以灌谷道中，如一食顷，当大便出宿食恶物，甚效。

提要：本条为阳明病津亏便秘证治。

案解：本案为阳明病津亏便秘案。

南吴庄吴大中，素体阳盛。癸丑日病发热自汗出，不恶寒。一医误为太阳证，与发汗，药后汗出更多，小便自利，大便干结而难，急赴仲景堂诊治。仲景诊罢，谓弟子，病者本阳明病，阳明本有自汗出，医复发汗，汗出更多，又小便自利，致津液内竭，大便干结而难，若用攻下，则津液更竭，当禁之。此需与阳明燥热腑实便结鉴之，阳明腑实便结，当有腹满疼痛拒按或有潮热谵语，手足汗出，而病者却无，故禁用攻下。有弟子问，不攻下，当如何通利大便？仲景言，需待病者有大便之意而又难解之时，用蜜煎制成棍状，纳入肛门内润导之。正言间，病者告知欲大便而不下，仲景嘱弟子用药，弟子如法作蜜棒，入肛用之，半个时辰便通身畅。仲景语众弟子，此种便秘，用猪胆汁，加少量醋，灌肠用之，亦可通大便，或用土瓜根捣汁灌肠亦可通之。

思考：本条提出导便法治疗阳明津液亏虚大便结，是今日开塞露的先导。提示治疗大便干结，不惟承气汤，若津液亏虚者，润肠增液为根本。如临床上治疗老年人大肠津亏便秘，禁用攻下，而多用蜜煎等润下治疗。

234. 阳明病，脉迟，汗出多，微恶寒者，表未解也，可发汗，宜桂枝汤。

提要：本条为阳明经表虚证治。

案解：本案为阳明经表虚案。

南傅庄傅伯仁，素体阳盛。丙午日感风寒，汗出多，微恶风寒，赴仲景堂求诊。仲景诊之，按其脉迟。谓诸弟子，病者素为阳热，感风寒则阳明经先受之，阳明本有自汗，风性开泄，故汗出更多；阳明经阳气本旺，经表感风寒，故其恶寒微；阳明经多气多血，阳明经表被风寒所遏，阳明气血受滞，故脉迟。此为阳明经表虚证，其治可发其汗，宜桂枝汤。弟子如法与药，一剂而安。仲景复言众弟子，风寒之邪可感于六经，非独只感于太阳经也，病者哪经气盛则哪经先感。

思考： 本条提示阳明经表可以感受风寒之邪出现表虚证。汪苓友认为“乃太阳病初传阳明，经中有风邪也”，章虚谷认为“此言正阳阳明中风之证治也。太阳中风，必有头痛而脉缓，今标阳明病者，发热自汗，而无头项强痛也。脉迟与缓相类，微恶寒者，以汗出多肌疏，表邪未解也，故宜桂枝汤解肌以发汗。盖下条无汗为伤寒，此条有汗为中风也”，皆是此意。笔者认为章氏言之符合本条之意，但若称阳明中风，与第 189 条“阳明中风，口苦咽干，腹满微喘，发热恶寒，脉浮而紧。若下之，则腹满小便难也”如何区别？显然不能称为阳明中风，但称阳明经表虚证，尚符合本条，即在阳明经表出现的表虚证候“汗出多，微恶寒”。临床上阳明中于风寒之邪，恶寒症状往往较轻，持续时间也短，但若持续时间较长，且确有不能耐受之微恶风寒者，可与桂枝汤治疗。

235. 阳明病，脉浮，无汗而喘者，发汗则愈，宜麻黄汤。

提要： 本条为阳明经表实证治。

案解： 本案为阳明经表实案。

范朱刘村范西林，素体阳盛。戊子日忽感风寒，无汗，气喘，赴仲景堂求诊。仲景诊之，按其脉浮，谓众弟子，病者为阳明禀赋，感受风寒，则阳明经表最先受之，寒束阳明经表，故无汗；寒邪袭肺，肺失宣降故气喘。治当用麻黄汤发其汗，散其表寒，弟子如法与药，一剂汗出而愈。

思考： 阳明经表亦可伤于寒，而出现阳明经表实证，治疗同太阳伤寒，用麻黄汤发汗解表。仲景未命名其为阳明伤寒，仲景对阳明病虽有阳明中寒一说，但二者含义不同。尤在泾言“此二条乃风寒之邪初中阳明之证，其见证与太阳伤寒相类。而阳明比太阳稍深，故中风之脉不浮而迟，伤寒之脉不紧而浮。以风寒之气，入肌肉之分，则闭固之力少，而壅遏之力多也”，可帮助理解此二条为阳明经中风或伤寒。但阳明经表伤寒与太阳伤寒如何鉴别呢？章虚谷认为“此言正阳阳明伤寒之正治也。若无汗而喘，脉浮紧，头痛恶寒者，太阳寒伤营也。此寒伤阳明，而无头痛，得之一日，其恶寒自罢，脉亦浮而不紧矣，然无汗而喘，则邪闭于表，与太阳同也”，可参考。临床上阳明经表实证与太阳表实证不易鉴别，但本条提示的方证，脉浮无汗而喘用麻黄汤，倒是可以参考。

236. **阳明病，发热汗出者，此为热越，不能发黄也。但头汗出，身无汗，剂颈而还，小便不利，渴引水浆者，此为瘀热在里，身必发黄，茵陈蒿汤主之。**

茵陈蒿六两　**栀子**十四枚，擘　**大黄**二两，去皮

上三味，以水一斗，先煮茵陈，减六升，纳二味，煮取三升，去滓，分温三服。小便当利，尿如皂荚汁状，色正赤，一宿腹减，黄从小便去也。

提要：本条为阳明湿热发黄证治。

案解：本案为阳明湿热发黄案。

王陶庄王大贵，年三旬。壬寅日患阳明病，发热不恶寒，头汗出，因家贫未及就医。病延数日，身发黄染，急赴仲景堂求诊。仲景诊之，询其病况，答初病时，发热不恶寒，汗出但仅见于头部，而颈以下无汗，口渴欲饮汤水，小便不利，数日后身见发黄。仲景诊罢，语弟子们，此为阳明湿热发黄。阳明本身热汗出，但病者仅头汗出，而身无汗，此为湿热内郁上蒸之故，湿热内郁上蒸，阳明里热不得宣散于外，里热炽盛，故口渴欲饮汤水；小便不利，湿不得下泄，热与湿搏结于内，郁蒸而发

湿热身黄。治可与茵陈蒿汤清热利湿退黄。弟子遵嘱与药，三剂而身黄减，五剂而黄退身安。仲景诊后又语诸弟子，若阳明发热，全身汗出，则里热外散，不与湿结，难成湿热内蕴发黄。

思考：本条提出阳明湿热发黄产生的条件，即阳明之热不得外越，病机为瘀热在里，此处“瘀热”的瘀非瘀血之瘀，乃郁滞之郁。本条辨疑之处是小便不利究竟是湿滞留体内的条件还是结果？小便不利可以因阳明热盛，津液内竭引起，然后小便不利使湿不得下泄，湿不得下泄则与热相合而发黄。阳明热盛不得外越，则与湿相合，湿与热聚则湿少而小便不利。肌体很复杂，因此是条件还是结果，皆有可能。临床上阳明湿热黄疸的表现是身黄如橘子色，黄色鲜明，又称阳黄，阳明体质如发生黄疸多为此类，茵陈蒿汤为首选。

237. 阳明证，其人喜忘者，必有蓄血。所以然者，本有久瘀血，故令喜忘，屎虽硬，大便反易，其色必黑者，宜抵当汤下之。

提要：本条为阳明蓄血证治。

案解：本案为阳明蓄血案。

海子庄海大富，素体阳盛，不恶寒，常汗出，行事常善忘，大便干而排便易。癸卯日忽见大便其色发黑，甚惊恐，急赴仲景堂就医。仲景诊之，观其舌暗红，按其脉沉涩，询其往日是否有碰撞摔伤史，答三年前摔伤，之后动作时很谨慎，活动亦减少。仲景听罢，语弟子道，此病者三年前因摔伤，致体内久有瘀血，其又为阳明质，阳明之素热与瘀血相结，则血脉不利。心主血脉，又主神志，血脉不利则心主血脉失调，心失所养，神志不藏，故令善忘。热瘀结在何处？结在下焦肠腑，因大便色黑也。其治可与抵当汤化瘀泻下。有弟子问，何不用桃核承气汤？盖病者久有瘀血，当用重剂荡瘀之剂，非抵当汤莫属。方中虻虫，《本经》

言其“主逐瘀血，破下血积”；水蛭,《本经》言其“主逐恶血、瘀血”，桃仁,《本经》言其“主瘀血，血闭癥瘕”；大黄,《本经》言其“下瘀血、血闭，推陈致新”。四药相伍，峻攻瘀血，于本病甚宜。弟子如法与药，一剂而下黑色大便甚多，二剂而病除身安。

思考：本条提出阳明蓄血证治，主症是健忘、大便色黑而易，治疗用抵当汤。本条之阳明蓄血要和太阳蓄血鉴别。太阳蓄血是太阳标热随经入里，与血相结，其表现为少腹急结或硬满、小便不利、如狂或发狂等。阳明蓄血则没有太阳蓄血的少腹证，阳明蓄血的精神情志表现仅是善忘，没有到如狂或发狂的程度。从病证特点看，阳明蓄血势缓，太阳蓄血势急，但阳明蓄血有大便色黑，也属急症。本条的蓄血，即积血。临床上凡大便色黑者，多提示上消化道出血，如胃溃疡出血，西医治疗以止血为主要方法，中医治疗以化瘀为主。抵当汤还可治疗健忘，若女性更年期综合征、严重神经症、严重失眠、癫痫、老年痴呆等疾病中有健忘表现，可以考虑应用抵当汤加减治疗。

238. 阳明病，下之，心中懊侬而烦，胃中有燥屎者，可攻。腹微满，初头硬，后必溏，不可攻之。若有燥屎者，宜大承气汤。

提要：本条为阳明病燥屎有无的辨别。

案解：案 1 为阳明病下后，燥屎未除再攻下案；案 2 为阳明病下后，内无燥屎不应再攻下案。

韩营村韩百川，甲戌日患阳明病，潮热，腹胀满腹痛，大便干结不畅。一医用小承气汤下之，下后病者大便仍干结不畅，腹胀满疼痛不解，复增心中烦乱，而潮热不除，手足汗出，急邀仲景诊之。仲景诊罢，谓众弟子，此阳明腑实，燥屎内结，前医下之用小承气汤，下而不彻，燥屎内结未去，燥热复聚，上扰心神，故心中烦乱，潮热不除，腹仍胀满疼痛，手足汗出。治当大承气汤通腑攻下，弟子与药，一剂下干结大便甚多，二剂烦除身安。

韩营村韩复娃，己巳日患阳明病，潮热，腹胀满腹痛，大便难。一医与小承气汤攻下，大便初干结，后溏稀，潮热除，腹痛除，腹满减，微感胀满，随赴仲景堂求诊。仲景诊之，谓诸弟子，病者本为阳明腑实，下后胃气已虚，里热不甚，内结未实，故腹微感胀满，大便初干结，后溏稀，不可再与攻下，治宜枳术汤健脾行滞。弟子与药一剂而腹满去，三剂而大便如常。

思考：本条是阳明病下后出现的两种不同变证，一是阳明腑实燥屎内结重，而下之不彻，仍有燥屎，当再攻下；二是阳明腑实燥屎内结轻，下后损伤胃气，大便初硬后溏，不应再攻下。之所以如此，当与病者禀赋、用药剂量、药后调护等有关。本条与第228条比较，第228条为阳明病下之太早后的另一种变证，即心中懊侬，饥不能食的热留胸膈证，治以栀子豉汤。

239. 病人不大便五六日，绕脐痛，烦躁，发作有时者，此有燥屎，故使不大便也。

提要：本条为再论阳明燥屎内结证。

案解：本案为阳明燥屎内结案。

王蛮村王大成，素体阳盛，常身热汗出不恶寒。甲辰日忽病不大便，五六日后脐周疼痛，烦躁不安，每日午后定时发作，急赴仲景堂诊治。仲景诊罢，谓诸弟子，病者禀赋阳盛，故常身热汗出不恶寒，乃阳明禀赋。热耗伤津，汗出损津，胃肠津亏，则燥屎内结，腑气不通，积而忽病不大便，不大便五六日后，燥屎结滞不通，不通则痛，故脐周疼痛；腑气不通，浊气上逆，故烦躁不安；矢气时时攻冲则诸症发作有时。

治当大承气汤峻下通腑清热，弟子如法与药，一剂下燥屎甚多，邪去身安。

思考：本条提出阳明腑实燥屎内结的腹证，即绕脐痛，升级为精神神志证，即由上一条的“心中懊憹而烦”升级为“烦躁”。表明本条阳明腑实证较上一条为重。临床上肠梗阻患者会有本条描述的症状，因此肠梗阻患者有用大承气汤的机会。

240. 病人烦热，汗出则解，又如疟状，日晡所发热者，属阳明也。脉实者，宜下之；脉浮虚者，宜发汗。下之与大承气汤，发汗宜桂枝汤。

提要：本条为烦热与潮热脉证辨治。

案解：案 1 为阳明表实潮热脉证案；案 2 为阳明表虚烦热脉证案；案 3 为太阳阳郁烦热案；案 4 为阳明潮热燥屎内结案。

己丑日仲景巡查仲景堂。弟子汇报，有几位病状相似的病者，都表现为心烦发热，汗出后心烦发热可解除，可是心烦发热解除后又出现发作如疟疾一般的潮热，且每当午后发作。仲景听罢，语众弟子，心烦发热，但汗出后证解乃为阳明表证，阳明表证解而未解之际又出现发作如疟疾一般的潮热，则为病入阳明之里，潮热乃阳明腑实证之象，故为阳明里实证。但阳明之表与阳明之里传变之际，病者病况并不甚相同，有偏表者，有偏里者，此当从脉辨别。张营村张三虎，素体阳热，其脉实有力，发潮热，此为阳明表邪已解，病全入阳明之里，呈现阳明燥屎内结状态，可与大承气汤峻下热结；果园村吴四鱼，禀赋阳明质，其脉浮虚无力，此为阳明表邪未解，虽有潮热，但里实不甚，宜桂枝汤以发汗。弟子如法施药，张三虎药后泻下干结大便若干，潮热除而身安；吴四鱼服药后，汗出而身安。仲景又言，阳明表里同病，当观何者急迫，里证急迫则先治里，表证急迫则先治表，总之应以脉证合参来确定。

己未日仲景巡查仲景堂。弟子汇报，果园村郭少青，年四旬，素体虚。壬戌日感受外邪，时烦热不止，汗出少。仲景听罢，按病者脉浮虚，谓诸弟子，病者时烦热，汗出少，此为太阳表气郁也，表气郁滞，皮肤腠理闭锁不开，故汗出少；汗出少，热郁在表故时烦热。脉浮虚，营阴不足，故汗出少。治当发其汗，宜桂枝汤。弟子与药，一剂而汗出热退烦除。仲景言，如何辨别此为太阳表气郁，因其素体虚，故阳气易郁。弟子又汇报张营村张四贵，年三旬余，素体阳热。庚申日忽发潮热，如疟状，常于午后发作。仲景听罢，按其脉沉实有力。谓诸弟子，病者素体阳热，忽发潮热，阳明证也，其脉沉实有力，阳明燥屎内结之象。此与张营村张三虎病证无异，治亦当攻下，可与大承气汤。弟子遵嘱与药，一剂大便下燥屎甚多，潮热随去身安。

思考：本条第一种理解是阳明表虚烦热与阳明里实潮热证的辨证。阳明表证，有烦热，脉浮虚，宜发汗，用桂枝汤；阳明里证，因“日晡所发热”，脉实，有燥屎内结，宜下，用大承气汤。第二种理解是，先将行文调整为“病人烦热，脉浮虚者，宜发汗，汗出则解，发汗宜桂枝汤。又如疟状，日晡所发热者，脉实者，属阳明也，宜下，下之与大承气汤”，则为太阳阳郁烦热，故宜发汗，阳明燥屎内结潮热，故宜下之。这两种情况临床俱可见到。

241. **大下之，六七日不大便，烦不解，腹满痛者，此有燥屎也。所以然者，本有宿食故也，宜大承气汤。**

提要：本条为阳明病大下之后阳明腑实证仍在的证治。

案解：本案为阳明病大下之后阳明腑实证仍在案。

仲景堂上，仲景带弟子查看病者。余庄村余大江，素体阳热。昨日来诊，病者潮热，大便干结数日，他医用大承气汤泻下，便通潮热退，但六七日后复又大便干结不通，烦躁不宁，腹胀满疼痛，故来仲景堂求诊。仲景按其脉，沉实有力，语诸弟子，此有宿食在肠中，何以有宿食？盖前医大下后，损及胃气，胃气不振，纳化乏力，胃肠传导不畅，六七日所食之物积于肠中，成为宿食，复与热再结成燥屎，故六七日复又大便干结不通，烦躁不宁，腹胀满疼痛。治宜再用大承气汤下之。弟子遵嘱与药，一剂而便通，烦除身安。仲景又道，若此病者脉弱，烦躁不甚，腹无疼痛，不可与大承气汤，只可与调胃承气汤缓下和胃。

思考：本条提示有三。一是阳明病大下后，可出现六七日不大便的情况；二是不大便伴有烦躁、腹满痛，显然是阳明腑实燥屎内结；三是六七日不大便的病机是有宿食，这个宿食当为这六七日所进饮食在肠中的积滞。临床上有些病者泻下后不久复又便秘，既有宿食只因，又有脾胃虚弱之由，当泻下之中或之后，调理脾胃之气，增强运化之力，方可长久。

242. 病人小便不利，大便乍难乍易，时有微热，喘冒不能卧者，有燥屎也，宜大承气汤。

提要：本条为以小便不利辨别阳明腑实证。

案解：本案为以小便不利辨别阳明腑实证案。

仲景正身坐于仲景堂上，向众弟子讲解昨日治疗的一个病者。曾寨村曾大虎，年五旬余，素阳热。甲申日患阳明病，医与攻下，数日后忽发小便不利，大便时难时易，身时发微热，气喘不能安卧，时头昏晕。此是何因？盖病者素体阳热，当知其为阳明禀赋，又患阳明病，医攻下后，津液耗伤，积数日故小便不利。诸弟子当知晓，二便相关，小便不利，则大便易，小便利则大便硬。病者小便不利，则其津液复能回流胃肠，大便则易；大便易则小便复不利，如此循环，故知其大便时难时易，所以小便不利是本证辨别的关键。至于身时发微热，气喘不能安卧，时头昏晕则易理解，阳明燥热内结而伏，故有身时发微热；阳明燥热内结阻滞气机，浊气上逆于肺则气喘不能安卧，上逆于头则时头昏晕，此阳明腑实之燥结，宜大承气汤清热通腑。昨日药后病者便通热除身安，表明辨证准确。众弟子当知，阳明病无潮热、无腹满疼痛、无手足汗出等阳明腑实证时，如遇小便不利，大便乍难乍易，时有微热，而喘冒不能卧时，亦为有燥屎内结，可大胆使用大承气汤。

思考：此条承上条大下后出现小便不利，大便乍难乍易，乃为大下则伤津液，故小便不利；小便不利，津液复还胃肠，则大便易，如此循环则大便乍难乍易。提示阳明腑实燥屎内结证不仅表现为不大便，潮热，腹满痛等症，还可表现为小便不利，大便乍难乍易，时有微热，喘冒不能卧诸症。临床上对于不典型的阳明腑实证，可通过二便的表现综合判断。

243. 食谷欲呕，属阳明也，吴茱萸汤主之。得汤反剧者，属上焦也。

吴茱萸一升，洗　**人参**三两　**生姜**六两，切　**大枣**十二枚，擘

上四味，以水七升，煮取二升，去滓，温服七合，日三服。

提要：本条为阳明胃寒欲呕的辨治。

案解：本案为阳明胃寒欲呕案。

牛王庙村牛二东，素常喜服冷茶，初觉舒适，久之胃寒不适，进食则欲呕出。乙酉日赴仲景堂诊治。仲景诊罢，告弟子，此阳明胃虚寒，系久饮冷茶致胃寒，胃寒气逆，不能纳食，故进食时常呕逆。宜吴茱萸

汤温胃散寒，弟子与药，一剂而逆止呕除。再以香砂六君汤加干姜常服。仲景又告诸弟子，若服吴茱萸汤呕恶加剧，可能上焦有热，热郁于上焦，肺郁不能肃降，胃气更逆于上，本方辛热，于上焦有热不宜。

思考：本条为吴茱萸汤方证，即食谷欲呕。结合第190条“阳明病，若能食，名中风；不能食，名中寒”，第195条“阳明病，脉迟，食难用饱，饱则微烦头眩，必小便难，此欲作谷瘅”，则阳明胃寒的特点有不能食，食难用饱和食谷欲呕等均与饮食有关。本条中“得汤反剧者，属上焦也”，历代医家多认为上焦有热，亦有认为上焦属寒，如程郊倩认为“得汤反剧者，寒盛格阳，不能下达，再与吴茱萸汤则愈”，其说亦有道理。临床上阳明胃寒要与脾寒鉴别。胃寒则食少或不能食或食谷欲呕，脾寒则腹痛泄泻。吴茱萸汤临床可治疗功能性胃寒，神经性呕吐，厥阴头痛，妊娠恶阻等。

244. 太阳病，寸缓关浮尺弱，其人发热汗出，复恶寒，不呕，但心下痞者，此以医下之也。如其不下者，病人不恶寒而渴者，此转属阳明也。小便数者，大便必硬，不更衣十日，无所苦也。渴欲饮水，少少与之，但以法救之。渴者，宜五苓散。

提要：本条为太阳中风证下与未下几种不同转归的辨证治疗。

案解：案1是太阳中风证误下出现复恶寒、心下痞证案；案2是太阳中风证未经误下，出现口渴而转入阳明案；案3为太阳中风证未经误下，出现口渴欲饮，饮不解渴，小便不利用五苓散案。

早晨忙碌接诊，午后仲景带诸弟子在仲景堂巡查。望着昨日来诊的核桃园村刘姓之妇，甚为其误治而惋惜。弟子介绍该妇病况：初患太阳中风，恶寒发热汗出。其脉在他医治疗的病案记录上清楚写着“寸缓关浮尺弱”，此等脉证当是太阳中风证，按理当与桂枝汤治之，而他医却与攻下药，使其表阳虚而复恶寒，且增胃脘痞满，但不呕，昨晚老师与一剂桂枝汤，今恶寒已除，但仍胃脘痞满，今晨老师嘱与大黄黄连泻心汤，喝一剂其胃脘胀满已除。仲景听罢，遂告知诸弟子，伤寒大下后，复发汗，心下痞，恶寒者，表未解也。不可攻痞，当先解表，表解乃可攻痞，解表宜桂枝汤，攻痞宜大黄黄连泻心汤。此正与该妇病情相符，弟子们当谨记。

仲景来到昨日收治的张庄村张老汉跟前。弟子汇报道，此病者亦是太阳中风证，所幸未经攻下，经老师用桂枝汤解表治疗已不恶寒，但口渴。老师说此为表证已罢，化热入里，已属阳明之证。现病者小便频，大便干结，已十余日未解大便，但无腹满痛等其他痛苦，按老师所说此为脾约证，宜润下，是否与麻仁丸治疗？仲景听罢，语弟子，病者现不大便，乃由小便多致津液耗伤所引起，并无他苦，非阳明腑实，乃脾约证，脾约者，脾虚不能行津，津液受脾约束不能输布也，润下正对病况，可与麻仁丸。

仲景来到王沟村王婶床前。弟子告知病者病况，此病者亦是太阳中风证，亦未经攻下治疗，经老师用桂枝汤解表治疗已不恶寒，但口渴欲饮水，少量水饮之，口渴不减，而小便不利，老师平素对此种病况与五苓散，是否与之？仲景听罢，言道，病者渴欲饮水，饮水不解，小便不利，显为水气不化而口渴，可与五苓散气化水液。弟子遵嘱与药，半个时辰后，病者小便通利，口渴解。

思考：本条提示有三。一是太阳病误下后可以出现表阳虚的发热汗出，复恶寒，又可出现表热内陷的心下痞变证，如案1；二是太阳病未经误下，可以转属阳明，亦可出现小便频，大便多日不解却无所苦的脾约证，如案2；三是太阳病未经误下，病由太阳经传入太阳膀胱腑，出现口渴欲饮，饮水不解，小便不利的五苓散证，如案3。总之，太阳病的变证很多，临床当据证辨别。

245. **脉阳微而汗出少者，为自和也。汗出多者，为太过。阳脉实，因发其汗，出多者，亦为太过。太过者，为阳绝于里，亡津液，大便因硬也。**

提要：本条为不同表证发汗太过转属阳明的病机。

案解：案1为太阳中风汗出少自和案；案2为太阳中风发汗太过转属阳明案；案3为太阳伤寒发汗太过转属阳明案。

仲景堂上，诸弟子围坐，仲景正在诊病。仲景手按小屯村病者马老六之脉后，对诸弟子言，病者诉外感数日，现其脉浮虚无力，此为太阳中风证。其脉阳微，阳者浮也，微者虚也，其身汗出已少，此太阳中风历数日有向愈之象，此为自和，可不用药物，稍待半日，病可向愈。病者归家，越日身安病愈。

仲景又诊另一病者寨里村牛三郎，其脉亦浮虚无力。问其症，诉本发热恶风汗出，前医与药后汗出多而不止。告诸弟子，病者为太阳中风表虚，医又与发汗，而汗出太过，致津液耗伤，其大便必秘结。病者言大便数日未行。仲景谓众弟子，病者虽大便数日不行，但无腹痛谵语，仅津液匮乏，乃太阳阳明之脾约证也。可用麻仁丸润肠通便泄实，弟子遵嘱与药，越日大便通而汗止身安。

仲景再诊青山村单风凰，其脉浮盛有力。问其症，诉本发热恶寒无汗，他医与药服后发汗甚多，大便干结。仲景告诸弟子，病者脉浮盛有力，此为阳脉实，阳者浮脉也，实者脉盛有力也。病者本为太阳伤寒，而医者虽发汗为正治，但发汗太过，汗流不止，津液耗伤，里阴虚而里阳闭郁独盛，大便必秘结。此称为阳绝于里，绝者，盛也。因病者并无他苦，此亦为太阳阳明之脾约证也。亦可用麻仁丸润肠通便泄实，越日病者大便通汗止身安。

仲景再言，病者不管脉之阳微还是阳实，不管病在太阳还是阳明，治疗皆不可过汗，过汗则亡津液，阳绝于里，孤阳独治，缺少津液以和之，易发脾约证也。

思考： 本条提示有四。一是表证之太阳中风发汗后脉微和缓汗少者，病可自和而愈，如案1；二是表证太阳中风发汗后脉微和缓汗多者，为太过，太过者，汗多伤津，可致大便硬，如案2；三是表证太阳伤寒发汗后阳脉实，即脉浮而有力，亦为汗多伤津，可致大便硬，如案3；四是导致太过的病机是亡津液，阳气独盛于里。因此，临床上不管脉是阳微还是阳实，不管病在太阳还是阳明，治疗皆不可过汗，过汗生变，提示保存津液在发热性疾病治疗中的重要性。

246. 脉浮而芤，浮为阳，芤为阴，浮芤相搏，胃气生热，其阳则绝。

提要： 本条为以脉论阳明津液竭绝的病机。

案解： 本案为阳明津液竭绝脉象案。

仲景堂上，仲景在诊治大王庄病者王五魁。弟子报告病情，病者素体阳热，十余日前曾来就诊，当时发热汗出不恶寒，其脉洪大，与白虎汤两剂，回家服用。今日又复来诊，言回家后因事耽搁未及服药，再想服药时，药不知所在，故来再诊。仲景听罢，询其症汗出不止，大便数日不行，按其脉浮而芤。谓诸弟子，病者素体阳热，汗出不止，津液耗亏，故大便数日不行。脉浮为阳明热盛，芤脉者，浮大中空也，为阳明津液亏乏，浮脉和芤脉并见于指下，乃阳明热盛阴亏之象。阳热结于胃肠而生热，热耗津液则津液亏虚，津液亏虚不能制阳，则阳热独盛于内，阳热独盛则大便数日不行。此宜滋阴润肠清热，可与麻仁丸治之。仲景再言，此案说明阳明病热盛时脉浮大，汗出多津液亏耗时脉可见中空之象，即芤脉也。此现象称为“胃气生热，其阳则绝”，绝，极盛也。阳明病初起、热盛到汗出多热退，脉有一个变化的过程，当仔细辨之，弟子们点头称是。病者回家服药，一服而效，再服而安。

思考：阳明病津液亏虚脉象特点为浮而芤，病机是胃气生热，预后是其阳则绝，即其阳独盛。临床上要系统观察阳明病脉象的变化，以此判断阳明病的病期。但从临床实际来看，现在显有如此做的，也显有具此境界的医者。

247.跌阳脉浮而涩，浮则胃气强，涩则小便数，浮涩相搏，大便则硬，其脾为约，麻子仁丸主之。

麻子仁二升　芍药半斤　枳实半斤，炙　大黄一斤，去皮　厚朴一尺，炙，去皮　杏仁一斤，去皮尖，熬，别作脂

上六味，为末，炼蜜为丸如梧桐子大。饮服十丸，日三服，渐加，以知为度。

提要：本条为阳明病脾约脉证病机及治疗。

案解：案1为太阳阳明病脾约脉证案；案2为太阳阳明病经泻下后津液未复之脾约脉证案。

刘庄村刘二水，甲子日感风寒，恶寒发热，头痛无汗。一医诊之，其脉浮紧，与麻黄汤，药后汗出甚多，热退身凉头痛愈，却增大便干结不通，小便数，即赴仲景堂诊治。仲景诊之，按其趺阳脉浮而涩。谓诸弟子，病者患太阳伤寒，发汗本为正治，但发汗太过，津液受损，太阳病虽解，但邪热入里，结于阳明胃，胃热脾弱，故趺阳脉浮而涩。盖趺阳脉，足阳明胃之经脉，可候脾胃之气，趺阳脉浮，浮为阳，示胃中热，故胃气强；趺阳脉涩，涩为阴，示脾弱而津液少。胃热而消灼津液，脾弱不能行津液滋胃热，致小便下渗膀胱，故小便数。浮涩脉并见，肠燥津伤，故大便秘结不通，此乃太阳阳明证。其治当润肠滋液通便，可服麻仁丸，弟子与药，大便即通。

仲景继续讲道，曾治病者刘庄村刘大华，初病太阳伤寒，因事耽搁未治。七八日后发潮热汗出，腹痛谵语，大便燥结，小便短赤，来仲景

堂诊治。为师按其趺阳脉沉实有力，此乃病邪结于胃肠，显为阳明腑实证，与大承气汤清热通腑峻下，病者药后大便通，潮热除，腹痛谵语顿失。为师再按其趺阳脉转为浮涩，浮为胃气渐复，三焦气机渐畅，但脉浮中带涩，示体内津液尚未全复，仍在亏乏状态，小便短赤复常，大便通而仍干硬，此为阳明病后期，其大便干硬是津液未复，脾阴不足所致。其治当润肠滋液通便，与服麻仁丸，不知，逐渐加量，直待便通为是。昨日病者经用麻仁丸大便已不干，诸症向愈。一般阳明病在恢复后期多有大便干硬，此为脾约。脾约者，胃热约束脾阴而焚耗者是也，胃热肠燥，津液未复所致，非阳明病热盛时津液耗损，大便结于胃肠，出现腹痛谵语等。众弟子听后，对阳明病后期的脉证变化豁然开解。

思考：脾约证从何而来？第179条言“太阳阳明者，脾约是也”，即脾约由太阳病热盛转属而来，但脾约既可以是太阳阳明直接导致的脾约证，如案1；亦可以是太阳阳明燥屎内结，经泻下后胃肠功能未复形成的脾约证，如案2。脾约的病机是胃热肠燥，之所以称为脾约，是因为胃强脾弱，弱者受强者约束，脾转输津液功能失司，津液不能四布，流于膀胱，故小便数，大便干硬。趺阳脉又称冲阳脉，位于足背胫前动脉搏动处，此处即冲阳所在，为足阳明胃经的经脉，此脉候脾胃之气强弱。临床上常有外感发热恢复期出现大便干结者，即阳明病后期机体津液未复所致，麻仁丸为首选之药。但有些病者外感恢复期出现大便干结，如未干预，会成为习惯性便秘，常吃麻仁丸并不妥当，只有在外感后大便干结时服用，便通即止才更为妥当。

248. 太阳病三日，发汗不解，蒸蒸发热者，属胃也。调胃承气汤主之。

提要：本条为太阳病发汗不解，病传阳明之证治。

案解：本案为太阳病发汗不解，病传阳明案。

白沙嘴村白员外，年六旬余。丙戌日不慎外感风寒，发热恶寒，身痛无汗。一医与发汗治之，药后汗出恶寒除，身痛愈，而身热不止如蒸，汗出连绵，急赴仲景堂求诊。仲景诊之，望其舌红，苔黄腻而燥，问其症，大便难，按其脉大而实。谓众弟子，病者本为太阳病，发汗寒除热不解，邪热传于阳明，热结于里，故发热如蒸，汗出连绵，大便难。舌红，苔黄腻而燥，脉大而实，皆为胃热炽盛之象。治当调胃承气汤和胃泻热，弟子如法与药，一剂而大便畅，热除身安。

思考：本条“发汗不解”不是太阳病不解，而是发汗后发热不解，出现阳明变证。本条突出太阳病传阳明过程中出现“蒸蒸发热”这一特征性症状，提示太阳表寒已解，病入阳明，当然应该还有其他症状，如大便秘结，腹满痛，舌红，苔黄腻而燥，脉大而实。临床上很多感染性疾病，初起有恶寒发热等症，数日后则只热不寒，从现代医学来讲，有感染，可以考虑使用抗生素；从中医学来讲，病入阳明，可以清热泻下。思维不同，用药不同，但治疗效果一样。

249. 伤寒吐后，腹胀满者，与调胃承气汤。

提要：本条为伤寒误治病传阳明之调胃承气汤证。

案解：本案为伤寒误治病传阳明之调胃承气汤案。

小周庄村周延年，乙亥日赴喜宴，嗜饮酒食，回家途中感受风寒，延医治之。医见其饱嗝频频，断为食积，遂用吐法治之，吐后，大汗出，风寒去，却见腹胀满，大便秘结，急赴仲景堂求诊。仲景诊罢，谓众弟子，病者饱食，恰感风寒，本应外解风寒，内消食滞。医者见饱嗝频频，径用吐法治之，呕吐中频频用力，遂大汗出，风寒随之外解。但吐伤胃气，津液外失，太阳邪热乘虚入里，结于胃肠，胃肠气机阻滞，故腹胀满。治宜调胃承气汤和胃气通腹满。弟子遵嘱与病者调胃承气汤一剂，泻下酸腐大便若干，腹胀满除，身安志得。

思考：本条提出调胃承气汤的又一适应证，即腹胀满，结合上一条调胃承气汤的适应证是蒸蒸发热，则调胃承气汤可以从阳明外证及自感证来鉴别应用。临床上针对外感风寒而用涌吐法治疗，必有干扰影响临床决断，如饱嗝、呃逆。但既外感，必当解外，然后消内，或外感风寒与内伤食滞同时治疗。

250. 太阳病，若吐若下若发汗后，微烦，小便数，大便因硬者，与小承气汤和之愈。

提要：本条为太阳病误治病传阳明之小承气汤证。

案解：案 1 为太阳病经吐下汗后病传阳明案；案 2 为三个不同体质人患太阳病后经吐、下、汗治疗后病传阳明案。

大官张村张二林素体肥健，寒冬外出宴友，归家即发热恶寒，呕恶，延医诊之。医见其体肥，呕恶，意其邪在上焦，遂用吐法治之，药后呕恶除，但仍发热，大便数日不解。医云腑气不通，发热难去，遂用下法治之。药后大便通，但仍发热恶寒。医又云太阳表不解，可与汗法，药后诸症似解，却见心烦，小便频数，大便干结难解，病者心生疑虑，询医者，此病吐下又汗，如何又生不适？医惶恐，荐仲景诊治。仲景诊之，细询病况及诸治疗后，谓众弟子，病者感受风寒，本可汗解，但由于其有呕恶之症，医受兼证干扰，故用吐法，吐后本可发汗，又因病者大便不解，医复受干扰，而用下法，此时再用汗法，虽解表证，但吐、下、汗三者俱为耗伤津液之法，三法叠用，津液屡耗，邪热逐渐传里，化燥成实，邪热上扰心神故心烦；热迫津液偏渗膀胱，故小便频数；小便频数，津液更伤，肠中干燥故大便干结难解。此证因无腹痛谵语，非燥屎内结之重证，又见心烦，无浮涩之脉，亦非单纯津液被伤之脾约证，心烦与大便干结难解并见，非热扰胸膈，故不宜大承气汤，亦不宜麻子仁丸、栀子豉汤，而宜轻下通腑之小承气汤。弟子遵嘱与药，一剂大便通，烦除身安。

南张村刘员外一家三人，俱感风寒患太阳病，均有发热恶寒，邀村中一医诊治。刘员外病前曾食酒肉，呃逆频频，呃逆之声响亮，医与吐法；其夫人素肥丰，大便常难，感风寒后数日大便不解，医与下法治疗；其子素体瘦弱，汗少恶寒，医与发汗治疗。越日，刘员外、刘夫人及其子均出现微烦，小便频数，大便干硬，医见此，不知所以，荐仲景诊治。仲景诊之，询诸人是否腹满痛？均言无此症。仲景谓众弟子，此三病者均感受风寒，但刘员外因酒肉后感之，刘夫人则在素体肥丰、常有积滞下感之，刘子则在素体瘦弱体质下而感之。医虽用不同方法治疗，看似辨别有序，却未识风寒之本。太阳病当先解外，刘员外虽有食滞，亦不得吐之，刘夫人虽有肠积，亦不得下之，刘子看似用汗法，却未识其瘦弱体质，应微汗和其营卫，医者受兼证干扰，未直击太阳病之本，误吐、误下亦误发汗，致三人太阳病本寒虽解，而太阳标热却入阳明，化燥成里实之证，大便因之而干硬。但三人皆无腹满痛，此里实未成燥屎，故宜小承气汤轻泻通腑。弟子如法用药，煎一大剂小承气汤，每人饮一大杯，半个时辰后，三人均便通烦除身安。

思考：本条的“若”，尤在泾认为，“若，与或同，病在太阳，或吐，或下，或汗，邪仍不解而兼微烦，邪气不之表而之里也”，其说甚是。本条既然明确为太阳病，却与吐下，显然有其缘由，但这些缘由往往是干扰治疗太阳病的因素，并成为太阳病的误治之法。太阳病禁忌吐法、下法，正治为汗法，但若体质虚弱，发汗当慎之。临床上应把握有表证，不可吐下，当先解表，解表当有适度的原则，方可减少误治后的变证。

251. 得病二三日，脉弱，无太阳、柴胡证，烦躁，心下硬。至四五日，虽能食，以小承气汤，少少与，微和之，令小安。至六日，与承气汤一升。若不大便六七日，小便少者，虽不受食，但初头硬，后必溏，未定成硬，攻之必溏，须小便利，屎定硬，乃可攻之，宜大承气汤。

提要： 本条为在太阳病到阳明病病证演变过程中脉证合参、大小便合参判断大小承气汤的应用。

案解： 本案为脉证合参、大小便合参应用大小承气汤案。

仲景堂上，仲景和众弟子在研讨病者病况。弟子报告，病者范良一，上范营人，来仲景堂已八日。该病者素体较弱，病伤寒二三日来诊。诊时已无太阳伤寒诸症，亦无寒热往来的柴胡证，脉不浮不弦不紧而弱，但烦躁不宁，胃脘痞硬，因仲师在外巡诊未归，众弟子不敢贸然与药。四五日后，病者仍烦躁不宁，胃脘痞硬，但纳食可。仲师归来，诊察后谓众弟子，此乃病入阳明，但内结不实，故无腹满疼痛，只有烦躁不宁，胃脘痞硬，可与小承气汤轻下热结、除满消痞，少少与服之。弟子遵嘱与药，病者服后，大便稍通，烦躁稍安，胃脘痞硬稍减。第六日又与小承气汤一升，大便通而仍不畅，开始硬，后头却溏，食少，小便少。仲师当时查之，认为燥结还未实，不可攻下，须再观察，等待小便利时，燥屎则成，方可攻下。今日询病者，小便已利，是否可用大承气汤攻下通腑？仲景听罢，言，病者伤寒二三日时来诊，诊时已无太阳伤寒诸症，亦无寒热往来的柴胡证，脉不浮不弦不大，表明既无太阳伤寒证，又无少阳柴胡证，但病入阳明不甚，仅有烦躁，心下硬，而无腹满疼痛。四五日后，纳食可，则胃中无寒，便知大便已硬，应与小承气汤，但其脉弱，与药当谨慎，故与小承气汤少少与之服，既和胃气，又可泻下，药后烦躁稍安，胃脘痞硬稍减，但仍不确定燥屎结硬。故第六日又与小承气汤一升，但大便仍通而不畅，开始硬，后头却溏，食少，小便少，表明津液仍未大耗，须再观察，等待小便利时，燥屎方成，始可攻下。今病者小便已利，津液持续耗损，燥屎定成，可用大承气汤攻下通腑。弟子遵嘱与药，一剂下干结大便甚多，再剂而安。

仲景又言，辨阳明之大便燥结，当查能食不能食，小便利与不利。不能食而小便利，为燥屎已成；能食而小便不利，燥屎未成，大便初头硬，后必溏。众弟子当细审之。

思考：本条提示有二。一是有阳明证，如烦躁，心下硬，但无阳明脉，脉见“弱”，用泻下治疗时当谨慎，可与小承气汤试服；二是小便少者，大便未硬，小便利时，大便已硬，此时可攻。临床上应用承气汤当脉证合参、大小便合参以辨别阳明腑实证。

252. 伤寒六七日，目中不了了，睛不和，无表里证，大便难，身微热者，此为实也，急下之，宜大承气汤。

提要：本条为阳明燥热耗伤肝肾阴精动风之急下证。

案解：本案为阳明燥热耗伤肝肾阴精动风之急下案。

水寨村水红花，年三旬余。甲子日患伤寒，历六七日，已不恶寒，但大便难，身有微热。晚上正进食间，突然目睛呆滞，双目视物不清，家人急送仲景堂诊治。仲景诊之，询其症，无头痛，不恶寒。谓众弟子，病者伤寒已历六七日，表寒已去，邪热入里，深伏于体而不显，故身微热；深伏之里热灼伤阴液，肝肾阴精被劫，而肾水滋肝木，肝木开窍于目，肝肾阴精被劫，不能上注于目，故目睛呆滞，视物不清；里热趋伏于肝肾，胃肠内热不著，故大便仅难而不硬。此乃燥热炽盛，真阴将竭之证，当急攻下清热存阴。遂嘱弟子用大承气汤与之，一剂大便通，二剂而目视清。

思考：本条为阳明急下证之一，其病机非燥热内结于胃肠之阳明腑实，而是燥热内灼，肝肾阴精被劫，其阳明内热趋向于灼伤肝肾阴精，故其结于胃肠的热就会减少。伤寒六七日，太阳表证已解，故为“无表里证”，而有肝肾阴亏之“目中不了了，睛不和”表现，这种表现也是阳明内热到需急下的阳明急证。本条阳明急下证的“目中不了了，睛不和”，类似肝风内动惊厥证。临床上见高热致阴精耗伤，动风惊厥者，若有视物不明，目睛呆滞者，大便困难，虽热不高，当用大承气汤急下存阴。

253. 阳明病，发热汗多者，急下之，宜大承气汤。

提要：本条为阳明汗多津竭之急下证。

案解：本案为阳明汗多津竭急下案。

华庄村华二喜，素体阳盛。夏日外出感邪，高热汗出淋漓，口渴欲饮，急赴仲景堂诊治。仲景诊之，询其大便，答，大便干硬。谓众弟子，病者素体阳盛，又感夏日酷热，热邪直中阳明，迫津外泄，故高热汗出淋漓，口渴欲饮；高热汗出既多，津泄则竭，阳明里实必成，故大便干硬。此与阳明外证之身热，汗自出不同，此不仅汗自出且多到淋漓而出，汗多者必致津液耗竭，大便干硬，故当急下之，以存津液，不致亡阴。弟子遵嘱与大承气汤，一剂而下干结大便甚多，热除汗止。仲景又言，病者发热汗多，须与阳明经气分发热汗多鉴别，阳明气分发热为身热汗自出不恶寒，此为发热汗多而腑实也，当别之。

思考：本条为阳明急下证之二，以发热汗多为急下证依据，一个“汗多”，就区别了阳明外证的“汗自出”。本条与第 213 条“阳明病，其人多汗，以津液外出，胃中燥，大便必硬，硬则谵语，小承气汤主之。若一服谵语止者，更莫复服”，第 245 条“脉阳微而汗出少者，为自和也。汗出多者，为太过。阳脉实，因发其汗，出多者，亦为太过。太过者，为阳绝于里，亡津液，大便因硬也”合看，则可以知道其证中当有“大便硬”一症。在临床具体应用时，当有其他伴随症状，如大便干硬或热结旁流之大便溏稀而臭秽，则更有辨证价值。

254. 发汗不解，腹满痛者，急下之，宜大承气汤。

提要：本条为阳明腹满痛之急下证。

案解：本案为阳明腹满痛之急下案。

岭上村一少年，名赵云飞，素体勇健。白天随父打猎，劳作而感风寒，晚食其父打猎之野猪肉，睡时又盖被不严，晨起腹痛。医谓外感风寒，用汗法，汗之不解，腹满痛难忍，急赴仲景堂求治。仲景急诊之，按其腹疼痛拒按。语众弟子，此外感风寒，内伤食滞，病者素体勇健，发汗寒去而病不解，感风寒后，化热迅速，邪热内入阳明，阳明本汗出，故汗之不解，更伤津液，邪热又与胃肠积滞之肉食搏结而成燥屎，燥屎结于胃肠，腑气阻滞不通故腹满痛，当大承气汤急下燥屎存阴。弟子如法与药，一剂泻大便甚多，二剂而安。

思考：本条为阳明急下证之三，发汗不解，乃病已入阳明；腹满痛者，乃燥屎已成；急下之，乃腹满痛剧也。仲景不言病因，但整本书中皆有风寒湿燥暑火六气相关因素。本条以阳明腹满痛为急下证依据，临床上若有大便干结，潮热则证据更充分，更有利于辨别。

255. 腹满不减，减不足言，当下之，宜大承气汤。

提要：本条为大承气汤腹满证治。

案解：本案为阳明病腹满用大承气汤案。

康庄村康大安，禀赋阳热。丙戌日劳作后，急切饮食后忽腹满难忍，即赴仲景堂求治。仲景诊之，询其症，病者告知，素常恶热不恶寒，昨日劳作后急促饮食，忽感腹满难忍，间有微微减轻，但微不足道。仲景谓众弟子，病者为阳明腑实证，腑气壅滞，故腹满无减轻时，即使微减，因燥屎不去，也减不足言，此当下之，宜大承气汤峻下通腑。当然，此应与寒性腹满鉴之，吾在《金匮要略·腹满寒疝宿食病脉证治》中对虚寒性腹满及其治疗有过介绍，即“病者腹满，按之不痛为虚，痛者为实，可下之。舌黄未下者，下之黄自去。腹满时减，复如故，此为寒，当与温药”，如此，可证此腹满为阳明腑实，当攻下之。弟子遵嘱，与药病者，一剂大便通，腹满除。

思考：腹满分虚实，虚者喜温喜按，实者拒按，遇温则剧。实者腹满持续不减，即使减轻也是轻微的减轻，根本不足以让人舒适半分；虚者腹满，有时会减轻，但不治疗又会腹满。临床上实证腹满多见于阳明腑实证的肠梗阻等急腹症，故有用大承气汤的机会。

256. 阳明少阳合病，必下利。其脉不负者，为顺也。负者，失也。互相克贼，名为负也。脉滑而数者，有宿食也，当下之，宜大承气汤。

提要：本条为阳明少阳合病下利证治。

案解：案 1 为阳明少阳合病，阳明胜下利案；案 2 为阳明少阳合病，少阳胜下利案。

仲景堂上，仲景诊一男，新寺庄人辛长义，年四旬余。潮热腹满，口苦咽干，大便溏稀而臭秽，其脉滑数。仲景语众弟子，此为阳明少阳合病，其潮热腹满，大便溏稀而臭秽为阳明证，口苦咽干为少阳证。但其脉滑数，乃有宿食不化，不见少阳弦脉，则阳明胃气偏盛，少阳胆木不能克泄胃土，胃土不受胆木之克，土不被克者为顺，为不负也。阳明少阳合病而阳明胜，当下之，宜大承气汤。弟子与药，一剂而效。

仲景堂上，仲景诊一村妇郭大花，郭店村人，年二旬余。潮热腹满，口苦咽干，大便溏稀而臭秽，其脉弦。仲景语众弟子，此亦为阳明少阳合病，其潮热腹满，为阳明证，口苦咽干为少阳证。阳明当大便硬，脉当实大，但大便溏稀而臭秽，其脉见弦，此为少阳胆火内迫胃肠，克泄阳明胃土，使阳明之大便转为溏利，此少阳木邪偏盛，木必克土，土被克者为不顺，不顺为负为失。阳明少阳合病而少阳胜，治宜疏泄肝胆兼清胆胃之火，小柴胡汤加葛根、白芍。弟子与药，一剂利止。

仲景又言，阳明少阳合病，其脉见弦，弦为少阳之脉，不见实大之象，实大乃阳明之脉，此为少阳胆木乘克阳明胃土，为顺克，但于阳明之病不利，故对阳明而言为不顺，为负为失；阳明少阳合病，其脉见实大，不见弦象，阳明胃土不受少阳胆木克泄，胃土反侮胆木，为逆克，但于阳明之病却为顺，为不负。

思考：少见仲景应用五行理论分析病证，因此注家有认为此条是后人所附。实际上用五行理论分析推断病证预后，是从更高层次分析六经病证，有助于理解伤寒六经辨证的理论底蕴。陈修园言，“阳明为金土，少阳为木火，二阳合病，则土受木克，金被火克，故必下利。若阳明脉大，与少阳脉弦相敌，其脉不负者，与病机为顺也。若只见少阳之弦脉，而不见阳明之脉大，为阳明负于少阳者，于正气为失也。然木火因能乘其所胜而克金土，金土却亦能乘其所不胜而侮木火，此胜彼屈，互相克贼，两败俱伤，名为负也。盖阳明负于少阳则下利，少阳负于阳明则有宿食，若脉滑而数者，乃内有宿食也。”本条与第32、172条为三阳病合病中论述下利的三条。第32条“太阳与阳明合病者，必自下利，葛根汤主之”，以太阳为主，主以葛根汤，其脉当浮紧；第172条“太阳与少阳合病，自下利者，与黄芩汤。若呕者，黄芩加半夏生姜汤主之”，以少阳为主，主以黄芩汤，其脉当弦；本条以阳明为主，主以大承气汤，其脉当滑数或沉实。

阳明本不下利，因此临床上阳明下利是个案，若遇见，宜大承气汤治疗。

257. 病人无表里证，发热七八日，虽脉浮数者，可下之。假令已下，脉数不解，合热则消谷善饥，至六七日，不大便者，有瘀血，宜抵当汤。

提要：本条为阳明瘀血证治。

案解：案1为太阳病转属阳明后下之不解而为阳明瘀血案；案2为外伤后身体旧有瘀血发热案。

胡寨村胡屠夫素体阳热，冬月屠宰牛羊后感受风寒，初发热恶寒，头痛无汗。经医治之，汗出，头痛恶寒已去，但发热迁延七八日，急赴仲景堂诊治。仲景诊之，询其症，已发热七八日，无头痛恶寒，亦无潮热腹满痛，按其脉浮数。语众弟子，病者虽无表里证，但发热七八日不退，而脉浮数，当病传阳明，遂问病者大便，病者回之，大便难。仲景言，此乃阳明气分热盛，本当用白虎汤清解之，但因已发热七八日，恐白虎汤难以敌热，且大便难，腑实已有端倪，可与调胃承气汤和胃缓下。弟子与药，病者归家服之。六七日后，病者复至，诉药后大便初通，继之难解，至今六七日不大便，而身热始终未去，又添消谷善饥。仲景查其脉，数而不浮。谓众弟子，病者若为阳明里热，下之其热当去，大便当通，可是下之其热不去，大便复难，其又非表证之热，此热为何？盖此热为阳明瘀血也。乃阳明之热随泻下而入营血，热与营血相合，是为营血合热也，即瘀热也。如此，胃热未除，又添消谷善饥，更增营血瘀热，故发热脉数不解。既有阳明瘀血，宜破瘀泄热，非抵当汤不可。弟子如法与药，一剂泻下色黑大便甚多，二剂而热去，脉静身安。

胡寨村胡大海素体阳热，辛酉年春骑马不慎摔伤，经治数月，骨折愈可以自如行走。壬戌日忽发热，七八日不退，大便难，请医治之。医按其脉浮数，与小承气汤下之，下后初大便通，继之复不通，已六七日不大便，发热不解，消谷喜饥，急赴仲景堂诊治。仲景诊之，按其脉数，语众弟子，病者无表里证，发热七八日不退，大便难，而脉浮数，医下之甚合其证，但下后身热未去，又添消谷善饥，六七日不大便，其脉数而不浮，此非阳明里热，乃阳明里热入于营血，营血瘀热也。营血瘀热，胃热不去，故不仅发热脉数不解，更添消谷善饥。既有瘀血，宜抵当汤破瘀泄热。弟子如法与药，一剂泻下色黑大便甚多，二剂而热去，脉静身安。

思考：对于本条“病人无表里证”，各家理解不一，有认为是无太阳的表证，亦无阳明的里证；有认为是无表证的称谓；有认为是内伤而不是外感。仲景本意当是无表证，即不是外感，而里证不甚，故有“可下之”，以防其热生变而为阳明腑实证。本条为阳明瘀血，为内伤病，可从外感来，如案1，可从外伤来，如案2。其瘀血证据如仲景言有四，一是发热下后发热不解；二是发热下后脉数不解；三是六七日不大便；四是消谷喜饥。本条与第237条比较，“阳明证，其人喜忘者，必有蓄血。所以然者，本有久瘀血，故令喜忘，屎虽硬，大便反易，其色必黑者，宜抵当汤下之”，第237条是阳明蓄血证，区别的关键在于大便，第237条是“大便反易”，本条是“不大便”。另外，与太阳蓄血比较，太阳蓄血证第124条“太阳病六七日，表证仍在，脉微而沉，反不结胸，其人发狂者，以热在下焦，少腹当硬满，小便自利者，下血乃愈。所以然者，以太阳随经，瘀热在里故也。抵当汤主之”，第125条“太阳病，身黄，脉沉结，少腹硬，小便不利者，为无血也。小便自利，其人如狂者，血证谛也。抵当汤主之”，第126条“伤寒有热，少腹满，应小便不利，今反利者，为有血也，当下之，不可余药，宜抵当丸”。尽管不是阳明蓄血，但治法方药相同，均须逐瘀清热泄下。表明病机均有邪热入里，与营血搏结相合的过程。临床上针对糖尿病（消渴），考虑瘀热病机，治疗上当破瘀泄热，熊曼琪教授曾用桃核承气汤加减治疗糖尿病，实得仲景精髓。

258. 若脉数不解，而下不止，必协热便脓血也。

提要：本条承上条，为阳明病下后阳明血分瘀热的变证。

案解：本案为阳明病下后阳明血分瘀热的变证案。

胡寨村胡春丽，癸酉日忽发热，历七八日发热不退，赴仲景堂求诊。仲景诊之，询其症，言发热不恶寒，无腹满，按其脉浮数。仲景言，病者不恶寒，无表证；无腹满，亦无里证。但发热七八日不退，脉又浮数，乃阳明气分大热，发热太久，白虎剂难已速效，须大黄黄连泻心汤下之，但要中病即止，以防他变。弟子遵嘱与药一剂，病者归家服之。六七日后，病者复至，诉服药一剂，大热已去，但恐复发，又自服二剂，不料再服后泻下不止，夹有脓血便，甚是痛苦。仲景查其脉，数而不浮。遂谓众弟子，此乃泻下太过，热陷大肠，伤及血络，络伤而协热下利，故见脓血便。治宜白头翁汤清营凉血，弟子与药，一剂泻下减，三剂而脓血止，脉静身安。

思考：本条阳明病下后大肠血分瘀热的变证为脓血便，与上条比较，一为下后不大便，发热脉数不解，热与血合，一为下后利不止，热迫血行，出现脓血便。此与体质强弱、用药剂量有关。脓血便临床上一般为赤白痢，现代称为痢疾，从中医言，与胃肠湿热浸及肠道血络有关，治疗可用白头翁汤加减。

259. 伤寒发汗已，身目为黄，所以然者，以寒湿在里不解故也。以为不可下也，于寒湿中求之。

提要：本条为太阴寒湿发黄病机及证治。

案解：本案为太阴寒湿发黄案。

周庙村周家旺，素体有寒湿。己丑日患伤寒，医与发汗，汗后伤寒解，却身目发黄，黄色晦暗，医者惶恐，荐仲景诊治。仲景诊之，见病者身目俱黄，黄色晦暗。谓诸弟子，病者素体有寒湿，其脾阳本虚，复伤于寒，医者发其汗，脾阳随汗外越，脾阳更虚而不运，则寒湿不化而脾土郁滞，脾土反侮肝胆，肝胆疏泄不利而发黄疸，此为寒湿致黄，阴黄也，故黄色晦暗，其治不可泻下，当治寒湿为是，宜茵陈术附汤温阳散寒退黄。弟子与药，三剂而黄退身安。

思考：本条提出太阴寒湿发黄的治疗方法和禁忌，是后世阴黄阳黄分治先河。在阳明病篇提出太阴寒湿发黄，意在与阳明湿热发黄比较鉴别。寒湿发黄乃脾阳不振，肝胆失疏所致，实际上其发病蕴涵五行生克原理，即脾虚寒湿反克肝胆，肝胆疏泄不利而致发黄。本条发黄临床上多见于急性黄疸性肝病属寒湿体质者，治疗当用茵陈术附汤、茵陈四逆汤、茵陈五苓散等方药。

260. 伤寒七八日，身黄如橘子色，小便不利，腹微满者，茵陈蒿汤主之。

提要：本条为阳明湿热发黄证治。

案解：本案为阳明湿热发黄案。

龙王庙村龙飞云，系酒客。丁亥日赴酒宴后感风寒，医与发汗，至今已七八日，风寒虽去而身目黄染，色如橘子，小便不利，腹微胀满，急赴仲景堂诊治。仲景诊罢，谓众弟子，病者素嗜酒，体有湿热积滞，遇风寒而发汗，汗出湿热不去，郁滞在里，故小便不利；湿热酒食积滞，故腹微胀满；湿热郁蒸，反遏肝胆疏泄，故发为黄染，观其舌苔黄腻，其黄色如橘子，此为阳明湿热发黄，宜茵陈蒿汤清热利湿退黄。弟子与药，五剂而黄染退，身安。

思考：湿热发黄在第236条中有叙述，即“阳明病，发热汗出者，此为热越，不能发黄也。但头汗出，身无汗，剂颈而还，小便不利，渴饮水浆者，此为瘀热在里，身必发黄，茵陈蒿汤主之”，强调湿热发黄的病机为热不得越，瘀热在里；本条强调了发黄特点，即“身黄如橘子色”，腹部症状，即“腹微满”，二者互相补充。上条寒湿发黄未述身黄之色，但强调发病病机为寒湿在里不解，二者在叙述时侧重点不同，但皆能使人理解其意。湿热发黄临床上多见于黄疸性肝病而有湿热体质者，因药物、酒精或病毒损害导致，治疗方药为茵陈蒿汤加减。

261. 伤寒身黄发热，栀子柏皮汤主之。

肥栀子十五个，擘　**甘草**一两，炙　**黄柏**二两

上三味，以水四升，煮取一升半，去滓，分温再服。

提要：本条为阳明湿热发黄而热重于湿证治。

案解：本案为阳明湿热发黄而热重于湿案。

马庄马大瑞，素为湿热之体。戊申日感风温，发热不恶寒，正欲求诊，忽发身黄，急赴仲景堂诊治。仲景诊之，观其舌红，苔黄腻，按其脉滑数，谓众弟子，此阳明湿热发黄。盖病者素体湿热，感风温而发热不恶寒，热不得发越，内入阳明，与素体之湿热搏结，湿热郁蒸，热重于湿，故发热；湿热郁遏肝胆，肝胆疏泄不利，故身黄。治当与栀子柏皮汤清解郁热，该方由栀子、黄柏和甘草组成，栀子苦寒,《本经》言其“主五内邪气，胃中热气”，故有清热利胆之功；黄柏苦寒,《本经》言其“主五脏肠胃中结热，黄疸”，故有清热退黄之功；甘草甘平,《本经》言其“主五脏六腑寒热邪气”。三药相伍，用于清热利湿退黄。弟子遵嘱与药，五剂而愈。

思考：本条言“伤寒，身黄发热”，未见伤寒外证，亦未见阳明里证，叙证过简,《医宗金鉴·辨阳明病脉证并治全篇》言“今外无可汗之表证，内无可下之里证，故惟宜以栀子柏皮汤清之也”，可以认为此处的“伤寒”为广义伤寒，为温病或风温等，故仅发热身黄。其阳明热重于湿之湿热黄疸，是从方药栀子柏皮汤以药测证而得出的，因栀子、黄柏皆为苦寒之药，故其证当为热重于湿之湿热黄疸。

262. 伤寒瘀热在里，身必黄，麻黄连轺赤小豆汤主之。

麻黄二两，去节　连轺二两，连翘根是　杏仁四十个，去皮尖　大枣十二枚，擘　赤小豆一升　生梓白皮一升，切　生姜二两，切　甘草二两，炙

上八味，以潦水一斗，先煮麻黄再沸，去上沫，纳诸药，煮取三升，去滓。分温三服，半日服尽。

提要：本条为太阳阳明并病而湿热发黄证治。

案解：本案为太阳阳明并病而湿热发黄案。

白河村白秀才患伤寒数日，初发热恶寒，无汗身痒。医与发汗治之，寒去而仍汗少身痒，数日后忽身目发黄，急赴仲景堂诊治。仲景诊之，谓众弟子，此病者初为伤寒，经医治之，发汗而寒去，但仍汗少身痒，此表解不彻，热入阳明，不得发越外泄，热与湿郁蒸于里，故发黄也，此太阳阳明并病而湿热发黄，治宜麻黄连翘赤小豆汤解表清热利湿。该汤中麻黄辛苦温，解表邪为君；杏仁苦温，生姜辛温，可助麻黄散表邪，故为臣药；连翘、生梓白皮皆苦寒，故可除湿热，赤小豆甘平，可利小便而去湿热，三药共为佐药；甘草、大枣补益脾胃之气，用之为使药。此八药相伍，共治表邪不尽，瘀热在里之身黄也。弟子如法与药，三剂而黄退身安。

思考：本条为太阳阳明并病之湿热发黄，其病机为“瘀热在里”，即湿热内郁。第236条发黄病机也是“瘀热在里”，其言“阳明病，发热汗出者，此为热越，不能发黄也。但头汗出，身无汗，剂颈而还，小便不利，渴饮水浆者，此为瘀热在里，身必发黄，茵陈蒿汤主之”，二者均为湿热发黄，故病机一样。但本条由太阳伤寒而来，且太阳表证未全解，故用麻黄连翘赤小豆汤外发其表，内逐其湿。第236条病因为“阳明病”，无太阳表证，故用茵陈蒿汤。麻黄连翘赤小豆汤不仅用于治疗发热恶寒无汗的黄疸，也治疗发热恶寒无汗的皮肤疾病、急慢性肾炎等。

辨少阳病脉证并治

263. 少阳之为病，口苦，咽干，目眩也。

提要：本条为少阳病提纲证。

案解：案 1 为外感致少阳病案；案 2 为情志不畅致少阳病案。

毛庄村毛大龙，丙寅日劳作汗出，感受风寒，未及延医，数日后口苦、咽干，时发头晕目眩，遂赴仲景堂诊治。仲景诊之，谓众弟子，此为少阳病，经言，“若两感于寒者，一日太阳受之……二日阳明受之……三日少阳受之……”，此太阳病，已历数日，太阳已解，邪入少阳经，少阳相火之气郁滞，胆气不疏，溢于口则口苦，郁于咽则咽干，上扰清窍则头晕目眩，治宜小柴胡汤疏利三焦气机。弟子遵嘱与药，二剂而症减，五剂而症除。

胡庄村胡兰花，情志素郁。一日与人因事而争，遂胸闷，口苦，咽干，目眩头晕，急赴仲景堂诊治。仲景诊之，语众弟子，病者情志素郁，少阳之气不伸，与人事争，则志郁少阳更甚。少阳胆郁，三焦气机不疏，胆火郁于胸，则胸闷；溢于口则口苦；灼于咽则咽干；上扰清窍则目眩头晕。治当疏泄少阳之气，非小柴胡汤不可。弟子与药，三剂而愈。

思考：本条为少阳病提纲证。条文中涉及口、咽、目诸窍，窍者，为孔窍，为窟窿，亦为事物的关键所在；窍者，桥也，为中介，为连接；

少阳为枢，枢者，枢纽，连接的部分。因此口、咽、目诸窍皆有枢之象，枢之意。少阳病即诸窍病。少阳证口苦、咽干、目眩三个症状蕴含病机，外邪入少阳，随经化火，这个“经”是少阳经，少阳经本身得少阳相火之气旺，外邪入少阳后随少阳经之相火易从化，故胆火旺，胆气郁，胆火随经流溢故有口苦、咽干、目眩。关于少阳体质问题，少阳体质即少阳经腑之少阳相火之气旺盛之人。临床表现为口苦、咽干、目眩，或往来寒热，或胸胁满痛，或心烦喜呕，或胁下痞硬。临床上本条是少阳病辨证的依据，少阳经属胆络肝，胆郁则肝气不疏，多出现情志疾病。情志疾病可从少阳治疗，小柴胡汤是基础方。

264. 少阳中风，两耳无所闻，目赤，胸中满而烦者，不可吐下，吐下则悸而惊。

提要：本条为少阳中风证及误治变证。

案解：案 1 为少阳中风证案；案 2 为少阳中风证误治变证治疗案。

大庄村张大成，年二旬。上山砍柴，山风劲急，忽发两耳鸣响，一个时辰后，不能耳闻声音，越日，目赤发红，胸满闷，心烦不宁，赴仲景堂诊治。仲景诊之，问其病由后谓众弟子，此少阳经受邪，乃少阳中风。盖足少阳胆经起于目锐眦，上头角，下耳后，入耳中，下贯胸膈，而手少阳三焦经，布膻中，散络心包，下膈。风为阳邪，易于化火，风中少阳经，少阳经气郁而化火，风火循经扰动清窍，故两耳无所闻，目赤；风火郁滞经气，故胸中满而烦。其治可和少阳、疏气机、清胆火，宜小柴胡汤加牡丹皮、栀子。弟子遵嘱与药，三剂而愈。

冯楼村冯西汉，年四旬。下湖捕鱼，湖风凛冽，忽感两耳轰鸣，顿觉周围人声、水声不可闻。越日，目发红赤，心烦胸闷。一医治之，谓此急火攻心，当攻下泻火，与大黄黄连泻心汤一剂，病者急切服下，未料药下不及一个时辰，突发心悸，惊恐不已，急赴仲景堂求治。仲景诊后言，此少阳经感受风邪，风为阳邪，入耳窍闭而不出，郁而化热，故两耳不闻声音；入目窍闭而不出，郁而化热，故目赤；风邪随手少阳三焦经入胸膈，阻滞三焦气机，气机不畅，故胸闷心烦；当然，两耳无所闻、目赤发作后亦可致病者胸闷心烦。其治当和其少阳，不可吐下，吐下则风动，动则扰心乱神，医不知而下之，故发心悸而惊恐。治可与和少阳镇心神之柴胡加龙骨牡蛎汤。弟子如法与药，一剂心悸除，两剂惊恐安。

思考：少阳中风证感受风邪的枢窍是足少阳胆经的枢窍，其常态即自然态为开放性的耳和目，风邪易入常态开放性的枢窍；而少阳提纲证中出现的口、咽尽管可以开放，但常态即自然态是闭合的。所以，在少阳病中，风邪易中耳目，而难中口咽。那为什么手少阳三焦经也出现中风证即“胸中满而烦”呢？不是风邪难于入内吗？这是因为风邪中于耳、目之窍，导致“两耳无所闻，目赤”，此时对病者来讲，其情志的变化是两耳听不见声音，目赤视物费力难受，心烦、胸闷是一定具有的症状，即“胸中满而烦”是继发于“两耳无所闻，目赤”后，前为因，后为果。另外，现代有人认为三焦与自主神经相关，风邪通过手少阳三焦经影响自主神经功能，可出现“胸中满而烦”症状。临床上神经性耳鸣、中耳炎耳聋、结膜炎、心因性心悸可以见到少阳中风主症，因此，此类病证与少阳中风相关，可从少阳论治。但小柴胡汤在使用时，如果柴胡用量达不到半斤，即八两125克，就不能制衡方中人参、生姜、炙甘草、大枣、半夏的温热之性，须加牡丹皮、栀子。笔者治疗外感后的耳鸣耳聋等症，常用小柴胡汤加石菖蒲、磁石、骨碎补等，多有疗效。

265. 伤寒，脉弦细，头痛发热者，属少阳。少阳不可发汗，发汗则谵语，此属胃。胃和则愈，胃不和，烦而悸。

提要：本条为少阳伤寒的脉证、治禁及误治变证。

案解：案1为少阳伤寒案；案2为少阳伤寒误治后胃和而愈案；案3为少阳伤寒误治后胃不和悸而烦案。

毛庄村毛二水，年三旬余，素为少阳禀赋。劳作后外感风寒，发热头痛，赴仲景堂求治。仲景诊之，按其脉弦细，谓众弟子，病者发热头痛，脉见弦细，证非太阳亦非阳明。若为太阳，则脉当浮；若为阳明，脉当洪大。其脉弦细，不浮不洪，乃少阳之脉，此为少阳伤寒。病者素为少阳禀赋，感受外邪，少阳经气首先感应，故脉见弦细。少阳病，不管少阳伤寒，还是少阳中风，皆非太阳表证，故不可发汗，当和其少阳为是。弟子遵嘱与小柴胡汤，一剂而热去头痛止。

郑营村少年郑百长，春季脱衣过早，不慎感春寒，发热头痛。一医治之，见病者发热头痛，谓衣单受寒，当发汗散寒，与麻黄汤，药后汗出而热不减，又添谵语，医惶恐，荐仲景诊治。仲景诊之，看前医记载的病案“发热头痛，脉弦细，与麻黄汤”，谓众弟子，病者脉弦细，又发热头痛，本为少阳伤寒，少阳不可发汗，发汗则津液外泄，少阳邪热气传阳明，胃肠津液亏耗，燥屎内结，浊气上扰神明，故发谵语。此宜和胃泻下，弟子与调胃承气汤，一剂便通热去胃和而身安。

钟营村妇钟英子，春节回娘家，不慎感寒，发热头痛。一医治之，与麻黄汤，药后汗大出而热不减，口渴，继发谵语，医急荐仲景诊治。仲景诊之，询前医病者病况，医告之，初发热头痛，脉弦细，与麻黄汤而大汗，继发谵语。仲景闻后，谓众弟子，病者脉弦细，又发热头痛，当为少阳伤寒。少阳不可发汗，发汗则少阳邪热气传阳明，阳明汗出，津液大泄，胃肠津亏，燥屎内结，必成阳明腑实，故发谵语，治宜和胃泻下。弟子与调胃承气汤，一剂便通热去谵语除，但增烦躁惊恐不安。仲景语众弟子，此阳明腑实，阴液损伤过甚，虽下之，但胃热亢极，阴液未复，心神被扰不得润养，可再与养阴清热之竹叶石膏汤加龙骨、牡蛎。弟子与药，三剂症除而安。

思考： 少阳伤寒为少阳经感受太阳寒水之气而发病，其典型表现为头痛发热，脉弦细，其病位在头侧。太阳伤寒也有头痛发热，但脉浮紧，病位在头项部；阳明不提伤寒，但有阳明表虚证，如第234条“阳明病，脉迟，汗出多，微恶寒者，表未解也，可发汗，宜桂枝汤”，阳明表实证如第235条“阳明病，脉浮，无汗而喘者，发汗则愈，宜麻黄汤”。少阳伤寒不可发汗，这是少阳伤寒的治禁之一。少阳不可发汗的原因是，少阳为半表半里，内临阳明，外临太阳，发汗则津液外泄，病进阳明，易成阳明腑实，可见谵语等症。临床上少阳伤寒多见于少阳体质者，头痛发热，尤其太阳穴处疼痛，脉弦细是其主症，治用小柴胡汤。

266. 本太阳病不解，转入少阳者，胁下硬满，干呕不能食，往来寒热，尚未吐下，脉沉紧者，与小柴胡汤。

提要： 本条为太阳病病传少阳证治。

案解： 本案为太阳病病传少阳案。

白河村白春香，庚寅年冬季感寒，发热恶寒，头痛无汗。因贫无力延医，在家卧床休息，每日饮葱姜水散寒。数日后胁下硬满，干呕不能食，往来寒热，犹豫是否上仲景堂就诊，恰逢仲景带弟子在村中巡诊，遂请仲景诊之。仲景按其脉沉紧，谓众弟子，病者初感风寒，因延治，邪入少阳，致少阳经胆气郁滞，结于胁下，故胁下硬满；胆气犯胃故干呕、不欲饮食；手少阳三焦经气机郁滞，元气通行不畅，寒邪与元气交争，故寒热往来。脉沉紧者，乃寒邪从太阳入少阳，从表入半表半里，与太阳的浮紧脉相比，自是沉紧，好在病者未经误吐误下治疗，正宜小柴胡汤疏利少阳之气。弟子遵嘱与药，一剂而安。

思考： 本条提示太阳病转入少阳后的主症，即“胁下硬满，干呕不能食，往来寒热”，主脉是“脉沉紧”。第265条言“伤寒，脉弦细，头痛发热者，属少阳”，本条言“脉沉紧者，与小柴胡汤”，少阳脉既为弦细，为何又是沉紧，二者似有矛盾。徐灵胎言“少阳已渐入里，故不浮而沉，紧则弦之甚者，亦少阳本脉”，即少阳的脉沉紧是与太阳的脉浮紧比较而言，初病在太阳，脉当浮紧，病入少阳，脉当不浮，较之太阳之脉为沉是也。也可以理解为，少阳本经伤寒，则脉弦细，少阳伤寒从太阳传入，则脉沉紧。

267. 若已吐、下、发汗、温针，谵语，柴胡汤证罢，此为坏病。知犯何逆，以法治之。

提要：本条为少阳病误治坏病及其治疗原则。

案解：案 1 为少阳病误汗而坏病案；案 2 为少阳病吐下而坏病案；案 3 为少阳病泻下而坏病案；案 4 为少阳病温针而坏病案；案 5 为少阳病误汗又误吐，再误下，最后误温针而坏病案。

赵桥村赵大社，戊子日患太阳病，因事耽搁就医。数日后出现胁下硬满，干呕不能食，往来寒热。此时就医，医谓发热恶寒，可发汗散寒解热。与发汗之药，药后前症尽失，却出现汗出多，不恶寒，时发谵语，急邀仲景诊治。仲景询症按脉，谓众弟子，此本为太阳病，耽搁治疗而病入少阳，故见胁下硬满，干呕不能食，往来寒热。少阳病不可发汗，医却误发汗，发汗则谵语，谵语则为病已入阳明，是为坏病。治当缓下热结以和胃气，与调胃承气汤和胃清热通腑，弟子与药，一剂便通热清谵语除。

张庄村张二虎，丙戌日患太阳病，数日后病传少阳，胁下硬满，干呕不能食，往来寒热。一医诊之，告病者，干呕不能食，乃胃中有积滞不化，当吐之。病者服药而吐，少阳诸症顿失，却现烦躁谵语，急邀仲景诊治。仲景诊之，语众弟子，病者本为太阳病，已传少阳，故见胁下硬满，干呕不能食，往来寒热。少阳不可吐下，吐下伤津，胃气受损，热生而扰胸膈，则发烦躁谵语。治当用栀子豉汤合调胃承气汤，清热通腑除烦，弟子与药，一剂而安。

裴庄村裴老伯，年六旬余，壬辰日患太阳病，数日而见胁下硬满，干呕不能食，往来寒热。一医诊之，意胁下硬满，当泻下。病者药后胁下硬满，干呕不能食，往来寒热证除，但发烦躁谵语，急赴仲景堂诊治。仲景诊之，语众弟子，病者本为太阳病已传少阳，故胁下硬满，干呕不能食，往来寒热。少阳证不可泻下，泻下则津伤，津伤则胃肠燥热而谵语。治当滋阴润燥清热，宜竹叶石膏汤，弟子与药，一剂症减，再剂而安。

官庄村关木花，辛卯日患太阳病，数日病解而见胁下硬满，干呕不能食，往来寒热。一医诊之，意为太阳表证未解，用温针发汗，针后病者汗出惊悸不安，急延仲景诊治。仲景诊罢，谓众弟子，此本太阳病，但已解而传少阳，医问诊不详，意为太阳病不解，而施温针治疗，针后汗出伤津，心神失养，故发惊恐。治当镇心宁神，可与柴胡加龙骨牡蛎汤，弟子与药，一剂而安。

大陈庄陈少军，癸巳日患太阳病，数日病解而见胁下硬满，干呕不能食，往来寒热。一医治之，先吐，不效，改用泻下，又不效，再用发汗法治疗，亦不效，最后加用温针，治后胁下硬满，干呕不能食，往来寒热诸症消失，但发谵语，急延仲景诊治。仲景诊罢，谓诸弟子，太阳病已解见胁下硬满，干呕不能食，往来寒热者，病入少阳也。少阳不可汗下吐，亦不可温针，误吐复下又汗，更加温针治之，屡耗津液，胃肠积热成实，大便干硬而发谵语，宜调胃承气汤清热和胃通腑。弟子与药，一剂症减，二剂病除。

思考：本条接上条，上条少阳病未经汗下吐温针，则可用小柴胡汤治疗，本条少阳病则误汗、误下、误吐又误温针，故出现变证，当知犯何逆，以法治之。本条再次强调少阳病禁吐、禁下、禁发汗、禁温针，如果不遵此治疗禁忌，就会引起谵语等变证，此处谵语只是举例，故仲景言“知犯何逆，以法治之”。

268. 三阳合病，脉浮大，上关上，但欲眠睡，目合则汗。

提要： 本条为三阳合病脉证。

案解： 本案为三阳合病案。

仲景堂上，众弟子端坐，仲景向众弟子讲解昨日刘庄村一个病者。病者刘祥瑞，男，三旬余，发热恶寒，腹胀满痛，大便秘结，口苦咽干，欲眠却难入眠，目合则汗出，按脉见浮大，关部端直有力。仲景道，此病者为三阳合病，既有太阳的发热恶寒，又有阳明的腹胀满痛、大便秘结，还有少阳的口苦咽干，而欲眠却难入眠，目合则汗出，为少阳证独有。盖少阳证为少阳枢机不利，枢机不利则进出不得，欲进不能进，尤见欲眠却难入眠；枢机不利，目合则汗出，目开则汗止。而脉浮为太阳病，大为阳明病，关脉端直有力为弦，为少阳病脉，虽三阳经同时受病，但关脉独弦，少阳独显，治当小柴胡汤梳理少阳气机，少阳气机调畅，则三阳病解。弟子遵嘱与药后，病者一剂而安。有弟子问，目合则汗出，胆热乎？仲景言，目合则汗出确为胆热，胆热者，少阳郁滞也，阳也；汗者，阳加于阴也；目合则阳加于阴故汗出，故目合则汗出为胆热也。

思考： 本条三阳合病，强调少阳之脉即脉“上关上”，脉在关部端直有力，为弦脉，即少阳脉。强调三阳合病中少阳的脉，为治疗选择柴胡剂提供依据。关于目合则汗的排除法理解，太阳汗出和阳明经热汗出均为自汗出，自汗出是目开出汗，显然目合则汗不是自汗出，故不属太阳汗出和阳明经热汗出。目闭熟睡后的汗出，为盗汗，多属阴虚或阳明腑实证，与目闭还未入睡不同。目合即闭目，但未入睡，此时汗出在三阳病中既不是太阳汗出，也不是阳明汗出，又排除了阴虚盗汗，故为少阳汗出。临床上要区别目合则汗与目闭熟睡后汗出的不同，前者为少阳胆热，后者多为阴虚或阳明腑实盗汗。

269. 伤寒六七日，无大热，其人躁烦者，此为阳去入阴故也。

提要：本条为伤寒表邪入里的辨证。

案解：诸案为表邪入里辨证案。

仲景堂上，仲景循循讲解表邪入里的辨证，众弟子正襟端坐聆听。仲景讲道，病者伤寒六七日，大热已除，仍有微热，躁烦，往往预示阳邪入阴，阳邪入阴何以会烦躁？盖阳主动，阴主静，阳动而入阴，搅扰阴分，阴躁而不安，故躁烦。阳去入阴，包括多种病况，太阳表邪入太阳之腑，太阳表邪随经入阳明、少阳、三阴均是表邪入里。昨日大赵庄病者刘婶即是如此，刘婶患伤寒，发热恶寒，发汗后，大汗出，胃中干，躁烦不得眠，小便不利，微热，消渴，病已历六七日，但脉仍浮，此为病仍在太阳，但已由太阳之表入太阳之里，成太阳蓄水之证，故小便不利，微热，消渴，此为从太阳之表入太阳之里，但仍在太阳经。其治可与五苓散，助太阳膀胱腑气化，昨日药后，病者小便利，诸症已。

昨日治疗的东连庄病者董伯，则是由太阳之表入阳明之里案。此病者伤寒六七日，大热退去，但身仍有微热，现躁烦不安，腹胀满痛，大便秘结，当是阳入阴分，不仅阳耗阴津，而且使阴阳两相不安，此为表邪入里成阳明腑实证，昨日用大承气汤峻下热结，病者已安。而昨日治疗的大陈庄病者陈老伯，伤寒六七日，身微热，口苦，咽干，头晕目眩，心烦不宁，此为表邪传入少阳之里，少阳胆火郁滞，昨日与小柴胡汤加石膏，症大减。

仲景继续讲道，表邪入里亦可由太阳表邪入三阴之里。在苗庄村治病者苗得录，伤寒七八日，身微热，突然躁烦下利，一日十余次后，不药而愈，此为太阳标热入太阴之里，助太阴脾阳，化积滞之腐秽而去。三日前治大寨村周翰之老人，伤寒已六七日，身微热，躁烦不宁，昼重夜轻，脉见沉微，此阳去入少阴也。其脉沉微是辨别要点，与四逆汤温阳除烦，三日前药后，烦躁已减。还有伤寒阳去入厥阴之例，如方营村姜莹莹，伤寒六七日，身无大热，胸中气串不止，心中疼热而烦，此太阳标热入厥阴之里，曾服乌梅丸，近日大见好转。

总之，病由表入里，阳去入阴，阴者，里也，太阳传阳明，太阳为表，阳明为里，太阳传三阴，太阳为表，三阴为里等，在传变时，由于阴阳盛衰的变化，大热已去，留有微热而见躁烦者，皆可能有传变。

思考：本条的“阳去入阴”，有认为是由少阳入阳明，有认为是由少阳入少阴，或少阳入阴经，但柯韵伯认为是由表入里，其认为“此条是论阳邪自表入里证也。凡伤寒发热至六七日，热退身凉为愈。此无大热，则微热尚存，若内无烦躁，亦可云表解而不了了矣。伤寒一日即见烦躁，是阳气外发之机，六七日乃阴阳自和之际，反见烦躁，是阳邪内陷之兆。阴者指里而言，非指三阴也。或入太阳之本，而热结膀胱，或入阳明之本，而胃中干燥；或入少阳之本，而胁下硬满，或入太阴，而暴烦下利；或入少阴，而口燥舌干；或入厥阴，而心中疼热，皆入阴之谓也”，此说甚是。

本条“无大热”可以提示伤寒的表邪已罢，在第61、63、136、162、169条均出现相关表述。第61条“下之后，复发汗，昼日烦躁不得眠，夜而安静，不呕、不渴、无表证，脉沉微，身无大热者，干姜附子汤主之”中无大热，是下、汗太阳标热外解，而太阳本寒入里，损伤阳气，阳虚导致虚阳外浮的热，即低热。第63条“发汗后，不可更行桂枝汤。汗出而喘，无大热者，可与麻黄杏仁甘草石膏汤”中的无大热，是太阳标热入里结于太阴肺，热邪壅肺，肺热甚但外热不高。第136条“伤寒十余日，热结在里，复往来寒热者，与大柴胡汤。但结胸，无大热者，此为水结在胸胁也，但头微汗出者，大陷胸汤主之”中无大热，是太阳标热入里与水互结，病机为水热互结，故外热不盛，称为无大热。第162条“下后，不可更行桂枝汤，若汗出而喘，无大热者，可与麻黄杏子甘草石膏汤”中无大热与第63条类似，亦为太阳标热入里结于太阴肺，热邪壅肺，肺热甚但外热不高。第169条“伤寒无大热，口燥渴，心烦，背微恶寒者，白虎加人参汤主之”中无大热，为太阳标热入里，故外热不著，太阳标热入里结于胃，胃气不布，阳气郁滞，故背微恶寒。

本条的临床意义在于提示外感六七日即一周左右后，表邪入里可因体质的不同而表现为不同经的里证。既有三阳经里证，也有三阴经里证，临床须仔细辨别。

270. 伤寒三日，三阳为尽，三阴当受邪，其人反能食而不呕，此为三阴不受邪也。

提要：本条为病邪不传三阴证的辨别。

案解：案 1 为伤寒三日，病者胃气强，病不传三阴案；案 2 为伤寒三日，病者里气和少阳之邪自解，病不传三阴案。

庚寅年戊辰月乙亥日仲景在米庄村巡诊，诊完诸病者后，有米家姐妹一同询诊。姐姐米英花自诉，素体虚弱，三日前患伤寒，现纳食如常，不吐不呕，是否用药？仲景诊罢，谓众弟子，伤寒三日，病邪历太阳、阳明和少阳三经，而太阳、阳明和少阳三经之症皆无，病者纳食如常，不吐不呕，此三阴不受邪也。盖胃为三阴之外蔽，胃气强屏蔽外邪而不传三阴。若表邪欲传三阴，则纳食、胃气必有变化，如传太阴，则腹满而吐，食不下，如传少阴，则欲吐不吐，如传厥阴，则饥不欲食，食则吐蛔。临证遇此，当知犯何逆，以法治之。病者病已罢，不需用药。妹妹米凤花言，素易志郁，患伤寒已三日，但纳食如常，不吐不呕。仲景诊之，询发热恶寒？答，已除。谓众弟子，伤寒第三日病本传至少阳，少阳当喜呕而默默不欲饮食，病者反纳食如常，不吐不呕，且发热恶寒已除，此里气和而少阳之邪自解，邪不传少阳，病将愈之兆，不需用药。

有弟子问，如何辨别不传少阳或不传三阴？仲景言，若素体虚弱，则伤寒易传三阴；若素体志郁，则伤寒易传少阳。

思考：此条与第 5 条“伤寒二三日，阳明、少阳证不见者，为不传也”

比较，其意相同。历代注家中，有强调胃气强弱为三阴受邪的根本条件，即胃气强则三阴不受邪，亦有认为能食而不呕，是既有里气和，又有少阳之邪自解的缘由。其说理皆通，故案1、案2依此而设。本条临床上的体验是外感二三日，发热除，恶寒去，无汗出，大便通，食纳正常，不吐不呕者，一般提示病将向愈，不传三阴经。

271. 伤寒三日，少阳脉小者，欲已也。

提要： 本条为少阳欲愈的脉象。

案解： 本案为少阳欲愈脉象案。

李家庄李阳鸣伤寒已三日，初寒热往来，胸胁苦满，头痛发热，一医诊之，其脉弦细，与小柴胡汤，至第三日，诸症若失，再按其脉不弦而小，医就教与仲景。仲景道，伤寒三日，少阳证不见，脉由弦细转小，小者，细也，脉不弦而细小，又无少阳证，少阳胆热已衰，乃邪去不传之象。《素问·离合真邪论》载“大则邪至，小则平”，《素问·脉要精微论》载“大则病进”，皆是言脉由大转小，为病邪退去之象，表明病者其病当愈。医者点头称是。

思考： 对比上一条，前者以证辨别，提示少阳如能食而不呕，则少阳自解而不传三阴；此条以脉辨别，若伤寒三日，少阳脉小者，亦为少阳欲愈不传之象，二者结合方可把握少阳的脉证变化。临床上如果系统观察病者的脉象，可以发现病者脉象的变化规律，但是目前临床上外感病很少有这样的机会。

272. 少阳病欲解时，从寅至辰上。

提要：本条为少阳病欲解的时间。

案解：本案为少阳病欲解时间案。

仲景堂上，仲景向众弟子讲授少阳病的欲解时间。仲景讲道，少阳病一般在寅时至辰时这一时间段减轻或病愈，此时段一般是凌晨三时至九时。如前日治疗的边庄村唐大爷，患少阳病，口苦咽干目眩，又见寒热往来，胸胁苦满，饮食不佳，脉弦细，晚上与小柴胡汤后，至凌晨三时后其寒热往来逐渐减轻，至晨六时许诸症大减，至八时后身安病去。为何？盖每日寅时起，至辰时为少阳经气旺盛之时，此时病邪易被少阳经气排出，故少阳病多在此时段消减或见愈。

思考：《素问·六节藏象论》言，“肝者，罢极之本，魂之居也，其华在爪，其充在筋，以生血气，其味酸，其色苍，此为阳中之少阳，通于春气。”少阳通于春气，属木，于一日旺于寅卯辰时，即黎明和早晨的三时至九时，此时少阳经气旺盛，少阳病多在此时段病愈或缓解。临床上的外感一般多在早晨减轻，尤其是发热，一般早晨轻，下午重。

辨太阴病脉证并治

273. 太阴之为病，腹满而吐，食不下，自利益甚，时腹自痛。若下之，必胸下结硬。

提要：本条为太阴病提纲及误治变证。

案解：案 1 为太阴病案；案 2 为太阴病误治变证案。

丁庄村丁水寒，素体常腹胀满，时呕吐，食不下，腹泻甚，时发腹痛，壬辰日赴仲景堂诊治。仲景诊罢，谓众弟子，此为太阴病，乃先天脾阳虚所致。盖足太阴脾经入腹属脾络胃，上膈挟咽，太阴脾阳不振，脾运化失职，寒湿内停，故见腹胀满；脾与胃相表里，脾病及胃，脾寒则胃寒，胃寒不能受纳，胃气上逆，故吐而食不下；脾阳虚寒下陷，故腹泻甚；脾阳虚寒，温则阳气得养，寒则阳气受损，气机时通时闭，因而腹痛时发时止。治宜温中散寒，理中汤加茯苓，弟子与药，三剂而安。仲景又言，太阴腹满疼痛当与阳明腹满疼痛鉴别，太阴腹满疼痛，按之柔软不痛，喜温喜按，阳明腹满疼痛拒按拒揉，按之硬满疼痛，弟子们当留心区别。

米庄村米良仓，年四旬余，素易腹泻。戊申日赴酒宴，食凉，晚发作腹胀满，时发疼痛，恶心呕吐，难以进食，腹泻甚。一医治之，谓腹胀满，腹泻乃热结旁流，仍当下之，与承气汤后，胃脘疼痛，硬满胀闷，急赴仲景堂求诊。仲景诊罢，谓诸弟子，病者素易腹泻，食凉后腹胀满，时发疼痛，恶心呕吐，难以进食，腹泻甚，此为太阴脾虚寒证，治疗本当温脾阳，不能泻下。医者误下，脾阳更虚，寒邪乘虚结于胃脘，如结胸之证，误下后发作胃脘疼痛，硬满胀闷。治当温中散寒除结，大剂理中汤加吴茱萸，弟子与药，一剂而安。

思考：本条为太阴病提纲证，“腹满而吐，食不下，自利益甚，时腹自痛”点出了太阴病的病变部位即腹部，尽管没有点出太阴病的虚寒性质，但其中自利、自痛却蕴含虚寒特点，其自痛和阳明腹胀满引起的疼痛有鉴别意义。太阴病可见于太阴体质，该体质可由遗传而来，亦可由后天失养而得。太阴病可由寒邪直中太阴而致，亦可由三阳病失治、误治传变而来。临床上太阴病多见于慢性腹泻、慢性腹痛病证。曾治一慢性肾衰竭患者，从临床辨别应是太阴少阴虚寒，但由于他医治疗肾衰竭要泻下的思维定式，而屡用大黄制剂泻下，每日查房，病者均诉胸腹满闷，且逐日加重，他医不解，屡用不停，终致行透析治疗，憾也。后读伤寒论此条，方知病者的胸腹满闷为苦寒泻下导致的胸下结硬。

274. 太阴中风，四肢烦疼，阳微阴涩而长者，为欲愈。

提要：本条为太阴中风欲愈的脉证特点。

案解：本案为太阴中风欲愈脉证案。

鱼池屯鱼宝宏，年四旬，素易便溏。乙未日不慎湖边感受风邪，至晚四肢烦疼不宁，第二日晨起赴仲景堂诊治。仲景诊之，按其脉浮取而微，沉取涩中见长。谓众弟子，此为太阴中风证，乃太阴经感受风邪所致。病者素体为太阴禀赋，复感风邪，风为阳邪，四肢为诸阳之本，太阴脾主四肢，两阳相搏，故见四肢烦疼；中风后脉当为浮，今脉浮取微者示风邪将去，沉取涩者，本为太阴里虚湿滞之脉，涩而见长者，乃由涩转长，长则气治，为气和阳复之象，乃示正气来复，里气将和之象，其病欲愈，无须用药。果越日后病者四肢烦疼尽去，病除身安。

思考：本条提示有二。一是提出太阴中风的概念，其主症是四肢烦疼，此为太阴中风的辨别点；二是太阴中风欲愈的脉象是阳微阴涩而长者。太阴中风为太阴经感受风邪，为太阴时气病之一。太阴中风表现的四肢烦疼临床常见，病者主诉为四肢疼痛或有恶风感，但临床医生多不留意，其治疗可用桂枝汤。

275. 太阴病欲解时，从亥至丑上。

提要：本条为太阴病的欲解时间。

案解：本案为太阴病的欲解时间案。

仲景堂上，仲景向众弟子讲授太阴病的欲解时间。仲景道，太阴病一般在太阴经经气旺盛的时段减轻或向愈，太阴经气旺盛的时段是亥时到丑时，即每日的晚上九时到次日的凌晨三时。此时段为阳气初生之时，太阴病为虚寒性病证，其借天地阳气生发而解。如曾治疗的老于沟村于老伯，冬月寒邪直中太阴，腹胀满，时发疼痛，纳少便溏，每到下午九时许，诸症减轻，第二日凌晨三四时后又渐加重，与理中汤后，病者亦于亥时诸症渐安，五剂后病除。

思考：本条提出太阴病的欲解时为亥、子、丑三时，根据亥、子、丑三时为阴极阳生之时，脾为阴土，旺于此三时，故太阴病于此时得天阳之助而解。《素问·金匮真言论》言，“合夜至鸡鸣，天之阴，阴中之阴也。”“阴中之至阴，脾也。”故太阴脾经经气旺盛于亥时到丑时，即合夜至鸡鸣时。临床上依据此条可以对太阴病减轻或痊愈的时间进行预判和估计，也可以在此时段前服用温脾药物以治疗太阴病。

276. **太阴病，脉浮者，可发汗，宜桂枝汤。**

提要：本条为太阴表证的脉象特点及治法方药。

案解：本案为太阴表证治疗案。

仲景堂上，仲景向众弟子讲道，太阴表证，若有四肢烦疼恶风，脉浮者，宜桂枝汤治疗。如治徐庄村杨妇，素常脾胃虚寒，腹满自利，不慎感风，四肢烦疼，恶风，脉浮，辨为太阴表证，此乃太阴经感受风寒之邪，太阴属脾，脾主四肢，故四肢感受风邪，则四肢烦疼恶风，因脉浮，邪在四肢之表，故可发汗，以解太阴之表，用桂枝汤后，汗出四肢烦疼恶风解。

思考：本条是太阴本经的表证，还是太阳太阴合病即太阴兼太阳表证，历代注家各有阐发。从六经各有表证来看，此条为太阴本经的表证，从太阳为表，太阴为里看，此条为太阴病兼太阳表证。但仲景明确提出太阴中风一词，显然太阴亦有表证。太阴表证是太阴体质或太阴经感受风寒所致。本条与第274条合看，第274条讲太阴中风的症“四肢烦疼”，本条讲太阴中风的脉“浮”，从而明确了太阴中风的脉症特点即“四肢烦疼，脉浮”。其他症状如发热恶寒汗出等亦可能出现或轻微出现，和太阳表证的区别在于太阴表证主要为“四肢烦疼”，由此可以看出，中风不管是太阳，还是太阴，其脉都是“浮”。临床上常遇到病者诉四肢酸楚不适等症，既往治疗多从阴血虚考虑，多用四物汤合芍药甘草汤加减，学习本条后，再合桂枝汤，则疗效更好。

277. **自利不渴者，属太阴，以其脏有寒故也。当温之，宜服四逆辈。**

提要： 本条论太阴下利的病机及治则方药。

案解： 本案为太阴下利案。

周岗村周勇刚，素体虚寒，稍有不慎则腹满便溏，常口淡不渴少饮。丁未日赴仲景堂调治。仲景诊之，望其舌淡苔润，按其脉沉迟，谓众弟子，此为太阴体质，太阴脾阳素虚，脾阳下陷，故常腹满便溏；寒湿弥漫困脾，故口淡不渴少饮。舌淡苔润，脉沉迟皆为脾虚寒之象。其治当温脾逐寒，宜服四逆汤类方药。弟子遵嘱与四逆汤加小茴香，一剂而症减，三剂而病除，再与理中丸常服善后。

思考： 本条突出太阴的主症之一，即“自利不渴”，与太阴提纲证合看，在太阴主症“腹满而吐，食不下，自利益甚，时腹自痛”中，增加了“不渴”一症，此有别于少阴下利口渴。少阴下利口渴乃肾阳虚衰，不能蒸腾水液而致。仲景治疗太阴自利不渴的方药为“四逆辈”，四逆汤是四逆辈的代表方，方由附子、干姜、甘草组成。提示太阴自利不渴既有脾阳虚，也有肾阳虚。临床上太阴病自利所见常为不自觉的便溏，稍有受寒或食凉即便溏腹泻，由于其泻利程度轻，虽有津液丢失，但少耳，故口淡不渴。

278. 伤寒脉浮而缓，手足自温者，系在太阴。太阴当发身黄，若小便自利者，不能发黄。至七八日，虽暴烦下利，日十余行，必自止，以脾家实，腐秽当去故也。

提要： 本条为太阴伤寒的脉证，太阴寒湿发黄的病机，太阴病向愈的特点及病机。

案解： 案 1 为太阴伤寒案；案 2 为太阴伤寒发黄案；案 3 为太阴伤寒向愈案。

仲景堂讲习室，仲景正在讲解太阴伤寒案。仲景道，曾治大杨庄杨二宝，其初春外出感寒，但并无发热恶寒，头痛身痛，而是四肢发热，似有难忍之状，脉见浮缓，显为太阴伤寒，非由太阳伤寒传变而来。太阴伤寒，若无特别不适，可不需用药，如四肢手足发热难忍，可与桂枝汤。此病者四肢发热难忍，与桂枝汤，一剂而愈。太阴伤寒，乃太阴经感受寒邪，太阴经感受寒邪与太阳经感受寒邪不同，太阳经感受寒邪，多为全身性的发热头痛、恶寒身痛，而太阴经感受寒邪则见四肢发热，并无全身性的发热恶寒症状。盖足太阴脾主四肢，故太阴经感寒则见四肢发热。在脉象上，二者也不同，太阳伤寒脉浮紧，而太阴伤寒脉浮缓，颇似太阳中风之脉，其因是太阴经之太阴湿土之气旺盛，土气黏滞和缓，故其脉浮中见缓。正如经言“伤寒脉浮而缓，手足自温者，是为系在太阴”。

仲景继续讲道，太阴伤寒病不解，则易发黄染，但小便利者，则不发黄染。盖因小便利，则脾湿可以下泄，不会郁而发黄；若小便不利，则脾湿内郁而发黄。如上例杨二宝患太阴伤寒，手足温，脉浮缓，小便利，则至病愈未见发黄。而大杨庄另一病者杨大福，和杨二宝同日患太阴伤寒，手足温热，脉浮缓，但小便不利，不日即见身目发黄，但幸其及时来诊，经用茵陈五苓散，散寒利湿，健脾退黄，黄染已大部消退。

仲景又讲道，太阴伤寒病者，也有病七八日，突然发作烦躁，继而腹泻不止，一日达十余次者，此是太阴脾阳来复，腹中的寒湿积滞排出之象，一般很快就会停止。日前治疗的大杨庄杨吉祥即是如此，当时杨吉祥患太阴伤寒已七八日，忽感烦扰不宁，腹泻一日十余次，可越日还未用药，则泻止烦除，此为脾阳来复，驱运胃肠寒积，寒积似冰雪消融，去则泻必止。因此，众弟子当知太阴伤寒的由来、变化及欲愈机转。

思考： 历代注家的注解中，甚少有人认为此条是太阴伤寒，或甚少认为此条是太阴经本经感受寒邪所致，而认为是由太阳伤寒气传而来，但汪苓友认为“此条系太阴伤寒，自利欲解之证”，甚有见地。本条与第187条可以对比分析。第187条“伤寒脉浮而缓，手足自温者，是为系在太阴。太阴者，身当发黄，若小便自利者，不能发黄。至七八日，大便硬者，为阳明病也”为太阴转属阳明，成阳明腑实证，本条为脾阳来复，腹中寒湿积滞排出之象，可能与患者的体质强弱、治疗用药的剂量大小有关。

279. 本太阳病，医反下之，因尔腹满时痛者，属太阴也。桂枝加芍药汤主之。大实痛者，桂枝加大黄汤主之。

桂枝加芍药汤方

桂枝三两，去皮　芍药六两　甘草二两，炙　大枣十二枚，擘　生姜三两，切

上五味，以水七升，煮取三升，去滓。温分三服。本云：桂枝汤，今加芍药。

桂枝加大黄汤方

桂枝三两，去皮　大黄二两　芍药六两　生姜三两　甘草二两，炙　大枣十二枚，擘

上六味，以水七升，煮取三升，去滓，温服一升，日三服。

提要：本条为太阳病误下转属太阴变证辨治。

案解：案 1 为太阳病误下转属太阴腹满时痛案；案 2 为太阳病误下转属太阴大实痛案。

朱王营王之栋，庚申日外感风寒，恶寒发热，头痛无汗，数日不大便。一医谓数日不大便，下之便通则热去，遂用小承气汤与之。药后便通，但时发腹满疼痛，急赴仲景堂求诊。仲景诊罢，谓众弟子，病者有感寒之因，有太阳之证，其医却下之，何也？乃受数日不大便之扰，意为系便秘致发热，此误也。病者虽便秘，但腹不痛，虽发热但伴恶寒，并非潮热，且头痛无汗，当是太阳伤寒，宜麻黄汤解表散寒，医者却用小承气汤泻下，苦寒之小承气汤入内，太阴脾经突遭苦寒之药携太阳之寒邪激惹，经脉拘急失和，故发腹满时痛，此乃太阳病误下而病转属太

阴，为太阴经脉拘急失和。治当温脾柔经，缓急止痛，桂枝加芍药汤主之。弟子如法与药，一剂病减，二剂病除。仲景又言，盖桂枝加芍药汤由桂枝汤倍芍药而成，桂枝汤本可调和营卫气血，倍芍药则可柔筋缓急，治疗太阴经脉拘急失和甚佳。

朱王营朱春，素纳少腹胀。戊辰日不慎感寒，发热恶寒、头痛汗出。一医诊之，见其腹胀，遂泻下治胀，与小承气汤，药后腹胀更甚，剧烈疼痛，急邀仲景诊治。仲景诊之，按病者之腹，疼痛拒按。谓众弟子，病者本太阳病，解表散寒即可，医者以其腹胀，而误用下法，苦寒之药携太阳之寒邪内陷，激惹太阴脾经，脾与胃相表里，太阴脾经失和，阳明胃经受扰，胃经经脉拘急，胃腑失畅，积滞不去，故见剧烈疼痛。此非阳明燥热之腑实证，而为太阳病误下致病传太阴，再传阳明，太阴阳明经脉俱失其和，宜桂枝加大黄汤温脾泻胃。盖桂枝加大黄汤为桂枝加芍药汤再加大黄，桂枝加芍药汤柔筋缓急止痛，大黄以泻胃肠之积滞，二者相伍，治太阳病误下致腹大实痛者。弟子与药，一剂大便通，积滞去，身安。

思考：本条历代争议甚多。柯韵伯认为是并病，其言，“妄下后，外不解，而腹满时痛，是太阳太阴并病。若大实痛，是太阳阳明并病。此皆因妄下而转属，非太阴阳明之本证也。”现代医家冉雪峰认为是太阳已罢，病入太阴，其言，“明标出本太阳病，可见太阳已转入太阴，本太阳病四字，已成追溯过去的名词。桂枝为群方之魁，泛应曲当，可以和外，可以和内，究之温煦暖营，是为温法，加芍药、加大黄，是为寓下法于温法之中，适合太阴下而不下，不下而下之意。”其说甚是。太阳病用泻下药治疗，多见于患者在发热恶寒的同时有可下之热证，如口舌生疮、颜面痤疮、腹胀便秘，此时有可能选用黄连上清丸、牛黄解毒丸等药，药皆苦寒，多含有大黄，可以认为是泻下剂，这些药易伤脾胃，导致药后的腹满时痛或大实痛。临床上若有患者诉腹满时痛，大便溏，问发病时间，若时间久，则素体为太阴病；若近日发病，再询问之前是否有外感及服用清热解毒类中成药，依此确定是否是太阳病下后导致的。

280. 太阴为病，脉弱，其人续自便利，设当行大黄、芍药者，宜减之，以其人胃气弱，易动故也（下利者，先煎芍药三沸）。

提要：本条为太阴病慎用寒凉药法则。

案解：本案为太阴病慎用寒凉药案。

姜庄姜婶素体虚弱，食少而便易溏。辛卯日赴酒宴，饮食不节，宴后回家，至晚腹胀满，疼痛不宁，急邀仲景诊治。仲景诊罢，谓众弟子，病者素有太阴禀赋，脾胃虚弱，不耐大酒大肉，吃酒宴而未加节制，酒肉积滞胃肠，故腹满疼痛，宜桂枝加大黄汤主治，但其素体脾胃虚弱，大黄芍药宜减量使用。弟子如法用药，减大黄为一两，芍药为四两，二剂而安。

思考：本条提示有二。一是针对太阴病脾胃之气虚弱，用药当时时顾护脾胃之气；二是大黄、芍药寒凉，易损胃肠之气，故对太阴病脉弱、大便易溏者应用时当减量。临床上对太阴体质，易大便溏稀的患者，用寒凉药时要审慎。仲景提出芍药的应用方法，即先煎芍药三沸，意在减轻其寒凉泻下之性。

辨少阴病脉证并治

281. 少阴之为病，脉微细，但欲寐也。

提要：本条为少阴病提纲。

案解：本案为少阴病案。

小范庄范大成在仲景堂就诊。告知仲景病况，清醒时精神疲惫，欲寐时又不能入寐。仲景诊其脉极细而软，或欲绝，若有若无。谓诸弟子，此为少阴病，乃心肾阳虚，阳气不振，清醒时心肾阳气虚弱，不能提振精神，故精神疲惫；欲寐时弱阳不能入阴实之地故难寐；心肾阳虚，脉鼓动无力，故脉极细而软，或欲绝，若有若无，脉微者其形必细。治当温振阳气，四逆汤主之。弟子如法与药，一剂而精神振，三剂而脉起。

思考：本条为少阴病寒化证提纲，提出了少阴寒化证的主脉主症，即脉微细，但欲寐。阴虚火旺之不寐，也表现为不能入眠，但其脉当细数，同时有心烦不宁等症。本条历代认识不一。如沈尧封言，“微，薄也，属阳虚；细，小也，属阴虚。此是少阴病提纲，凡称少阴病，必见但欲寐之证情，而其脉或微或细，见一便是，不必并见”，若依此，脉细不微见但欲寐，则为阴虚，显然其割裂了脉微细。汪苓友言“此少阴病热极之状也”则不符临床实际。现代有认为脉微为阳气虚，脉细为血虚，脉微细为气血两虚，但主治少阴病的主方四逆诸方皆为温阳逐寒方，而无补益气血方，显然，此论亦不成立。临床上若遇脉微细，但欲寐者，多为心肾阳虚。若能兼见形寒肢冷，舌淡苔白等症，更可确定为心肾阳虚。

282. 少阴病，欲吐不吐，心烦，但欲寐，五六日自利而渴者，属少阴也。虚故引水自救。若小便色白者，少阴病形悉具。小便白者，以下焦虚有寒，不能制水，故令色白也。

提要：本条为少阴虚寒证及病机。

案解：本案为少阴虚寒证案。

仲景堂上，弟子向仲景汇报在仲景堂留观的病者。田营村病者田宏生，留观已七日，病初为欲吐而又吐不出，心中发烦，精神不振，但欲寐，口不渴，大便尚调，留观五六日后，病者出现自利而口渴。老师当时说此为少阴病，心肾阳虚，气化不及，津液不能蒸腾上承，故口渴，由于阳虚气化不及，故欲饮水补充自救。继之病者出现小便清长，老师曾说此时病者已具备少阴病证全部证候，这种小便清长，是下焦有虚寒，气化不及所致。老师曾嘱与四逆汤服之，但病者近日未遵医嘱，故病证依然，是否调整方药？仲景言，既然仍是少阴病证，则仍与四逆汤服用。

仲景继续说道，少阴病之所以会出现欲吐不吐，是因少阴心肾阳气衰微，寒邪乘虚上逆；之所以心烦，是因阳虚于下焦，下焦虚寒，逼虚阳上浮，扰动心神，此种心烦和阳明热盛心烦及热扰胸膈心烦不同，阳明热盛心烦必有不恶寒、便秘、腹满痛、口燥、舌红苔燥等症，而热扰胸膈则伴有心中烦郁无奈或心中灼热等症。少阴心烦则伴有下利、脉微细等症。对于自利而渴一症，也须明白，少阴口渴乃因少阴阳虚，不能气化，津液不能上乘而致，非热燥口渴也。

思考：本条提出的少阴虚寒主症，包括两类，一类是易辨的虚寒证，即但欲寐，自利，小便色白，此类症一看就可确定是虚寒证；另一类是不易辨别的虚寒，即欲吐不吐，心烦，口渴，此类虚寒证需要鉴别才能确定，如欲吐不吐要和胆热的少阳证鉴别，心烦一般认为是热证，口渴更是如此，但实际这些都是假热证，均为心肾阳气虚衰所致。另外，少阴的自利口渴要和太阴的自利不渴比较。少阴的自利口渴是因为下焦阳虚，不能气化，津液不能蒸腾上乘所致，太阴的自利不渴是因为中焦脾胃虚寒，津液停聚所致。临床辨别少阴虚寒证要抓主症，抓显症，如本条的但欲寐，自利而渴，小便色白就是虚寒的主症，虚寒的显症，对于假热证要在虚寒显症的基础上去辨别和确定。

283. 病人脉阴阳俱紧，反汗出者，亡阳也。此属少阴，法当咽痛而复吐利。

提要：本条为少阴亡阳的脉证。

案解：本案为少阴亡阳案。

袁营袁家贵，素体虚寒。冬季冒雪进山寻药，重伤于寒，归家即感恶寒、咽痛，食后吐利交作，大汗出，急赴仲景堂诊治。仲景诊之，按其脉三部皆沉紧，谓诸弟子，此寒邪直中少阴之经，治当大剂通脉四逆汤回阳救逆，弟子急与煎服之，一剂阳回汗收，再剂病除。

仲景继向弟子们讲道，素体虚寒之人，多是少阴体质，少阴体质易被寒邪直中，此病者冬季冒雪进山寻药，感寒重而久，故其脉阴阳俱紧，阴证本不当有汗，此病者反大汗出，是寒邪直中少阴，体内阴寒太甚，逼迫虚阳外脱，阳虚不能固外之象；阴寒太盛，脾阳不守，上则呕吐，下则腹泻；又足少阴肾脉循喉咙，虚阳循经上扰则咽痛，但此咽痛其咽部必不红不肿。少阴本为虚寒，现又呕吐、腹泻、咽痛、汗出，脉见沉紧，一派亡阳之象，必急以大剂通脉四逆汤回阳救逆方可有效。

思考：有注家认为本条为寒先伤太阳，再伤少阴，如尤在泾言“此为寒伤太阳，阳虚不任，因遂转入少阴证”，此说临床亦存在，但纵观本条并未言太阳病，故当为寒邪直中少阴。至于咽痛一症，或阴寒上逆，或虚阳上越，或寒邪客咽，皆有可能。脉阴阳俱紧，阴为尺，阳为寸，尺寸俱紧，中兼关部，即三部俱紧。本条应与第3条鉴别，第3条“太阳病，或已发热，或未发热，必恶寒，体痛，呕逆，脉阴阳俱紧者，名为伤寒”，其脉也是阴阳俱紧，此脉为紧而有力，因是表证，当为浮紧；而本条脉阴阳俱紧是紧而无力，因是里证，当为沉紧。

本条提出少阴亡阳证脉证，即呕吐、腹泻、汗出、咽痛、脉沉紧。提示临床辨别少阴亡阳当从脉的沉紧，咽、胃、腹的疼痛、吐利，及全身的汗出而辨别。如果仅仅遇到脉沉紧，则要结合是否有其他的阳气虚损症状，确定是阳气衰微。现代医学对本条描述的临床表现如呕吐、腹泻、汗出、咽痛、脉沉紧，认为是水液丢失导致的循环衰竭性休克，为临床危重症，治疗当是补充血容量，维持血压，强心等。

284. 少阴病，咳而下利，谵语者，被火气劫故也，小便必难，以强责少阴汗也。

提要：本条为少阴病误治变证。

案解：本案为少阴病误治变证案。

史凹村史景文，年五旬余。己亥日因心烦欲寐，形寒肢冷，小便色白而求诊。一医按其脉微细，见其形寒肢冷，误为伤寒，用火法逼其发汗。火治后病者咳嗽，下利，更发谵语，小便难，家人急送入仲景堂医治。仲景诊罢，谓诸弟子，病者心烦欲寐，形寒肢冷，小便色白，脉微细，本为少阴病。医者误用火法强发其汗，汗出则津液耗伤，化源不足，故小便难；汗出则心阴耗损，心神无以滋养而浮越，故发谵语；手少阴心经出入肺，火迫心经扰肺则咳；火迫肾经则下利。治宜育阴利水，通利小便，宜猪苓汤。弟子与药，一剂而小便利，咳减，下利轻，精神起，两剂则病去身安。

思考：本条提出少阴病用火法治疗后出现误治变证，提示少阴病表现为一派阴寒证，无汗而冷，看似不发热的伤寒，被误诊进而用火劫疗法以迫其汗。伤寒恶寒无汗，少阴病亦恶寒无汗，不过少阴的恶寒，加衣则减，而伤寒的恶寒加衣不减。临床上心肾阳虚患者禁用火疗如火灸，但现在火疗在社会上较普遍，有滥用之势。现代医学认为心肾功能差或有慢性多脏器衰竭的患者，禁止大汗，否则会出现休克，此与本条不谋而合。

285. 少阴病，脉细沉数，病为在里，不可发汗。

提要：本条为少阴里证禁汗法则。

案解：本案为少阴里证禁用发汗案。

仲景堂上，仲景向众弟子讲解少阴病里证治疗禁忌。仲景讲道，少阴病里证的特点是脉细沉而数，临证遇到此脉，表示为少阴里证，其治疗不可发汗。盖《素问·阴阳应象大论》言“其在皮者，汗而发之”，发汗是治疗表证的大法，而少阴为里证，不可发汗。但少阴里证又有寒热的不同，脉细沉数而见阳虚阴盛之证则为寒化，脉细沉数见阴虚之证则为热化。如去岁曾治白河村病者白老伯，年六旬余，素体阴寒。因过劳而疲惫，常坐时欲寐，心悸足肿恶寒。为师按其脉细沉而数，辨其心肾阳气虚衰，阴寒内盛，逼阳外越欲脱之象，断为少阴寒化证，与四逆汤合真武汤，三剂而肿减，五剂而身安，又与药为丸常服。今病者已平稳如初，为师并未因其恶寒而发其汗。又治白河村张花婶，四旬之龄，素体有热。因闻惊悚之事，心神不宁，欲寐却不得寐，口渴舌红，脉细沉而数，为师辨为少阴热化证，系素体阴虚有热，又受惊悚之事扰烦心神而发病。当时为师与黄连阿胶汤，一剂症减，三剂神安，为师亦未因其有热而发其汗。此等皆少阴里证，不管寒化热化，皆不可发汗，否则病在里而发汗，是竭其阴津而易动其血，发生各种不测变证。

思考：本条提示有二。一是脉细沉数，为病在里的少阴病；二是少阴病不可发汗，提出了少阴病禁忌发汗的治疗法则。关于少阴里证的辨别，仲景以脉定夺，对此，程郊倩的解释很到位，其言“何谓之里，少阴病脉沉是也，毋论沉细、沉数，俱是脏阴受邪，与表阳是无相干，法当固密肾根为主，其不可发汗，从脉上断，非从证上断”，此对理解仲景本条有参考意义。现代医学认为少阴病里证寒化证多见于心肾功能衰竭性病证，如心力衰竭、肾衰竭；热化证则见于神经症或躯体形式自主神经功能失调等，皆为不可发汗疾病。

286. 少阴病，脉微，不可发汗，亡阳故也。阳已虚，尺脉弱涩者，复不可下之。

提要：本条为少阴病禁汗、禁下的脉象及病机。

案解：案 1 为少阴病禁忌发汗案；案 2 为少阴病禁忌攻下案。

东方庄方智贤，貌似壮实，但精神萎靡疲惫，常欲眠却难眠，恶寒汗少，便结。一医诊之，按其脉微，见恶寒，言其脉虽微，但身似壮实，遂发其汗，药后汗出，气微寒甚，医者惶恐，急荐仲景诊治。仲景诊之，询前之脉象，答，初见脉微，再按其脉尺部弱涩。谓众弟子，此本为少阴阳虚，故素精神萎靡疲惫，常欲眠却难眠，恶寒汗少，便结。少阴病不可发汗，而医发其汗，汗出而亡阳，故其气微寒甚，而其脉尺部弱涩，阴血已亏也，此少阴阴阳两虚，既不可发汗，亦不可攻下。治当益气回阳救逆，四逆加人参汤主之。弟子如法与药，一剂而阳回，再剂而安。

东方庄董之卓，甲辰日因但欲寐，小便色白，大便难，赴仲景堂诊治。仲景诊之，按其脉，寸部虚微，若有若无，尺脉弱涩。谓众弟子，病者本为少阴病，寸部虚微，若有若无，此少阴阳气已虚，而尺脉弱涩，复有阴血亏虚，此阴阳俱虚，虽有大便难，亦不能攻下，攻下则亡阴亡阳。治宜先以四逆加人参汤服之，温补阳气，再以蜜煎导润肠通便。弟子与药，一剂而神复，再剂而寒减，遂用蜜煎导一根入直肠润而通便，后以四逆加人参汤为丸善后。

思考：上两条皆言少阴病不可发汗，本条亦言少阴病不可发汗，不仅如此，本条亦言少阴病不可攻下。如此反复强调少阴病不可发汗、攻下，则一定有让医者在遇到少阴病时发汗、攻下的缘由，提示少阴病即使有应发汗或攻下的因素，亦当谨慎。现代医学认为心肾功能衰竭患者，多有循环血容量不足，当忌汗、忌下，从一般生活常识言，一切寒凉药物、食物皆在禁忌之列。

287. 少阴病，脉紧，至七八日自下利，脉暴微，手足反温，脉紧反去者，为欲解也。虽烦，下利，必自愈。

提要：本条为少阴病阳复寒去自愈脉证。

案解：本案为少阴病阳复寒去自愈案。

仲景堂上，仲景讲解少阴病自愈的脉证特点。仲景讲道，少阴病和其他六经病一样，也有自愈的情况。一般少阴病在寒邪直中后，少阴的特征性微细脉会变为紧脉，病程七八日后，出现下利，手足由凉转温，脉突然由紧转为微细，此为阳气渐复，虽仍下利，但能不药自愈，注意此时可能会出现心烦，为阳气来复扰动心神所致。众弟子记得曾治疗的葛营村葛老伯，本为少阴禀赋，在地窖取物时停留太久，感受寒湿之气，至晚则身寒不适，第二日请为师前去诊治，其脉呈紧象，手足凉，其他并无大碍，嘱其保温并饮姜汤驱寒，七八日后，弟子张惟前去察看，发现病者自下利，日数次，手足原来寒凉，已温热，张惟正诊脉间，感脉忽由紧而转微细，病者言心烦，这是阳回病向愈的迹象，心烦者，阳气回而扰心也。张惟嘱病者仍要保温防寒，直待痊愈。

思考：本条讲了一个少阴病被寒邪直中后脉由紧转为微，阳气回复的病理过程，可能是自愈，也可能是药物干预，是否需要药物干预，全看病者体质强弱。本条与诸经病自愈比较，如太阳病第58条“凡病，若发汗、若吐、若下、若亡血、亡津液，阴阳自和者，必自愈”，指太阳病经过一系列有效治疗，邪去则正安，故可以达到阴阳自和的目的。太阴病第278条“伤寒脉浮而缓，手足自温者，系在太阴。太阴当发身黄，若小便自利者，不能发黄。至七八日，虽暴烦下利，日十余行，必自止，以脾家实，腐秽当去故也”，指脾阳来复，太阴病自愈的病机。本条则是心肾阳气来复，少阴病自愈的病机。临床上对少阴病应用四逆汤治疗后，有些患者会出现下利，患者会因下利而不解，以为用药有误，医者若不察，亦会认为是药误。从本条当知此为阳气来复，阴寒出外之象。现代医学对此证没有特别认识，或多不关注。但不管何种体质，感寒后恢复的时间都在七八日。

288. 少阴病，下利。若利自止，恶寒而蜷卧，手足温者，可治。

提要：本条为少阴病下利自止可治证。

案解：本案为少阴病下利自止可治案。

宁庄宁红娟，年五旬余，素体虚寒。辛未日田间劳作，匆忙间食冷，晚归家忽下利，恶寒蜷卧，手足寒，家人与姜汤服之，天亮后手足似有回暖，继服姜汤，至午后下利渐止，手足转温，但仍恶寒蜷卧，遂赴仲景堂诊治。仲景诊之，询症按手握足后，谓众弟子，病者本为少阴虚寒禀赋，又伤食冷，冷驱下焦，下焦虚寒更甚，故下利；恶寒蜷卧者，少阴阴寒盛，寒主收引，恶寒蜷卧乃拘紧收引之象；手足寒者为少阴阴寒盛，阳气不达四末。服姜汤后利渐止而手足回暖，阳气渐回复之象，虽仍恶寒蜷卧，但亦无虞，其可治。嘱弟子与四逆汤一剂，恶寒除，蜷卧减，再剂而身渐安，精神转好，嘱与附子理中丸继服善后。仲景又言，少阴病下利，下利自止而手足温为可治；但若下利自止，而四肢厥冷者，则为阴盛阳衰，为病进，多难治。

思考：少阴病虚寒证为脉微细，但欲寐，这是其体质常态，若感寒或食寒，则易下利恶寒，本条即是。但若下利自止，手足温者，乃阳复阴退之象，多易治或可治。本条提出少阴病可治证，其判断的依据是若利自止，手足温者。手足温与利自止同时出现为病退可治标准。现代医学中此证多见于休克，在休克的病程中，若腹泻由剧转轻或停止，手足由厥冷转温预示此休克抢救有效，当然现代医学有自己的观察方法。

289. 少阴病，恶寒而蜷，时自烦，欲去衣被者，可治。

提要：本条为少阴病时自烦，欲去衣被可治证。

案解：本案为少阴病时自烦，欲去衣被可治案。

仲景堂上，仲景继续讲解少阴病可治病案。仲景道，昨日治疗的林庄村林老伯，素为少阴质，常恶寒蜷卧，欲睡又睡不着。为师按其脉，微而细，用四逆汤后，手足渐温，心烦热欲揭衣被，这是阳气渐回复，有治疗希望，故为师又继续以大剂四逆汤与之，三剂后渐安。仲景又道，少阴病，脉微细，但欲寐，恶寒蜷卧，手足寒，一派阴寒阳虚之象，但若病者手足逐渐见温，时不时心烦热，而欲揭衣被者，此为阳气来复，与阴邪相争，故有烦热欲去衣被，此种情况为可治之证。若四肢躁动不宁，难以控制而不得卧寐者，则为虚阳外浮，阴阳离决之象，此为不治。

思考：本条仅凭“恶寒而蜷，时自烦，欲去衣被”而言少阴病可治，似证据不足，因为“时自烦，欲去衣被”，其病机与“躁”似同，而“躁”

多为阴阳离决之象，多不治。若言可治，当有手足温等阳回之象。现代医学对各种休克的治疗预后凭脉搏、血压、体温、血容量等观察，如血容量减少、血压降低、脉搏增快、体温降低，则预示休克的抢救不成功，若血容量补充、血压逐渐升高、脉搏逐渐和缓、体温逐渐正常，则预示其休克的抢救是有效的。若结合中医的时自烦，欲去衣被，手足温进行辨别，则可更早预判预后。

290. 少阴中风，脉阳微阴浮者，为欲愈。

提要：本条为少阴中风欲愈的脉象。

案解：本案为少阴中风欲愈案。

大王庄王石虎，素体虚寒，常易疲惫。甲戌日山中打猎，不慎感受风邪，恶风，手足冷，归家即赴仲景堂求诊。仲景按其脉，寸脉浮缓，尺脉沉微，谓诸弟子，此为少阴中风。病者素体为少阴质，山中打猎，少阴经感受风邪，则寸脉浮缓，寸脉候表也；尺脉沉微，尺脉候里也。又见恶风而手足冷，少阴中风无疑。治当温阳祛风，与四逆汤合桂枝汤，留观。弟子与药，越日，仲景查之，其寸脉由浮变微，尺脉由沉微变浮，恶风减，手足渐温。谓众弟子，寸脉由浮变微，外邪不复入内；尺脉由沉微变浮，内入之外邪从内尽出，又恶风已减，手足渐温，此阳气来复，邪风将去，病将向愈之象。又越日，病者其病若失。

思考：本条为少阴中风，乃风邪直中少阴经脉，即少阴经感受风邪。钱天来言“夫少阴中风者，风邪中少阴之经也”。少阴中风仲景未列症状，可能与少阴中风在临床上停滞时间短、病证不重有关，从欲愈脉分析，并参考诸经中风证特点可知，少阴中风应有恶风等症。“脉阳微阴浮”，阳指寸脉，阴指尺脉。治疗少阴中风当标本同治，治本四逆汤，治标桂枝汤，临证时可合而用之。

291. 少阴病欲解时，从子至寅上。

提要： 本条为少阴病欲愈的时间。

解案： 本案为少阴病欲愈时间案。

仲景堂上，仲景在向众弟子讲解少阴病的欲解时间。仲景道，少阴病欲解的时间，一般在子时到寅时这一时段，即晚上十一时至次日凌晨五时。盖每日子时为阳气生发之时，而少阴病本为阳虚阴盛，此时少阴病欲解，乃借天之初生阳气，经言“少火生气”，天之初生阳气如“少火生气”，而逐渐驱除少阴病之阴寒之气，解少阴病阳气虚衰之象。前日王堂村王老伯来诊，其素体阴寒，精神不振，脉微细，但其每到夜里十二时左右，则自感精神改善，至第二日晨起五时左右复又不适，此正是少阴病欲解的例证。

思考： 各经病一般解于其经气旺盛之时，而少阴病独解于阳气生发之时，乃因少阴病为阴寒内盛，阳气生发之时，阳进一分则阴退一分，如此则借天地阳气而扶助少阴肾中真阳之气，子、丑、寅三时是最佳时机。笔者认为，少阴病不解于阴盛之时如酉、戌、亥时，即下午五时至十一时，是因为少阴病本为阳衰，阴寒之时对其无助，反有损害。另外，少阴病不解于阳气隆盛之午时，乃阴盛阳衰之少阴病，需少火之气而渐生阳气，若为壮火气即午时之气则反“食”其阳气，加速少阴阳气的衰竭。临床上凡少阴病体质者，多于夜中睡眠较晚，常于子时较为精神，但晨起五时后反不易起床。此对不易入睡患者的治疗有启发意义，即可从三阴入手治疗，太阴病欲解时在晚九时起至次日凌晨三时，少阴病欲解时在晚十一时至次日凌晨五时，厥阴病欲解时在凌晨一时至凌晨七时，入睡的时间段在晚十时至次日凌晨一时，跨三阴时段，故治疗失眠可从三阴入手。现代医学认为心肾阳衰之心力衰竭、肾衰竭患者，夜半多缓解；但由非心肾疾病导致的呼吸、循环衰竭则可能在此时段加重。

292. **少阴病，吐利，手足不逆冷，反发热者，不死。脉不至者，灸少阴七壮。**

提要：本条为少阴病可治证之一。

案解：案 1 为食饮诱发少阴病吐利可治案；案 2 为风寒诱发少阴病吐利可治案。

姚家庄姚士员，素体虚寒，精神不振。乙丑日食饮凉食，忽发上吐下泻，家人急送仲景堂诊治。仲景按其脉微细，触其手足热而不冷，谓众弟子，此无大碍，病者素体虚寒，当为少阴质，因食饮凉食而发作吐利，系阴寒太盛，但手足不冷而温热，其脾胃阳气尚不衰，可治。但若手足逆冷不温，则为阴阳离决之象，为难治。可与四逆理中汤温脾肾散寒湿，弟子如法与药，两剂而安。

姚家庄姚老媪，素体弱，夏季亦厚棉衣裘，手足常冰冷。丙寅日感寒，忽上吐下泻，家人急送至仲景堂医之。仲景观其似有少神之象，按其脉极微细似无，触其手足却温热，告弟子及家人，病者素体虚寒，系少阴病，感风寒而发作吐利，脉极微细似无，但手足温热，脾胃阳气尚不衰，可治。嘱弟子灸少阴经太溪、涌泉两穴，各七壮，弟子依法施之，灸罢，病者神清可语，脉虽微细但可及，嘱弟子与四逆理中汤，弟子与药，两剂而安。

思考：本条提示有二。一是手足是否温热是少阴病能否救治的辨别依据之一；二是中医灸疗可救急。少阴病突发吐利，当有诱因，或感风寒，或进冷食等。陶尚文言“伤寒直中阴经，真寒证甚重而无脉或吐泻脱然而无脉……”就指出了本证的缘由。现代医学对休克病证，多与输液治疗，如效差结合灸疗可能会提高疗效。

293. 少阴病，八九日，一身手足尽热者，以热在膀胱，必便血也。

提要： 本条为少阴肾热化证。

案解： 本案为少阴肾热化证案。

晚八时，仲景堂仲景开讲少阴病肾热化证案。仲景讲道，旬前治疗大陈庄陈红英，年三旬，患少阴病，欲眠睡却不得睡，昼日精神不振，其脉微细。己酉日感风热之邪，身不适，因事耽治，病延八九日后，身热手足热，出现尿血，为师按少阴肾热证用猪苓汤清热养血利尿，三剂热除尿血止。盖少阴经分足少阴肾经和手少阴心经，二经均有热化证。少阴肾热化证一般是少阴病进展八九日后，肾阳恢复太过出现的病证，表现为全身和手足都发热，小便出血。肾阳恢复太过，阳热要寻出路，而肾与膀胱相表里,《灵枢·本藏》言“肾合三焦膀胱，三焦膀胱者，腠理毫毛其应”，肾热移热于膀胱，膀胱散热于皮肤毫毛，故全身及手足俱热，膀胱血络灼伤，则小便出血。

思考： 本条历代注家多认为是肾移热于膀胱，为脏邪传腑。如柯韵伯言“八九日一身手足尽热者，是传太阳”，即传太阳膀胱腑；喻嘉言认为“然病至八九日，阴邪内解之时，反一身手足尽热，少阴必无此证，当是脏邪传腑，肾移热于膀胱之证也”；魏念庭却言“少阴病八九日，本不发热，至是一身手足尽热，似为太阳之发热，不则阳明之大热矣，不知病在少阴，少阴证既具，而如此之热者，非阳经为病，仍阴经为病也，肾为阴脏，居于下焦，与膀胱最为切近，肾热必旁注于膀胱，自然之理，膀胱为太阳府，遂因府热而散于太阳经之周身，以此而知病不在阳经，而在阴经，消耗阴经最迫，不可谓阴经得阳为易愈也”，此说甚是，因为一般而言，脏邪传腑，为由阴出阳，病为向好，但少阴见便血，往往是病邪深入，不易治疗，因此本条以少阴肾热化为是，非脏病传膀胱腑。少阴病寒化热化，一般指少阴肾寒化，少阴心热化，而本条却讲少阴肾热化。临床上肾脏肿瘤可以出现无痛性血尿，类似于少阴肾热化证。另外，很多IgA肾病镜下血尿，西药基本无效，中药疗效有限，可能与辨证多用凉血止血方药有关，此类血尿，可归于少阴肾热化证，但正如魏念庭所言“此非急泄下焦之热，不足以存少阴之阴也，未成血，则猪苓，既成血，则抵挡，非此无以为救”，提示此类血尿当急泄下焦之热，泄热逐瘀。

294. 少阴病，但厥无汗，而强发之，必动其血。未知从何道出，或从口鼻，或从目出者，是名下厥上竭，为难治。

提要：本条为少阴病寒厥误治动血变证。

案解：本案为少阴病寒厥误治动血案。

仲景堂上，仲景正讲解少阴寒厥。仲景讲道，诸弟子记得为师和你们去岁巡诊罗庄新村，村中罗二虎，年六旬，初患太阳病，延治误治达半年之久，由一常人变为虚弱不堪之体，精神疲惫，常四肢厥冷，瘦而无汗。寻医诊治，复发其汗，汗后口鼻出血，甚是虚衰，脉微细按压似无应，此即少阴寒厥强汗所致，当时为师与四逆汤加大剂人参、山萸肉，三剂才使脉回有应，五剂后方血止身安，后嘱常服四逆汤加人参、山萸肉丸剂，上旬弟子叔和回访，病者一切甚安。因此，众弟子当明白，少阴寒厥的特点是脉微细，但欲寐，四肢厥冷，身无汗出。这种表现易被医者误治，为何？盖因病者有四肢厥冷而无汗之证，医者以此而误为伤寒无汗，不知此非少阴伤寒，而是少阴本寒，禀赋使然也；或三阳经尽，病入少阴经脏使然。若为少阴伤寒，当全身恶寒而无汗，此则仅四肢厥冷而无汗。但医者误诊误治，用辛温之品强发其汗，致或从口鼻或从眼目而出血，其因是少阴病阴阳虚衰，津液本乏，阳虚于下，而竭于上，强发其汗，虚阳扰动，阳动扰血而出血。遇此出血诸症则愈后不佳，为难治之证。

思考： 本条少阴寒厥误汗动血变证，当与上条比较。上条是少阴肾热化证出血，血从下溢，本条是少阴阴阳虚衰出血，血从上溢，病机有异。本条仲景无方，丹波元简言“下厥上竭，惟景岳六味回阳饮（人参、附子、干姜、甘草、熟地黄、当归）滋阴回阳两全，以为合剂矣”，临床可参考。现代医学认为本条类似休克、弥散性血管内凝血，自然难治。

295. 少阴病，恶寒，身蜷而利，手足逆冷者，不治。

提要： 本条为少阴病阴盛无阳不治之证。

案解： 本案为少阴病阴盛无阳不治之证案。

仲景带弟子张载前往山间小村西沟村巡诊。走进刘老伯家中，见刘老伯面墙蜷卧在床，闭目不言。其子告仲景，其父素体尚健，长期在山中劳作。去冬受寒，经治数月，不见好转，至今已卧床五月，身冷尤其手足厥冷，睡一夜也难温热，十日前又添下利，初日三四次，今日达十余次不止，家贫无力去先生医堂就诊，自弄生姜、山药煮服，但下利愈来愈重，今巧先生巡诊，乞先生救治。仲景道，我堂不是有免费诊日，为何不知？不待其子回答，即按病者之脉，微细似无，呼之睁目而应，触其四肢冰冷。语其子及弟子，此为少阴病，延治既久，阳气衰竭，阴寒太盛，几到纯阴无阳之界，当属难治之证，但脉虽似无，重按尚可及，可用四逆汤加人参与之。弟子张载取出药，嘱其子煎煮方法，一个时辰后，药成服下。仲景嘱其子照看，再去其他人家继续巡诊。下午六时回堂时又返回刘老伯家，见刘老伯已起身端坐服药，嘱其子，药一日四次，并加一次艾灸，让弟子张载教其子艾灸方法。回家路上，仲景言，此病虽暂时稳住，但若有风吹草动，危矣。月后，弟子来告，病者后复感寒而终不治。

思考：本条为少阴不可治证之一，与少阴病可治证比较，第288条“少阴病，下利。若利自止，恶寒而蜷卧，手足温者，可治”有手足温，第289条“少阴病，恶寒而蜷，时自烦，欲去衣被者，可治”有时自烦，欲去衣被等阳气回复表现，本条“恶寒，身蜷而利，手足逆冷”，全无阳气回复之兆，故为不治证，可资鉴别。一般而言，临床上衰竭性疾病晚期可见此证。

296. 少阴病，吐利躁烦，四逆者，死。

提要：本条为少阴病阳气衰竭死证。

案解：本案为少阴病阳气衰竭死证案。

仲景堂留观室，杨庄村杨老伯卧床留观，病者因伤寒误治，卧床已半年之久。十余日前因食饮不温，吐泻交作，在家自用姜汤服之，稍有平复，但调理不当，诸症又作，三日前来仲景堂。当时脉微细，但欲寐，上吐下泻，虚弱疲惫。仲景嘱用药留观，弟子遵嘱与四逆理中汤，今晨三时许突然躁烦不安，四肢不自主躁动，弟子呼仲景起床查之。仲景按其脉微细几不可及，触其四肢逆冷已过肘膝，嘱弟子及家人，此为少阴死证，衰阳已绝，不可救也，家人闻言，带病者归家。晚上仲景向诸弟子讲解此病案，病者为少阴阳竭证，吐利经四逆理中汤治疗，症未好转，出现躁烦，四肢不自主躁动，此阴邪盛极，阳气将竭，衰微之阳气与猖獗之阴邪抗争故躁烦不安，而阳竭阴盛，四肢出现逆冷等症，阳气难回，故为不治之症。众弟子应明白，病者先有吐利躁烦，后有四肢逆冷，表明阳竭阴盛，阳不胜阴，故难以救治。

思考：本条提出少阴死证之一，判断的主症是少阴病，吐利躁烦，四逆。发生次序为先有少阴病的脉微细，但欲寐，然后有吐利，因吐利而躁烦，最后发生四逆，每个症都不可或缺。一般而言，少阴病都有一个慢性发展过程，或为三阳病误治而来，或为少阴体质复又感寒或调养不慎而来，总之到少阴病不治阶段，是慢性病发展到后期的衰竭状态。现代医学临床所见休克，各种危重急症，呼吸循环衰竭，肿瘤晚期若出现少阴病吐利烦躁四逆证据，可断为不治。

297. 少阴病，下利止而头眩，时时自冒者，死。

提要：本条为少阴病阴竭阳脱死证。

案解：本案为少阴病阴竭阳脱死证案。

仲景堂课堂晚六时准时开讲，仲景讲解少阴病的又一死证，阴竭阳脱死证。仲景讲道，少阴病下利，若见下利停止，出现眩晕，并时时两眼发黑，目无所见者，是又一少阴病死证。前日留观室的秦刚村秦老伯所患即是此证，秦老伯素体虚寒，七日前，食地瓜后，剧烈腹泻。经一医治之，利止稍安，但头目眩晕，时发目昏黑。此因下利耗津伤液，下利止则为阴液已竭，无物可泻，阴既竭绝于下，则阳无所依自冒于上，故头目眩晕，时发目昏黑，此阴竭阳离上脱，为少阴病死证之一。但若少阴病，利止而手足温者，阳气来复，则有救治可能。秦老伯虽经用四逆加人参汤，也无济于事，甚憾。

思考：本条与第288条“少阴病，下利。若利自止，恶寒而蜷卧，手足温者，可治”比较，彼为利止而手足温，系阳气来复，此则利止而头眩时时自冒，系阴绝阳离危候。所谓“下利止而头眩，时时自冒者”，即由于阴液已竭故下利自止，阴液已竭，阳无所依而上越故见头眩时时自冒，冒者，向上升也，即虚阳向上升也。现代医学认为少阴病的头眩自冒乃高血压危象，极其危重。

298. 少阴病，四逆，恶寒而身蜷，脉不至，不烦而躁者，死。

提要：本条为少阴病阳绝死证。

案解：本案为少阴病阳绝死证案。

仲景带诸弟子去乡间巡诊。一行人来到熟悉的时沟村，前往时老伯家。时老伯年七旬有六，积劳二十余载，卧床一年余，仲景时常带弟子来巡诊。其子告仲景，近日其父身倦懒言，时感心悸，气短加重，半夜常憋醒，常无意识的身体躁动，家人甚忧。仲景道，一直惦记老伯病情，不知药物是否服用，其子答，断续服用，但病情起色不著，近日感觉在加重。仲景见时老伯面壁蜷曲而卧，身盖两床被子，呼之可应，随即闭目，言寒甚，问之心烦否？细声答不烦。触其四肢厥冷，按脉微细几无，四肢不自主躁动。仲景嘱静养，出屋语其子及诸弟子，病甚危，为少阴阳绝证。病者恶寒身蜷，四肢逆冷，乃阴寒极盛；脉不至，乃真阳竭绝，无力鼓动血脉气血；心不烦而肢体躁动，乃阴燥之象，心烦为病者自我感觉，表示阳气尚存，躁为无意识肢体躁动，为阳气衰竭，故此为阳气绝决之候。吾无力再治，其子拜谢，仲景带弟子而别，继巡诊。

思考：本条少阴病死证突出“脉不至，不烦而躁”，脉不至即无脉，或微细几无；躁为不自主的四肢躁动，乃阴阳离决之象，为神识已失，近乎昏迷地步。本条与第 295 条“少阴病，恶寒，身蜷而利，手足逆冷，不治”比较，无下利，但脉不止而躁，病情更危。与第 292 条“少阴病，吐利，手足不逆冷，反发热者，不死。脉不至者，灸少阴七壮”比较，均有脉不至，但彼手足不逆冷而热，此则四逆而躁。临床上严重休克引起循环和中枢神经系统功能障碍可见此少阴病死证。

299. 少阴病六七日，息高者，死。

提要：本条为少阴病阳脱之死证。

案解：本案为少阴病阳脱之死证案。

仲景堂上，仲景正在讲解病案。仲景言，众弟子记得曾治疗的倪家沟倪老妪，少阴病多年，动则气短息急，脉微细，时有时无。去岁十月卧床不起，为师前去诊治，与真武加五味子汤服之，尚能自助，但今岁一月受寒，六七日后突然呼吸短促，卧床亦不缓解，为师急去诊治，但为时已晚。此病为少阴阳脱死证，其久患少阴病，遇寒突然加重，肾气竭绝于下，肺气浮脱于上，上下阴阳离决，故为死证。仲景讲道，少阴病阳脱死证的主要表现是呼吸浅表，气息难于下达胸腹，其因是少阴肾气衰败，不能纳气归根，病机为肾气绝于下，肺气脱于上，而成阳脱死证。

思考：本条少阴病阳脱死证的主症表现是“息高”，即呼吸浅表而急促，为少阴病危候之一。程郊倩言“息高者，生气已绝于下，而不复纳，故游息仅呼于上，而无所吸也”，柯韵伯言“息高者，但出心与肺，不能入肝与肾，生气已绝于内也”，因此，少阴病出现息高乃危候也。临床上呼吸功能衰竭会出现呼吸短促浅表、急迫。从本条看，凡五脏功能衰竭，皆可能是少阴病死证。

300. 少阴病，脉微细沉，但欲卧，汗出不烦，自欲吐，至五六日，自利，复烦躁，不得卧寐者，死。

提要：本条为少阴病阴阳离决死证。

案解：本案为少阴病阴阳离决死证案。

隆冬，夜幕降临，仲景堂上，烛灯点燃，仲景向众弟子讲解少阴病阴阳离决病案。病者来自赵庄，赵老先生，年七旬余，患少阴病多年，常蜷卧在床。因受寒发热，无汗心烦，庄里有懂医者按其脉微细沉，谓因寒而发热，无汗心烦，虽脉微细沉，亦当发其汗，与大青龙汤，药后汗出，心烦除，但增欲吐之证。庄里懂医者，又与止吐药，药后吐减，五六日后又添下利，复烦躁卧床不宁，遂急邀为师前去诊治，但未至即不救而去。此病者为少阴病阴阳离决死证，病初脉微细沉，但欲蜷卧，是为少阴阳虚阴盛，尚平稳。但少阴体质者，不敢见风吹草动，此病者不慎调护，感寒而发热，无汗心烦，用药发汗本为正治，但其为少阴病，又为七旬高龄，发汗当护心肾之阳，麻黄细辛附子汤似可为之。庄里懂医者却不识此，用大青龙汤发汗除烦，该方不护心肾阳气，汗出既伤心液，又伤本弱之心阳，心阳难于独亢，故心不烦。所增欲吐之证乃阳虚阴寒上逆，医者不与回阳救逆，却与治吐，病延五六日后，病者少阴阳气欲绝，见下利，心脾肾阴阳再竭而离决，出现烦躁而不得卧，终不治。

思考：本条少阴病死证的主症是“自利，复烦躁，不得卧寐”，但是由微细沉、但欲卧、汗出不烦、自欲吐发展而来，其中汗出不烦、自欲吐已提示少阴病危重，此时如果治疗，尚有机会，再发展到出现自利，烦躁不得卧寐则为少阴病阴阳离决，不可救治。少阴病第 294 至 300 条，共八条，均是少阴病危重症，从难治，到不治，再到死证，危重症的治疗难度一步步加大。难治证一条，不治证一条，死证五条。古注称为少阴死证“六条”。临床上认为严重休克引起中枢神经系统功能障碍，可出现烦躁等精神症状，与此少阴病阴阳离决诸症相同。笔者曾在当主治医师时管一患者，年四旬余，系前列腺癌晚期，在生命的最后几天，每晚患者都异常烦躁，喊热又不着厚衣，思其为阴阳离决之兆，欲救治但无良法。

301. 少阴病，始得之，反发热，脉沉者，麻黄细辛附子汤主之。

麻黄二两，去节　细辛二两　附子一枚，炮，去皮，破八片

上三味，以水一斗，先煮麻黄，减二升，去上沫，纳诸药，煮取三升，去滓。温服一升，日三服。

提要： 本条为少阴伤寒脉证及治疗。

案解： 本案为少阴伤寒案。

袁楼村袁心科，素体虚寒，常精神疲惫。丁卯日感寒，发热头痛，无汗而恶寒甚，即赴仲景堂诊治。仲景诊之，按其脉沉，谓众弟子，此少阴伤寒。病者本少阴禀赋，脉当微细，今沉者，乃少阴阳虚感寒，抗邪无力，故脉不浮而沉；少阴病本不发热，反发热者，乃少阴经感受寒邪，寒束少阴经，阳气内郁不出，故反发热；少阴病本为虚寒，感受寒邪，故无汗而恶寒甚。其治当温阳以固根本，解表以散寒邪，宜麻黄细辛附子汤主治，该方由麻黄、细辛、附子组成，麻黄解少阴经所感之太阳寒水之气，附子温少阴本经之阳气，细辛内佐附子温经，外佐麻黄解太阳寒水。全方温阳散寒，主治少阴伤寒证。弟子与药，一剂而热除，继以四逆汤小剂常服，以固肾气。

思考： 本条提出了少阴伤寒的脉证及治疗主方，即麻黄细辛附子汤方证，主症是发热，脉为沉。本条注家多认为是太阳少阴两感证，但若从六经皆有表证言，本条应为少阴伤寒，即少阴经感受太阳寒水之气，即虚人外感。本条与太阳病第 92 条“病发热头痛，脉反沉，若不瘥，身体疼痛，当救其里，四逆汤方”比较，二者病机不同，本条为少阴伤寒，少阴病本不发热，感寒后则发热，故称为“反发热”；第 92 条为太阳伤寒，太阳病脉不沉应浮，脉反沉者，系里气虚，难以抗邪，当解表不愈，出现身痛者，里虚更甚，故当先以四逆汤温里。临床上许多老年人、体质虚弱者或有慢性病者，具有少阴证者外感后即如此。麻黄细辛附子汤

可用于治疗虚寒体质的外感、肾病综合征、病态窦房结综合征、肺心病、心力衰竭、无汗等。

302. 少阴病，得之二三日，麻黄附子甘草汤微发汗。以二三日无里证，故微发汗也。

麻黄二两，去节　甘草二两，炙　附子一枚，炮，去皮，破八片

上三味，以水七升，先煮麻黄一两沸，去上沫，纳诸药，煮取三升，去滓。温服一升，日三服。

提要：本条为少阴伤寒之轻证证治。

案解：本案为少阴伤寒轻证案。

下和庄夏满江，素体虚寒，常精神疲惫，欲寐不寐。戊辰日感寒，发热恶寒无汗，病延二三日不解，即赴仲景堂诊治。仲景诊之，询其症，发热恶寒无汗，无呕吐，大便如常，按其脉沉。谓众弟子，此为少阴伤寒，病者素体虚寒，感寒后虽发热恶寒但无汗，因证轻而病延二三日，无呕吐、下利等里证，此少阴里虚寒不著，宜麻黄附子甘草汤微发其汗，以温阳解表。该方由麻黄、附子和甘草组成，和麻黄细辛附子汤相比，去辛温峻猛之细辛，加甘缓之甘草，温少阴而微发其汗，药与病相应也。弟子与药，一剂身出微汗，病解而安。

思考：本条与上条合而为少阴伤寒的脉证及治疗，适用于少阴伤寒即阳虚外感病证。本条与上一条合看，上一条发热脉沉，无里证，本条亦是发热脉沉，无里证，不过本条“得之二三日”，病证缓，上一条“始得之”，病证急，一缓一急，用药自然不同，上一条用峻猛之细辛，发汗较猛，本条用甘缓之甘草，微发其汗。仲景本方亦见于《金匮要略·水气病脉证并治》，“水之为病，其脉沉小，属少阴，浮者为风，无水虚胀者为气。水发其汗即已，脉沉者，宜麻黄附子汤，浮者宜杏子汤。”其中麻黄

附子汤系麻黄附子甘草汤增麻黄一两为三两。临床上本方可治疗阳虚外感、阳虚肾病水肿、心性水肿、癃闭等。笔者在应用本方治疗虚寒肾病水肿或风寒肾病水肿时，其中的麻黄不可或缺，但对有麻黄禁忌证如高血压、心悸或高龄者则会注意配伍。

303. 少阴病，得之二三日以上，心中烦，不得卧，黄连阿胶汤主之。

黄连四两　黄芩一两　芍药二两　鸡子黄二枚　阿胶三两，一云三挺

上五味，以水六升，先煮三物，取二升，去滓，纳胶烊尽，小冷，纳鸡子黄，搅令相得。温服七合，日三服。

提要：本条为少阴热化证证治。

案解：案 1 为太阳标热内传少阴致少阴热化证案；案 2 为阳明之热内传少阴致少阴热化证案；案 3 为感受风热之邪而成少阴热化证案。

韩家村韩大兴，素体阴虚。庚午日患太阳病，经医治疗寒去但热不减，病者口燥咽干，心烦不安，夜卧不宁，急赴仲景堂诊治。仲景诊之，按其脉沉细数，语众弟子，此少阴热化证，系太阳寒水之标热内传少阴，与少阴君火相合，君火独亢，故成少阴热化证。其治当泻火养血滋阴为是，宜黄连阿胶汤。方中黄连、黄芩泻火除烦，阿胶、芍药、鸡子黄养血滋阴。芍药与鸡子黄、阿胶配伍，酸甘化阴助滋液，芍药与黄连、黄芩配伍，酸苦涌泄助泻火，全方具有泻火、滋水、交通心肾之功效。用时加水六升，先煮黄连、黄芩及芍药，取二升，去药渣，纳入阿胶烊化，稍冷，纳入鸡子黄，搅匀，温服三分之一，每日三次服用。弟子遵嘱与药，一剂而效。

韩家村韩大勇，年四旬，禀赋阴虚质。暑夏受热，高热不退，汗出如雨，口渴饮冷。一医诊之，谓此阳明暑热，非白虎加人参汤不可，急与之，一剂热退汗止，口渴减，但入夜心烦不宁，身有微热，口微干，赴仲景堂求治。仲景诊之，按其脉微细而数，语众弟子，病者素体阴虚，感受暑热，初为阳明暑热，经治阳明暑热虽退，但余热内传少阴，与少阴君火相合而成少阴热化证，火扰心神故心烦不得眠，火灼阴液则口微干。治当清泻心火，滋养阴液为是，宜黄连阿胶汤。弟子与药，三剂而安。

来沟村来南北，年三旬，素体阳盛。春末劳作，感受风热，入夜发热微恶寒，口干欲饮，一医与荆防败毒散，热不退，又与黄连解毒汤，热稍减，但口干唇焦，心烦不宁，夜不能寐，急邀仲景诊治。仲景按其脉沉细数，语众弟子，此乃少阴热化证，系感受风热之邪，施治不当，邪热内传少阴，与少阴君火相合，火灼阴液故口干唇焦，火扰心神故心烦不得眠，其脉沉细，少阴之脉也，其脉兼数，少阴火亢也，当泻火滋液，黄连阿胶汤主之。弟子与药，一剂热退，两剂烦除能寐，三剂口干唇焦尽去。

思考：少阴病寒化热化，皆与体质相关。素体虚寒者，易寒化；素体阴虚火旺者，易热化。本条少阴热化证，可由太阳标热内传少阴或阳明之热内传少阴，也可是少阴经感受火热之邪而发病。临床上高热后，循环血容量不足，可引起口渴、心烦不眠等症。黄连阿胶汤临床应用于失眠、躁狂及甲状腺功能亢进症等有少阴热化病证者。

304. 少阴病，得之一二日，口中和，其背恶寒者，当灸之，附子汤主之。

附子二枚，炮，去皮，破八片　茯苓三两　人参二两　白术四两　芍药三两

上五味，以水八升，煮取三升，去滓。温服一升，日三服。

提要：本条为少阴阳虚寒湿证。

案解：本案为少阴阳虚寒湿证案。

张井村张永勤，素体虚弱，精神不振。己巳日不慎感受初春乍寒之气，背恶寒，赴仲景堂诊治。仲景诊之，问口中滋味？答，口中味淡，不苦不燥亦不渴。遂语众弟子，此少阴寒湿证，口中淡者，口中无味也，寒湿盛也；背部恶寒者，太阳之本寒伤及督脉阳气，阳虚寒盛也。但此当与阳明经热证之背恶寒鉴别，阳明经热证的背恶寒是“背微恶寒”，且口燥渴，病机为热伤气阴，此“背恶寒”，口中和淡不渴，病机为寒湿伤及阳气。其治可先灸大椎、关元等穴，再与附子汤。附子汤由炮附子、茯苓、白术、芍药、人参组成，方中附子温阳散寒，人参大补元气，茯苓、白术健脾利湿，芍药既制附子之燥，又助茯苓、白术利水湿。全方温阳补气，利湿固本。弟子与药，一剂症减，三剂而安。

思考：口中和即口中不渴不苦，口味和淡，其与背恶寒同时出现，为少阴阳虚寒湿证，也是附子汤方证的主症。临床上附子汤应用于寒湿痹阻经脉的关节疼痛、水肿、甲状腺功能减退症等病证。

305. 少阴病，身体痛，手足寒，骨节痛，脉沉者，附子汤主之。

提要：本条为少阴阳虚寒湿身痛证。

案解：本案为少阴阳虚寒湿身痛案。

刁坡村刁小峰，素体虚寒。冬节上山砍柴，汗出感寒，回家卧床半月有余，后常感身痛，骨关节痛，四肢寒冷，遂赴仲景堂求治。仲景诊之，按其脉沉，谓众弟子，此少阴阳虚寒湿身痛证，乃病者素体阳虚，复又感受寒湿，寒湿直中少阴，入侵关节，凝滞经脉骨节，痹而不通，故见身痛，骨节痛，手足寒，治宜附子汤温阳除寒。弟子与药，三剂病减，十余剂身安。

思考：本条少阴阳虚寒湿身痛证，乃寒湿直中少阴经脉所致。本条当与第35、62条比较。第35条“太阳病，头痛，发热，身疼，腰痛，骨节疼痛，恶风，无汗而喘者，麻黄汤主之”，其中的“身疼，腰痛，骨节疼痛”是太阳伤寒证，病机是风寒束表，营阴郁滞；第62条“发汗后，身疼痛，脉沉迟者，桂枝加芍药生姜各一两人参三两新加汤主之”，其中的“身疼痛”是汗后营血虚滞所致；本证为少阴阳虚，寒湿凝滞少阴经脉所致，除身痛、骨节痛外，还有手足寒、脉沉等症，治当温阳除寒去湿。少阴寒湿身痛证多见于风湿性关节炎、类风湿性关节炎、退行性骨关节病等有骨节痛病者。

306. 少阴病，下利，便脓血，桃花汤主之。

赤石脂一斤，一半全用，一半筛末　**干姜**一两　**粳米**一升

上三味，以水七升，煮米令熟，去滓。温服七合，纳赤石脂末方寸匕，日三服。若一服愈，余勿服。

提要：本条为少阴虚寒下利证治。

案解：本案为少阴虚寒下利案。

秋末，晚八时，仲景在仲景堂讲解少阴下利证。仲景讲道，前日治疗的朱王营村朱小花，素体虚寒。因食冷而腹痛下利，用姜温敷腹部稍减，初不为意，并未诊治，数日后下利仍不止，且愈来愈剧，发现下利带脓血，急来仲景堂诊治。为师按其脉沉细微稍数，腹痛喜按，脓血便嗅之不臭，此乃少阴虚寒下利证。便脓血者，当是下利太甚，滑脱损伤血络所致，与桃花汤一服症减，三服而愈，再以四逆加人参汤善后。桃花汤方中赤石脂温涩固肠，干姜温脾止利，粳米补益脾气，全方有温补脾胃，固脱涩肠之功效。煎煮时取赤石脂一斤，一半筛末，一半与干姜一两，粳米一升共煎煮，服用时每服七合，日三服，若一服愈，则停服，不愈再服。

仲景继言，少阴病本为虚寒，若突然下利便脓血，必是少阴虚寒下利。少阴肾阳不足，下焦虚寒，肾气不固，故下利；少阴肾阳不足，火不暖土，土寒亦见下利；脾肾俱虚，故下利不止而滑脱，滑脱不禁血络受伤，而便脓血。此种下利便脓血，易误认为湿热利，概因见脓必有湿，见血必有热，其实不然，少阴病下利便脓血，必血色晦暗，必腥冷不臭，伴有腹痛绵绵，喜温喜按，脉沉微细或带数，一派虚寒之象，绝非湿热之利。

思考： 少阴本有下利，且为虚寒性下利，但便脓血则令人难辨，因动血多为有热，因此从条文看，甚难确定是虚寒下利脓血证。从桃花汤药物组成来以方测证，便可确定本条为少阴虚寒下利脓血证。桃花汤由赤石脂、干姜和粳米组成，赤石脂涩温，干姜辛热，粳米甘平，全方为温热之性，以温热治虚寒，方为对证。故推测此下利脓血为虚寒证。方中赤石脂一斤为 250 克，粳米一升为 180 克，每服七合为 100 毫升。治热利，有第 371、373 条的白头翁汤，用药寒凉，适合于热利。少阴虚寒下利，多为水性腹泻，现代医学无良法，所用蒙脱石散成分是微晶高岭石，赤石脂的成分多为水高岭石，二者相近，表明现代医学治水性腹泻的有效药物也是天然药物。

307. 少阴病，二三日至四五日，腹痛，小便不利，下利不止，便脓血者，桃花汤主之。

提要： 本条为少阴虚寒下利重证证治。

案解： 本案为少阴虚寒下利脓血便案。

朱王营村朱二郎，素体虚寒。因赴宴席食凉，腹满胀不适，数日后腹痛，下利日十余次，初溏稀，后带脓血，其色晦暗，其味不臭，小便不利，急赴仲景堂诊治。仲景诊之，按其腹喜揉不拒，按其脉沉微细稍数，舌淡苔白水滑，问之，无里急后重，无肛门灼热。谓众弟子，此为少阴虚寒下利。少阴肾阳虚衰，肾气不固，故下利不止；少阴阳虚，寒凝于腹故腹痛喜揉；下利不止，津液损伤，故小便不利；脓血便者，气不摄血，血络受伤；舌淡苔白水滑，便脓血，其色晦暗，其味不臭，一派寒凉之象，治宜桃花汤温阳涩肠固脱。弟子与药，一服利减，二服脓血色淡，三服利止。

思考：本条与上条相同，均为少阴虚寒下利脓血证，不过本条叙证较完备，补充了腹痛、小便不利二症，同时下利为“下利不止”，其证重于上条。本条和第306条合看后发现，少阴虚寒下利脓血证的主症是腹痛，小便不利，下利不止，便脓血，如果再有腹痛绵绵，喜按揉，下利不臭，无里急后重，无肛门灼热等则更易辨别。桃花汤现代应用于久痢、久泻、慢性肠炎、便血、妇科崩漏等。

308. 少阴病，下利，便脓血者，可刺。

提要：本条为少阴虚寒下利的针刺治疗。

案解：本案为少阴虚寒下利针刺治疗案。

晚上八时，仲景堂上，仲景正在讲解少阴虚寒下利的治疗。仲景讲道，少阴虚寒下利除应用桃花汤治疗外，也可以选用针刺方法治疗，一般针刺少阴经之井荥俞经合五输穴。如张庵村张少生患少阴虚寒下利，便脓血，为师针刺其少阴经穴之复溜，凡三次而愈。

思考：此条下利便脓血历代注家有热利、寒利之争，此条列在第306、307条后，前两条为虚寒利，本条的叙述文法和第306条一致，故亦应为虚寒下利。中医临床应用针刺治疗虚寒下利便脓血甚多。其穴位多选择合谷、三阴交、关元、阳陵泉等。

309. **少阴病，吐利，手足逆冷，烦躁欲死者，吴茱萸汤主之。**

提要：本条为少阴阳虚阴盛阴阳相争证治。

案解：本案为少阴阳虚阴盛阴阳相争案。

王村老伯王仁民，素体虚寒。辛未日感寒，初呕吐，下利，手足厥冷，继之烦躁欲死，急赴仲景堂求治。仲景诊之，谓众弟子，病者素体虚寒，感寒后呕吐、下利，又见手足逆冷，烦躁欲死，乃少阴阳虚阴盛阴阳相争证。吐利伤阳，故手足厥冷；吐利伤津耗液，津液耗损，虚阳无所依托，上扰心神，故烦躁欲死。病者先有吐、利、手足逆冷，后现烦躁欲死，乃衰阳与阴盛奋力抗争之势，非阴盛阳亡也。治当先温胃降逆通利中阳，中阳通，则肾阳自复，重者肾阳不复再温肾散寒。弟子如法先与吴茱萸汤，一剂而吐止利缓烦躁减，再剂利止烦躁除，中阳复，肾阳亦见复，嘱以四逆汤合吴茱萸汤再服三剂而安。

思考：本条与第296条“少阴病，吐利躁烦，四逆者，死”相似，但大不同。不同之一是第296条是“躁烦”，此条是“烦躁”，躁在前，躁是神识昏聩后不自主的四肢躁动，预示阴寒极盛，阳气欲绝；烦在前，烦是神识清醒时的心中烦乱，预示尚有阳气而存与阴相争。不同之二为第296条是“四逆”，四肢厥冷，上冷过肘，下冷过膝，此条则为“手足逆冷”，较之四逆为轻。故第296条不治，此条可温通中阳而治。本条提示吴茱萸汤在少阴病中也有应用机会。

310. **少阴病，下利，咽痛，胸满，心烦，猪肤汤主之。**

猪肤一斤

上一味，以水一斗，煮取五升，去滓，加白蜜一升，白粉五

合，熬香，和令相得。温分六服。

提要：本条为少阴阴虚火炎咽痛证治。

案解：本案为少阴阴虚火炎咽痛案。

罗庄村罗农之，素体阴虚。戊辰年深秋患下利，继之咽干而痛，胸闷心烦，赴仲景堂医之。仲景按其脉微细而数，谓众弟子，此少阴阴虚火热咽痛，乃病者素体阴虚，手少阴心经之经气从君火本气而化。盖手少阴心经挟咽，其支者从肺出络心，注胸中。君火上炎则咽痛，君火扰胸则胸闷心烦，君火下泄则成利，下利则伤阴，故为少阴阴虚火炎咽痛证。其治当滋肾阴以制心火，宜猪肤汤。该方以猪肤一斤，以水一斗，煮取五升，去滓，加白蜜一升，白米粉五合，熬香，分六次温服。猪肤甘凉，滋肾阴而清虚热，有利咽止痛之功。弟子配药与病者，三日后病者利止痛除胸闷心烦消。

思考：本条有认为是三阳经热邪传入少阴，有认为是少阴本经阴虚火炎。从用药看，当不是传经之邪热，而是阴虚火炎咽痛，故用滋阴润燥，利咽除烦之猪肤汤。本条少阴阴虚火炎咽痛主症是下利，咽痛，胸满，心烦，病机是少阴阴虚火旺，病因与先天禀赋有关。一般而言，咽痛与下利并存，临床甚难用药，药寒凉则增下利，药温热则增咽痛，但针对阴虚火旺咽痛，猪肤汤滋阴润燥，当为良药。本症为阴虚火炎证的辨别点是“胸闷心烦”，但又不是风热实痛的咽痛之症，风热实痛的咽痛则咽部红肿而痛，此则为阴虚火热咽痛，局部红肿不著，但干痛。本证现代医学多认为系慢性咽炎等，用抗生素多无效。

311. 少阴病，二三日，咽痛者，可与甘草汤。不瘥，与桔梗汤。

甘草汤方

甘草二两

上一味，以水三升，煮取一升半，去滓。温取七合，日二服。

桔梗汤方

桔梗一两　甘草二两

上二味，以水三升，煮取一升，去滓。温分再服。

提要：本条为少阴客热咽痛证治。

案解：本案为少阴客热咽痛案。

任家庄任大承，素体清瘦，常咽干。庚午日感寒，病二三日，咽痛不已，饮水服药不效，急赴仲景堂医之。仲景按其脉微细沉数，询其欲饮凉。谓众弟子，此少阴客热咽痛证，乃外感后邪热客居咽喉不去，灼伤咽喉而致，治可与清热解毒之甘草汤。弟子与药，嘱三日后复诊。三日后病者来仲景堂，言药后炎痛减，越日又复疼痛，且甚剧。仲景告之，可在甘草汤中加桔梗一两，名桔梗汤，早晚服之。弟子与药，一剂而病者咽痛减，再剂咽痛除。

思考：本条主症为咽痛，未提寒热，主方为甘草汤及桔梗汤，以方测证，则咽痛为热而非寒凉，为外感邪热客于咽喉而发咽痛，故用生甘草清热解毒，不效者，再加桔梗开肺利咽。与上条比较，上条是素体阴虚，下利又伤阴，阴虚火炎咽喉而发咽痛，故用猪肤汤滋肾润燥。本证现代多为急性咽炎，而甘草汤及桔梗汤不仅治疗急性咽炎，也应用于口腔溃疡、十二指肠溃疡、食物中毒等。

312. 少阴病，咽中伤，生疮，不能语言，声不出者，苦酒汤主之。

苦酒汤方

半夏洗，破如枣核，十四枚　鸡子一枚，去黄，纳上苦酒，着鸡子壳中

上二味，纳半夏，着苦酒中，以鸡子壳置刀环中，安火上，令三沸，去滓。少少含咽之。不瘥，更作三剂。

提要：本条为少阴咽喉疮伤证治。

案解：两案均为少阴咽喉疮伤案。

傍晚，仲景堂上，仲景在讲解少阴咽喉疮伤证。仲景讲道，少阴咽部病证除少阴阴虚火炎咽痛证、少阴客热咽痛证外，还有少阴咽喉疮伤证等，少阴咽喉疮伤证的表现是咽喉部受到外来伤害或火灼伤害，有脓肿破溃并形成溃疡，疼痛不能言语，发不出声音，可用苦酒汤治疗。苦酒汤用洗去黏液的生半夏十四枚，放入有鸡子清的苦酒中，在火上煮三沸，去滓，少少含咽，症不减，再含，一般三剂即愈。

三日前治疗的赵庄赵嫂即是此证，赵嫂因食鱼被鱼刺刺伤咽喉，初无大碍，咽部仅有不适感，三日后咽始疼痛，观之红而有脓肿形成，越日脓肿破溃，疼痛难忍，不能言语，发不出声音。为师与苦酒汤一剂痛减，再剂而愈。又治柳营村柳妈，素体痰热，咽常痛。旬前因食烤肉，咽痛加剧，观之有脓液，不能言语，发不出声音，为师亦与苦酒汤二剂而愈。苦酒者，家中常备之醋也，其可清热解毒、消肿，半夏辛温化痰消肿止痛，鸡子清清热润燥解毒，三药合用，治少阴咽中疮伤有良效，弟子们当谨记。

思考：本条为苦酒汤方证，主症是咽中伤，生疮，不能言语，声不出。本条的“咽中伤”，指咽喉受到外来创伤，如鱼刺刺伤；其“生疮”是指咽喉部因热腐破溃，临床表现可有红肿热痛、破溃有分泌物等。从而使咽喉出现部分堵塞而不能言语，发不出声音。苦酒即食醋。苦酒汤

临床上可应用于咽部溃疡、化脓性扁桃体炎等。后世应用本方有改良，如《验方新编·喉内戳伤饮食不下》载，“喉内戳伤，饮食不下，用鸡蛋一个，钻一小孔，去黄留白，入生半夏一个，微火煨热，将蛋白服之。”

313. 少阴病，咽中痛，半夏散及汤主之。

半夏洗　**桂枝**去皮　**甘草**炙

上三味，等分，各别捣筛已，合治之。白饮和服方寸匕，日三服。若不能服散者，以水一升，煎七沸，纳散两方寸匕，更煮三沸，下火，令小冷，少少咽之。半夏有毒，不当散服。

提要：本条为少阴咽喉寒痛证治。

案解：本案为少阴咽喉寒痛案。

盛夏晚上，仲景堂里，仲景秉烛翻阅近日诊治的病例，有一例病者引起仲景注意。该病者来自金凤村，名金贵水，男，二旬有余，身体素弱，精神常萎靡不振，咽喉恒常不适，似痛非痛。三日前上山因身热饮山泉水，昨日发咽部疼痛，观之咽部色淡无红肿，吞咽有痛感，再饮凉水则痛剧，饮热水则稍减，按其脉沉细而弱，遂按少阴咽喉寒痛证治疗，用半夏汤与之。半夏汤方中半夏辛温散结止痛，桂枝辛温通阳散寒，炙甘草既解半夏毒性，又助桂枝通阳，全方甚合少阴寒性咽痛病机。昨日复来，诉咽痛已愈，求其调治体弱。看到这里，仲景思之，病者虽在盛夏，饮冰冷山泉水引发咽痛，饮热水痛减，当为寒痛，又其素体虚弱，则为少阴寒痛，此证易误诊，原因在于一般见咽痛即意为热，不查咽部色泽，不问病由，不观饮水的疼痛反应，想到这里，仲景自语，应该给弟子们再强调强调。

思考：本条为少阴咽喉寒痛证，即半夏散及汤方证。确定其为寒痛，是以方测证，盖半夏散及汤由半夏、桂枝和炙甘草组成，全方辛温散寒止痛，故此方证为少阴咽喉寒痛证。现代医学临床见咽痛，不分寒热，盖以炎症论治，率用抗生素，误治者甚多，遗留很多慢性咽炎，再用抗生素则不效。本条对抗生素误用的慢性咽炎有应用机会，但其药物辛温，治咽痛会令很多医者却步。

314. 少阴病，下利，白通汤主之。

葱白四茎　**干姜**一两　**附子**一枚，去皮，破八片

上三味，以水三升，煮取一升，去滓。分温再服。

提要：本条为少阴阴盛格阳于上证证治。

案解：本案为少阴阴盛格阳于上证案。

仲景带诸弟子巡诊途中，一边行走一边向弟子们讲解昨日诊治的病例。仲景言，昨日来诊的一个病者，苏庄人，名苏有余，五旬许，瘦弱。十日前湖里打鱼感寒，回家即发热头痛，庄里医者与大剂苦寒凉下之药，但愈服病愈剧，家人急送来我堂求治。病者来时，颜面红赤，但身却恶寒，四肢厥冷，口渴唇干却欲饮滚烫水饮，下利而不臭秽，按其脉微细而沉。此为阴盛格阳于上之少阴下利。阴盛于内，脾肾阳虚故下利；阳气不达故四肢厥冷，阴盛格阳于上故颜面红赤。为师与白通汤回阳救逆，通阳散寒。白通汤方中附子启下焦肾阳而上承于心，干姜温中焦脾阳而通上下，葱白通上焦之心阳而下交于肾，如此则上下交通，水火既济，阳回利止。病者用药后不及半日，今晨其子来告，利止寒除身安。对此病者诸症表现，弟子们要注意其颜面红赤易混淆寒热，此颜面红赤为阴盛格阳于上的表现，非热证也，言毕，抬头已到巡诊的苏庄。

思考：本条叙证太简，初读不好判断，但也有痕迹可循。一是“少阴病”，当有脉微细，但欲寐证，可以说明素体虚寒；二是“下利”，体弱而下利，首先考虑虚寒下利；三是“白通汤主之”，白通汤由葱白、附子、

干姜组成，药用辛热，其治必是虚寒，即以方白通汤测证为寒利之阴盛格阳证。本条对重症腹泻而颜面红赤为假热的病者有临床辨别意义。

315. **少阴病，下利，脉微者，与白通汤。利不止，厥逆无脉，干呕，烦者，白通加猪胆汁汤主之。服汤，脉暴出者死，微续者生。**

白通加猪胆汁汤

葱白四茎　**干姜**一两　**附子**一枚，生，去皮，破八片　**人尿**五合　**猪胆汁**一合

上五味，以水三升，煮取一升，去滓，纳胆汁、人尿，和令相得。分温再服。若无胆，亦可用。

提要：本条为少阴阴盛格阳证变证治疗及预后。

案解：案1为少阴阴盛格阳证案；案2为少阴阴盛格阳证利不止服汤脉微出者案；案3为少阴阴盛格阳证利不止服汤脉暴出者案。

仲景带诸弟子查看仲景堂留观室的病者。来到病者白显之面前，弟子介绍，此病者乃白草庄人，年四旬。五日前与村中同伴上山，因热在山洞中乘凉，晚上回家即发热头痛，腹痛下利。在村中一医处服药，药后诸症不减，遂来就诊。当时病者颜面红赤，口干欲饮热水，腹痛喜按揉，下利腥冷不臭，脉微，老师断为少阴寒利格阳，与白通汤一剂，现下利已止，今日待老师看过，准备回家。仲景听罢，按病者脉微但稍有力，颜面红赤已退，嘱其回家服四逆汤静养数日即可。

查看第二位病者，弟子说道，此病者是琅琊村人，郎先臣，年五旬余，素体虚寒。乙亥日晚因在村口大树下乘凉太久，回家后半夜发作头痛发热，腹痛下利。经村医治之，身热退头痛去，但颜面红赤，腹痛下利不减。来堂后，其身恶寒，其脉沉微而细。老师诊为少阴寒利格阳证，

与白通汤，昨日服药后，下利不止，干呕心烦，脉微欲绝，按之似无。老师言，此为阳药与阴寒之气格拒不容，非药不对证，嘱换白通加猪胆汁汤，在白通汤中加苦寒咸凉之童尿、猪胆汁，引白通汤入寒凉之体，破阴寒之气。昨晚换药后，病者腹痛下利顿减，颜面红赤大部已退，其脉仍沉微而细，但按之较前有力，下面如何用药，请老师定夺。仲景听罢，按病者其脉，虽沉微而细，但有浮起之力。谓诸弟子，病者药后诸症减，脉虽仍沉微而细，但有浮起之象，此示阳气渐复，可与四逆汤继续回阳。弟子与药，嘱病者回家服之。

查看第三位病者，弟子继续报告，此病者是第一位病者同村人。当天一同上山在山洞乘凉，回家后亦发热头痛，腹痛下利，亦经村中医治之，出现身热退但颜面红赤，腹痛下利不减。来堂后，其身恶寒，其脉沉微而细，老师亦诊为少阴寒利格阳证，与白通汤，不过老师嘱要多留心此病者，因此病者六旬有余，年稍高，恶寒而脉更微，担心预后不佳。昨日晨服药后，下利不止，干呕心烦，脉微欲绝，按之几无。老师言，此为阳药与阴寒之气格拒不容，非药不对证，嘱换白通加猪胆汁汤，昨晚换药后，今日凌晨病者突然精神好似恢复，饥饿索食，不知是否病将向愈？仲景听罢，观病者其面仍红赤如妆，按其脉浮大，重按则虚无，乃无根之脉，急出室外语诸弟子及家人，病者脉暴出，看似脉显，实为无根，此阴阳离决、阳脱回光返照之危象，不治，回家静待吧。诸弟子默然，家人带病者哀然而去。

思考：少阴病，下利，脉微者，服白通汤后出现利不止，厥逆无脉，干呕烦者，此为服药后的寒热格拒现象，乃阴寒太盛，对阳热之药不耐受，欲拒之于外。治之为用阴寒药引之，故在白通汤中加苦寒咸凉之童尿、猪胆汁，以此通阳破阴。此即《素问·至真要大论》所言的“甚者从之”，阴寒太盛，药从阴寒之性。临床将本条用于治疗心肾衰竭而腹泻不止患者。

316. 少阴病，二三日不已，至四五日，腹痛，小便不利，四肢沉重疼痛，自下利者，此为有水气。其人或咳，或小便利，或下利，或呕者，真武汤主之。

茯苓三两　芍药三两　白术二两　生姜三两，切　附子一枚，炮，去皮，破八片

上五味，以水八升，煮取三升，去滓。温服七合，日三服。若咳者，加五味子半斤，细辛一两，干姜一两；若小便利者，去茯苓；若下利者，去芍药，加干姜二两；若呕者，去附子，加生姜，足前为半斤。

提要：本条为少阴阳虚水泛证治。

案解：诸案为不同少阴阳虚水泛证案。

仲景堂上，仲景带诸弟子查看留观室留观的病者。这几个病者病况有点相似，都是在地窖里感寒，但又各有特点。小范庄范大郎，年五旬，素体虚寒。地窖感寒后，发热头痛。一医治之，用苦寒清解之药，二三日未见向愈，至四五日，出现恶寒腹痛，小便不利，四肢沉重疼痛，自下利。昨日来仲景堂诊治，其脉微细而沉，辨为少阴阳虚水泛证。盖其恶寒腹痛，乃少阴阳虚；小便不利，乃阳虚水气不化；水气不化泛滥于四肢，则四肢沉重；水气不化泛滥于大肠则自下利。本用真武汤治之，但有下利，故去可泄利之芍药，加止利之干姜二两，一剂，现诸症已减。小范庄郑二娃，亦在地窖感寒，其人先天禀赋不足。从地窖回家后，恶寒不已，二三日未见寒减，至四五日，恶寒加重，咳嗽不止，小便不利，四肢沉重疼痛，急来仲景堂求治。来堂时其脉微细而沉，亦为少阴阳虚水泛证，但因有咳嗽，与真武汤加细辛、五味子、干姜，温阳化饮止咳，今咳嗽减轻，其他诸症亦瘥。小范庄尚三虎，同样病史，恶寒腹痛，四肢沉重疼痛，但小便利，其脉微细而沉，亦为少阴阳虚水泛证，因有小便利，故与真武汤去茯苓，现诸症减，小便趋于常。小范庄夏四宝，亦感地窖之寒，恶寒腹痛，小便不利，四肢沉重疼痛，所不同者其有呕吐，

脉微细而沉，亦为少阴阳虚水泛，因有呕吐，故与真武汤去附子，加生姜至半斤，现呕吐已止，下利亦减，小便利，四肢稍感轻松。仲景看罢这几个有特点的病者，对诸弟子言，这几个病者尽管各有特点，如范大郎小便不利，郑二娃咳嗽，尚三虎小便利，夏四宝呕吐，但他们都有恶寒，且数日不解，都有四肢沉重疼痛，都有下利，脉都微细而沉。他们虽非是一母同胞，却有相似的先天禀赋，又都在地窖停留感寒，故都有相似的少阴阳虚水泛病机，都是少阴本寒与外寒相合，致水寒之气太盛，水寒泛于外则四肢沉重，泛于肺则咳嗽，泛于胃则呕吐，泛于肠则腹痛下利，泛于膀胱气化不利则小便不利或小便利，其治均宜真武汤主之。但具体每个人又有不同之证，则要加减。真武汤由炮附子、茯苓、芍药、白术、生姜组成，具有温阳利水功效，对阳虚水泛有确切疗效，临床应用时要根据不同证候随证加减。

思考：本条提出阳虚水泛的一系列证候，即腹痛，小便不利，四肢沉重疼痛，自下利，在此基础上可能有或咳，或小便利，或下利，或呕。第 82 条“太阳病发汗，汗出不解，其人仍发热，心下悸，头眩，身瞤动，振振欲擗地者，真武汤主之”亦提出阳虚水泛的一系列证候，即心下悸，头眩，身瞤动，振振欲擗地。二者结合可以更全面理解阳虚水泛的证候特点，即阳虚后不能制约水气，水气泛滥于全身各处，或上而头眩，或下而小便利或不利，或下利，或内见咳、呕、心下悸、腹痛，或外见四肢沉重疼痛，身瞤动，振振欲擗地，总之，水气泛动之处，皆有不适。阳虚水泛包括肾阳虚水泛和脾阳虚水泛，肾阳虚水泛治以真武汤，脾阳虚水泛治以苓桂术甘汤，苓桂术甘汤见于第 67 条“伤寒，若吐、若下后，心下逆满，气上冲胸，起则头眩，脉沉紧，发汗则动经，身为振振摇者，茯苓桂枝白术甘草汤主之”，其主症是心下逆满，气上冲胸，起则头眩，脉沉紧，身为振振摇者。现代医学认为阳虚是基础代谢减低或五脏功能衰竭所致，可以引起浮肿、胸水、咳嗽、呕吐、腹水、腹泻、小便异常等症，如甲状腺功能减退症、心力衰竭、肾衰竭、肝衰竭、肺衰竭，中医治疗可用真武汤。

317. 少阴病，下利清谷，里寒外热，手足厥逆，脉微欲绝，身反不恶寒，其人面色赤。或腹痛，或干呕，或咽痛，或利止脉不出者，通脉四逆汤主之。

甘草二两，炙　附子大者一枚，生用，去皮，破八片　干姜三两，强人可四两

上三味，以水三升，煮取一升二合，去滓，分温再服，其脉即出者愈。面色赤者，加葱九茎；腹中痛者，去葱，加芍药二两；呕者，加生姜二两；咽痛者，去芍药，加桔梗一两；利止脉不出者，去桔梗，加人参二两。病皆与方相应者，乃服之。

提要： 本条为少阴阴盛格阳于外证治。

案解： 诸案为少阴阴盛格阳于外案。

仲景堂上，仲景总结关于少阴阴盛格阳于外诸问题。仲景讲道，诸弟子都知晓少阴病，其特点是脉微细，但欲寐，自利而渴，小便色白，如果少阴病进一步加重，就会出现下利清谷，手足厥逆，身反不恶寒，脉微欲绝，在病证表现上有病者或面色赤，有病者或腹痛，有病者或干呕，有病者或咽痛，有病者或利止脉不出，对这些病况的出现要清楚其缘由。一般少阴病是阴盛阳虚，而少阴病再进展，阳气就会进一步衰微，里寒进一步加重。里寒太盛，寒凝于腹则腹痛；寒犯大肠则下利清谷；寒滞四肢，阳气不达则手足厥逆；寒犯于胃则呕吐；里寒太盛，虚阳上扰则咽痛；下利阴液内竭，阳气大虚不能接续则利止脉不出。更由于里寒太盛，会出现格阳于外表现，如格阳于上则面色赤，格阳于外则身反不恶寒，出现里寒外热诸症。脉微欲绝者则是阴盛阳竭之象。

众弟子记得曾治疗过的韩村韩六七，男性，年五旬余，素虚寒，精神差，脉常微细。因放牧感寒，复又延治，初身恶寒，继之下利清谷，手足厥冷，数日后身热不恶寒，但口渴却喜热饮，下利不减。为师望其面色红赤如妆，按其脉微而欲绝，乃诊其为少阴阴盛格阳证，且其格阳不仅格于外，亦格于上，既有身热不恶寒，又有面色红赤如妆，遂与通

脉四逆汤治之。即四逆汤倍干姜，并选大附子一枚，因有面色赤，加葱白九茎，一剂脉出而微细，再剂如初。众弟子又记得治疗的韩村韩老伯，年六旬，其症和韩六七颇相似，亦是感寒后出现下利清谷，手足厥冷，身热不恶寒，脉微欲绝，但不同的是其咽喉疼痛，此为虚阳上扰郁于咽喉，为师与通脉四逆汤加桔梗，一剂脉出，三剂而愈。

与此类似的少阴阴盛格阳病者还有很多，如铁匠庄苗妪，少阴禀赋，感寒而下利清谷，手足厥逆，身不恶寒，腹痛，脉微欲绝，为师诊为少阴阴盛格阳证，因有腹痛，故与通脉四逆汤加芍药，一剂腹痛止，再剂病愈。八里桥村毛妪，少阴禀赋，感寒而下利清谷，手足厥逆，身不恶寒，干呕，脉微欲绝，为师诊为少阴阴盛格阳证，因有干呕，故与通脉四逆汤加生姜，一剂呕止，再剂病愈。小西营村郝妪，亦是少阴阴盛格阳证，不同的是其初下利，来诊时利已止，但脉按触摸不及，为师与通脉四逆汤加人参，以增益气复脉之力，三剂脉回，五剂而安。关于少阴阴盛格阳诸病案，弟子们当细细琢磨其中的不同表现，灵活加减药物，以随证治之。

思考： 通脉四逆汤条文共有三条，第 370 条“下利清谷，里寒外热，汗出而厥者，通脉四逆汤主之”，第 390 条“吐已下断，汗出而厥，四肢拘急不解，脉微欲绝者，通脉四逆汤加猪胆汁汤主之”，以及本条，三条合参，可全面了解通脉四逆汤证特点。少阴阴盛格阳的通脉四逆汤证病机是“里寒外热”，最主要的脉证是厥利、面赤、脉微欲绝。其外热诸症如面赤、咽痛、身不恶寒易误诊为热证，实为真寒假热证。少阴阴盛格阳于外证在现代医学属心肾衰竭，多为休克不治之症。

318. 少阴病，四逆，其人或咳，或悸，或小便不利，或腹中痛，或泄利下重者，四逆散主之。

甘草炙　枳实破，水渍，炙干　柴胡　芍药

上四味，各十分，捣筛。白饮和服方寸匕，日三服。咳者，加五味子、干姜各五分，并主下利；悸者，加桂枝五分；小便不利者，加茯苓五分；腹中痛者，加附子一枚，炮令坼；泄利下重者，先以水五升，煮薤白三升，煮取三升，去滓，以散三方寸方匕，纳汤中，煮取一升半，分温再服。

提要：本条为少阴阳郁证证治。

案解：本案为少阴阳郁证案。

仲景带众弟子去徐洼村巡诊，遇到一例特别的病者。病者徐婶，年四旬，四肢常冰凉，心烦口干，口舌常生疮，无下利、身冷、蜷卧、冷汗等症，其脉微细但无欲绝之象，与普通的少阴阴盛阳虚证不同。仲景诊后讲道，此为少阴阳郁证，非少阴阴盛阳虚证，乃少阴阳气虚弱，气化不及，气机郁滞，阳气不能达于四肢，故有四肢冰凉，少阴阳气郁于口舌颜面，则见心烦口干，甚则口舌生疮。此证易与少阴阴盛阳虚证混淆，其鉴别点在于若是少阴阴盛阳虚证必有下利、身冷、蜷卧、冷汗等症，但病者却无此等症。其治疗当疏通气机，舒达阳气，方用四逆散。方中柴胡疏肝理气，芍药柔肝养血，枳实利五脏气，甘草缓和诸药，全方具有舒达阳气功用，治疗少阴四逆之证。与病者药一剂，即见四肢温，三剂而心烦除，五剂而口舌生疮愈。

仲景继续讲道，这是少阴阳气郁滞不达四肢的病证，也有少阴阳气郁滞不达上焦心肺的，不达心，则心悸不宁，可用四逆散加桂枝，不达肺则咳嗽痰饮，可用四逆散加五味子、干姜；若少阴阳气郁滞不达中焦脾胃，则可见腹痛或泻利下重，腹痛用四逆散加炮附子，泻利下重用四逆散加薤白；若少阴阳气不达下焦，则可见小便不利，可用四逆散加茯苓。这些病证均可见到，当留心加减应用。

思考：少阴病之所以会有阳气郁滞不达四肢或不达三焦病证，是因为少阴病是虚寒为主的禀赋或病证，虚寒则阳气虚，阳气虚则气化不及，气化不及则气机不运，气机不运则阳气郁滞，阳气郁滞则阳气不达，阳气不达则四逆。因此，阳郁与阳气虚有必然联系，或者是阳气虚的必然结果，这就提示在治疗气郁、气滞等气机不运时要温运、温行。本条可以理解为少阴虚寒证的亚临床状态。四逆散临床可以治疗气机郁滞所致的肝胆疾病、心肺疾病、内分泌疾病及妇科病证。

319. 少阴病，下利六七日，咳而呕，渴，心烦不得眠者，猪苓汤主之。

提要：本条为少阴阴虚下利证证治。

案解：本案为少阴阴虚下利案。

西王庄王伯，年六旬，素体阴虚。辛未日因食饮不当，突患下利，日三四次。村医治之，药后六七日利仍不止，又现咳嗽、呕吐、口渴，心烦不得眠，小便短少，急赴仲景堂诊之。仲景按其脉微细而数，观其舌红，苔少，语众弟子，此少阴阴虚下利。盖病者先天禀赋为阴虚之体，阴虚则有热，复因食饮不当而水停，阴虚之热非气化水饮之阳气，热与水遇水不化则互结于内，水热上逆于肺则咳，中犯于胃则呕吐，下趋大肠则下利，下利则小便短少；水热互结不化，津液不能上承则口渴，口渴则心烦不得眠。其治当育阴利水，猪苓汤主之。弟子与药，一剂下利减，二剂诸症愈。

思考：本条提示有三。一是少阴阴虚下利为阴虚与下利并存，但阴虚之虚热不能气化水饮；二是猪苓汤育阴利水，蕴含“利小便，实大便”治疗下利的临床法则；三是少阴阴虚下利用猪苓汤，当有小便难的临床表现，因此本条蕴含有“阴虚小便难”的临床病机。本条与阳明病第 223 条“若脉浮发热，渴欲饮水，小便不利者，猪苓汤主之”合看，则本条应有小便不利，二者病机不同，第 223 条是阳明热邪下陷膀胱，水热互结，本条是少阴阴虚火热之邪内陷膀胱，水热互结，但结果都是小便不利，口渴。

320. 少阴病，得之二三日，口燥，咽干者，急下之，宜大承气汤。

提要：本条为少阴热化阴竭口燥咽干急下证。

案解：本案为少阴热化阴竭口燥咽干急下案。

仲景堂上，仲景讲解少阴热化阴竭口燥咽干案。仲景讲道，五日前治彭营村彭家祥，年四旬，禀赋阴虚火燥，误服其父温燥之养生酒，心烦不得眠，二三日后，口燥咽干，便结不通，为师按其脉细而数，诊为少阴热化阴竭腑实证，与大承气汤一剂，便通，口燥咽干减，再与黄连阿胶汤二剂而安。此病者之所以为少阴热化阴竭口燥咽干证，其原因一是先天禀赋为阴虚火燥，二是误服之酒为温燥之品，内外火燥相合而发其病，用大承气汤者，乃为泻热通便，急下存阴。

盖少阴热化阴竭口燥咽干证多见于少阴阴虚火燥禀赋之人，如果其再复感火燥之邪，内外之火燥相并，二三日迅疾灼伤肾阴，使肾阴耗竭，因少阴之经脉循喉咙挟舌本，故上必见口燥咽干；肾者，水藏，主津液，肾阴耗竭，五脏津液必耗，下必见胃肠燥结而大便干硬。此为水病气传于土，即少阴气传于阳明，少阴水竭则阳明土燥，故当急下通腑泻火存阴，治用大承气汤。

思考：本条为少阴三急下证之一，为少阴热化阴竭口燥咽干急下证。此条乍看是少阴病急下证，似乎少阴虚寒也有急下之证，这是误解。本条是少阴热化阴竭口燥咽干急下证，为少阴阴虚，阴虚生内热，若再有外热内陷与内热叠加，则内热炽盛，耗竭少阴津液，致胃肠燥屎内结成阳明腑实证，故当急下之。临床上见到的少阴热化竭阴口燥咽干急下证可见于不完全性肠梗阻，可能由于外感，也可能由于饮食不当等诱发，表现为口燥咽干，大便似有似无，但不畅，很符合此条。

321. 少阴病，自利清水，色纯青，心下必痛，口干燥者，可下之，宜大承气汤。

提要：本条为少阴热化阴竭热结旁流之急下证。

案解：本案为少阴热化阴竭热结旁流急下案。

太子寺村刘江河，年三旬余，素体阴虚火燥。夏月赴酒席，恣意饮酒食肉，回家即感腹满不适，越日胃脘疼痛，泻下青色稀水样大便，臭秽不堪，急邀仲景诊治。仲景诊之，按其脉细数有力，问其口干否？答，口干燥欲饮。遂语众弟子，此乃少阴热化阴竭，热结旁流证。盖病者禀赋少阴阴虚火燥之质，又复饮酒食肉，火燥内外相合，耗竭少阴阴液，少阴肾阴竭而不能涵木，肝木之阴下泻胃肠欲救其阴，但胃肠燥屎已结，肝木之阴救而不得，从肠道旁流，故见自利青色粪水。因热邪加临，湿热合化，故而臭秽难闻；燥屎内结，肝肾阴竭，故见口干燥；燥屎内结，腑气阻滞不通故胃脘疼痛，其治当大承气汤急下存阴。弟子如法与药，一剂泻下燥屎甚多，再剂而安。

思考：本条为少阴三急下证之二，为少阴热化阴竭热结旁流急下证。少阴阴虚火燥，出现“自利清水，色纯青”，笔者的理解是少阴肾阴竭而其子肝之阴欲救燥之象，肝之阴下趋胃肠，故为色纯青之青水。历代注家对此皆未明白解说。传统言此为热迫津液而热结旁留理亦可通，但总欠清晰。临床上辨别少阴病急下证若仅见自利清水，色纯青，心下痛，口干燥似证据不足，当再见大便臭秽难闻，如此方可判断是否为急下证。现代医学之不完全性肠梗阻可见大便如稀水，色青秽难闻，若再伴口干燥，腹痛拒按则为急下之证。

322. **少阴病，六七日，腹胀，不大便者，急下之，宜大承气汤。**

提要：本条为少阴热化火燥阴竭腑气不通证。

案解：本案为少阴热化火燥阴竭腑气不通案。

遇仙桥村李遇仙年四旬，禀赋阴虚火燥。秋月入山打草，劳倦热燥，回家劳倦不减，六七日后，腹胀满，不大便，口燥咽干，恶热饮凉，急赴仲景堂求诊。仲景诊之，按其脉沉而细数，语众弟子，病者本为少阴热化禀赋，复在秋月燥季劳倦而燥热，六七日热燥之邪渐入，内外燥热相合，燥热气传阳明，阳明胃肠津液耗竭，燥屎内结，阻滞气机，腑气不通，故见腹胀满，不大便；少阴之经脉循喉咙挟舌本，少阴热化，故见口燥咽干，恶热饮凉。其治当急下存阴，大承气汤主之。弟子与药，一剂大便通，腹胀除，再与黄连阿胶汤二剂而安。

思考：本条为少阴三急下证之三，为少阴热化火燥阴竭腑气不通证。本条与上两条合看，第320条“少阴病，得之二三日，口燥，咽干者，急下之，宜大承气汤”，第321条“少阴病，自利清水，色纯青，心下必痛，口干燥者，可下之，宜大承气汤”，及本条“少阴病，六七日，腹胀，不大便者，急下之，宜大承气汤”，三条皆为少阴阴虚火燥阴竭三急下证，病机皆为少阴阴虚，内外热叠加，耗竭津液所致。与阳明病的三急下证，即第252条“伤寒六七日，目中不了了，睛不和，无表里证，大便难，身微热者，此为实也，急下之，宜大承气汤”，第253条“阳明病，发热汗多者，急下之，宜大承气汤”，第254条“发汗不解，腹满痛者，急下之，宜大承气汤”临床证候“口燥咽干、自利清水，色纯青，心下必痛、腹胀，不大便”的病机不同，阳明病三急下证的病机是阳明热盛，燥热内结成实。一为阴虚液竭，一为热盛液竭，病机不同，但结果和治疗方法相同。

323.少阴病，脉沉者，急温之，宜四逆汤。

甘草二两，炙　干姜一两半　附子一枚，生用，去皮，破八片

上三味，以水三升，煮取一升二合，去滓。分温再服。强人可大附子一枚，干姜三两。

提要：本条为少阴病本寒证证治。

案解：本案为少阴病本寒案。

仲景堂上，仲景讲罢少阴三急下证，又言，少阴三急下证为少阴热化阴虚火燥阴竭证，而与其对应的则是少阴阳虚阴盛证，即少阴病本寒证。少阴阳虚阴盛证的证候特点是脉微细而沉，但欲寐，此时虽未有明显的下利厥逆等症，但应急温之以防止变证出现。曾治韦子池村一韦性老妪，禀赋虚寒，精神不振。冬月外出感寒，回家卧床不起，纳食亦减，为师去诊治，其脉微细而沉至骨方有应指，恶寒裹被卧床，欲寐却难以入眠。思其年高，素体虚寒，复又感寒，虽无下利厥逆，但其脉沉而几无应指，虑其少阴虚寒有变，处大剂四逆汤急温之，一剂精神稍起，二剂脉应，三剂而安。这是为医者临证时要有的一种预判能力，诸弟子当谨记。

思考：本条在少阴病本脉微细的基础上，又出现了脉沉，预示阳微阴盛进展，病况可能生变，临床当急温少阴虚寒以防变。与前述少阴虚寒比较，少阴虚寒病轻者是第281条“少阴之为病，脉微细，但欲寐”，少阴虚寒进展是第282条“少阴病，欲吐不吐，心烦，但欲寐，五六日自利而渴者，属少阴也。虚故引水自救。若小便色白者，少阴病形悉具。小便白者，以下焦虚有寒，不能制水，故令色白也”，增加了自利而渴，小便色白；再进展为第288条“少阴病，下利。若利自止，恶寒而蜷卧，手足温者，可治”。少阴虚寒可能有变是本条，“少阴病，脉沉者，急温之，宜四逆汤”；少阴虚寒难治到不治是第294至300条。

本证多见于现代医学的循环及代谢衰竭，中医预判指标如本条脉微

细而沉，治疗用四逆汤，现代医学则有如中心静脉压对休克程度的判断等，治疗有输液、升压等措施，二者结合对判断休克的预后及治疗有重要价值。

324. 少阴病，饮食入口则吐，心中温温欲吐，复不能吐。始得之，手足寒，脉弦迟者，此胸中实，不可下也，当吐之。若膈上有寒饮，干呕者，不可吐也，当温之，宜四逆汤。

提要：本条为少阴阳虚膈上寒饮与阳郁胸中痰实的鉴别及证治。

案解：案1为阳郁胸中痰实案；案2为少阴阳虚膈上寒饮案。

仲景在范营村巡诊，发现一例病者。范大生，年三旬，虚寒之体，平素心中常有不适欲吐之感觉，却难于吐出。己酉日突遇家事，忧郁在心，又不慎复感风寒，出现手足寒凉，食而即吐。仲景诊之，按其脉弦迟，语众弟子，此乃少阴阳郁，痰结在胸，宜以瓜蒂散服之。仲景又道，阳郁胸中痰实之证，可见于少阴之禀赋者，其人素体虚寒，阳气本虚，若遇恼怒、忧郁之事，阳气怫郁，胸中气滞，痰涎凝结不化，滞留胸中，其病刚发作时，手足寒凉，心中常有温温欲吐之感觉，却不能吐出，若饮食即呕吐，乃因寒痰不出而迫食饮外出也。其脉弦迟，弦为痰结，迟为气滞，是为痰凝结在胸，病在上焦，其治当吐之，而非下之。午后，观此病者，言药后吐出痰涎碗许，胸中顿感豁然。仲景言此证当与少阴阳虚胸中痰饮鉴别之。

巡诊至白老伯家，白老伯，年六旬余，素有痰饮证，稍有风寒即痰饮绵绵，清稀涟涟。壬申日感寒，手足寒凉，痰饮加重，并见干呕。仲景诊为少阴阳虚膈上寒饮证。仲景言诸弟子，病者本素有痰饮，感寒而加重，又手足寒而干呕，乃少阴虚寒，气化无权，痰饮停滞胸膈，胃气上下阻滞，故发干呕而不吐，阳虚不运，故手足寒凉。其治不可见干呕，即思在上者因而越之而用吐法，当温化痰饮，宜四逆汤。弟子与药，病者药后，干呕止，痰饮去，复以理中汤小剂常服善后。

思考： 清代医家汪苓友言“此条亦少阴中寒，当急温之证也”，认为寒邪直中少阴经导致诸症；今人程昭寰言“本条论少阴病阳郁痰实与阳虚寒饮的鉴别诊断及证治”，熊曼琪将本条归入“少阴病温法提要”中，均颇有见地。少阴阳虚痰饮证常因太阳寒水之气诱发，故在太阳病有小青龙汤治疗，但其本是少阴阳虚，小青龙汤治其标，四逆汤治其本。本条则提示少阴虚寒体质，干呕亦为寒饮所致，当用四逆汤温之。痰饮之症现代医学多见于慢性气管炎或支气管炎，可用温化痰饮中药治疗。

325. 少阴病，下利，脉微涩，呕而汗出，必数更衣。反少者，当温其上，灸之。

提要： 本条为少阴阳虚血少下利证治。

案解： 本案为少阴阳虚血少下利案。

王堂村王二石，年四旬，禀赋虚寒。冬月感寒，下利，日七八次，每次量少，伴呕吐汗出，急邀仲景诊治。仲景诊之，其脉微而涩。语众弟子，病者少阴禀赋，复又感寒，阳气虚衰故脉微，阴血虚少故脉涩，阳气不固故下利，阳气不摄故汗出，阳气虚衰于下，阴寒上逆故呕吐，阴血虚少故下利次多而量少。其治当温复阳气，灸百会，弟子遵嘱灸之，三壮而利止，此阳复而阴收矣，再以四逆汤加茯苓、白术与服，三剂收功。

思考： 喻嘉言言，“是证阳虚，本当用温，然阴弱复不宜于温。一药之中，既欲救阳，又欲护阴，漫难区别，故于顶上百会穴中灸之，以温其上而升其阳，庶阳不至下陷以逼迫其阴，然后阴得安静不扰而下利自止耳。此证误用其药以温其下，必逼血转加，下利不止，而阴立亡，故不用温药，但用灸法，有如此之回护也。”刘渡舟言，“然考虑到津伤因于阳衰，有形之阴液不能速生，而无形之阳气则必所先固，故‘当温其上灸之’。”均有道理。本条提出少阴阳虚血少下利用灸法治疗，是一临床良法，现代医学不识阴阳寒热，对下利治疗无良法，唯输液治疗可防止失液休克，可结合应用。

辨厥阴病脉证并治

326. **厥阴之为病，消渴，气上撞心，心中疼热，饥而不欲食，食则吐蛔，下之利不止。**

提要：本条为厥阴病提纲证。

案解：本案为厥阴病本气自病案。

仲景堂上，仲景讲解厥阴病案。众弟子记得王营村王二妮，年四旬，禀赋厥阴风木之体。因家事烦扰，时感有气向心胸部冲撞，心胸部疼痛灼热，口渴欲饮而渴不止，饥饿而不欲食，勉强食而呕吐，稍进凉饮食即下利不止，曾有食后吐蛔的经历，为师诊为厥阴本气自病，上热下寒，与乌梅丸，三剂而愈。仲景继续讲道，厥阴本气自病的特点是消渴，即渴而能饮，饮而复渴；气上撞心，即自觉有气向心胸部冲撞；心中疼热，即心胸部疼痛、灼热；饥而不欲食，食则吐蛔，即有饥饿感却不欲饮食，甚则食后吐出蛔虫。如果用下法治疗，则下利不止。厥阴本气自病有如此特点，盖此为足厥阴肝病诸症。足厥阴肝为风木之脏，主疏泄，肝疏泄太过，厥阴风木之气上逆，故气上撞心，心中疼热；足厥阴肝内寄相火，木火相生，火灼津液，故消渴；厥阴风木之气横逆犯胃，故饥而不欲食，食则吐蛔；肝木克土，脾土虚寒则下之利不止。仲景又言，厥阴为三阴之尽，阴尽则阳生，阴尽阳生相持则寒热错杂；阴尽而少阳生少，则为寒；阴尽而少阳生多，则为热，故厥阴本气自病既见寒热错杂之证，亦有见寒证或热证。厥阴病先有肝木阴阳进退横克脾胃，再有胃热脾寒等诸变。消渴，气上撞心，心中疼热诸症因于肝木之阳生加临于胃；饥而不欲食，食则吐蛔，下之利不止诸症因肝木之阴加临于脾。

思考：厥阴病的“厥”，有“逆”“气逆”“气闭”之意，杨上善言“厥者气动逆也”，张介宾言“厥者，逆也。气逆则乱，故忽为眩仆脱绝，是名为厥”，张隐庵言“厥，逆也。气逆则乱，故发为眩仆，卒不知人，此名为厥，与中风不同。有寒热者，有阴有阳也”，高士宗言“厥，犹逆也。经脉之血，皮毛之气，不相顺接而厥逆也”。厥阴即“阴气逆”，阴气到最大，阴气必逆而阳气生；厥阴病即阴气逆而不顺，厥阴气本应逆而生阳，却逆而不顺，或逆而不及，或逆而太过。逆而不顺，阴阳尽退之间形成寒热错杂证；逆而不及，逆少而阳未生，则形成寒多证；逆而太过，阴全尽而阳生多则形成热多证。因此厥阴病的寒热错杂证，即上热下寒证，就是本条的厥阴病提纲证。消渴，气上撞心，心中疼热，饥而不欲食，食则吐蛔，下之利不止。现代医学认为厥阴病主要是肝病，肝是机体生物转化的主要器官，生物转化预示新的物质产生，而厥阴是阴绝而逆，阳气生发，因此厥阴蕴含了肝的功能，厥阴病即阴转阳障碍，肝病则机体生物转化功能障碍，故厥阴病类于肝病。

327. 厥阴中风，脉微浮为欲愈，不浮为未愈。

提要：本条为厥阴中风欲愈与不愈的脉象特点。

案解：案 1 为厥阴中风欲愈案；案 2 为厥阴中风不愈案。

方营村方同和，禀赋厥阴体质。癸卯日感受风邪，发热恶风，汗出胁痛，自忖症轻，未及就诊。数日后恰逢仲景在村中巡诊，即请仲景诊之，仲景按其脉微浮。谓众弟子，此厥阴中风，乃厥阴经感受风邪，虽有发热恶风，汗出胁痛，但脉见微浮，微为邪轻，浮为病在经表，表阳脉也，厥阴之病，得阳浮之脉，其病邪将还于表，病将向愈，可不用服药。果然越日，诸症尽去身安。

仲景又来到方二婶家，其子年二旬，素体风火体质。春日感受风邪，发热恶风，汗出胁痛，口干多饮。仲景按其脉，微而沉。语众弟子，此厥阴中风，厥阴本为风木之脏，复感外风，则发热汗出恶风，口干多饮，厥阴之脉循胁肋，厥阴经中风则胁肋疼痛，其脉微而沉，表邪在经未解，阴邪尚盛，阳气未复。可与柴胡桂枝汤加乌梅，解表滋肝，弟子与药，一剂症除，二剂而安。

思考：厥阴中风为厥阴表证，如尤在泾言“此厥阴病自受风邪之证”。仲景对厥阴中风未列证候，只有愈脉和不愈脉，可能是厥阴中风证临床证候不典型或持续时间较短，临床价值不大。《伤寒论·辨脉法》言“凡阴病见阳脉者生，阳病见阴脉者死”，本条厥阴病见微浮之阳脉，为阴出之阳，故欲愈。临床上厥阴体质当为木火体质，易化火，其感受风寒后颇似风热外感，故轻者易忽视，重者多按风热外感治疗。

328. 厥阴病欲解时，从丑至卯上。

提要：本条为厥阴病欲解时。

案解：本案为厥阴病欲解案。

辛店村辛一甲，素体风火质。乙巳日发作消渴，渴而多饮，饮之不解，自觉有气上冲心胸部，每次冲击即感心胸部疼痛、灼热，仲景诊为厥阴病，与乌梅丸午后服之，约半月后，渐渐出现于次日凌晨三时诸症渐退，到凌晨五时许诸症基本消退，后至在此时竟痊愈。仲景言，厥阴病为阴尽阳生之证候，病至厥阴，阴气渐退而阳气渐复，如果合天时之机，则病证由阴转阳更为顺畅，这个天时之机就是从丑至卯时段，即凌晨一时到六时这个时段，此时段的特点是阳气渐长，阴气渐消的日出之时，与厥阴病阴尽阳生的病机一致，故此时段是厥阴病欲解的时段，病者在此时段诸症消退合于天时。

思考：厥阴病欲解时段，为半夜零时以后，《素问·脏气法时论》所言“肝病者，平旦慧，下晡甚，夜半静”亦可印证仲景理论。功能性厥阴病或肝木疾病在代偿期内，于丑至卯时段减轻或痊愈，但若超其代偿期，则可能是某些疾病加重或发生意外的时段，慢性衰竭性疾病如晚期肿瘤、心肝肾功能衰竭等具有厥阴病特点的可能在此时段病情加重或故去。临床上睡眠障碍的人多在此时段，或者此时段不眠，或者易醒再眠困难，从厥阴病论治睡眠障碍，可能是一个途径。

329. 厥阴病，渴欲饮水者，少少与之愈。

提要：本条为厥阴消渴轻证的处理方法。

案解：本案为厥阴消渴轻证案。

仲景堂上，仲景继续讲解厥阴病。仲景讲道，患厥阴病的人，本有消渴之证，但若其口渴而不甚，欲饮水者，当为阳气来复，阴寒之气渐退之象。其原因是阳气来复，则口渴，但阴寒之气渐退而非骤退，故阴寒仍在，若少少饮水则可既济来复之阳气，若大量饮水，既济来复之阳气外，多余水饮则内停，水饮内停则可发生变证并延迟厥阴病向愈时间，因厥阴消渴非阳明热盛伤津，饮水多不得消散。若少少与水不解，则为厥阴病阳复太过，热反盛，而为消渴重证。曾治韩凹村韩三郎，患厥阴病，口渴欲饮，病者贪水而不节饮，饮后腹胀呕恶。经用五苓散加干姜而安。而同村韩老四，亦患厥阴病，口渴欲饮，及时来仲景堂就诊，为师嘱其少少饮水，其遵嘱饮少量水，当天即止口渴。因此，众弟子当留心，厥阴病若见口渴欲饮，但证轻时，则为阳复阴退之象，饮水解渴或服药治疗时，当轻缓用之，切忌孟浪。

思考：厥阴病本有消渴，饮水多而不解。本条又是“厥阴病，渴欲饮水者，少少与之愈”，似不好理解。因此有张路玉的“阳气将复，故欲饮水，然须少少与之，是谓以法救之。盖阴邪将欲解散，阳气尚未归复，若恣饮不散，反致停蓄酿祸耳”，黄坤载的“阳气初复，未可过与伤胃气也”等论，其意为厥阴病阳气复初，津液来不及上承故口渴，非缺乏很多津液，故口渴轻，此时少少与之饮，以济津液暂时之缺，阳气继续来复，推动津液上承，则口渴即解，若恣肆饮水，胃气不得承受，则生变证，犹如第 75 条“发汗后，饮水多必喘”，第 127 条“太阳病，小便利者，以饮水多，必心下悸。小便少者，必苦里急也”。

现代医学认为口渴欲饮水，少饮则渴解表明循环血容量未失。

330. 诸四逆厥者，不可下之，虚家亦然。

提要：本条为虚寒厥逆治禁。

案解：本案为虚寒厥逆治禁案。

胡庄村胡老伯，年六旬余，素体虚寒，常感四肢厥冷，或冷过腕踝，或冷过肘膝，食温热饮食则舒，食稍凉饮食则寒甚。厚衣重被厥冷不减，大便黏腻却难，数日方入厕一次。一医以大便难用泻下之药，下利不止，四肢厥冷更甚，急邀仲景诊治。仲景诊之，按其脉沉微。谓诸弟子，素体虚寒之人，阳气本虚，四肢厥冷，虽大便难，不可下之，下之阳气更伤，不仅会加重四肢厥冷，更可能出现下利等变证，当戒之。遂与四逆加人参汤，一剂下利止，三剂身安，嘱其小剂常服。

思考：本条多认为是虚寒厥证，不可下，但为什么又补充“虚家亦然”呢？从词义看，“虚家”乃体质素虚之人，包括阴阳气血之虚，因体虚，即使四肢不发生厥逆者亦不可下之。现代医学对心肾衰竭者，多对症治疗，如心力衰竭强心利尿；肾衰竭血透腹透。但利尿、透析既久则亦类似泻下，患者体内营养物质丢失，会出现各种变证，因此应审视现代医学的某些治疗策略，积极应对。

331. 伤寒，先厥，后发热而利者，必自止，见厥复利。

提要：本条为厥阴伤寒之厥利发热往复证。

案解：本案为厥阴伤寒之厥利发热往复案。

大王庄王老伯，年六旬，素体禀赋厥阴。戊子年春日湖边打鱼感寒，回家即现四肢厥冷，下利不止，自用姜汤服之，越日发热，四肢厥冷见轻，下利渐止。一医见之，言发热当清其热，与寒凉之药，不料第三日复见四肢厥冷而下利，病者惶恐，急来仲景堂求医。仲景诊之，按其脉沉微，思其年高，素为厥阴禀赋，复感寒而发病，服姜汤症减，又复服寒凉之药而复见四肢厥冷而利，诊为厥阴伤寒之厥利发热往复证，遂与乌梅丸为汤剂，一服而厥回利止，嘱病者常服乌梅丸以善后。仲景谓诸弟子，厥阴禀赋之人感寒，多会出现厥利发热往复现象，厥阴伤寒后，初现四肢厥冷，或伴有下利，若数日后发热，四肢厥冷渐退，则预示阳气来复，下利必渐止；若阳气来复不及，抗邪无力，或服寒凉之品，再损阳气，则复四肢厥冷，其下利复见，因此当仔细观察厥利发热的状态，以便施治。

思考：本条为厥阴伤寒，即厥阴禀赋之人感受寒邪，其特点是手足厥逆，清代医家张卿子在《张卿子伤寒论·辨厥阴病脉证并治》言，“张兼善云，三阴伤寒，太阴为始，则手足温，少阴则手足清，厥阴则手足厥逆。”本条下利是厥利并见，太阴下利是下利并腹满，少阴下利是下利清谷；“见厥复利”一是阳气太虚，来复不力；二是与再服寒凉之品有关，本案即是。本条即厥阴体质的感冒，治可用乌梅丸或当归四逆加吴茱萸汤。

332. 伤寒，始发热六日，厥反九日而利。凡厥利者，当不能食，今反能食者，恐为除中。食以索饼，不发热者，知胃气尚在，必愈。恐暴热来出而复去也。后日脉之，其热续在者，期之旦日夜半愈。所以然者，本发热六日，厥反九日，复发热三日，并前六日，亦为九日，与厥相应，故期之旦日夜半愈。后三日脉之，而脉数，其热不罢者，此为热气有余，必发痈脓也。

提要：本条为厥阴伤寒之厥热胜复的日期变化规律。

案解：案 1 为厥阴伤寒之厥逆日大于发热日，阳复不及病难治案；案 2 为厥阴伤寒之厥逆日等同于发热日病愈案；案 3 为厥阴伤寒之厥逆日小于发热日，阳复太过病发痈脓案。

仲景堂来了一位危重病者，病者为韦子池人，女，年五旬。壬午日感寒而发热，并四肢厥冷，下利。现发热已六日，四肢逆冷已九日，下利不止。数日不思食，昨日突然索食，家人以为病有向愈，与面条食之，进食后不久忽又发热，但又骤然退去，病者神情淡漠，似醒非醒，故来仲景堂求诊。仲景诊之，按其脉沉微细数，四肢凉冷，气息急促。语诸弟子，此为厥阴病之厥热胜复证，但发热已六日，四肢逆冷却九日，阳气来复不及，阴盛阳衰，愈后不佳，尤其是突然索食，进食后忽又发热，但又骤然退去，此恐为除中。除中者，中气将绝之象也，中气将绝之前，必聚全力而欲食，犹如回光返照，而进食后复发热又骤然而去，此阳气将绝之象，此证难治。可与四逆加人参汤，勉力用之，只能回家姑息。

仲景又言，如果病者数日不食，突然欲食，若复发热三日，则胃气尚存，病可愈。如果越日其热未去，阳气来复，有望在明日夜半当愈。是因病者本发热六日，四肢厥冷九日，表明此时阳微阴盛，现复发热三日，加起来发热九日，厥冷九日，发热与厥冷时间等同，表明阳气来复使阴阳相衡，故病当愈。前日治疗的刘庄村刘老伯即是如此，刘老伯感寒后发热六日，四肢厥冷九日，后又发热三日，此时欲食，与面食后，无暴热出现，此为阳气来复与阴气均衡，故其病很快痊愈。

但若发热持续不止三日，则热气有余，此为阳气来复太过，身必发疖肿痈疽之症。如毛田村毛三娃，辛亥日伤寒，发热恶寒、头痛已六日，四肢厥冷、大便溏泻九日，复发热三日仍不退，为师按其脉数，发热不退，发热日数超过厥冷日数，此阳复太过，可能发生疼痛脓疡，数日后果发咽喉脓肿，经大剂桔梗汤数剂而愈。诸弟子当牢记厥阴病伤寒之厥热胜复有一定的日期规律，即发热与厥冷时间基本等同则病易向愈，若发热时间短于厥冷时间，则病不易向愈，若发热时间长于厥冷时间，则易发脓疡。

思考：本条提示有四。一是厥阴病厥多于热，可能发作除中，临床表现是原来不能食，现在反而能食，如案 1 解“伤寒，始发热六日，厥反九日而利。凡厥利者，当不能食，今反能食者，恐为除中。食以索饼……恐暴热来出而复去也”句。二是厥热相等，厥阴病易愈，如案 2 解“食以索饼，不发热者，知胃气尚在，必愈……后日脉之，其热续在者，期之旦日夜半愈。所以然者，本发热六日，厥反九日，复发热三日，并前六日，亦为九日，与厥相应，故期之旦日夜半愈”句。三是热多于厥，为阳复太过，可能发生痈疮脓疡，如案 3 解“后三日脉之，而脉数，其热不罢者，此为热气有余，必发痈脓也”句。四是除中证的鉴别方法是能食后发生暴热者为除中，不暴热者非除中。关于本条条文，尤在泾认为“不发热者，知胃气尚在”的“不”字当为“若”字，因为发热是厥阴病向愈的表现，可从。又钱天来云，“但‘厥反九日而利’句下，疑脱‘复发热三日利止’七字，不然，如何下文有‘恐暴热来出而复去’二句”，可从，在“厥反九日而利”后加上“复发热三日利止”，如此其意通顺。本条言除中，中者中气也，除中即消除中气之意，是胃气将绝之象。

本条以发热与厥冷的时间辨别厥阴病伤寒的厥热胜复，观察细致入微，临床有借鉴意义。厥阴病伤寒的厥热胜复在现代医学看来多为感染性休克。感染性休克的临床表现是发热但四肢厥冷，精神神志从烦躁到抑郁淡漠，四肢循环从不畅到衰竭，呼吸从急促到断续不均，此和厥阴病伤寒的厥热胜复表现一致。

333.伤寒脉迟六七日，而反与黄芩汤彻其热。脉迟为寒，今与黄芩汤，复除其热，腹中应冷，当不能食，今反能食，此名除中，必死。

提要：本条为厥阴伤寒误治导致除中证。

案解：本案为厥阴伤寒误治致除中案。

李家庄李妪，年五旬。淋雨感寒，发热恶寒下利，因家贫在家自调。六七日后，仍发热恶寒下利，延村医治之。村医见发热下利，即与黄芩汤除其热，药后腹冷下利更甚，家人恐慌，急邀仲景诊治。仲景按其脉沉迟无力，又看前医脉案“脉沉迟无力”，问能食否？答，病后初食少，后则不能食，前医与药后却突然饮食大增，但增食后复不能食，且神识似有不清，下利不止。仲景听罢，对弟子言道，病者伤寒后发热下利，脉迟六七日，脉迟为寒，今与黄芩汤，黄芩汤苦寒败胃，致腹中下利更甚，胃阳既败，本不能食，今反能食，乃胃气将绝之候，此名除中，除中者，中气除绝之谓，预后不良。可与四逆加人参汤，勉力姑息服之。果病者回家一日后逝去。

思考：本条提示有二。一是厥阴伤寒外可表现为发热，证据是“而反与黄芩汤彻其热”，有发热故用黄芩汤彻除其热；内可表现为下利，证据亦是应用黄芩汤彻其热，除热止利。二是厥阴伤寒误用苦寒之药后可以出现除中，预后不良。关于此条为厥阴伤寒，汪苓友在《伤寒论辨证广注·中寒脉证》中论“此条伤寒，亦中寒之证……亦犹热病过用凉药而变成寒证也”，可资参考。现代医学对五脏衰竭或久病患者，食少为常，温养为常，若用苦寒之品，调养不当，出现突然增食，多为除中回光返照之象。

334. 伤寒，先厥后发热，下利必自止。而反汗出，咽中痛者，其喉为痹。发热无汗，而利必自止；若不止，必便脓血。便脓血者，其喉不痹。

提要：本条为厥阴伤寒阳复太过的变证。

案解：案 1 为厥阴伤寒阳复太过咽痛案；案 2 为厥阴伤寒阳复太过脓血便案。

傍晚，仲景堂上仲景在讲解厥阴伤寒阳复太过案。张皮沟张二牛，禀赋厥阴体质。感寒而四肢厥冷下利，继之发热汗出，下利渐止，却现咽痛不利，为师辨为厥阴伤寒阳复有余之咽痛，与桔梗汤加枳实二剂而愈。张皮沟张五郎亦患厥阴伤寒，初见四肢厥冷而下利，继之发热无汗下利止，但出现脓血便，此乃厥阴伤寒阳复太过，热有余不上逆而下迫，故见脓血便，而非喉痹疼痛。为师与黄芩汤，三剂而愈。仲景继言，厥阴伤寒，当先出现四肢厥冷下利，然后出现发热无汗，发热无汗出现后其伴随的下利必然会自行停止，此为阳复。若发热而汗出，并出现咽痛，此为阳复太过。阳复太过则厥阴肝热有余，盖足厥阴肝经上循喉后而至巅顶，肝热有余则循喉而入肺，肺合皮毛，故汗出而咽痛。若发热而无汗出，其下利必会自行停止，如果在发热无汗时下利不止，则会出现脓血便，此为阳复太过，厥阴肝热有余下迫大肠，肠络损伤所致。热既下迫入大肠，不传于肺，故便脓血者，不会出现咽痛等喉痹现象。

思考：本条提示有四。一是重复强调第 331 条的前半部分，即“伤寒，先厥，后发热而利者，必自止”，对比本条前部分“伤寒，先厥后发热，下利必自止”，二者相同，本条为再次强调；二是厥阴伤寒阳复太过有两种转归，一为发生咽痛，一为发作脓血便；三是发生咽痛的条件是发热汗出利止，发作脓血便的条件是发热无汗利不止；四是咽痛和脓血便的发生为选择性发生，即便脓血者，其喉不痹。厥阴伤寒可以见喉痹咽痛症，虽为厥阴体质，但阳复有余，出现厥阴血热咽痛，故咽痛治疗当用清解之法；厥阴伤寒亦可见脓血便，亦是阳复有余，出现厥阴血热脓血便，故可除热止脓血。但应中病即止。本条之厥阴伤寒会出现寒极热变，或与体质有关，或与过服热药有关，清代张令韶在《伤寒论直解·辨厥阴病脉证并治》中言，“此条伤寒，乃中寒之证，盖先厥后热为中寒，但寒极亦能变热。热气上行，则为寒痹，热气下行，则便脓血。《后条辨》云，此得毋辛温过剂所致。”本条厥阴血热咽痛可与第311条少阴阴虚火热咽痛，即“少阴病，二三日，咽痛者，可与甘草汤。不瘥，与桔梗汤”比较，二者一为阴虚火热，一为血虚有热，病机有异，但治疗类同。

335. 伤寒，一二日至四五日，厥者，必发热，前热者，后必厥，厥深者热亦深，厥微者热亦微。厥应下之，而反发汗者，必口伤烂赤。

提要：本条为厥阴病热厥的治疗原则及误治变证。

案解：案1为厥阴病热厥案；案2为厥阴病热厥误治变证案。

五里河村章姓妇，年四旬，厥阴禀赋。庚申日伤寒，初一两日发热，病至四五日，周身发热而手足冰凉，下利臭秽。仲景诊罢，谓诸弟子，此为厥阴热厥证。因感外寒，初必发热，一二日后至四五日则见周身发热而四肢厥冷，之所以如此，乃因邪热传至厥阴，则厥阴禀赋者易因厥阴经感寒而发热，热邪进而内伏，阳气内郁，故周身发热的同时发作四肢厥冷，且四肢厥冷愈甚则热邪内伏愈甚，四肢厥冷愈轻则热邪内伏愈轻。四肢厥冷的程度反映了热邪内郁深伏的程度。既然热厥是热邪内伏，阳气郁滞不达而致，治疗当清下里热为是，若为无形之邪郁伏厥阴，则当清热，若为有形之邪郁伏厥阴，则当泻下。病者下利臭秽，腹内当有有形之邪，与大承气汤。弟子遵嘱与药，一剂泻下大量臭秽大便，复又与调胃承气汤一剂，厥除身安。

五里河村赵姓儒生，年三旬，厥阴禀赋。乙未日伤寒而发热，继之又见四肢厥冷。一医见其四肢厥冷，意为感寒不去，与麻黄汤发汗。药后烦躁不安，四肢厥冷更甚，且口舌溃烂生疮，急赴仲景堂诊治。仲景诊之，谓诸弟子，此为厥阴之热厥证，厥阴病之热厥证因是热邪郁伏厥阴，本应清下里热，但医却辛温发汗，伤津助热，故出现烦躁不安，四肢厥冷更甚，口舌溃烂生疮等变证。治可与大剂白虎加人参汤合三黄泻心汤清热泻下。弟子遵嘱与药，一剂症减，再剂而安。

思考：本条提示有四。一是热厥必先发热后厥冷；二是热厥证的厥与热正相关，即厥深热亦深，厥微热亦微，热和厥同时并存；三是热厥的治疗法则是下之，包括清热和泻下；四是热厥禁发汗，发汗则伤津致口伤烂赤。另外，热厥的起因乃是邪热传经至厥阴。清代汪苓友在《伤寒论辨证广注·辨厥阴病脉证并治法》言，“此条乃传经邪热，阳极似阴之证。伤寒一二日，至四五日而厥者，言伤寒在一二日之时本发热，至四五日后而厥者，乃邪传厥阴之候也。必发热者，言病患四肢及肌表虽厥，而躯壳以内必发热也。”本条临床上对辨别真热假寒证有借鉴意义。临床对于初有高热，继之四肢厥冷者，想要确定是真热还是假热，需牢记“厥深者热亦深，厥微者热亦微”之临床法则，再结合四肢厥冷但口舌干燥欲饮凉水，大便或干结，或溏稀却臭秽难闻，脉沉却有力，则可鉴别。各种感染性疾病高热后出现四肢厥冷者，有可能是厥阴病热厥证。

336. 伤寒病，厥五日，热亦五日，设六日当复厥，不厥者自愈。厥终不过五日，以热五日，故知自愈。

提要：本条为厥阴病厥热胜复自愈证。

案解：本案为厥阴病厥热胜复自愈案。

仲景堂上，仲景讲厥阴病厥热胜复自愈案。仲景言，留观室曾有肖庄一病者肖凤英，伤寒后见四肢厥冷五日，同时亦发热五日，第六日却未发四肢厥冷，亦未发热，当时嘱留观，断其病当自愈。越日果见病者身安而愈，此为厥阴病厥热胜复自愈证。仲景继言，厥阴病厥热胜复可以自愈，因厥冷与发热的时间相等，阳复与阴对等，阴阳二气均平，阴退而邪解，故病可自愈。

思考：厥阴病自愈的病机是阴阳自和，本条以厥、热的时间相等来预判厥阴病阴阳自和的自愈趋向。正如《医宗金鉴·辨厥阴病脉证并治全篇》言，“伤寒邪传厥阴，阴阳错杂为病，若阳交于阴，是阴中有阳，则不厥冷；阴交于阳，是阳中有阴，则不发热。惟阴盛不交于阳，阴自为阴，则厥冷也；阳亢不交于阴，阳自为阳，则发热也。盖厥热相胜则逆，逆则病进；厥热相平则顺，顺则病愈。今厥与热日相等，气自平，故知阴阳和而病自愈也。”现代医学认为感染性休克临床有发热与厥冷出现的情况，此为正邪争斗的表现，可借鉴此条来预判感染性休克的预后。

337. 凡厥者，阴阳气不相顺接，便为厥。厥者，手足逆冷者是也。

提要：本条为厥的病机及证候特点。

案解：本案为厥逆案。

仲景堂上，仲景讲解一病者病况。程庄程大中，禀赋虚寒，常手足厥冷。戊申日来堂求诊。病者禀赋虚寒，常手足厥冷，此为厥证气郁，与四逆散，两服而手足转温。仲景言，凡厥者，不管寒厥、热厥、蛔厥、脏厥等，其发生都是阴阳之气没有顺接导致的。厥的证候特点是手足厥冷，何以会发生阴阳之气不相顺接？《灵枢·终始》言“阳受气于四末，阴受气于五脏”，若脏腑之气不能与四肢之气顺接，则表里之气不相贯通，脏腑气血不能温润四肢，故发生手足厥冷。但导致表里之气不相顺接的原因有很多，或是脏腑之气虚弱，气化无力，或是气机郁滞，阳气运行受阻，对每个具体的病者，要仔细辨别其因，据因而治。此病者禀赋虚寒，故其脏腑之气虚弱，气化无力；气化无力，阳气易于郁滞，阳气受阻，故常手足厥冷，此气郁更著，故以四逆散舒达厥阴气机为主治疗。

思考： 本条提示有二。一是提出厥的概念和病机，即阴阳气不相顺接；二是提出厥的临床特点，即手足厥冷。凡符合以上者，皆为厥。厥与肝气强弱、肝气疏泄有关，故厥阴病多厥证。现代医学认为厥是循环不畅，尤其是末梢循环不畅或障碍，治疗多用扩张血管药物。而中医既可用温通法，又可用疏泄法，使阳气充而阳气通，厥逆得除。

338. 伤寒脉微而厥，至七八日肤冷，其人躁无暂安时者，此为脏厥，非蛔厥也。蛔厥者，其人当吐蛔。令病者静，而复时烦者，此为脏寒。蛔上入其膈，故烦，须臾复止，得食而呕，又烦者，蛔闻食臭出，其人常自吐蛔。蛔厥者，乌梅丸主之，又主久利。

乌梅三百枚　细辛六两　干姜十两　黄连十六两　当归四两　附子六两，炮，去皮　蜀椒四两，出汗　桂枝六两，去皮　人参六两　黄柏六两

上十味，异捣筛，合治之。以苦酒渍乌梅一宿，去核，蒸之五斗米下，饭熟捣成泥，和药令相得，纳臼中，与蜜，杵二千下，丸如梧桐子大。先食饮服十丸，日三服，稍加至二十丸。禁生冷、滑物、臭食等。

提要： 本条为蛔厥与脏厥的鉴别及证治。

案解： 案1为脏厥案；案2为蛔厥案。

大吕庄吕承先，禀赋虚寒。山中打猎感寒，四肢厥冷，即赴仲景堂诊治。仲景诊之，按其脉微，语众弟子，病者禀赋虚寒，本津虚血少，复感外寒，寒邪入里，故四肢厥冷而脉微，治可用四逆加桂枝汤温阳除

寒。弟子与药，嘱回家服之。七八日后病者家人突送其再来仲景堂。但见病者全身肌肤发冷，烦躁而无安宁之时，仲景再诊之，按其脉微而几无，询其回家服药乎？家人言，回家本欲服药，但药入即吐，故停服药，不料七八日后诉全身肌肤发冷，烦躁不宁而不停歇。仲景言，素体虚寒，复又感寒，寒邪入里不去，与内寒相合，阴盛而阳衰，阳气虚衰不能荣于外故肌肤冷，而四肢厥冷，烦躁不宁无安时乃脏气衰败、虚极欲脱之候，此为脏厥之证，脏厥者，少阴肾寒极也，脏气衰微也，此为难治，可勉用四逆加人参汤姑息与之。弟子与药，家人带病者回家服药。二日后家人来告，病者稍有起色，再乞药服之，仲景再与四逆加人参汤三剂与之。

大吕庄吕二娃，年十岁，贪玩。一日其父带回糖糕，喜食之，不料糖糕刚入口，突然喊叫扔掉，倒地打滚，撕脱衣服，其父正惊愕间，其子却起身，浑如常人，其父观之不解，惶恐间，急携子入仲景堂求治。仲景诊之，按其脉微，询之，其子有吐蛔否？其父答，今日没有，但三日前曾腹痛，吐出蛔虫一条，因吐后腹痛消失，故未就诊，平素四肢凉。仲景语众弟子，此乃蛔厥，蛔厥者，亦为脏寒，但与脏厥之肾寒不同，此为厥阴肝寒也。肝寒则肝疏泄不及，疏泄不及则气机郁滞，气机郁滞则脉不畅，故脉微；气郁则生郁热，郁热逆胃，蛔虫性喜温，食糖糕诱使蛔虫上窜于胃，蛔动扰神，故烦躁，烦躁则停食，停食则蛔静，故须臾复安静。蛔虫上窜甚则可吐出蛔虫，故病者有吐蛔史。其治可与乌梅丸，本方由乌梅、细辛、干姜、黄连、当归、附子、蜀椒、桂枝、人参、黄柏组成，盖肝寒胃热则蛔动，蛔得苦则安，闻酸则静，得辛热则止。故用乌梅之酸以使蛔静，黄连、黄柏之苦以安蛔，黄连、黄柏之寒以清胃，细辛、干姜、当归、附子、蜀椒、桂枝之辛以止蛔，之温以温肝，加人参者，以蛔动中虚，故以之安中，全方以温肝清胃安蛔。弟子遵嘱与药，第一日下蛔虫数条，至三日而安。

思考：本条关于脏厥、蛔厥的属性，陈修园很有见地，其言“此借少阴之脏厥，托出厥阴之蛔厥”，认为脏厥属少阴，蛔厥属厥阴。脏厥属肾寒，各家认识基本一致，但蛔厥则有不同，如成无己言“病人脏寒胃虚”，魏念庭言“二证虽厥同，而烦躁不同，肾寒之脏厥，躁无暂安时，胃寒蛔厥，烦而有静时也”，柯韵伯言“然蛔厥之证，亦有脉微肤冷者，是内热而外寒”，章虚谷言“蛔厥者，邪在厥阴之经，故手足冷而肤不冷，是肝热胃寒”，诸家认识不一。今人李士懋认为是肝寒，笔者同意此论。盖既认为蛔厥属厥阴，为脏寒，厥阴以肝为脏，故当为肝寒，而非胃寒或肝热胃寒，或内热外寒，或胃热肠寒。关于蛔厥与脏厥的鉴别，二者均有脉微、四肢冷、烦躁诸症，但蛔厥之烦躁以心烦为主，多有吐蛔史；脏厥则四肢厥冷程度重，且全身肌肤冷，烦躁以肢体的躁扰不宁为主，即“躁无暂安时”。蛔厥的“蛔上入其膈，故烦，须臾复止，得食而呕，又烦者，蛔闻食臭出”特点与厥阴病的“气上撞心，心中疼热，饥而不欲食，食则吐蛔”同，故蛔厥具有厥阴病的特征。

乌梅丸除用于治疗胆道蛔虫病外，还广泛应用于结肠炎、慢性痢疾、神经性呕吐、顽固性呕吐、顽固性呃逆、各种头痛等疾病。

339. 伤寒热少微厥，指头寒，嘿嘿不欲食，烦躁。数日，小便利，色白者，此热除也。欲得食，其病为愈，若厥而呕，胸胁烦满者，其后必便血。

提要：本条为厥阴病厥热轻证的两种转归。

案解：案 1 为厥阴病厥热轻证自愈案；案 2 为厥阴病厥热轻证转剧案。

仲景治秦家村秦三河，弟子报告病况：病者禀赋厥阴体质，辛丑日不慎感寒，初身微有发热，手指头寒凉，小便短赤，神情淡漠，不欲饮食，却又烦躁不安。病延数日，小便转利，色白，欲饮食，来堂求诊。仲景听罢，语众弟子，病者禀赋厥阴体质，发热、小便短赤、烦躁不安，此为厥阴病热厥证。但其发热轻微，厥亦轻微，仅有手指头寒凉，热微厥亦微，故其为热厥轻证。发热轻微则阳气郁滞不甚，故四肢厥冷亦微，仅见手指头寒凉；阳郁故烦躁不安；阳郁阻滞气机，胃气不和，故不欲饮食；阳郁于内，热迫于下故小便短赤。数日后小便利而色白者，则为阳郁得伸，邪热已去，胃气已和，故欲饮食，此可不用药，回家静养几日即可。弟子嘱病者回家静养，有病况可随时来诊。

仲景再治秦家村秦四清，弟子报告病况：秦四清与秦三河同时感寒，初亦身微有发热，小便短赤，手指头寒凉，神情淡漠，不欲饮食，亦烦躁不安。数日后不仅手指头寒凉，四肢亦见厥冷，呕恶，胸胁烦满，因家事羁绊，未及延治。又数日，出现血便，故急来堂求诊。仲景诊罢，语众弟子，此病初亦为厥阴病厥热轻证，但由于病者素体禀赋，热邪不去，阳郁渐重，气机阻滞加剧，故见四肢厥冷，胸胁烦满；气滞阳郁，肝木犯胃，故呕恶；阳郁热不得泄而下迫故有便血。治可与四逆散合黄芩汤疏利气机，清解郁热。弟子遵嘱与药，一剂呕恶止，胸胁烦满除，再剂而血便止。

思考：本条提示有三。一是热厥轻证的表现是热少厥微，指头寒，默默不欲食，烦躁；二是热厥轻证转愈的表现是欲得食；三是热厥轻证转剧的表现是厥而呕，胸胁烦满，必便血。热厥轻证的特征性主症是热少微厥，指头寒。这在指头局部受凉如受凉水刺激后可以出现，亦可见于全身感寒。现代医学认为雷诺现象早期可有指头寒凉的表现。

340. **病者手足厥冷，言我不结胸，小腹满，按之痛者，此冷结在膀胱关元也。**

提要：本条为厥阴病寒结下焦肝肾之寒厥证。

案解：本案为厥阴病寒结下焦肝肾之寒厥案。

温岗村温二洪，年三旬余。丁未日发作手足厥冷，来仲景堂求治。仲景询其症，言胸部不闷痛，但小腹胀满，喜温怕冷，小便清长。遂按小腹，按之疼痛，其脉沉迟。仲景谓诸弟子，此寒邪结于下焦，乃厥阴病寒结下焦肝肾之寒厥证。此证的特点是手足厥冷，小腹满按之痛，喜温恶寒，小便清长。其当与膀胱蓄血证鉴别，若为膀胱蓄血证，则小腹满，按之痛，小便利，其人如狂；亦要与膀胱蓄水证鉴别，若为膀胱蓄水证，则小腹满而不痛，小便不利而口渴欲饮；更要与膀胱湿热证鉴别，若为膀胱湿热证，则为热结膀胱，其小便短赤疼痛，手足不冷。此证宜当归四逆加吴茱萸生姜汤，弟子与药，二剂而安。

思考：寒结在膀胱关元之下腹部，可以一次寒邪直中而寒结发病，亦可微寒积累久而发病。本条中的“言我不结胸”可能是一种习惯性的排除法，如刘渡舟教授言“医生见到手足厥冷，当问心下痛不痛，按结胸的一般证候去问，患者可能‘言我不结胸’，非各注家所说的‘言我不结胸’，知非阳邪结于阳位也”。临床上慢性腹泻多有此表现。

341. 伤寒发热四日，厥反三日，复热四日，厥少热多者，其病当愈。四日至七日，热不除者，必便脓血。

提要：本条为厥阴病厥热胜复自愈及阳复太过转归证。

案解：案 1 为厥阴病阳复自愈案；案 2 为厥阴病阳复太过案。

仲景堂上，仲景再讲厥阴病厥热胜复案。仲景道，曾治大沟李村李向东，壬寅日饮食不当复又感寒，发热连续四日，伴下利，又出现四肢厥冷三日，无奈前来仲景堂诊治。为师询其病程后，思此厥阴病热多厥少，阳复阴退，其病将愈，并未与药，嘱其回家静养数日即可，后果然静养数日而愈。仲景继言，厥阴禀赋之人，伤寒后，有表现发热四日，厥冷三日，这种厥冷日数少而发热日数多的厥热胜复，其病当愈。盖发热多于厥冷，阳复阴退，其病当愈。

但若发热四日后并持续发热至第七日，发热不退，则会出现脓血便。

盖若发热一直持续不退，则阳复太过，阳热下迫，伤及阴络而便脓血。如治大沟李村李二狗，癸卯日饮食不当复伤寒后，发热持续四日，伴下利，又四肢厥冷三日，接着又发热，至第七日仍发热不退，出现脓血便，前来请为师诊治。此为阳复太过，阳热下迫，内伤阳络，故见脓血便；当清热利湿，与白头翁汤，三剂而安。

思考：本条提示有二。一是厥阴病阳复其热可等于或略多于厥，可自愈；二是厥阴病阳复若其热明显多于厥冷，如发热七日，厥冷三日，为阳复太过，可出现便脓血等变证。关于本条语句，柯韵伯言“复热四日句，语意在其病当愈下”，此条即为“伤寒发热四日，厥反三日，厥少热多者，其病当愈。复热四日，四日至七日，热不除者，必便脓血”，甚是。临床上感寒发热，又厥冷，再发热，出现脓血便，当见于痢疾等病证，此可印证此种厥热胜复当伴有下利。

342. 伤寒厥四日，热反三日，复厥五日，其病为进。寒多热少，阳气退，故为进也。

提要：本条为厥阴病厥热胜复之阴进阳退证。

案解：本案为厥阴病厥热胜复之阴进阳退案。

万庄村万大全，甲辰日伤寒，初四肢厥冷四日，而周身发热仅三日，后复四肢厥冷五日，而无周身发热，来仲景堂求治。仲景听弟子报告后言，此厥阴病厥热胜复之阴进阳退证。初四肢厥冷四日，但仅发热三日，发热本为阳复，但阳气不振，阳复时日短，故发热只有三日，更忧的是复又四肢厥冷五日而无发热，厥冷较初病时还长，表明阴寒之邪复又胜阳，阳气更为衰微，故病情更复危重，病为进也，可勉用四逆加人参汤与之。弟子遵嘱与药一剂，厥冷稍减，再进三剂，病安。

思考：厥阴病厥热胜复阴寒病进的判断是厥冷时间长于发热时间。临床上此证多见于感染性休克循环血容量不足者，若其四肢厥冷时间长于发热时间，多预后不良。

343. 伤寒六七日，脉微，手足厥冷，烦躁，灸厥阴。厥不还者，死。

提要：本条为厥阴病阴盛阳亡死证。

案解：案 1 为厥阴病阴盛阳亡厥还可治案；案 2 为厥阴病阴盛阳亡厥不还不可治案。

胡家塘胡雪峰，年六旬，素体虚寒。丙午日淋雨感寒，初发热恶寒，头痛无汗，六七日后手足厥冷，烦躁不安，急赴仲景堂诊治。仲景诊之，按其脉微，谓众弟子，此为厥阴病阴盛阳亡证。盖伤寒六七日，若病解，则脉当微浮，此为阳气来复，邪气当罢，而病者脉见微，手足厥冷，此肝阳虚衰。肝阳虚衰，虚阳与阴相争而外浮，故烦躁不安。病势急迫，宜先灸厥阴经穴，再与汤药服之。弟子如法灸厥阴经行间与章门，三壮后，四肢渐温，脉渐起，再服四逆汤两剂，肢温寒除身安。

望岳村岳群山，年七旬，禀赋虚寒。丁未日感寒，在家自调，延六七日，忽发手足厥冷，烦躁不安，急赴仲景堂诊治。仲景诊之，按其脉微，触其手足冷过肘膝。谓众弟子，病者年高体弱，禀赋虚寒，感寒延治，忽发手足厥冷，烦躁不安，其脉微，手足冷过肘膝，此阴盛阳衰，证甚危急，当急先灸厥阴经穴以救急，然后再与汤药。弟子遵嘱灸行间、章门、太溪及大敦诸穴，各三壮，四肢厥冷不温，脉微不起，仲景嘱再与灸之，急煎四逆汤加吴茱萸与之，一个时辰后，脉仍不起，手足厥冷不减。仲景嘱回家继续诸法治疗，以期延命。三日后不治而亡。

思考：本条提出厥阴病阴盛阳亡主症为脉微，手足厥冷，烦躁,《医宗金鉴·辨厥阴病脉证并治全篇》言“此详申厥阴脏厥之重证也”，颇合本条之意。本条提出急救治法为灸厥阴经腧穴，虽无具体穴位，但当在厥阴经选穴，意在调理肝肾气机。当然，我们在临床上应同时应用四逆汤类回阳救逆药物与之治疗。

344. 伤寒发热，下利厥逆，躁不得卧者，死。

提要：本条为厥阴病阴竭阳越死证。

案解：本案为厥阴病阴竭阳越案。

桃花岭村花世荣，年六旬余，卧床多年。戊申日伤寒，发热，下利，手足厥冷，躁扰不能安卧，急邀仲景诊之。仲景观之询之后，谓诸弟子，病者卧床多年，素有痼疾，阳气已衰。本为厥阴虚寒，复又伤寒，下利不止，手足厥冷，此乃脏腑气绝之证；躁扰不能安卧，纯阴无阳也；至于发热，若病者利止厥回，则为阳复，但其利不止，厥不回，乃为浮阳外越，此为阳气将绝不治之证，可勉与通脉四逆加人参汤与之，观之。弟子遵嘱与药，病者及家人归家，后果不治。

思考：本条提示厥阴病阴竭阳越死证的辨别要点是躁不得卧，因躁为不自主的四肢躁动，属阳越将亡之证。本条与第338条“其人躁无暂安时者”，病机相同，均为亡阳死证；与第61条“昼日烦躁不得眠，夜而安静”的干姜附子汤证，第69条“发汗，若下之，病仍不解，烦躁者”的茯苓四逆汤证看似相近，实则不同，本条是躁而不烦，纯阴无阳，前二条是烦在先，为阳与阴争。当然，这种不同是阴阳虚损程度的不同。

345. 伤寒发热，下利至甚，厥不止者，死。

提要：本条为厥阴病阴竭阳绝死证。

案解：本案为厥阴病阴竭阳绝案。

傍晚，仲景堂里，仲景在讲解厥阴病阴竭阳绝死证案。仲景讲道，曾治石人村石大垒，年七旬，素有痼疾。己酉日伤寒发热，下利日数十次，愈利愈重，四肢厥冷不止，气息奄奄，家人急邀为师往诊。到病者家后，见病者踡卧在床，神识淡漠，按其脉微弱，触其四肢冰冷不温，下利不止，利如水不臭，伤寒以来发热不退。盖厥利止而发热为阳复，厥利不止而发热为阳脱而绝，此为阴竭阳绝危候，厥阴病若下利至甚，四肢厥冷不止，其发热就非阳气回复，而是阴盛格阳的虚阳外越。下利至甚，则阴液竭也，阴竭阳无所附则绝，表明病势已进展为阴竭阳绝危重之死证，难治。为师勉为拟四逆汤与之。回堂后二日，病者不治而去，惜哉。凡此类证候者，多为年高，或有痼疾，或不慎伤寒，或饮食不节，虚寒交加，而成不治之症。

思考：本条厥阴病死证的辨别依据是下利至甚，厥逆不止，为阳脱而绝。厥阴病出现阴竭阳绝证，一般有痼疾，长期慢性病在身，诱因多为饮食不节或感受风寒，导致阴阳俱衰而绝。临床上此类证候多见于在有基础疾病的基础上，感冒不愈或腹泻不止而出现危证不治者。

346. 伤寒六七日，不利，便发热而利，其人汗出不止者，死。有阴无阳故也。

提要：本条为厥阴病有阴无阳死证。

案解：本案为厥阴病有阴无阳死证案。

傍晚，仲景堂里，仲景讲解厥阴病有阴无阳死证案。仲景讲道，曾治黄鹤村黄老伯，年六旬余，素体虚寒。庚戌日伤寒，病六七日出现四肢厥冷，但无下利，未求治于医，仅加衣被御寒。忽一日突然发热，下利，大汗不止，急邀为师诊治，为师见其下利，大汗不止，卧床不起，诊为厥阴病有阴无阳危候。盖病者六七日四肢厥冷，不下利时，已是阴盛阳微，但延治数日，忽然又发热而下利，且汗出不止，此为孤阳为盛阴所逼，自内而出亡于外，故发热汗出，此发热非阳复而为阳越之象，汗出乃为阳外越不能固摄。下利汗出，阳气尽失，故为有阴无阳死证。与病者四逆汤服之，一剂下利减，汗出稍有收敛，四肢厥冷似有温意，再剂服之，稍安，诸继服之，后闻十余日后因再感寒，不治而去。众弟子当铭记，在厥阴病中寒时，凡先见厥利，后见发热，若利自止，则为阳气来复，阴寒之邪渐去而欲愈之候；若利不止，而发热，则为阴寒太盛，虚阳外越之候。

思考：本条厥阴病死证的主症突出汗出不止。汗出不止是由于阳虚不固，而汗出不止又可致阳气尽脱，导致有阴无阳。

347. 伤寒五六日，不结胸，腹濡，脉虚复厥者，不可下，此亡血，下之死。

提要：本条为厥阴病血虚厥逆禁忌及误治死证。

案解：案1为厥阴病血虚厥逆案；案2为厥阴病血虚厥逆误治死证案。

连山村乔大郎，年四旬余，素体虚寒。辛亥日不慎伤寒，病五六日，四肢厥冷，大便秘结，赴仲景堂诊治。仲景诊之，问其不适，答，身冷，大便结，按其心下不硬不痛，腹亦软，无胀满疼痛，再按其脉虚细。谓众弟子，此乃厥阴病血虚厥逆证。病者素体虚寒，伤寒五六日，四肢厥冷，大便秘结，但无心下硬满疼痛，亦无腹部胀满疼痛，此邪热上不结于胸，未成结胸；下不结于腹，未成里实，而脉虚细四肢厥冷，乃阴血不足，不能荣养四末也，而大便秘结乃津血亏虚，肠燥失却濡润之故，此等血虚厥逆证，不可攻下，当养血建中，宜黄芪建中汤加当归主之。弟子如法与药，一剂而症减，再剂而症除。

杨家湾杨成木，年七旬。壬子日患伤寒，四肢厥冷，大便秘结，一医治之，与大承气汤攻下，下后下利不止，四肢厥冷更甚，急赴仲景堂诊治。仲景诊之，看其前医脉案记载“病者伤寒五六日，不大便，不结胸，腹濡软，四肢厥冷，脉虚，先与攻下，再调其他”。谓诸弟子，病者脉虚，无结胸，腹濡软，不大便，既非邪热与痰水互结的结胸证，又非邪热陷入肠胃的腑实证，乃血虚厥逆也。血虚不荣养四肢，故四肢厥冷；血虚不濡润大肠，故大便结。治当养血而建中，不可攻下，下之津亏血无以润，必成危证，甚则为死证。病者下后下利不止，四肢厥冷更甚，其脉虚微，血虚阳衰，难治，勉与四逆汤加当归服之，三剂稍安，嘱归家继服，一个月后复感寒而殪。

思考：本条死证的出现是因对血虚而厥的误下，导致阴血亏虚，阳无所依而亡。血虚而厥之所以要下，乃因血虚津枯不能濡润大肠，大便秘结。因此本条对厥阴病血虚厥逆的辨别强调脉诊与腹诊的结合，提示临床要重视脉诊和腹诊。临床上大失血后多可出现四肢厥冷证，但此易辨别。

348. 发热而厥，七日下利者，为难治。

提要：本条为厥阴病厥热下利难治证。

案解：本案为厥阴病厥热下利难治案。

邵家湾邵永嘉，年五旬。癸丑日伤寒，发热，四肢厥冷，至病第七日发生下利，急赴仲景堂诊治。仲景诊罢，谓众弟子，此为厥阴病厥热下利难治之证。盖病者厥阴伤寒，初见发热，四肢厥冷，未见下利，似为阳气回复之象，但病至第七日，忽下利，盖七日为阳复之期，病至七日而下利不复发热，则为阳随邪陷而不出，阴寒内盛之象，幸病者未见躁不得卧，下利虽见但不甚，四肢厥冷未不止，无汗出不止等症，此虽不为危候，但亦难治。可与四逆汤回阳救逆，弟子如法与之，三剂后稍安，五剂后症除。

思考：本条为厥阴病厥热下利难治证，辨别依据是在厥热病程中出现下利，而非初有下利后自止，下利的出现为病势加重的证据。临床上慢性衰竭性疾病出现下利，往往预示疾病进展，多难治。

349. 伤寒脉促，手足厥逆，可灸之。

提要：本条为厥阴病阴盛阳郁寒厥证治。

案解：本案为厥阴病阴盛阳郁寒厥案。

英南村南宫燕，素体虚寒。壬戌日患伤寒，初发热恶寒，六七日后四肢厥冷，脉促，急邀仲景诊治。仲景诊罢，谓诸弟子，此厥阴阴盛阳郁寒厥，病者素体虚寒，伤寒六七日，四肢厥冷，脉促，乃阴盛而阳气内郁，郁而急寻出路，故既有四肢厥冷，又见脉促。促者，阳气急切解郁之象。其治可用灸法引阳外出。弟子与其灸之，一壮而手足厥冷减，再灸病除。

思考：此处脉促，有人认为是阳虚阴盛，如成无己在《注解伤寒论·辨厥阴病脉证并治》言，“脉促，则为阳虚不相续，厥逆，则为阳虚不相接。灸之以助阳气。”有人认为是阳气内阻，如张路玉在《伤寒缵论·厥阴篇》中言，“手足厥逆，本当用四逆汤，以其脉促，知为阳气内阻而非阳虚，故但用灸以通其阳，不可用温经药以助阳也。”可从。胡希恕先生认为，脉促为表未解，手足厥逆为里虚寒。似亦理通。现代医学治疗休克虽不用灸，但用热敷、保温等法亦有一定作用，尽管效果不及灸疗。

350. 伤寒脉滑而厥者，里有热，白虎汤主之。

提要：本条为厥阴病热厥证治。

案解：本案为厥阴病热厥案。

傍晚，仲景堂上，仲景讲解厥阴经脏感受热邪之热厥案。仲景言，曾治潘庄村潘大凹，禀赋厥阴木火体质。夏日劳碌受热，口渴心烦，小便黄赤，但四肢厥冷，按其脉滑，辨为厥阴热厥之证，与白虎汤一剂，厥逆除，二剂身安。盖热厥之证最易发生于厥阴木火禀赋之人，厥阴禀赋者具有阴尽阳生的天然基础，若感受热邪，热邪阻碍了体内外阴阳之气顺接，阳热郁滞，不能达于四肢，故见四肢厥逆；阳热郁滞，内热盛则脉见滑。此为厥阴热盛之厥，厥阴热厥由于热邪郁滞，故常有胸腹灼热，口舌干燥，烦渴引饮，小便黄赤等症，治宜白虎汤清之。

思考：本条历代医家认为是阳明无形之热内郁所致热厥证，认为在厥阴病篇出现本条是为了鉴别比较，非厥阴病。笔者认为本条为厥阴病热厥证，为厥阴木火体质感受外邪后出现的热厥证，当属厥阴病范畴。从临床而言，本条解释了真热假寒证的本质属性，即厥阴的寒热错杂属性。另外，关于滑脉的解释，滑脉为里热，在古本伤寒论之《辨脉法》第33条有论，其言“脉浮而滑，浮为阳，滑为实”，认为阳为阳热，表也；实为实热，里也，此条“脉滑”提示里实热，与本条所言“伤寒，脉滑而厥者，里有热”相同。现代医学认为滑脉是气血旺盛流利的表现，为体温升高，导致血液循环加速的表现，一般在感染时出现，若出现休克，此时手足又可能发凉，但脉当滑利。

351. 手足厥寒，脉细欲绝者，当归四逆汤主之。

当归三两 **桂枝**三两，去皮 **芍药**三两 **细辛**三两 **甘草**二两，炙 **通草**二两 **大枣**二十五枚，擘

上七味，以水八升，煮取三升，去滓。温服一升，日三服。

提要：本条为厥阴经血虚寒厥证治。

案解：本案为厥阴经血虚寒厥案。

林庄村林婶，禀赋厥阴，素手足寒凉，冬季时常加重，甚至有冻疮。甲寅日恰逢仲景在庄里巡诊，即请诊之。仲景观其手紫红而凉，按其脉细欲绝。谓弟子，此乃厥阴血虚寒厥证，病者素体厥阴肝血虚，血虚受寒则血脉凝滞，不能温养四肢，故手足厥寒，甚至有冻疮；厥阴肝血虚，疏泄不及，血脉失充，运行不利，故脉细欲绝，治宜当归四逆汤养血温经，通脉散寒。本方中当归、桂枝养血温经，芍药益阴和营，细辛温经散寒，大枣、甘草补益气血，通草通行血脉。诸药相伍，具温经散寒，养血通络之功效，甚合厥阴血虚寒厥证病机。弟子遵嘱与药，三剂而安。

思考：本条为厥阴经血虚感寒所致厥阴血虚寒凝证，为厥阴经证之一。清代医家郑在辛言“手足厥冷，脉细欲绝，是厥阴伤寒之外证；当归四逆，是厥阴伤寒之表药耳”，指出本条为厥阴伤寒，确有见地。现代医学认为手足感寒的冻疮，内伤疾病的雷诺现象、糖尿病足，硬皮病，痛经、闭经等都有“手足厥寒，脉细欲绝”的表现，可以应用当归四逆汤为基础治疗。

352. 若其人内有久寒者，宜当归四逆加吴茱萸生姜汤。

当归三两　芍药三两　甘草二两，炙　通草二两　桂枝三两，去皮　细辛三两　生姜半斤，切　吴茱萸二升　大枣二十五枚，擘

上九味，以水六升，清酒六升和，煮取五升，去滓。温分五服。

提要：本条为厥阴经脏血虚寒厥证治。

案解：本案为厥阴经脏血虚寒厥案。

傍晚，仲景堂上，仲景讲解厥阴病厥阴经脏血虚寒厥案。仲景讲道，曾治东湖村董老伯，素有虚寒，常不能饮冷，四肢手足冷，少腹冷痛，时下利。辛酉日伤寒，急来我堂求治。按其脉细欲绝，为师辨为厥阴经脏血虚寒厥证，与当归四逆加吴茱萸生姜汤，一剂手足温，二剂下利至，三剂而安。又治付家冲村傅嫂，常有经痛经少，白带清稀，其手足冷，脉细欲绝，受寒则诸症加重，与当归四逆加吴茱萸生姜汤一月有余，经痛止，经量增，又服一月，身安如初。仲景继言，厥阴病厥阴经血虚受寒当用当归四逆汤，若厥阴经脏受邪，不仅手足厥寒，其内亦有久寒伏匿，寒邪久伏于厥阴肝脏，出现肝寒犯胃之呕逆，肝寒厥冷之下利，肝寒少腹之冷痛，肝寒胞宫寒凝之经少等，此时当在当归四逆汤中加温肝散寒之吴茱萸及生姜，以逐久寒。

思考：本条指出厥阴病不仅手足厥寒，脉细欲绝，还内有久寒，即寒凝既在厥阴经，又在厥阴脏，其逐厥阴脏之久寒，不用麻黄、细辛、附子，注家皆言肝为刚脏，不宜温燥之药，故用吴茱萸、生姜直走厥阴经脏，苦降辛散久寒。本方临床用于治疗慢性腹泻、痛经、不孕、少腹冷痛、男科疾病等有良效。

353. **大汗出，热不去，内拘急，四肢疼，又下利厥逆而恶寒者，四逆汤主之。**

提要：本条为误汗致厥阴阳虚寒厥证治。

案解：本案为误汗致厥阴阳虚寒厥案。

冯堂村冯不西，素体虚寒。乙卯日不慎感寒，恶寒发热。一医与发汗治之，药后大汗出而热不去，仍恶寒，更添腹内拘挛，下利，四肢疼痛，手足厥冷。仲景诊之，按其脉微细，谓此乃厥阴伤寒误汗致阳虚阴盛之寒厥。病者素体虚寒，乃厥阴禀赋，感寒医与发汗，发汗太过而大汗出，大汗出则阳气更伤，经脉失却温煦，故内见腹部挛急，外见恶寒而四肢疼痛；阳气随汗外越，故热不去；阴寒之气内盛，故下利，手足厥冷。此外，假热里真寒之厥阴阳虚寒厥证，治当四逆汤急温其里，以待阳回。弟子遵嘱与药，一剂下利止，二剂余症除，三剂阳回身安。

思考：本条为误汗致厥阴阳虚寒厥证，注家多认为系阴寒内盛，阳亡于外，“热不去”一句为虚阳外浮之象，但有注家认为热不去而恶寒不当出现在阴寒内盛，阳气外浮之列，而应为阴寒内盛，表证未罢，属表里同病，但里证急，故先治其里。两种解释都有依据，可供参考。临床上虚寒之体外感误发其汗会导致循环血容量减少，发生休克。暑季的中暑，即在高温下大汗导致的循环血容量减少而发生的厥证。

354. **大汗，若大下利，而厥冷者，四逆汤主之。**

提要：本条为误下致厥阴阳虚寒厥证治。

案解：本案为误下致厥阴阳虚寒厥案。

沙岗村沙文良，年四旬。戊午日在仲景堂就诊，告知仲景病况：大汗出，下利，手足厥冷。仲景询问，何以致此？答之，素体虚，近日在田间连续劳作，每日大汗淋漓，汗后感寒，发热恶寒，大便数日不解。村中一医诊之，与一剂大承气汤，药后即下利不止，手足冷，饮食亦减。仲景询罢，按其脉沉微细。语弟子，此病者素体虚寒，复又劳作致大汗，汗出阴伤，故大便难；医与大承气汤下之则下利。汗下太过，既伤阴津，更伤阳气，故手足厥冷；阴阳已伤，故脉沉微细。其治当回阳救逆，宜四逆汤主治。弟子与药，一剂汗回下利止，二剂手足温，三剂身安。

思考：本条病因为何？有说为误治，如尤在泾言“此亦阳病误治而变阴寒之证”，有说是寒邪直中，如陈亮斯言“汗而云大，则阳气亡于表，下利云大，则阳气亡于里矣。如是而又厥冷，何以不列于死证条中？玩本文不言五六日、六七日，而但云大汗大下，乃阴寒骤中之证”，临床上二者皆有可能。本条与上条比较，皆有大汗，下利厥逆，均为误治，均用四逆汤治疗，但上条有发热恶寒，本条无。尽管如此，二者病机相同，皆为寒厥，故治疗相同。现代医学认为大汗、大下后导致循环衰竭，进一步发展会出现厥冷等休克表现。

355. 病人手足厥冷，脉乍紧者，邪结在胸中，心下满而烦，饥不能食者，病在胸中，当须吐之，宜瓜蒂散。

提要：本条为痰厥证治及病机。

案解：本案为痰厥案。

竹园寺村朱甲方，素有痰饮。丙辰日赴筵席，又感风寒，心下胀满而烦，数日饥不能食，手足厥冷。仲景诊之，按其脉不似平常沉滑，而突见紧实之象。谓诸弟子，病者素有痰饮，常来仲景堂求治，平素其脉多见沉滑，今脉忽见紧实，如经言“脉紧如转索无常者，有宿食也”，此当是痰食夹寒停积在胸中，郁遏阳气外达，其脉如此，其症则见手足厥冷；痰食不去，故饥而不欲食，心下胀满而烦。其治当遵经言，其在上者，因而越之，宜瓜蒂散涌而吐之。弟子与药一服，吐出痰食混杂物甚多，顿感胸膈舒畅，欲饮米粥，嘱以枳术汤善后。

思考：痰食阻滞胸膈不仅与饮食有关，往往也挟有风寒之邪。上焦心胸部位痰食阻滞证可用吐法治疗，如《素问·阴阳应象大论》所讲“其高者，因而越之”，仲景讲心下满而烦，应当亦有胸膈满闷。本证类似于现代医学的食道憩室，食物在憩室中储存既久，出现胸闷心烦，不能饮食，严重时出现手足厥冷。

356. 伤寒厥而心下悸，宜先治水，当服茯苓甘草汤，却治其厥；不尔，水渍入胃，必作利也。

提要：本条为水厥证治。

案解：案 1 为外寒引动胃中伏饮致厥案；案 2 为伤寒发热消渴饮水多致厥案。

郑岗村郑乙二，素有痰饮。丁巳日感寒，四肢厥冷，心下悸动。仲景诊罢，谓诸弟子，病者素有痰饮，复感外寒，外寒引动伏饮，水饮动则心下悸，水饮郁遏阳气，阳气不舒，不能外达，则四肢厥冷。宜先治水饮，水饮去则厥回，若不治水，则水渍入胃，推陈入肠而下，必作下利，故治厥必先治水，可服茯苓甘草汤温胃散饮。弟子与药。一剂而心悸除，二剂肢温身安。

郑岗村郑丙三，禀赋火热。戊午日感寒，恶寒发热。一医与辛温发汗，药后发热退恶寒除，但消渴多饮，饮后胃脘胀满，心下悸动，继之四肢厥冷。仲景诊罢，谓众弟子，病者伤寒发热，前医与辛温发汗太过，致消渴引饮，饮水多则水饮停滞心下，故胃脘胀满，心下悸动；水饮郁遏阳气，阳气不达四末，故四肢厥冷。治宜茯苓甘草汤以治水饮，盖水饮去则厥自除也。病者懂医而疑虑，思我四肢厥冷，却用茯苓甘草汤利水，未遵嘱服用茯苓甘草汤，而自用四逆汤以治厥冷，药后，四肢虽渐温，却现下利，又急邀仲景诊治。仲景言，病者四肢厥冷非阳气虚所致，乃水饮郁遏阳气，阳气不达四末也；水饮不化则下利。其当先治饮，饮去则阳气舒展外达，四肢自温，病者却自治其厥冷，四逆汤回阳救逆之剂，非化水饮之剂，水饮不化而入胃肠成利，此仍当化饮，复与茯苓甘草汤，一剂而效。

思考：本条之厥是阳气被水饮所遏导致，故宜先治水，水饮去，则厥自止。汪苓友言，"厥而心下悸者，明系消渴饮水多，寒饮留于心下，胸中之阳，不能四布，故见厥，此非外来之寒比也。故仲景之法，宜先治水，须与茯苓甘草汤，而治厥之法，却在其中，盖水去则厥自除也。"临床上我们观察到有下利者应用四逆汤或附子理中汤后出现下利反重之象，病机与此条类似，即水饮未化入胃肠而成利。胃下垂等胃功能不佳患者外感后治疗或未治疗出现胃脘胀满、悸动等现象，与胃动力差而水饮停聚有关，可用茯苓甘草汤加味治疗。

357. 伤寒六七日，大下后，寸脉沉而迟，手足厥逆，下部脉不至，喉咽不利，唾脓血，泄利不止者，为难治，麻黄升麻汤主之。

麻黄二两半，去节　升麻一两一分　当归一两一分　知母十八铢　黄芩十八铢　葳蕤十八铢　芍药六铢　天门冬六铢，去心　桂枝六铢，去皮　茯苓六铢　甘草六铢，炙　石膏六铢，碎，绵裹　白术六铢　干姜六铢

上十四味，以水一斗，先煮麻黄一两沸，去上沫，纳诸药，煮取三升，去滓。分温三服。相去如饮三斗米顷，令尽，汗出愈。

提要：本条为厥阴病误下致上热下寒之厥证治。

案解：本案为厥阴病误下致上热下寒之厥案。

大周庄村周不四，丙子日患伤寒，病历六七日，大便难。一医与大承气汤攻下，药后下利不止，手足厥冷，咽喉不利，吞咽困难，咳唾脓血，急赴仲景堂求治。仲景诊之，按其脉寸部沉迟，尺部触摸不应。谓弟子们，此乃寒热错杂之证，为厥阴病误下致上热下寒之厥，有寒有热，有虚有实，何以如此？盖病者本为厥阴禀赋，感寒六七日，病入厥阴之时，表未解却因大便难而被大下之，此为误治。大下之后太阳标热下陷厥阴，与厥阴风木本气相煽，木火则盛，反克肺金，灼伤肺络，则咳唾脓血；肺络伤则肺气郁，故咽喉不利；肺气郁，脉行不畅，故寸脉沉迟；苦寒泻下，脾阳被伤，故下利不止；木火盛，子病及母，肾阳受遏，故尺脉触摸不应；阳气受遏不展，不能外达四末，故四肢厥冷。治当发越郁阳除厥，清肺利咽止血，温脾止利祛寒，麻黄升麻汤主之。该方君以麻黄、升麻，一寒一温，相伍发越郁阳；臣以石膏、知母、黄芩清肺利咽以止血，桂枝、干姜温脾止利以祛寒；佐以天冬、葳蕤以润肺，当归、芍药以养血；再使以白术、茯苓、炙甘草以健脾补气。全方具发越郁阳，清肺利咽，温脾止利之功效，为厥阴病上热下寒之厥证良药也。弟子如法与药，三剂而症减，再二剂而安。

思考：本条有人认为是厥阴病误下致上热下寒之厥证，也有人认为是太阳病误下之变证，为厥阴病类似证。笔者认为，将此条理解为厥阴病误下致上热下寒之厥证，符合厥阴病之意。盖其是伤寒六七日大下所致，此时为病即入厥阴之时，大下后，太阳寒水之气之标热下陷厥阴导致上热下寒诸症。另外，临床上误下不仅用承气汤类，一般的清热解毒类药物过用亦具有泻下作用，也可导致本证的出现。麻黄升麻汤方历代有争议，有医家认为此方非仲景之方，有医家认为此方组成杂混不清，但亦有识得本方精妙之处，认为此方寒热温清相伍、收缓渗泄并用、升透润滋得当，组方严谨。因此，认识本方要从厥阴病的寒热错杂特点去理解，将本方与厥阴病的乌梅丸比较，自可领悟其真谛。

临床上麻黄升麻汤方证可见于急性化脓性扁桃体炎，多是外感经过治疗，症不减，反出现咽喉疼痛，吞咽不利，吐脓血痰，伴有腹泻，四肢冷等，西医治疗会用抗生素，但由于其有腹泻、四肢冷等症，临床效果不佳，因为抗生素属寒凉，会加重腹泻和四肢冷。本方除治疗急性化脓性扁桃体炎，亦可加减应用于痰喘、腹泻等。

358. 伤寒四五日，腹中痛，若转气下趋少腹者，此欲自利也。

提要：本条为厥阴寒性腹痛欲利证。

案解：本案为厥阴寒性腹痛欲利案。

田岗村田雨晴，大清早来到仲景堂求诊。诉癸丑日感寒，病历四五日，今晨突感腹中疼痛，辘辘有气鸣，自感有气下趋少腹，欲解大便，须臾下利，现仍少腹不适。仲景诊之，观其舌淡苔白，问其口不渴不欲饮，按其脉微细。又问其此症常发吗？答，少腹受寒即发作。仲景谓诸弟子，此为厥阴寒性腹痛证，乃病者为厥阴禀赋，本有肝寒，感寒后四五日出现腹中疼痛，为寒邪入厥阴之里，不入太阴、少阴之里，入厥阴之里则与肝之里寒相合，凝滞于腹中，阻滞气机运行，故见腹中疼痛；饮食或动作后，阳气运行，则有气下趋少腹之势，故欲自利。病者其脉微细，舌淡苔白，口不渴不欲饮，皆为厥阴寒性腹痛欲利证。此治当温肝肾，祛寒滞，四逆汤加吴茱萸主治。弟子与药，二剂而安。

思考：本条为寒性腹痛欲利，当与厥阴热性腹痛鉴别之。若为热性腹痛，当腹痛腹胀，口渴多饮，下利臭秽。厥阴寒性腹痛欲利证临床常见于厥阴虚寒体质者，稍有感寒则腹痛气下欲利，此感寒可以是全身感寒，也可以是局部感寒如食冷饮或腹部受寒，现代多见于结肠炎。

359. **伤寒本自寒下，医复吐下之，寒格，更逆吐下，若食入口即吐，干姜黄芩黄连人参汤主之。**

干姜　黄芩　黄连　人参各三两

上四味，以水六升，煮取二升，去滓。分温再服。

提要：本条为厥阴病上热下寒吐利证治。

案解：本案为厥阴病上热下寒吐利案。

白河村白英杰，素体虚寒。己未日感寒，发热恶寒，心下痞硬，下利，不欲饮食。村中一医见其心下痞硬，谓为外邪结于胸膈，当吐之，与瓜蒂散，吐后不效。又有医见其心下痞硬，与承气汤，吐泻更加剧烈。如此即吐复下，出现进食即吐，病者及家人惶恐，急邀仲景诊治。仲景诊之，按其脉沉微无力，语诸弟子，病者本为虚寒之体，又感外寒，故易致下利。其治本当辛温解表，但医以心下痞硬吐之又下之，致中焦虚寒更甚，故吐泻更加剧烈，此为寒格，上热被下寒所格，上热故饮食入口即吐，下寒故下利不止，此上有浮热，下有虚寒，上热下寒，其治当清上之浮热，温下之虚寒。最佳方药为干姜黄连黄芩人参汤，方中干姜温脾散寒降逆，人参主补五脏，黄芩、黄连既清上之浮热，又疗下之下利，全方甚合本病证。弟子如法与药，二剂而安。

思考：格者，阻碍也，寒格，寒气阻碍热气，致饮食入口即吐。本条以“食入口即吐”为辨别上热的依据，当是火性急迫的缘由。如果要寻找更多的证据，应有口苦、口腔溃疡等症，临床当仔细辨别。若是上寒，则是朝食暮吐或暮食朝吐。临床上干姜黄连黄芩人参汤用于急慢性肠炎、消化性溃疡、痢疾、口腔溃疡、呕吐等病证见上热下寒者。

360. 下利，有微热而渴，脉弱者，今自愈。

提要： 本条为厥阴寒利自愈脉证。

案解： 本案为厥阴寒利自愈案。

傍晚，仲景堂里，仲景在讲解厥阴寒利自愈案。仲景道，曾治康庄村康慧贤，伤寒后腹泻下利，初恶寒发热，口不渴，数日后已不恶寒，身变微热，口渴欲饮。病者前来仲景堂求治，按其脉为弱象，观其前病史诊录，脉为紧象，即告知病者，身微热而口渴，脉由紧转弱者，乃阳复阴退，病将愈，不用服药，果病者归家越日病除。盖伤寒后腹泻下利者，若恶寒且口不渴，则里有寒，若身微热且口渴欲饮，脉由紧转弱者，表示外邪已衰，阳气得复，其利将止，病可不药自愈。若大热大渴，脉数有力，则为阳盛。

思考： 本条是寒利还是热利？若为热利，脉当数大有力，今脉弱，当为寒利。临床上对患者的脉证要动态观察，厥阴寒利若原有发热恶寒，现只有微热，原有紧脉，现脉为弱象，原口不渴，现变为口渴者，为寒利自愈的脉证表现，要有预知性。

361. 下利脉数，有微热汗出，今自愈。设复紧，为未解。

提要： 本条为厥阴寒利自愈及未解脉证。

案解： 案 1 为厥阴寒利自愈案；案 2 为厥阴寒利未解案。

仲景堂里，仲景继续昨日的讲解。仲景道，厥阴寒利自愈脉证，不仅如昨日所言脉由紧转弱，还可以是由紧转数，其症不仅只是身微热而口渴，还可以表现为身微热汗出。盖脉数为阳复，若大热为阳复太过，而微热为阳复适度，为自恰，汗出则表热自解，无邪热上迫或下泄而变为喉痹或便脓血。如果脉由数又变为紧脉，则寒邪在里，故寒利还未解。曾治董庄董一辛，年四旬。丁卯日患下利，初脉紧，恶寒踡卧。数日后为师诊其脉由紧转数，身寒退而微热，并见汗出，此为阳气来复，下利将自愈之象。为师令其归家自养，果越日告知利已止。又治董庄董寅中，年六旬。丁卯日亦患下利，恶寒身倦，脉为紧象，自以姜汤饮之。数日后恶寒去，身倦减，脉见数象。本思其病当愈，令其归家。不料越日复来，诉下利加剧，复恶寒。按其脉复紧，询其因，告知其归家，思病当愈，复又食剩粥，当晚下利即加剧，故又复诊。为师与四逆汤一剂而愈。由此看出，病后的调护很重要，此病者病本将愈，因食剩粥，阳气耗而复退，脉复转紧，寒复聚也，故复下利。

思考：寒利自愈脉证既有弱脉，也有数脉，症之表现既可微热口渴，也可微热汗出。临床上外感后下利者，自愈常有，但未必能观察到脉象变化。

362. 下利，手足厥冷，无脉者，灸之。不温，若脉不还，反微喘者，死。少阴负趺阳者，为顺也。

提要：本条为厥阴寒利危证的治疗及预后。

案解：案 1 为厥阴寒利危证可治案；案 2 为厥阴寒利死证不治案。

仲景堂留观室来了一位危证病者。弟子向仲景报告，病者为草店村人，名张桥生，年四旬余。十余日前感寒后一直下利，初不甚重，未加留意，后渐加重，日下利十余次，出现手足厥冷，踡卧无力，故来诊治。刚按其脉，寻按不见，按老师医嘱，已给用了灸疗，现已灸疗关元穴三壮，但病者仍四肢不温，寻脉不见，初来时踡卧不言，现依然如此，下面应如何处置？仲景观病者踡卧在床，面色无华，踡卧闭眼，按其脉无迹可寻，四肢不温，再按太溪脉及趺阳脉，发现太溪脉弱于趺阳脉，告弟子及病者家人，此为厥阴寒利危证。盖因其下利日重，四肢厥冷，经灸疗后四肢仍不温，脉不出，为阴盛阳微，为危证。但病者太溪脉弱于趺阳脉，此为顺，因太溪脉属少阴肾，趺阳脉属阳明胃，肾为水，胃为土，土克水即土胜水为顺，顺者，趺阳脉有力，胃气尚存，尚有希望。可继续灸之，再加汤药服之，与四逆加人参汤，小量频频服之，弟子遵嘱与之。越日，病者四肢渐温，脉微可感，仲景嘱持续治疗，三日后病者病况渐稳，带药回家继续治疗。

仲景又言，曾治草店村王伯，年六旬余，亦是感寒后下利不止，手足厥冷，倦怠至极，其寸关尺三部脉触之不及，而阳明趺阳脉弱，少阴太溪脉显，阳明趺阳脉负于少阴太溪脉，为逆，为不顺，经灸疗后四肢仍不温，脉不出，后又出现微喘，此乃阳气大虚，竭于下，而脱于上，此为阴盛阳微之死候。后继续灸之，再用汤药四逆加人参汤服之，终不治。

思考：关于少阴负趺阳，李荫岚在《伤寒论条析》中言，“少阴肾脉也，趺阳胃脉也。肾脉候于太溪，亦候于二尺，胃脉候于足趺上，亦候于右关。六腑为阳，五脏为阴，然三阳以阳明为主，盖阳明为燥土，阳热最高也。三阴以少阴为主，盖少阴司寒水，阴寒为甚也。三阴下利之证，得阳为顺，少阴负趺阳者，谓趺阳大于少阴也，此阴病得阳也。不得阳为逆。”这对理解少阴负趺阳之意有帮助。本条提出厥阴寒利危证的急救方法即灸疗，并提出诊趺阳脉定预后的临床方法，在古代及现代无准备情况下不失为救命之法。现代医学认为厥阴寒利危证即为现代医学的休克下利，可以输液急救，但未必全有效，若配合灸疗可以增加成功机会，就像感染新型冠状病毒后重危证时单靠呼吸机未必能抢救成功一样，若加用中医药，则可增加抢救成功概率。

363. 下利，寸脉反浮数，尺中自涩者，必清脓血。

提要：本条为厥阴热利脉证。

案解：两案均为厥阴热利案。

仲景堂上，仲景向诸弟子讲解厥阴热利脉证。仲景言，厥阴热利主要脉证是便脓血，寸脉浮数，尺脉涩。盖厥阴下利，寸脉浮数，寸为阳，故阳热盛，乃阳气来复之象；尺脉涩者，尺为阴，故为阴血不足之象，阴血不足，阳热下迫伤及血络，故见脓血便，此为阳复太过。曾治桃园村陶辛庭，年三旬，禀赋火热。病下利，初不在意，数日后下利脓血，始惶恐不安，急来我堂求医。为师诊之，其脉寸浮而数，尺脉涩，辨为厥阴热利，与白头翁汤，二剂而安。亦有下利初为寒利者，阳复太过出现寸脉浮数，尺脉涩，再便脓血。曾治桃园村陶大毅，年六旬，素虚寒。患下利，恶寒，脉沉紧。数日后，为师再诊其脉，寸脉浮数，尺脉涩，此为阳气来复太过，阳热有余，伤及阴血，故寸脉浮数，尺脉涩，现脓血便，亦与白头翁汤，三剂而安。

思考：本条厥阴热利既可为素体阴虚有热而出现下利，便脓血，亦可为寒利阳复太过出现脓血便。条文中“清脓血”的“清”意,《说文解字》言“清，厕也”，即清为厕所，名词作动词，即便，排，拉，故清脓血即便脓血。仲景厥阴热利的辨证有两点，一是脓血便，二是寸脉浮数，尺脉涩。临床上辨别厥阴热利应有腹痛拒按、里急后重、大便臭秽、舌红苔黄腻等症。

364. 下利清谷，不可攻表，汗出必胀满。

提要：本条为厥阴寒利兼表证的治疗禁忌及误治后变证。

案解：本案为厥阴寒利兼表证案。

刘官庄刘一癸，素体虚寒，常易下利。己未日感寒，恶寒发热，下利加重，一日十余行，完谷不化。一医诊之，谓感寒而恶寒发热，当应解表，药后汗出，恶寒去，发热除，仍下利清谷，更添腹胀满，急赴仲景堂诊治。仲景诊之，听诉病况后，语诸弟子，病者下利清谷，本为厥阴寒利，复恶寒发热，更兼表证，寒利本阳气虚衰，若解表发汗，汗出更虚其阳，里阳更虚则里寒更甚，脏寒生满病，不仅下利不止，又添腹胀满，其治当急救其里，温其里阳，宜四逆汤。弟子与药，二剂而安。

思考：本条与第 91 条"伤寒，医下之，续得下利，清谷不止，身疼痛者，急当救里。后身疼痛，清便自调者，急当救表。救里宜四逆汤，救表宜桂枝汤"比较，可以明白虚寒里急下利者，急当救里，宜四逆汤。临床上厥阴寒利兼表时不可发汗解表，这是一般法则。若要解表，亦应在温里的基础上兼以解表。如应用四逆汤加桂枝或桂枝人参汤。现代医学没有寒利的概念，对于非脓血便的痢疾多称之为腹泻，多用调节肠道菌群的方法治疗，或用固涩的方法治疗，如应用蒙脱石散，有效但对体质无益，中医用四逆汤，温阳救里，治其根本。

365. 下利，脉沉弦者，下重也；脉大者，为未止；脉微弱数者，为欲自止，虽发热，不死。

提要：本条为以脉诊来判断厥阴下利的预后。

案解：案 1 为下利而脉为沉弦者案；案 2 为下利而脉为浮大者案；案 3 为下利而脉为微弱者案。

甲子年戊戌月壬辰日，诸弟子紧随仲景在仲景堂查视病者。张营村张子河，男，年四旬余，下利已五日，按其脉沉而弦，问之，下利后重乎？答，欲解而解不下，肛门有重滞感。何便？答，脓血便。仲景语诸弟子，此乃热利，脉沉为里，弦为急迫，沉弦者，里气热而急迫，故见欲解而解不下，肛门有重滞感，而便色为脓血便，热利无疑，可与白头翁汤。鲁庄鲁寅之，男，年三旬余，下利已三日，脉见浮大。问之，还泻？便色如何？答，利不止，脓血便。仲景道，此乃热利病进之象，经言，“大则病进”，又言“大则邪至”，病者下利已三日，利仍不止，脉见浮大，是下利进展加重的标志。可与白头翁汤合芍药汤服之，当仔细观察用药变化，弟子称是。走到段庄段先桓床前，其下利已十余日，发热，脉微弱而数。告知诸弟子，其下利欲停止，调养即可，其虽发热，但无危险。盖下利脉微弱者，示邪气已衰微，数者，阳气渐回复，故其利将止，因正气渐复，故虽发热亦无危。二日后，三位病者皆愈。

思考：本条虽有注家认为是寒利，但从脉象的变化似提示为热利，故汪苓友言，“此辨热利之脉也。脉沉弦者，沉主里，弦主急，故为里急后重，如滞下之证也。脉大者，邪热甚也。《脉经》云‘大则脉进’，故为利未止也。脉微弱数者，此阳邪之热已退，真阴之气将复，故为利自止也。”当然，从临床而言，应有症的表现才能更精准辨别，正如舒驰远言“但言脉者，玄渺难凭”。

366. **下利，脉沉而迟，其人面少赤，身有微热，下利清谷者，必郁冒汗出而解，病人必微厥。所以然者，其面戴阳，下虚故也。**

提要：本条为厥阴寒利戴阳兼表脉证。

案解：本案为厥阴寒利戴阳兼表案。

梁岗村梁星辰，戊申日伤寒下利，初日十余次，四肢微冷而身微热，面色微赤，数日后下利日增，完谷不化，急赴仲景堂求诊。仲景诊之，望其面微赤，触其四肢微冷，按其脉沉迟。仲景道，此厥阴寒利戴阳证。其阴寒盛于里，故下利清谷；阴寒郁遏阳气，阳气怫郁在表，故有面色微赤戴阳之象，但此戴阳非阳衰之戴阳，而为阳虚兼表之戴阳，故面色仅微见赤色。阳气怫郁在表，当有郁冒之象，郁冒者头目眩晕，心胸郁闷也。仲景正言间，病者诉时有头目眩晕，心胸郁闷。仲景又道，此郁阳与阴寒相争，病者必有汗出，而其诸症必随汗出而解，用药可与桂枝人参汤温里解表。弟子与药，果一个时辰后病者汗出，诸症释然，越日利止身安。

思考： 关于阳气怫郁在表，在太阳病有论述，如第23条“太阳病，得之八九日，如疟状，发热恶寒，热多寒少，其人不呕，清便欲自可，一日二三度发。脉微缓者，为欲愈也。脉微而恶寒者，此阴阳俱虚，不可更发汗、更下、更吐也；面色反有热色者，未欲解也，以其不能得小汗出，身必痒，宜桂枝麻黄各半汤”及第48条“二阳并病，太阳初得病时，发其汗，汗先出不彻，因转属阳明，续自微汗出，不恶寒。若太阳病证不罢者，不可下，下之为逆，如此可小发汗。设面色缘缘正赤者，阳气怫郁在表，当解之、熏之。若发汗不彻，不足言，阳气怫郁不得越，当汗不汗，其人躁烦，不知痛处，乍在腹中，乍在四肢，按之不可得，其人短气，但坐以汗出不彻故也，更发汗则愈。何以知汗出不彻？以脉涩故知也”，其治疗当小发其汗。本条治疗则在温里的基础上小解其汗，后世以人参败毒散治疗痢疾腹泻之思路当源于此。现代医学关于厥阴寒利戴阳证，可见于中毒性痢疾危重症、急性胃肠炎脱水过重或各种原因引起的腹泻重症。

367. 下利，脉数而渴者，今自愈。设不瘥，必清脓血，以有热故也。

提要： 本条为厥阴寒利阳复自愈证及阳复太过证。

案解： 案1为厥阴寒利阳复自愈案；案2为厥阴寒利阳复太过案。

乙巳日，仲景带诸弟子在上曹村巡诊。见病者曹巳已，年二旬。伤寒后下利已数日，口渴欲饮。仲景问其症，下利初日十余行，现已减少，日三四次，按其脉数。谓诸弟子，此为厥阴寒利，但病者年少，阳气未伤而回复，故脉数而口渴，下利将向愈，可与糜粥与之调养，果二日后利止身安。

又见病者曹午未，年三旬余。亦伤寒后下利数日，口渴欲饮。仲景问其症，答，初日十余行，今已数日，但下利次数不减，仅溏便有转糊便之象，便带脓血，按其脉数。谓诸弟子，此为厥阴寒利阳复太过，病者壮年，伤寒下利已数日，下利不减但便色带脓血，乃阳复太过，热伤下焦血络成脓，故为脓血便，宜葛根芩连汤合白头翁汤治之。弟子遵嘱与药，三剂而安。

思考：本条提示有二。一是寒利阳复可自愈，此当与体质、年龄、生活调养等有关；二是寒利阳复如果太过可以发生变证，如脓血便。因此，厥阴寒利在临床上的转归，是以其厥阴体质为基础的，可以转化为热利而自愈，亦可转化为热利成脓血便。前者为阳复与阴寒均衡，后者为阳复太过，化阴为脓血便。

368. 下利后脉绝，手足厥冷，晬时脉还，手足温者生，脉不还者死。

提要：本条为厥阴寒利脉绝的预后。

案解：案 1 为厥阴寒利脉绝可治案；案 2 为厥阴寒利脉绝不可治案。

傍晚，仲景堂讲习室里，弟子们端坐一室，仲景正讲解厥阴寒利脉绝案。仲景讲道，曾治小党庄党未辛，年四旬余。辛亥日感寒，突然下利，日数十行，津液大失，手足厥冷，神识突然昏糊，急至我堂。为师急诊之，按脉不见，与平时来诊时之脉微细迥然不同，急与大剂四逆加人参汤，频频灌之，守其一昼夜，其脉渐显，手足渐温，后转危为安。又治西姚庄姚申甲，年六旬余，因食寒凉之物，突然下利，日数十行，津失阳脱，手足厥冷，神识突然昏聩，为师急诊其脉亦按脉不显，与平素脉显不同，急与大剂四逆加人参汤，频频灌之，守其一昼夜，其脉仍不显，手足不温，终难以救治，甚憾。仲景继言，寒邪直中厥阴，暴注下利，津液骤失，阳气瞬时脱绝，致手足厥冷，脉伏不见，但此并非阳气衰绝，而是阳气暂时暴脱。此虽病情危重，病势急迫，但不可放弃救治，可与四逆加人参汤服之，并观察一昼夜。病者经过一昼夜，其脉会渐渐显出，手足会转温，此表明阳气来复，病者预后当良好。如果经过一昼夜观察救治，其脉不出，手足不温，则其阳气已去不复，难以救治，多为死证。

思考：本条提示厥阴下利后脉绝肢厥者，当观察至少 24 小时，才可以决其生死。现代医学对腹泻导致休克者，以血压、脉搏为判断标准，当心跳停止后，血压不显，脉搏不及，一般救治为半个小时。从本条看似乎救治时间太短。

369. 伤寒下利，日十余行，脉反实者，死。

提要：本条为厥阴下利证虚脉实的预后。

案解：本案为厥阴下利证虚脉实案。

向阳村向海江，年近七旬。庚申日感寒而下利，日十余次，四肢厥冷，气喘息微。仲景诊之，按其脉大而有力。谓诸弟子，虚寒下利，日十余次，阳气必虚，其脉当沉而微弱，病者脉反大而有力，此为脉实，乃胃气将绝，真脏脉现，脉证不符，如经所言“至虚有盛候”之象，正虚而邪实，预后不良，可勉用四逆加人参汤服之。弟子与药，越日气竭不治而逝。

思考：本条提示下利重出现脉实，即脉大而有力为死证。临床上对暴利，久利，出现脉大有力者，多不救。

370. 下利清谷，里寒外热，汗出而厥者，通脉四逆汤主之。

提要：本条为厥阴寒利真寒假热证治。

案解：本案为厥阴寒利真寒假热案。

东方庄周子甲，素体虚寒。丙寅日感寒，发热，下利清谷，四肢厥冷，身反不恶寒，面色赤，汗出不止，急赴仲景堂诊治。仲景诊之，按其脉沉微，语诸弟子，此为厥阴虚寒下利真寒假热证。病者素体虚寒，复感外寒，内外之寒叠合，脾肾阳衰，火不暖土，故下利清谷；阳衰不能摄阴，故汗出；阳衰气不达四末，故四肢厥冷；阴盛格阳于外，故发热身反不恶寒，面色赤，乃真寒假热也，可与通脉四逆汤交通阴阳。弟子遵嘱与药，三剂而安。

思考：本条与少阴病第317条“少阴病，下利清谷，里寒外热，手足厥逆，脉微欲绝，身反不恶寒，其人面色赤。或腹痛，或干呕，或咽痛，或利止脉不出者，通脉四逆汤主之”比较，第317是少阴阴盛格阳于外证证治，本条在厥阴病篇，是厥阴虚寒下利真寒假热证治，第317条讲脉微欲绝，本条讲汗出而厥，此汗出乃阴盛阳衰，阳不固阴之危候。中毒性痢疾临床可出现里寒身外热表现。

371. 热利下重者，白头翁汤主之。

白头翁二两　黄柏三两　黄连三两　秦皮三两

上四味，以水七升，煮取二升，去滓。温服一升，不愈，更服一升。

提要： 本条为厥阴热利证治。

案解： 本案为厥阴热利案。

王连庄王大尔，厥阴风木禀赋。丁卯日伤寒，夜半下利，利色赤白，带脓血，肛门灼热，腹痛急迫，后重难下，至凌晨急赴仲景堂诊治。仲景按其脉滑数，观其舌红苔黄腻。谓诸弟子，此厥阴热痢下重，乃厥阴湿热毒邪下迫大肠所致。病者禀赋厥阴风木，湿热毒邪易感厥阴肝经，感则下迫大肠，大肠气机壅滞，故腹痛急迫；湿热腐蚀大肠血络，故利色赤白，带脓血，肛门灼热。治宜白头翁汤主之，本方以白头翁清热逐血止痢为君，黄连清热燥湿疗肠澼为臣，佐黄柏泻火以止泻痢，使以秦皮清热凉肝以止痢。诸药合用，具清热燥湿逐血，凉肝解毒止利之功，甚合本病。弟子遵嘱与药，二剂而愈。

思考： 厥阴热利即厥阴肝经湿热下利，“热利下重”四字中，热表明了可能有发热、口渴欲饮等症；利表明有下利泄泻，大便次多；下重表明其大便急迫却难出之意；热利又有脓血便、肛门灼热等意，这四字言简意赅，形象贴切。本条与第34条“太阳病，桂枝证，医反下之，利遂不止。脉促者，表未解也。喘而汗出者，葛根黄芩黄连汤主之”比较，其亦治热利，但是为阳明热利，尽管也可以出现里急后重、肛门灼热、大便臭秽等症，但无脓血便；与第172条“太阳与少阳合病，自下利者，与黄芩汤。若呕者，黄芩加半夏生姜汤主之”比较，亦治热利，但其有少阳病口苦等症，由于方中有芍药，故腹痛、里急后重较剧烈。如果从脓血便鉴别，则要与少阴病病篇第306、307条比较，第306条“少阴病，下利，便脓血，桃花汤主之”与第307条“少阴病，二三日至四五日，腹痛，小便不利，下利不止，便脓血者，桃花汤主之”为少阴虚寒下利，一般为下利滑脱不禁，脓血便便色晦暗，气腥不臭，其人口不渴饮、腹痛绵绵、喜温喜按，病机是脾肾阳虚，下焦失固。白头翁汤临床应用于急慢性细菌性痢疾、急慢性阿米巴痢疾、溃疡性结肠炎等有湿热证者。

372. 下利腹胀满，身体疼痛者，先温其里，乃攻其表。温里宜四逆汤，攻表宜桂枝汤。

提要：本条为厥阴虚寒下利兼表证治法方药。

案解：本案为厥阴虚寒下利兼表证案。

仲景堂讲习室，仲景正讲解厥阴虚寒下利兼表证治疗案。仲景道，曾治邱庄村邱丙壬，禀赋厥阴虚寒，素易下利清谷，常腹胀满痛，喜揉按。甲申日感外寒而出现身体疼痛，复发作下利清谷，腹胀满痛。为师辨为厥阴虚寒下利兼表证，按其脉沉微，显为里气虚衰，故与四逆汤先温其里，二剂而脉起有力，利止，再与桂枝汤解表散寒，一剂而身痛去。仲景继言，若禀赋厥阴，伤寒而病下利者，出现腹胀满，身体疼痛者，乃表里同病。里病为厥阴肝寒，厥阴肝寒则由少阴肾阳虚衰气传而至，少阴肾阳虚衰则火不暖土，故下利清谷，腹胀满而喜按；表病为厥阴经感受外寒，故身体疼痛。其治当先温其里，再解其表，盖里气虚衰，无力御邪，则表邪极易内陷，若先解表，则正气不充，无力散表之邪，故先温其里，使虚衰之里气充沛，有力抗邪，再借势解表，表邪迎刃而解，温里宜四逆汤，攻表宜桂枝汤。

思考：本条表里同病是厥阴虚寒下利兼表。虚寒下利，厥阴肝寒，但其源在少阴肾，水寒则木郁，肾为根本，故其治疗原则是先里后表，这个里是少阴，故用四逆汤。病至太阴兼表，虚寒下利，其源在脾，因里虚不伤及肾之根本，故可表里同治，用桂枝人参汤；病至少阴兼表，不涉肝脾，故可表里同治，如麻黄附子细辛汤、麻黄附子甘草汤。

373. 下利欲饮水者，以有热故也，白头翁汤主之。

提要：本条为厥阴热利口渴证治。

案解：本案为厥阴热利口渴案。

周营庄周庚辰，禀赋厥阴风木。庚午日患伤寒下利，利见脓血，里急后重，臭秽难闻，小便短赤，口渴欲饮，急赴仲景堂诊治。仲景诊之，其脉滑数，谓诸弟子，此厥阴热利证，热利则伤津液，故口渴欲饮水，小便短赤；热与饮合则为湿热，湿热壅滞大肠，故里急后重；湿热腐蚀大肠血络，故下利脓血。此当与自利而渴之少阴下利鉴别。少阴虚寒下利之口渴为下焦火衰，不能蒸腾津液上承而口渴，其必喜热饮，小便必清长。本证治当与白头翁汤清热燥湿，凉肝解毒，弟子与药，二剂而愈。

思考：本条是第 371 条“热利下重者，白头翁汤主之”的补充，补充下利欲饮水，必有口渴的症状，其病机是热利耗伤津液。本条与第 360 条“下利，有微热而渴，脉弱者，今自愈”及第 367 条“下利，脉数而渴者，今自愈。设不瘥，必清脓血，以有热故也”比较，这两条其本为寒利，口渴是阳复自愈的表现，本条口渴是热利的表现。因果有前后之别。

374. 下利谵语者，有燥屎也，宜小承气汤。

提要：本条为厥阴热结旁流下利证治。

案解：本案为厥阴热结旁流下利案。

双铺村李壬子，素肝火盛。庚申日赴筵席，恣食酒肉，汗出感寒，归家即感口干欲饮。越日突感腹痛，下利不止，晚间出现谵语，急赴仲景堂求诊。仲景诊之，观其神志时而清晰，时而昏糊，胡言乱语，时见大便黏稠臭秽，时见自利青黑色粪水流出，其舌苔黄腻而燥，按其脐腹疼痛拒按，其脉滑数有力。语诸弟子，此厥阴热结旁流下利，盖病者素体火盛热燥，食酒肉复又伤寒，内外热相搏，热积化燥，燥屎内结，腑气阻滞，热迫津液自肠道旁流，故见下利臭秽，或自利青黑色粪水；燥屎内结，腑气阻滞不通故脐腹疼痛拒按，谵语者，热扰心神也。治宜泻热通腑，可与小承气汤。弟子与药，一剂泻下臭秽大便甚多，再以健脾消导之剂善后。

思考：厥阴热结旁流下利，可出现谵语，此与阳明腑实内结相类，其病机均为燥屎内结，但一出现在阳明体质者，一出现在厥阴体质者，临床鉴别不易。注家亦有认为此条属厥阴热结旁流下利，如清代沈目南在《伤寒六经辨证治法·厥阴全篇证治大意》中言，“厥阴热乘入胃，逼迫水谷下奔则利。燥屎搏结，邪逆冲心，故发谵语。然利而谵语，乃利者自利，结者自结也。”但主流观点不从厥阴论其下利，而仅从证论述，可能的原因是认为此为阳明腑实证。其实厥阴经感邪亦可出现热结旁流下利。临床上热利而谵语，腹痛拒按多见于肠梗阻危重症。

375. 下利后更烦，按之心下濡者，为虚烦也。宜栀子豉汤。

提要：本条为厥阴热利虚烦证治。

案解：本案为厥阴热利虚烦案。

下洼村刘癸丑，年五旬。辛酉日伤寒下利，臭秽不堪，心烦不宁。一医与葛根芩连汤合白头翁汤，药后利止。但心烦不解且加重，急赴仲景堂求诊。仲景诊之，按其心下濡而不硬不痛，语诸弟子，此厥阴热利止后，余热未清，留滞胸膈，热扰心神，故心烦不解而加重，其烦为虚烦也，虚者，无形之热也，非实邪所致，治当清宣郁热为是，宜栀子豉汤。弟子遵嘱与药，一剂烦解，二剂而安。

思考：利后心烦不解且加重，表明病者平素是阴虚火旺，常有心烦之人，而利后更烦非实邪所致，乃虚热所为，鉴别点在心下按之濡非心下按之痛。栀子豉汤在太阳病篇、阳明病篇皆有出现，病机皆为虚热扰于胸膈，本条亦是。不过本条又出现了热扰胸膈证，即“按之心下濡”，可补充栀子豉汤主症。

376. 呕家有痈脓者，不可治呕，脓尽自愈。

提要：本条为厥阴痈脓禀赋之呕吐治禁。

案解：本案为厥阴痈脓禀赋之呕吐案。

朱王营朱壬寅，素为呕家，常胃脘疼痛，痛则即呕。壬戌日突发呕吐，初为饮食物，继之呕出脓血，甚为惶恐，急赴仲景堂求诊。仲景诊之，谓诸弟子，病者素体为呕家，常有胃脘疼痛呕吐，此呕脓血，乃胃脘必有痈脓。盖其缘于热邪结于厥阴，而发脓于胃脘，呕家有痈脓，痈脓是本，故不可治呕，治脓为本。可用辛凉苦泄，清热解毒之法，与葛根芩连汤合排脓散。弟子与药，三剂而脓尽呕止。

思考：《医宗金鉴·辨厥阴病脉证并治全篇》言，“心烦而呕者，内热之呕也；渴而饮水呕者，停水之呕也；今呕而有脓者，此必内有痈脓……”盖治病必求于本，心烦而呕者，内热之呕也，其本为热，不治呕而治热；渴而饮水呕者，停水之呕也，其本为停水，不治呕而治水。本条呕家有痈脓，痈脓是本，故不可治呕，治脓为本；呕家有痈脓，当因势利导治痈脓。临床上肝脓疡、胃溃疡皆可因呕吐出脓血。显然，肝脓疡、胃溃疡不能因呕吐而治呕，必先治原发病。

377. 呕而脉弱，小便复利，身有微热，见厥者难治，四逆汤主之。

提要：本条为厥阴病阴盛阳虚呕逆证治。

案解：本案为厥阴病阴盛阳虚呕逆案。

叶湾村叶甲辰，素体虚寒。癸亥日感寒，小便不利，病延数日而见呕吐，身微热，小便复利，手足厥冷，急邀仲景诊治。仲景按其脉微弱，语诸弟子，此为厥阴阴盛阳虚之呕逆证。病者素体虚寒，本阴盛阳虚，复又感寒，阳气更伤，气化无力故小便不利，延之数日，小便复利，下焦肾气不固摄也；下焦阳虚不布故手足厥冷而脉微弱；下焦阳虚则肾水寒，肾水寒则不温肝木故肝木寒，肝木寒则横逆胃土故胃土寒，胃土寒则气上逆而呕；下焦阳虚，则虚阳上浮故身有微热。此虽为呕逆，但其因阴盛阳虚，故寻常治呕之法难以取效，当回阳救逆治其本为是，四逆汤最为适宜。弟子遵嘱与药，三剂而厥回呕止热除。

思考：本条既言“小便复利”，当是之前有小便不利，表明病情是一个发展的态势。小便不利可能因感寒后成蓄水证，膀胱气化乏力所致，小便复利则为肾阳虚衰，不能固摄水液所致。本条亦是治病必求于本法则的运用。呕逆是标，阳虚是本，故当温阳降逆。临床上阳虚呕吐之症可见于肾衰呕吐、肝衰呕吐等，中医治疗当温阳降逆。

378. 干呕，吐涎沫，头痛者，吴茱萸汤主之。

提要：本条为厥阴肝寒犯胃、浊阴上逆证治。

案解：本案为厥阴肝寒犯胃、浊阴上逆案。

大屯村马甲午，素体虚寒。壬辰日感寒，干呕，口吐涎沫，头巅顶疼痛，求诊于仲景。仲景诊之，观其舌淡暗，苔白而润，按其脉沉弦。谓诸弟子，此为厥阴肝胃虚寒。盖足厥阴肝经挟胃属肝络胆，向上贯膈布胁肋，沿气管之后，向上入喉头部，连目系，上行出额部，与督脉交会于头顶。寒伤肝经，肝寒上逆于胃，则干呕吐涎沫，肝寒上逆于头则巅顶疼痛。治宜温肝散寒降逆，吴茱萸汤主之。弟子与药，二剂而病除。

思考：吴茱萸汤在阳明病篇、少阴病篇均有出现，阳明病篇见于第243条“食谷欲呕，属阳明也，吴茱萸汤主之。得汤反剧者，属上焦也”，其病机为胃寒不能受纳水谷；少阴病篇见于第309条“少阴病，吐利，手足逆冷，烦躁欲死者，吴茱萸汤主之”，其病机是少阴肾阳虚衰，肾寒上逆犯胃。本条病机是厥阴肝寒犯胃，浊阴上逆，故有“干呕，吐涎沫，头痛”症。三条皆是寒气上逆，故治用吴茱萸汤。

379. 呕而发热者，小柴胡汤主之。

提要：本条为厥阴病传少阳证治。

案解：本案为厥阴病传少阳案。

李家庄李戊辰，年三旬。戊午日因山洞乘凉而感寒，初恶寒下利，手足厥冷。医与四逆汤，恶寒去下利止，手足转温。越二日，呕恶发热，求诊于仲景堂。仲景诊之，其脉弦细，语诸弟子，此为厥阴病传少阳，病者初为厥阴下利，医用四逆汤，寒除利止，邪出厥阴而传少阳，为脏邪还腑，故见呕而发热，既然有呕而发热少阳之证，当从少阳治之，非小柴胡汤不可。弟子遵嘱与药，一剂而安。

思考：本条与第149条“伤寒五六日，呕而发热者，柴胡汤证具，而以他药下之，柴胡证仍在者，复与柴胡汤”所述之症相同，可以相互对照。临床上感冒发热并有消化道呕恶症状者，亦可用柴胡汤。

380. 伤寒，大吐、大下之，极虚，复极汗者，其人外气怫郁，复与之水，以发其汗，因得哕。所以然者，胃中寒冷故也。

提要：本条为厥阴伤寒误治导致胃寒哕逆证。

案解：本案为厥阴伤寒误治导致胃寒哕逆案。

白庄白婶，年四旬余，禀赋厥阴。庚申日感寒，发热恶寒，胸膈满闷。医与瓜蒂散，吐后胸膈似有宽展，但时有腹胀满，更增大便难。医又与承气汤泻下，大便通。但如此大吐大下，其精神疲惫不堪。卧床中盖厚被依然恶寒，医见之复又发汗，汗之寒似有所解，而肌肤却有郁热之感。医又与热水饮之，以促发其汗，不料，虽汗却发作哕逆，病者无奈，求诊于仲景。仲景诊之，语诸弟子，此乃厥阴伤寒，医误以大吐大下之法治之，致胃气极度虚寒，复又发汗，致身郁热，医又因郁热，而与热水饮之促汗，而水入胃脘与虚寒之胃气搏结，胃气上逆失降，致病者哕逆不止。治宜温中降逆，理中汤合吴茱萸汤，弟子与药，一剂而呃止。

思考：本条之哕逆，病因为大吐、大下、发汗，其病机为胃中虚寒。哕逆，即呃逆，治疗仲景未列其方，从病因病机病证言，当用理中汤合吴茱萸汤。本条中之“其人外气怫郁”易误为表邪未解，实际应是阳虚无汗而有一种郁热感。临床上外感治疗不当，或饮冷多可出现哕逆之证。哕逆，多为膈肌痉挛所致。

381. 伤寒哕而腹满，视其前后，知何部不利，利之即愈。

提要：本条为厥阴哕逆治则。

案解：案1为厥阴哕逆小便不利案；案2为厥阴哕逆大便不通案。

前洼村赵丁酉，癸丑日病伤寒，五六日后口渴欲饮，腹满小便难，呃逆频频不止，呃声甚响。仲景诊之，询其腹满可有减时？答，腹满不减，减不足言；按其脉弦而有力。谓诸弟子，此水饮内留，阻滞气机之实哕也。盖病者伤寒五六日，口渴欲饮，乃伤寒辛温发汗太过；饮水过多，气化不及，水饮内停，故腹满，小便难；腹满气上逆故呃逆，呃声甚响乃为实呃也；腹满不减，减不足言，水饮不化也；脉弦而有力，水气内搏也。治可通阳化气利小便，水饮去，则诸症除。弟子与五苓散一剂，小便通利呃逆减，再剂而呃逆止。

后洼村朱丙庚，已亥日病伤寒，五六日腹满而大便难，呃逆频频，呃声震窗。仲景诊之，询其腹满可有减时？答，腹满不减，减不足言；按其脉沉弦而有力。谓诸弟子，此燥屎内结，阻滞气机之实哕也。盖病者伤寒五六日，腹满不减，减不足言，大便难，病传阳明；腹满气上逆故呃逆，呃声震窗，实呃也；沉弦而有力，阳明燥屎内结也。治可与大承气汤通腑泻浊，调畅气机。弟子与药一剂，下大便甚多而呃逆减，再剂而呃逆止。

思考：哕逆有虚有实，此条为哕逆实证，仲景一个“利之即愈”便为明证。表现为腹满或小便不利或大便不通，其腹满可能为小便不利或大便不通引起。若小便不利，则水为其实，当利小便；若大便不通，则燥屎为其实，当通大便。实证哕逆还见于第98条“本渴，饮水而呕者，柴胡汤不中与也，食谷者哕”，第231条“小便难，有潮热，时时哕”。虚证之哕逆见于第194条“阳明病，不能食，攻其热必哕，所以然者，胃中虚冷故也。以其人本虚，攻其热必哕”，第226条“若胃中虚冷，不能食者，饮水则哕”。临床上呃逆之证见于消化系统疾病，或久病后者。食后呃逆多为实证，久病后呃逆多为虚证。

辨霍乱病脉证并治

382. 问曰：病有霍乱者何？答曰：呕吐而利，此名霍乱。

提要：本条为霍乱证。

案解：本案为霍乱证案。

仲景堂讲习室里，诸弟子端坐而听，仲景循循讲解霍乱病案。李老庄村李壬申，年五旬。丁卯日因食隔夜剩食，忽发吐利，吐利无度几不能止，腹胀痛，急来仲景堂求诊。为师望其形，病者手按腹而卧，按其脉滑而数，观其舌苔灰腻，辨其为霍乱，因食不洁食物而起，清浊相干，故见吐利，与五苓散一剂，吐利减，再剂吐利止。盖霍乱之霍，忽也，骤然也；之乱，气机逆乱，上吐下泻也。霍乱乃骤然爆发的呕吐泄泻，且吐泻无度，伴有心腹胀痛。其因乃风寒暑热、饮食生冷之邪，杂糅于肠胃，搏结交错，挥霍缭乱，致三焦清浊相干，清气不升，浊气不降，而发吐利。正如《灵枢·五乱》言："清气在阴，浊气在阳……清浊相干……乱于肠胃，则为霍乱。"

思考：本条提出了霍乱的概念，其主症是吐利。病因是饮食不节，外感风寒等，病机为寒热不调，清浊相干，阴阳乖隔，病位在胃肠。在现代医学中霍乱见于急性胃肠炎、食物中毒、胃肠型感冒等疾病。

383. 问曰：病发热，头痛，身痛，恶寒，吐利者，此属何病？答曰：此名霍乱。霍乱自吐下，又利止，复更发热也。

提要： 本条为霍乱兼表证。

案解： 本案为霍乱兼表证案。

黄河村黄戊己，年六旬。癸酉日赴村中侄辈婚宴酒席，恣意饮酒食肉，汗出敞衣，感受风寒，傍晚回家即感腹胀满不适，晨起忽然发作呕吐泻利，发热头痛，身痛恶寒，即于仲景堂求诊。仲景诊之，谓诸弟子，此为霍乱兼表证，乃饮食不节，复感风寒，故见吐利兼有发热头痛身痛。治当健脾利水兼以解表，五苓散主之。弟子与药，一剂表解，二剂呕利俱止。仲景复言道，霍乱病证的主要表现是呕吐和泻利，当呕吐和泻利停止后复发热的，是胃肠之气调和而表证仍未解，此时不必再用药，可糜粥自养，其热当解。

思考： 本条提示有三。一是提出霍乱吐利可以兼太阳表证，这是霍乱的又一证型；二是霍乱不是伤寒，不是伤寒传变引起的吐利，而是起病时就有的典型吐利症状，表证是其兼有的症状；三是霍乱吐利停止后，会有发热表现，其病机是里和表未解，但可不与用药而自愈。胃肠型感冒当属此条描述的病证，但轻耳。

384. 伤寒，其脉微涩者，本是霍乱，今是伤寒，却四五日，至阴经上，转入阴，必利，本呕，下利者，不可治也。欲似大便，而反矢气，仍不利者，此属阳明也。便必硬，十三日愈，所以然者，经尽故也。下利后，当便硬，硬者能食者愈。今反不能食，到后经中，颇能食，复过一经能食，过之一日当愈，不愈者，不属阳明也。

提要：本条为先病霍乱再病伤寒的转归过程。

案解：案 1 为先病霍乱再病伤寒转归不治案；案 2 为先病霍乱再病伤寒转归可治案；案 3 为霍乱吐利后胃气来复较快病愈案；案 4 为霍乱吐利后胃气来复较慢病愈案；案 5 为霍乱吐利后胃气来复病入少阳案。

白庄镇南街，商贾王丙寅及其妻王氏，甲子日食饮不洁，忽发吐泻交加。一医治之，利止吐停。不慎复又感寒，二人俱发热恶寒，头痛身痛，急赴仲景堂求诊。仲景诊其脉，二人脉俱见微涩，遂问病者，商贾王丙寅言，前患霍乱，初愈又感寒，故如此，现吐利已止。仲景谓诸弟子，伤寒脉当浮，但病者前患霍乱，已历吐泻，吐泻伤津耗液，正气随之虚也，故脉虽见微涩，但现仍发热恶寒，头痛身痛，乃伤寒也，表证未解，可服药留观。五日后，弟子告知仲景，病者王丙寅伤寒已解，复又下利。仲景言，病者患伤寒至病四五日，传入太阴经，故复下利，病者曾有霍乱吐利，精气本虚，胃气未复，今伤寒病传太阴复又下利，则虚上再虚，病入危候，难以救治，但可勉用理中加附子汤与之，再观之，弟子遵嘱与药观察。

弟子又告知仲景，其妻王氏与其夫一同留观五日后，却出现欲大便，但便不出，而多矢气。仲景语诸弟子，病者与其夫前患霍乱吐利已停，复感伤寒，历五日伤寒转属阳明，胃气来复，大便必然干结，故欲大便而便不出，反多矢气。病者前历霍乱，正气过虚，阳气回复缓慢，病将历十三日愈，为何？盖十二日经气历第二周，正气复而邪气自解，更过一日，病必愈矣，可与其夫一同留观。弟子遵嘱，十三日后，妻已复，夫却病危不治。

仲景对此向诸弟子讲道，一般霍乱吐利后，津液丢失，大便当硬结，若胃气来复，则大便硬而能食，此病就自愈。如果不能食，则为胃气仍未来复，过六七日到经尽之时稍能食，再过一经饮食如常，那么再过一日即第十三日就要自愈。如果不愈，则为胃气耗伤太过，阳气未复，属太阴而非阳明。曾治龙子冲农家伯婶二人，均年过五旬。初，农家伯婶二人食饮过夜剩食，吐泻交加，经治利止泻停，农家伯素体强，吐泻后，虽津液丢失，但胃气来复快，越日即饮食复常，大便虽干结，但诸症失而病愈。农家婶素体弱，吐利后多日不能食，六七日后方稍能食，再过六七日，食饮如常，在第十三日诸症若失而病愈。此因体弱胃气来复缓慢而致，但终是能复愈的。不愈者，病不属阳明可能转属少阳等。如荷叶冲何家叔，年六旬，素肝旺。霍乱病愈后，利止而六七日能食，十余日后饮食如常，但口苦、咽干、目弦、胸胁苦满，此为胃气已复，而病入少阳，少阳相火上炎，用小柴胡汤与之而愈。

思考：本条对霍乱后伤寒疾病的不同转归进行了细致的记录和描述，是多份临床病案。本条提出霍乱与伤寒的临床鉴别一从脉，即伤寒脉浮，霍乱脉微涩；二从证，霍乱吐利，伤寒不误治无吐利。还提出了胃气来复的标志即能食，提示针对霍乱或伤寒，顾护胃气的重要性。临床上胃肠型感冒易和普通感冒鉴别。案 1 解“伤寒，其脉微涩者，本是霍乱，今是伤寒，却四五日，至阴经上，转入阴，必利，本呕，下利者，不可治也”句，案 2 解“欲似大便，而反矢气，仍不利者，此属阳明也”句，案 3、案 4 解“便必硬，十三日愈，所以然者，经尽故也。下利后，当便硬，硬者能食者愈”句，案 5 解“今反不能食，到后经中，颇能食，复过一经能食，过之一日当愈，不愈者，不属阳明也”句。

385. **恶寒，脉微而复利，利止，亡血也，四逆加人参汤主之。**

甘草二两，炙　**附子**一枚，生，去皮，破八片　**干姜**一两半　**人参**一两

上四味，以水三升，煮取一升二合，去滓。分温再服。

提要：本条为霍乱阳虚亡津证治。

案解：本案为霍乱阳虚亡津案。

边庄村边庚辰，禀赋虚寒。戊寅日食饮不洁，忽发下利呕吐，身恶寒，下利日十余次，甚倦，自服姜汤，历二日，呕减下利止，仍恶寒，家人急送其入仲景堂求诊。仲景诊之，望其卧于牛车上，蜷缩不言，按其脉微弱。谓诸弟子，此为阳虚亡津之霍乱，病者素体阳虚，呕利又伤津液，利虽止而仍恶寒，脉又见微弱，此津液枯竭，无物可下，阳气虚衰不复，治当四逆加人参汤回阳救阴。盖四逆汤回阳，加人参生津益阴，颇合阳虚亡津之阴阳两虚证。弟子遵嘱与药，二剂恶寒减，脉转有力，病愈。

思考：本条提示有二。一是霍乱吐利可致阳虚亡津；二是治疗阳虚亡津证可用少阴方。临床上急性胃肠疾病虚寒者，现代医学并无良策，中医确有良方，四逆加人参汤即是。但若治疗不及时进展为休克，则现代医学有多种优势。

386. 霍乱，头痛，发热，身疼痛，热多欲饮水者，五苓散主之。寒多不用水者，理中丸主之。

理中丸方

人参　干姜　甘草炙　白术各三两

上四味，捣筛，蜜和为丸，如鸡子黄许大。以沸汤数合，和一丸，研碎，温服之，日三四，夜二服。腹中未热，益至三四丸，然不及汤。汤法：以四物依两数切，用水八升，煮取三升，去滓，温服一升，日三服。若脐上筑者，肾气动也，去术加桂四两；吐多者，去术，加生姜三两；下多者，还用术；悸者，加茯苓二两；渴欲得水者，加术，足前成四两半；腹中痛者，加人参，足前成四两半；寒者，加干姜，足前成四两半；腹满者，去术，加附子一枚。服汤后，如食顷，饮热粥一升许，微自温，勿发揭衣被。

提要：本条为霍乱表里同病证治。

案解：案 1 为霍乱表里同病而表证重案；案 2 为霍乱表里同病而里证重案。

达士营村张吉人，己巳年暑夏季食饮不洁，复贪凉受寒，忽发霍乱，既吐且利，发热头痛，口渴欲饮，小便不利，急赴仲景堂求诊。仲景诊之，谓诸弟子，病者食饮不洁而内患霍乱，故既吐且利；复贪凉外感于寒，故发热头痛。霍乱上吐下泻，脾津失则津不上承故渴欲饮水；感寒则太阳受邪，寒邪束表，邪热内郁故发热头痛；寒邪内犯太阳膀胱腑，膀胱不能气化，津液不能上承，故小便不利。此表热似多，但实为寒在下焦也，治当五苓散通阳化气，利小便以实大便。弟子如法与药，二剂而愈。

同村张吉贵，素体虚寒，亦伤于暑季贪凉之寒，一同食饮，亦患霍乱，呕吐下利，伴发热头痛，但口不渴，不欲饮水，亦在仲景堂诊治。仲景诊后，谓诸弟子，此亦内患霍乱，外有太阳表证。但其素体虚寒，其里寒重，故口不渴。此虽有表证，寒多当先治其里，宜理中丸温中散寒。弟子依嘱用药，两日而愈。

思考：本条提出了霍乱有寒热表里之分，素体不虚，霍乱兼表证，则表热重，则为热霍乱，治用五苓散通阳化气；素体虚寒，霍乱兼表证，则里寒重，则为寒霍乱，治用理中丸温里散寒。本条中的“热多”乃指表热多，“寒多”乃指里寒多，如此表现，与患者体质有关。中医治疗霍乱，分寒热表里，治用五苓散或理中丸。现代医学治疗霍乱不分寒热，以补液、抗菌、调整胃肠功能为主。

387. 吐利止，而身痛不休者，当消息和解其外，宜桂枝汤小和之。

提要：本条为霍乱表里同病里和而表未解证治。

案解：本案为霍乱表里同病里和而表未解案。

大叶岗村叶慧英，年四旬。壬辰日患霍乱，复又感寒，经村中一医诊治吐利渐止，但仍周身疼痛，其邻里荐去仲景堂诊治。仲景诊之，询其吐利已止，但仍身痛绵绵不休。谓诸弟子，病者本表里俱病，表者太阳伤寒，里者霍乱也，现吐利止，此里气已和也，但仍身痛绵绵不休，乃表证未解也，治宜桂枝汤小和其营卫。弟子遵嘱与桂枝汤，二剂而身痛除。

思考：本条提示霍乱兼表证，霍乱里证可以先于表证愈，而表证的表现可以是身痛，治疗用桂枝汤。仲景用桂枝汤治疗身痛证前文中多有所述，如用桂枝加附子汤治疗营卫不足，表气不固漏汗的身痛证，见于第 20 条“太阳病，发汗，遂漏不止，其人恶风，小便难，四肢微急，难以屈伸者，桂枝加附子汤主之”，用桂枝新加汤治疗脉沉迟的营阴不足身痛证，见于第 62 条“发汗后，身疼痛，脉沉迟者，桂枝加芍药生姜各一两人参三两新加汤主之”；用小建中汤治疗虚劳的身痛证，见于《金匮要略·血痹虚劳病脉证并治》的“虚劳里急，悸，衄，腹中痛，梦失精，四肢酸疼，手足烦热，咽干口燥，小建中汤主之”等。

388. 吐利，汗出，发热，恶寒，四肢拘急，手足厥冷者，四逆汤主之。

提要：本条为霍乱表里同病里阳虚证重证治。

案解：本案为霍乱表里同病里阳虚证重案。

引凤庄风仙花，素体虚寒。庚子日感受风寒，复又贪凉饮，发作呕吐泻利，急赴仲景堂求治。仲景诊之，询其吐利汗出，发热恶寒，又见四肢拘急不展，手足厥冷不温。谓诸弟子，此为表里同病，外有伤寒，故发热恶寒汗出；内有霍乱，故有吐利。汗出并吐利，则阴液脱失重，筋脉失养，故四肢拘急；素体虚寒，汗吐利更伤阳气，阳虚不能温养四肢故手足厥冷。治当急温其里，非四逆汤不可。弟子如法与药，一剂症减，二剂而愈。

思考：本条有注家认为是里寒外热，阳气外亡，恶寒是阳虚，发热是阳浮，是阴液脱而阳欲亡的表现。若是如此，当用通脉四逆汤而非四逆汤。故其发热恶寒当是表证，此为虚寒之体的表里同病。现代医学认为吐利严重可导致失液性休克，运用补液、纠正电解质紊乱等方法急救，可能会忽略其外感，但发热重时会与降温处理。

389. 既吐且利，小便复利而大汗出，下利清谷，内寒外热，脉微欲绝者，四逆汤主之。

提要：本条为霍乱阴盛格阳证治。

案解：本案为霍乱阴盛格阳案。

李八庙村李辛卯，年五旬余。己酉日忽患霍乱，呕吐泻利，急赴仲景堂求诊。仲景诊之，观其大汗淋漓，小便清利，又见下利清谷，身热却覆厚被，按其脉微欲绝。谓诸弟子，此为真寒假热之阴盛格阳霍乱，盖呕吐泻利大伤津液，复又小便清利，更有大汗，津液外泄之路尽开，津液几近耗竭，阴竭而阳脱，故脉微欲绝；阴盛于内故内寒下利，格残阳于外，故外热汗出。治当急温其里，四逆汤主之。弟子遵嘱与药，五剂渐安。

思考：本条与上条基本类同，但上条强调四肢拘急，手足厥冷，本条强调下利清谷，脉微欲绝。本条有注家认为治疗当用通脉四逆汤，如清代医家张路玉言，“急宜四逆汤复阳为要也。设四逆不足以杀其势，其用通脉四逆具见言外矣。”从本条所述之症看，可从。临床上中医遇此等重症霍乱，无条件时用四逆汤或通脉四逆汤，有条件时当与现代医学一样按失液性休克急救。

390. 吐已下断，汗出而厥，四肢拘急不解，脉微欲绝者，通脉四逆汤加猪胆汁汤主之。

甘草二两，炙　干姜三两，强人可四两　附子大者一枚，生，去皮，破八片　猪胆汁半合

上四味，以水三升，煮取一升二合，去滓，纳猪胆汁。分温再服，其脉即来。无猪胆，以羊胆代之。

提要：本条为霍乱吐利阳亡阴竭证治。

案解：本案为霍乱吐利阳亡阴竭案。

官庄管丁仁，禀赋虚寒。甲戌日忽患霍乱，呕吐泻利，延治数日，忽午后突然吐利停止。家人甚喜，以为其病见轻，不料未及半个时辰，病者汗出淋漓，四肢厥冷而拘急不解，家人甚惶恐，急邀仲景诊治。仲景诊之，观其面汗出流漓不断，抚其体四肢厥冷，按其脉微欲绝。谓诸弟子，此为霍乱阳亡阴竭之证，吐利而突然停止，本为阳气来复之兆，但病者却汗出而四肢厥冷，拘急不解，脉微欲绝，此乃水谷津液俱竭，已无可吐可下之物而自止；四肢厥冷乃阴寒内盛，亡阳之象；四肢拘急不解乃阴液耗竭，不能温阳筋脉之兆。其治急宜回阳救逆，当用四逆加猪胆汁汤。弟子遵嘱与药，药后一个时辰，病者其脉即起，再剂而安。

思考：本条霍乱亡阳阴竭证较上两条更为急重，突出吐已下断之证，即病证危重到已无物可吐可下，用通脉加猪胆汁汤回阳救逆。临床上遇此霍乱，当四诊合参，评估其危重程度。

391. 吐利，发汗，脉平，小烦者，以新虚不胜谷气故也。

提要：本条为霍乱病后小烦的病机。

案解：本案为霍乱病后小烦案。

仲景堂讲习室里，诸弟子端坐聆听，仲景讲解霍乱病愈后小烦的病机及饮食调护。仲景讲道，霍乱吐利发汗渐解，脉见平象，此为霍乱病将向愈，若出现微烦不适，可能是霍乱病后胃气尚弱，不能耐受水谷之故。对于霍乱病将愈或刚愈之人，要少与饮食，渐次增加方可。曾治沙岗村沙庚寅，患霍乱病，经治其吐利渐止，身汗减少，脉见平象，欲进食，家人甚喜，进食面饼，病者不懂病初愈要少量进食，而恣意进之，进食后半个时辰感微烦不适。为师告知其家人，此霍乱将愈或新愈，胃气尚弱，饮食入胃，胃气强力消食，则热起微烦。当小进饮食，和养胃气，以米粥为佳。家人即遵嘱，再次进食，与以少量米粥，越日微烦除而身安。

思考：仲景时代已重视对病证愈后的生活调护，本条即是其例，对所有疾病愈后的生活饮食调护有借鉴和参考意义。临床上应重视包括霍乱在内的所有病证愈后的饮食和生活调护。

辨阴阳易瘥后劳复病脉证并治

392. 伤寒，阴阳易之为病，其人身体重，少气，少腹里急，或引阴中拘挛，热上冲胸，头重不欲举，眼中生花，膝胫拘急者，烧裈散主之。

妇人中裈，近隐处，取烧作灰。

上一味，水服方寸匕，日三服，小便即利，阴头微肿，此为愈矣。妇人病，取男子裈烧服。

提要：本条为伤寒阴阳易病证治。

案解：本案为伤寒阴阳易病案。

南尚庄南宫仁，男，年四旬余。戊子日患伤寒，半月方愈。病愈当晚急迫行房，晨起即感身重，气短乏力，少腹拘急，阴部拘挛疼痛，小便不利，午后时感热气上冲胸膈，头重不欲抬起，眼睛发花，膝胫拘急不适。急赴仲景堂求诊。仲景诊后，谓诸弟子，此为伤寒阴阳易，易者，交换也，男女伤寒初愈，男女同房，男易精气于女，女易精气于男，致男或女精气虚而出现气阴两虚证候。如本病者男伤寒病愈后，正气尚虚，余邪未尽，强行房事，动耗阳气，阳气易女，则阳气虚而不运，故见身体重，气短乏力；阴精耗泄，筋脉失养，故少腹里急，阴部拘挛疼痛，膝胫拘急不适；精亏而虚热内生，故热上冲胸，头重不欲举，眼中生花。其治当和调阴阳，用女近隐处之内裤，取一片，烧成灰，每服方寸匕，日三次，此方名烧裈散，有调和阴阳之功。弟子如法炮制，三服而小便利，阴头微肿而愈。

思考：本条提出了伤寒阴阳易的病证特点及治疗方法。阴阳易作为一种常见病证，轻者大多不药而愈，重者仲景用烧裈散治之。本条提示大病包括伤寒新瘥，正气尚虚，余邪未尽，当注意摄身调护，以便尽快康复，尤其不可急切行房事的调护原则。从仲景描述的阴阳易证候特点看，用温阳益气治疗阴阳易可能有效。临床上应提醒患者外感初愈要注意调护，不可恣意妄为，包括同房。

393. 大病瘥后，劳复者，枳实栀子豉汤主之。

枳实三枚，炙　**栀子**十四个，擘　**豉**一升，绵裹

上三味，以清浆水七升，空煮取四升，纳枳实、栀子，煮取二升，下豉，更煮五六沸，去滓。温分再服。覆令微似汗。若有宿食者，纳大黄如博棋子大五六枚，服之愈。

提要：本条为大病瘥后劳复的证治。

案解：案 1 为大病瘥后劳作复发案；案 2 为大病瘥后食饮不节复发案。

赵桥村赵甲申，丙戌日患伤寒，数十日方愈。愈后即劳作于田间，越日即感疲倦纳少，心胸痞闷烦热。仲景诊之，谓诸弟子，病者患伤寒数十日方愈，其病之重可知，病愈劳作而感不适，乃为大病瘥后劳复证。盖大病新愈，正气未复，余邪每多未尽，过早劳作，不仅易致余邪复燃，亦耗未复之正气，故见疲倦纳少，心胸痞闷烦热。调治之法当再休息调养，并以药物宣郁透热，枳实栀子豉汤主之。弟子与药，二剂而安。

赵桥村赵乙酉，己巳日患伤寒重症，经治多日方愈。病初愈即赴酒宴，酒肉后胸中烦热，胃脘痞闷，饱嗝连连，饮食不进，大便秘结。仲景诊之，谓诸弟子，此为大病瘥后，不节饮食，胃脘有宿食停滞，故胃

脘痞满，饱嗝连连，饮食不进；宿食化热故胸中烦热，大便秘结。此为大病瘥后食饮劳复证，治当泻实清热和胃，方与枳实栀子豉汤加大黄，弟子与药，一服而安。

思考： 本条提出大病劳复的治法是清宣透热，宽中下气，而不是补虚。盖因大病愈后，正气未全恢复，余邪每多未尽，过早劳作，不仅易致余邪复燃，亦耗未复之正气，治疗以清宣郁热，乃除邪务尽之策，邪去正自安。何谓大病？隋代医家巢元方《诸病源候论·诸大病后虚不足候》中言，“大病者，中风、伤寒、热劳、温疟之类是也。”劳复之“劳”既有身体之劳，也有食饮之劳、情绪之劳等，凡是不利于大病调养的生活方式皆为“劳”。大病劳复现代认为是疾病复发，不仅要注意生活调养，也当按疾病本来的治疗原则进行治疗。

394. **伤寒瘥以后，更发热，小柴胡汤主之。脉浮者，以汗解之，脉沉实者，以下解之。**

提要： 本条为伤寒解后复发热的治法。

案解： 案 1 为伤寒解后，不因劳作而发，治当小柴胡汤；案 2 为伤寒解后，复外感而见脉浮，治当桂枝汤；案 3 为伤寒解后，不因劳作而见脉沉实，治当调胃承气汤。

仲景治郭厂村郭甲乾，伤寒解后，越日又复发热。仲景询其因，答之，昨日愈后，因虑体虚复发，未有任何活动，只在屋里静卧，谁知今晨即发热。仲景按其脉弦细，遂谓诸弟子，此乃正气未充，余热未尽，稽留于少阳，其治当小柴胡汤疏利三焦，扶助正气。弟子与药，一剂而热退身安。

仲景治塔桥村乔已卯，伤寒解后，越日又复发热，伴有恶寒。仲景询其因，答，昨日愈后，外出复感外寒，今即发热恶寒。按其脉浮，遂谓诸弟子，此乃伤寒新愈，正气未充，复又外感而致发热兼恶寒，其治当再发其汗，桂枝汤主之。弟子与药，一剂而热退身安。

仲景治薛营村薛壬午，伤寒解后，越日又复发热，仲景按其脉沉实有力，询其腹痛否？答，不痛但胀满，大便数日未解。遂谓诸弟子，此乃伤寒新愈，正气未充，余热稽留于阳明经，故腹胀满，大便不解，因证轻未成阳明腑实，故腹胀满而不痛，其治当缓下清其余热，调味承气汤主之。弟子与药，一剂而热退身安。

思考：伤寒解后复发热的原因很多，如劳复、食复、复感，或无劳复、食复、复感，而是余邪未尽等，总之，当辨别何因，脉证如何，从而针对病因、病机、病证论治。临床上外感新愈，当注意调护。对于再发热，要结合脉象辨证。现代医学多认为此为有感染，即中医的余邪未尽。

395. 大病瘥后，从腰以下有水气者，牡蛎泽泻散主之。

牡蛎熬　泽泻　蜀漆暖水洗，去腥　葶苈子熬　商陆根熬　海藻洗，去咸　瓜蒌根各等分

上七味，异捣，下筛为散，更于臼中治之。白饮和服方寸匕，日三服，小便利，止后服。

提要：本条为大病瘥后，腰以下水肿的治疗。

案解：本案为大病瘥后，腰以下水肿案。

典宝村典玮琳，伤寒愈后，腰以下水肿，且以下肢为甚，又赴仲景堂求诊。仲景诊之，望其舌苔黄腻，询其小便不利，大便不爽，按其脉见沉滑。仲景谓诸弟子，此为伤寒愈后，湿热除而未尽，湿热壅滞下焦，气化失常，水气滞留下焦，小便不利，故腰以下水肿；大便不爽，而舌苔黄腻，脉见沉滑，俱为湿热之象，治宜牡蛎泽泻散逐利水气。方中牡

蛎、海藻咸寒，软坚散结，清热行水；泽泻甘寒，渗湿泄热；葶苈子辛苦大寒，泻肺热行水气；商陆根苦寒清湿热行水气；蜀漆苦辛温，除痰开结；瓜蒌根甘寒生津，防水利太过。全方有逐水开结、利湿清热之功，对伤寒等大病瘥后，腰以下有水气者甚合。但用此方当注意，本方用散不用汤剂，盖其中之商陆根本有毒，水煮后毒性更大，故制为散剂，且小剂服之，以减其毒；同时散用白饮和服，以护胃气，服散后小便利，则停服。弟子与药，三服而肿消病安。

思考：本条所谓大病后腰以下有水气为湿热水肿，是从牡蛎泽泻散方药中推测而来，因该方诸药多为逐利水气之药，宜于实证，故其为湿热壅滞水肿。临床上牡蛎泽泻散应用于心性水肿、肝硬化水肿、肾病水肿等有湿热壅滞下焦者。

396. 大病瘥后，喜唾，久不了了，胸上有寒，当以丸药温之，宜理中丸。

提要：本条为大病瘥后喜唾证治。

案解：本案为大病瘥后喜唾案。

下里村夏明光，戊子日患伤寒，经治而愈，却频唾口水，终日不断。仲景诊之，询其口不渴，小便清长。谓诸弟子，此伤寒愈后，阳气未充，化饮乏力所致。盖肺为水之上源，可输布津液，脾运化水湿，可气化津液，肺脾虚寒，则水湿停蓄不化，故喜唾而不断。其治当温化寒饮，理中丸主之。弟子与药，嘱每次一丸，日三次，夜二次，不效可增至每次三至四丸，三日而愈。

思考：本条之“胸上有寒”，当指肺脾有寒，肺有寒则津不布，脾有寒则津不化，故津液上泛而为唾。临床上喜唾当辨证，若为肺脾虚寒，可用理中丸，此唾清稀。若为肾虚喜唾，伴有腰膝酸软，唾液带咸味，可用都气丸加干姜；若为湿热口黏，当清化湿热，可用葛根芩连汤加佩兰、藿香、竹茹等。

397. 伤寒解后，虚羸少气，气逆欲吐，竹叶石膏汤主之。

竹叶二把　**石膏**一斤　**半夏**半升，洗　**麦冬**一升，去心　**人参**二两　**甘草**二两，炙　**粳米**半斤

上七味，以水一斗，煮取六升，去滓，纳粳米，煮米熟，汤成，去米。温服一升，日三服。

提要：本条为伤寒解后气阴两伤，气逆欲吐证治。

案解：本案为伤寒解后气阴两伤，气逆欲吐案。

东连庄董婶，壬午日患伤寒，病延数月方愈。愈后瘦弱乏力，少气懒言，时发呃逆欲吐，呃声无力。仲景诊之，谓诸弟子，病者伤寒数月方愈，其气津耗损，不能滋养四肢形骸，故瘦弱乏力；正气未充，故少气懒言；伤寒余热未尽，郁遏胃气，胃气上逆，故气逆欲吐。治宜益气生津，清热除烦止呕，竹叶石膏汤主之。本方竹叶、石膏甘寒，清热除烦为君；臣以人参、甘草，甘平益气生津；佐以麦冬，甘微苦而寒，既可清热除烦，又可益气生津；使以半夏降逆止呕。诸药配伍，共奏益气生津，清热除烦止呕之功效，甚合伤寒解后气阴两伤而气逆欲吐证。弟子嘱病者日三服，三剂后渐安。

思考：伤寒愈后，有频发呃逆欲吐者，有余热未尽发热者，有气少懒言者，其病机为气阴两伤，故用竹叶石膏汤益气生津清热除烦止呕为主治疗。现代医学认为外感病愈后，消化功能多未恢复，故有呃逆欲吐等症。

398. 病人脉已解，而日暮微烦，以病新瘥，人强与谷，脾胃气尚弱，不能消谷，故令微烦，损谷则愈。

提要：本条为病解后微烦的病机与调护。

案解：本案为病解后微烦案。

清河大庄江大鱼，戊申日伤寒，经治愈后，脉已复常。自以为病愈，恣进饮食，越日日暮时分，发作微烦不适。仲景诊之，询其饮食？答，病后颇欲食，故进食稍多。仲景谓诸弟子，大病愈后，脾胃功能未复，而强与进食，脾胃难以运化，脾胃阳气浮动，故见微烦。日暮时分发作，乃日暮时肾经气血旺，则脾土克制肾水，脾气更耗，强动脾气则烦。其治可减少进食，不日可愈，无须用药。病者减食后二日而安。

思考：本条提示有三。一是病新愈，胃气尚弱，不可强进饮食；二是若强进饮食，则会出现微烦之症；三是出现微烦之症后，损谷则可不需药物治疗。临床上外感病初愈，轻者胃气尚可，进食多不受影响，重者胃气多有受损，进食当少食多餐，且要清淡。现代医学临床亦强调外感后少食，清淡饮食。

参考文献

[1] 人民卫生出版社整理 . 黄帝内经素问上 [M]. 北京：人民卫生出版社，2015.

[2] 人民卫生出版社整理 . 黄帝内经素问下 [M]. 北京：人民卫生出版社，2015.

[3] 人民卫生出版社整理 . 黄帝内经灵枢 [M]. 北京：人民卫生出版社，2015.

[4] [金] 成无己 . 注解伤寒论 [M]. 北京：人民卫生出版社，2015.

[5] [金] 成无己 . 伤寒明理论 [M]. 北京：人民卫生出版社，2015.

[6] [清] 尤在泾 . 伤寒贯珠集 [M]. 黄海波，姚春，莫德芳，校注 . 北京：中国中医药出版社，2008.

[7] [清] 柯琴 . 伤寒来苏集 [M]. 王晨，等，校注 . 北京：中国中医药出版社，1997.

[8] [清] 钱璜 . 伤寒溯源集 [M]. 周宪宾，陈居伟，校注 . 北京：学苑出版社，2009.

[9] [清] 喻嘉言 . 尚论篇 [M]. 北京：学苑出版社，2009.

[10] [清] 汪琥 . 伤寒论辨证广注 [M]. 王振亮，王晓艳，李亚红，校注 . 北京：中国中医药出版社，2016.

[11] [清] 陈修园 . 伤寒论浅注 [M]. 刘德荣，校注 . 北京：中国中医药出版社，2016.

[12] [清] 徐大椿 . 伤寒论类方 [M]. 李具双，赵东丽，校注 . 北京：中国中医药出版社，2015.

[13] [清] 魏荔彤 . 伤寒论本义 [M]. 刘从明，等，点校 . 北京：中医古籍出版社，2008.

[14] [清] 黄元御 . 伤寒悬解白话解 [M]. 黄家诏，主编 . 北京：人民军医出版社，2014.

[15] 潘桂娟 . 中医历代名家学术研究丛书：万密斋 [M]. 文颖娟，姚远友，编著 . 北京：中国中医药出版社，2014.

[16] [清] 唐容川 . 伤寒论浅注补正 [M]. 张立光，点校 . 北京：学苑出版社，2012.

[17] 黄竹斋撰著 . 伤寒杂病论会通 [M]. 米伯让，点校，米烈汉，路波，整理 . 北京：中国中医药出版社，2023.

[18] 南京中医药大学编著 . 伤寒论译释 [M]. 4 版 . 上海：上海科学技术出版社，2009.

[19] 熊曼琪 . 伤寒论 [M]. 2 版 . 北京：人民卫生出版社，2011.

[20] 刘渡舟 . 刘渡舟先生《伤寒论讲解》讲解实录 [M]. 罗江浒，整理 . 北京：中国中医药出版社，2019.

[21] 李克绍 . 伤寒论语释 [M]. 济南：山东科学技术出版社，2017.

[22] 刘方柏 . 刘方柏仲景学术幽微探：三江伤寒流派学术特色展 [M]. 刘曦昀，刘杰，整理 . 北京：中国中医药出版社，2022.

[23] 冯世伦 . 中国汤液经方 [M]. 北京：人民军医出版社，2004.

[24] 郝万山 . 郝万山伤寒论讲稿 [M]. 北京：人民卫生出版社，2007.

[25] 程昭寰 . 伤寒心误 [M]. 北京：学苑出版社，1989.

[26] 李士懋，田淑霄 . 伤寒论冠名法求索 [M]. 北京：中国中医药出版社，2015.

[27] 姜建国 . 伤寒论品读 [M]. 北京：人民军医出版社，2011.